Volker Tschuschke

Kurzgruppenpsychotherapie

Theorie und Praxis

SpringerWienNewYork

Univ.-Prof. Dr. Volker Tschuschke
Medizinische Psychologie, Universitätsklinikum Köln, Deutschland

Das Werk ist urheberrechtlich geschützt.
Die dadurch begründeten Rechte, insbesondere die der Übersetzung, des Nachdruckes, der Entnahme von Abbildungen, der Funksendung, der Wiedergabe auf fotomechanischem oder ähnlichem Wege und der Speicherung in Datenverarbeitungsanlagen, bleiben, auch bei nur auszugsweiser Verwertung, vorbehalten.

© 2003 Springer-Verlag/Wien
Printed in Austria

Die Wiedergabe von Gebrauchsnamen, Handelsnamen, Warenbezeichnungen usw. in diesem Buch berechtigt auch ohne besondere Kennzeichnung nicht zu der Annahme, dass solche Namen im Sinne der Warenzeichen- und Markenschutz-Gesetzgebung als frei zu betrachten wären und daher von jedermann benutzt werden dürften. Produkthaftung: Sämtliche Angaben in diesem Fachbuch/wissenschaftlichen Werk erfolgen trotz sorgfältiger Bearbeitung und Kontrolle ohne Gewähr. Insbesondere Angaben über Dosierungsanweisungen und Applikationsformen müssen vom jeweiligen Anwender im Einzelfall anhand anderer Literaturstellen auf ihre Richtigkeit überprüft werden. Eine Haftung des Autors oder des Verlages aus dem Inhalt dieses Werkes ist ausgeschlossen.

Datenkonvertierung und Umbruch: Grafik Rödl, A-2486 Pottendorf
Druck und Bindearbeiten: Manz Crossmedia GmbH & Co KG, A-1051 Wien

Gedruckt auf säurefreiem, chlorfrei gebleichtem Papier – TCF
SPIN: 10883654

Bibliografische Information Der Deutschen Bibliothek
Die Deutsche Bibliothek verzeichnet diese Publikation in der Deutschen Nationalbibliografie; detaillierte bibliografische Daten sind im Internet über <http://dnb.ddb.de> abrufbar.

Mit 7 Abbildungen

ISBN 3-211-83886-4 Springer-Verlag Wien New York

Vorwort

Gerät jetzt jetzt auch noch die Psychotherapie in die Mühlen der beschleunigten Gesellschaft mit ihrer hektischen, verknappten Zeit? Diesen Eindruck könnte man bekommen, wenn man sich dieses Buch erstmals zur Hand nimmt. Psychotherapie als letzter zwangfreier Raum zur Selbstbesinnung, zur Aufarbeitung ungelöster Probleme, abgeschirmt von Anforderungen der Leistungsgesellschaft, eine letzte Zuflucht zur Selbstfindung, Besinnung und geruhsamen Nachreifung – nun also auch hier Zeit- und damit Leistungsdruck?

Kurzgruppenpsychotherapie ist der Gegenstandsbereich dieses Buches, aber damit soll keineswegs einer nun auch hier nur mehr verkürzt zur Verfügung stehenden Zeit im Rahmen von Psychotherapie das Wort geredet werden. Zeit ist in der Tat ein kostbares Gut, aber sie ist nicht überall gleichbedeutend mit Geld. Zeit steht immer und überall für zur Verfügung stehende und letztlich endliche *Lebenszeit*. Alle menschliche Hast, alles getrieben Sein ist vor dem Hintergrund individuell verfügbarer Lebenszeit zu verstehen. Menschliches Dasein ist Sein zum Tode, wie es Heidegger und andere Philosophen ausdrücken. Die Hast, die Hektik, die Suche nach der schnellen Befriedigung und Unterhaltung, dem ultimativen Kick, was sind sie anderes als Flucht vor dem Bewusstsein über die Begrenztheit der eigenen Existenz, einer tatsächlichen Auseinandersetzung mit der Endlichkeit des eigenen Daseins? Vor diesem Hintergrund erhalten zeitbegrenzte Psychotherapie und zeitbegrenzte Gruppenpsychotherapie eine ganz andere Bedeutung.

Es ist zwar richtig, dass die psychotherapeutischen Behandlungsangebote in ihrer Dauer unter dem Einfluss ökonomischer Zwänge und daraus resultierenden Limitierungen immer kürzer werden, das können wir in Nordamerika beobachten, das sehen wir gegenwärtig im stationären Bereich, das steht uns hierzulande auch im ambulanten Versorgungsbereich ins Haus. Dabei wird aber übersehen, dass vielen psychischen, psychosomatischen und auch somatischen Störungen sehr gut mit kürzeren psychotherapeutischen Interventionsformen geholfen wäre. Kürzere Psychotherapie ist nicht gleich „gekürzte" Langzeitbehandlung. Kurzzeitbehandlungskonzepte sind von Grund auf andere Behandlungsformen und -konzepte, für die eigenständige theoretische, konzeptuelle und technische Erwägungen notwendig sind und die ein eigenständiges Indikationsspektrum aufweisen. Zwar basieren sie auf denselben grundlegenden Menschenbildern und theoretischen Annahmen hergebrachter Schultheorien der Psychotherapie, Psychosomatik und Psychiatrie, gleichwohl sind sie – übrigens im Unterschied zu den „Schultheorien 1. Ordnung" – in hohem Maße empirisch überprüft und validiert.

Kurzgruppenpsychotherapie ist eine eigenständige psychotherapeutische Behandlungsoption, die in den verschiedenen Praxisfeldern unterschiedliche Ausgestaltungsformen erfahren und sich in der klinischen Praxis sowie in der empirischen Überprüfung bestens bewährt hat. Der Faktor *begrenzt zur Verfügung stehende Zeit* wird gezielt ins therapeutische Konzept eingebaut, auf diese Weise kommt schneller in die gruppentherapeutische Bearbeitung, was häufig vermieden wird: die Ängste und Nöte um Beziehungsaufnahme und bereits antizipierten Verlust bei Therapieende, die unvermeidliche Auseinandersetzung mit Trennung, Kränkung, Angst und Endlichkeit. Die meisten Patienten in psychotherapeutischer Behandlung leiden speziell unter Defiziten in Nähe-Distanz-Regulierungen und unter der panischen Angst vor Verlusten. Die Kurzgruppentherapie stellt hierfür einen einzigartigen, unvergleichlichen Raum an Möglichkeiten der Bearbeitung und Bewältigung von Kontakt-(Beziehungs-) Aufnahme und Verlustverarbeitung (Trennung mit dem Ende der Gruppe) und damit Reifungsmöglichkeiten bereit.

Die Forschung zeigt nach wie vor die Berechtigung von psychotherapeutischen Langzeitbehandlungen in bestimmten Fällen. Daneben gibt es ein breites Spektrum von Problemen und Störungen auf medizinischen, psychosomatischen und psychiatrischen Gebieten, für das eine gezielte Indikation zur Kurzgruppentherapie neue Behandlungsräume eröffnen würde, die mit bisherigen längeren und kostspieligeren Behandlungen nicht angemessen oder überhaupt nicht erreicht werden konnten.

Dieses Buch gibt in einer aktuellen und umfassenden Zusammenstellung Einblick in die *Philosophie und Praxis der zeitlich begrenzten Gruppentherapie*, ihre basalen Konzepte; es beleuchtet ausführlich Indikation und Prognose der Behandlung in der Kurzzeitgruppe, stellt spezifische Wirkfaktoren vor, überblickt das breite Spektrum an empirischen Studien zur Kurzgruppentherapie, behandelt Fragen der Zusammenstellung einer Kurzzeitgruppe und vor allem auch die Aspekte der technischen Handhabung einer solchen Gruppe. Die Darstellung ist nicht schulengebunden und beleuchtet zahlreiche Fragen mit vielen unteschiedlichen Störungsbildern in allen möglichen Settings: in Psychiatrie, stationärer und ambulanter Psychotherapie und rehabilitativer Medizin.

Köln, im Mai 2003 *Volker Tschuschke*

Inhaltsverzeichnis

1 **Zum Zeitbegriff der Moderne** 1
   1.1 Der Mensch in der Zeitfalle 1
   1.2 Zeitempfinden und existenzielle Problematik 4
   1.3 Seelische Gesundheit und das Verhältnis zur Zeit 9

2 **Psychotherapie und Zeit** 13
   2.1 Begriffsklärungen – Was ist „Langzeit-", was ist
       „Kurzzeittherapie"? 13
   2.2 Evolution der Kurzzeittherapie 16
   2.3 Argumente für Kurzzeittherapie (versus Langzeittherapie) –
       ethische, ökonomische und Indikationsaspekte 18
   2.4 Zeit-Dosis-Wirkungszusammenhänge in der Psychotherapie 27
   2.5 Evidenzbasierte Medizin und Psychotherapie 31

3 **Kurzzeitpsychotherapie** 35
   3.1 Kurzzeit- versus Langzeittherapie – Effektivitäts- und
       Effizienzvergleiche 35
   3.2 Kurzzeittherapie als eigenständiger Behandlungsansatz 40

4 **Überlegungen zur Gruppen- versus Einzeltherapie** 43
   4.1 Anthropologische, sozialpsychologische und ethische
       Überlegungen 43
   4.2 Psychotherapeutische Überlegungen – gruppenspezifische
       Wirkfaktoren 46

5 **Entwicklungen von Gruppen und in Gruppen unter dem Zeitaspekt** 51
   5.1 Gruppenrollen 51
   5.2 Modelle der Gruppenentwicklung 55

6 **Konzepte der Kurztherapie und Kurzgruppenpsychotherapie** ... 63
   6.1 Konzepte der psychodynamischen Kurzpsychotherapie
       in der Einzelbehandlung 64
       6.1.1 Triebtheoretische Konzepte 65
       6.1.2 Zur Kritik an den triebtheoretischen Konzepten 68
       6.1.3 Beziehungstheoretische Modelle 68

		6.1.4	Zur Kritik an den beziehungstheoretischen Modellen	72
		6.1.5	Eklektische Modelle	72
	6.2	Konzepte der Kurzgruppenpsychotherapie		73
		6.2.1	Psychodynamische Modelle	78
		6.2.2	Verhaltenstherapeutische Modelle	84
		6.2.3	Interpersonaler Gruppenansatz	88
		6.2.4	Klientenzentrierter Ansatz	91

7 Aufgaben und Maßnahmen vor Gruppenbeginn 93
    7.1 Indikation, Prognose und Selektion 96
    7.2 Geschlossenes versus offenes Gruppenformat 107
    7.3 Gruppenzusammensetzung und Gruppenvorbereitung 112
    7.4 Homogene oder heterogene Gruppenzusammensetzung –
         störungsspezifisch oder -unspezifisch? 117
    7.5 Therapiekontrakt 121

8 Gruppenprozess – Technische Aspekte der Kurzgruppenleitung . 125
    8.1 Zur Rolle und Bedeutung der Gruppenleitung in der
         Kurzgruppe 125
         8.1.1 Ko-Leitung in der Kurzzeitgruppe 129
    8.2 Technik der Gruppenleitung 130
         8.2.1 Kohärenten Rahmen für Veränderung in der Gruppe
              schaffen! 131
         8.2.2 Schaffung eines positiven Veränderungsklimas 133
         8.2.3 Arbeit an den Affekten 134
         8.2.4 Arbeit an den Kognitionen 136
         8.2.5 Arbeit an den Verhaltensänderungen 137
    8.3 Fokusbildung 139
    8.4 Hier-und-Jetzt-Technik 140
    8.5 Aktivität und Schweigen 141
    8.6 Gruppe-als-Ganzes versus Individuen in der Gruppe 142
    8.7 Zum Umgang mit dem Dropout-Problem 143
    8.8 Umgang mit schwierigen Patienten 145
    8.9 Beendigung der Gruppe 150
    8.10 Schäden und negative Folgen durch Gruppenleitung 152

9 Die zeitbegrenzte Gruppe in der klinischen Praxis 159
    9.1 Stationäre Kurzgruppentherapie 160
         9.1.1 Psychosomatisch-psychotherapeutische Kliniken 160
         9.1.2 Rehabilitations-Kliniken 163
         9.1.3 Psychiatrische Kliniken 166
         9.1.4 Psychiatrische Tageskliniken 169
    9.2 Ambulante Kurzgruppentherapie 170
    9.3 Zeitbegrenzte Gruppen in Weiterbildung und Supervision .. 176

**10 Spezielle Patientenpopulationen in zeitbegrenzten
Therapiegruppen** 181
    10.1 Posttraumatische Belastungsstörungen (PTSD) 182
    10.2 Somatoforme (funktionelle) Störungsbilder 189

Inhaltsverzeichnis

		10.2.1 Somatoforme Schmerzstörungen	192
		10.2.2 Somatoforme (funktionelle) Störungen	195
	10.3	Essstörungen	199
	10.4	Persönlichkeitsstörungen	206
		10.4.1 Borderline-Störungen	217
		10.4.2 Narzisstische Störungen	221
	10.5	Angststörungen	226
	10.6	Affektive Störungen	232
		10.6.1 Pathologische Trauerreaktion	237
	10.7	Psychosen	242
		10.7.1 Schizophrene Störungen	242
		10.7.2 Bipolare Störungen	246
	10.8	Kurzzeitgruppen mit Alkoholkranken	247
	10.9	Kurzzeitgruppen für chronisch körperlich Erkrankte	252
	10.10	Kinder- und Jugendlichen-Kurzgruppen	255
	10.11	Kurzgruppentherapie für alte Menschen	258
	10.12	Kurzgruppentherapie für Migranten	260
11	**Integration und Ausblick**		263
12	**Anhang**		265
Literaturverzeichnis			279
Personenverzeichnis			313
Sachverzeichnis			319

1 Zum Zeitbegriff der Moderne

Eine Auseinandersetzung mit zeitbegrenzter Psychotherapie macht eine Beschäftigung mit dem Verhältnis des Menschen zur Zeit erforderlich. Das Erleben von Zeit bzw. von Zeitknappheit spielt im modernen Leben eine immer zentralere Rolle und ist einer der Hintergründe für psychisches Leiden. Psychotherapeutische Behandlung selbst arbeitet mit dem „Faktor" Zeit (Kordy und Kächele 1995), sie muss sich bereits von diesem Gesichtspunkt her mit dem Zeiterleben befassen, abstrakt und im je konkreten Fall des betroffenen zu Behandelnden.

1.1 Der Mensch in der Zeitfalle

Aus dem Überschreiten des Platonismus – der mit dem Zeitbegriff noch nichts anzufangen wusste – und der Phänomenologie erwuchs die Beschäftigung mit der unaufhebbaren Verbindung zwischen Lebensweltthematik und Zeitbegriff (Blumenberg 2001). Weit vor der bewussten Beschäftigung mit dem Phänomen ‚Zeit' habe es bereits das „Unbehagen am ‚Zeitlauf'" gegeben (Blumenberg 2001, S. 26). Die zum Erlebnis gewordene Welt („Weltzeit") – gemeint ist die in das Bewusstsein der Menschen getretene beunruhigende Tatsache der Existenz der Welt vor und nach der eigenen beschränkten zeitlichen Existenz – fordere „... dem Leben den Preis seiner Zeit ab – seiner ganzen Zeit, eines Mehr an Zeit als es hat." (S. 27).

Blumenberg sieht eine „unschlichtbare Rivalität zwischen Lebenszeit und Weltzeit" (S. 27), aus der sich eine „Pathologie des Zeitbezugs" ergebe. Tatsächlich gibt es der Symptome genug: Hast, Hektik, rasante Beschleunigungen in unserer modernen Welt (immer schnellere Autos, schnelleres Fliegen und Reisen, Drive Through-„Restaurants" (in Las Vegas gibt es mittlerweile sogar ‚Drive Through Wedding Chapels'), täglich verfügbare Bilder von jedem Platz in der Welt, mobiles Telefonieren, Fax, Internet, E-mail, jederzeitige Erreich- und Verfügbarkeit an jedem Ort): „alles zu jeder Zeit und überall" (Geißler 1998). Die moderne *beschleunigte Gesellschaft*, ihre spürbare Ruhelosigkeit und das Nonstop-Prinzip setzen unsere naturverbundenen und unsere sozialen Balancesysteme außer Kraft (Geißler 1998).

„Wird der Raum durch das Prinzip des „Überall" lückenlos besetzt, so die Zeit durch die Pausenlosigkeit des „Immer". Die Erfindung des elektrischen Lichtes hat die Nacht erleuchtet. Die wochentagsunabhängigen Supermärkte haben die Markttage, die ehemals die Wochen und Monate strukturierten, abgelöst. Veränderte Ladenöffnungszeiten laden zum Dauerkonsum ein. Die Freizeitindustrie und das Telebanking haben den Sonntag säkularisiert. Die beschleunigten Transportmöglichkeiten setzen die Jahreszeiten außer Kraft und dies u.a. mit der Folge, dass Weihnachtsgeschenke das ganze Jahr über zum Verkauf angeboten werden und dass mancher Tourist im Hochsommer „Stille Nacht, heilige Nacht" von der Kapelle am Urlaubsort erbittet. Warum auch nicht, wenn frischer Spargel im Dezember zu erwerben ist. Ständig, das scheint das Ideal zu sein, soll alles zur Verfügung stehen, unabhängig von Tageszeiten, von Wochentagen und Jahreszeiten, und abgelöst von der sozialen und der natürlichen Rhythmizität des Lebendigen. Wir fangen nicht mehr an, wir hören nicht mehr auf …" (Geißler 1998, S. 9)

Die Beschleunigung des Lebens drückt sich im zunehmenden Bestreben von „Gleichzeitigkeit" aus. Gemeint ist die möglichst effiziente Nutzung von Zeit zwecks ‚Optimierung' von disponibler Zeit; und natürlich zur Vermeidung von ‚verlorener, vertaner Zeit' (was immer man darunter versteht). Neue Begriffe wie „Multitasking" erscheinen – möglichst mehrere Dinge zur selben Zeit zu tun, es entsteht der ‚Simultant' (Geißler 2002).

Zu Zeiten Dante Alighieris (um 1300) noch wurde Zeit als ‚gottgegeben' erlebt, so wie zuvor in der langen jüdisch-christlichen Tradition (Held und Nutzinger 1998). Der Wandel im Zeiterleben ab dem ausgehenden Mittelalter (Geißler 1998) wird vor allem auf den Einfluss des *asketischen Protestantismus* und seine Zeit-, Arbeits- und Gewinnethik (Weber 2000) (Losung: „Nutzet die Zeit, kaufet die Zeit aus" [von Gott!] [Held und Nutzinger 1998]), der die industrielle Entwicklung erst ermöglichte, zurückgeführt. Nach Max Weber stellte sich im Geiste der erwähnten Ethik eine *Koppelung von Zeit und Geld* ein, Zeit wurde zur ausbeutbaren Ressource (Benjamin Franklin: „Zeit ist Geld"). „Zeit ist alles, der Mensch ist nichts mehr, er ist höchstens die Verkörperung der Zeit." (Marx 1977, zit. n. Hinz 2000, S. 63).

Zeiterleben ist nachweislich kultur- und schichtabhängig (Hinz 2000), gesellschaftliche Hektik und Globalisierung haben ihren Ursprung in den Entwicklungsströmungen der westlichen Kulturen. Schon Goethe reflektierte 1821 in Wilhelm Meisters Wanderjahren die Akzeleration der industriellen und gesellschaftlichen Prozesse, indem er die Vokabel „veloziferische" Zeit verwendete (von Luzifer abgeleitet „teuflische Zeit" [wird bei Paul Fischer im Goethe-Wortschatz, Rohmkopf-Verlag 1929, als „eilwagenartig", „schnellpostartig", „schnellbeweglich" definiert] [Kruse und Gunkel 2001, S. 4 f.]).

> „Für das größte Unheil unsrer Zeit, die nichts reif werden lässt, muss ich halten, dass man im nächsten Augenblick den vorhergehenden verspeist, den Tag im Tage vertut und so immer aus der Hand in den Mund lebt. ... und so springt's von Haus zu Haus, von Stadt zu Stadt, von Reich zu Reich und zuletzt von Weltteil zu Weltteil, alles veloziferisch." (zit. n. Kruse und Gunkel 2001, S. 4)

Bereits 1886 stellte Nietzsche eine selbst noch die europäischen Industrieländer übertreffende „moderne Unruhe" weiter im „Westen" fest:

> „Nach dem Westen zu wird die moderne Bewegtheit immer größer, so dass den Amerikanern die Bewohner Europas insgesamt sich als ruheliebende und genießende Wesen darstellen ... Aus Mangel an Ruhe läuft unsere Zivilisation in eine neue Barbarei aus. Zu keiner Zeit haben die Tätigen, das heißt die Ruhelosen, mehr gegolten." (Nietzsche 1980, S. 620)

Es scheint, dass seitdem selbst für Goethe und Nietzsche unvorstellbare Beschleunigungsprozesse stattgefunden haben, dass immer mehr Zeit immer schneller gespart werden muss (Geißler 1998) und Ruhelosigkeit heute einen noch höheren Stellenwert genießt. Die angeblich gottgewollte Zeitoptimierung, wie sie von der *protestantischen Ethik* herkommend Einfluss auf das allgemeine gesellschaftliche Empfinden und wirtschaftliche Handeln des beginnenden industriellen Zeitalters gefunden hatte, speiste über die religiösen Grundlagen hinaus die allgemeine Ethik einer vermeintlich sinnvollen Nutzung der Zeit und machte dies sogar zu einer juristischen Pflicht (Held und Nutzinger 1998).

Justinus Kerner (1859), Lyriker und Arzt, verhöhnte schwäbisch derb seine armen von der Zeit getriebenen Mitmenschen. So

> „... rüste sich (der Mensch) in ganz sinnloser Weise mit solchen Requisiten wie Dampfschiff und Luftschiff aus, da er doch nicht weiter als bis zur Gruft komme – die Unterstellung also, die aufgewendeten Kräfte der Beschleunigung könnten auch von sinnloser Stärke sein, als wollten sie über ein ohnehin gesetztes Limit ins Unbekannte der Geschichte hinausschießen." (Blumenberg 2001, S. 246 f)

Viele der heute rasch zunehmenden psychosomatischen, somatoformen und Erschöpfungsbeschwerden werden auf die überfordernde Hektik der modernen Lebenswelten und ständige berufliche Verfügbarkeit zurückgeführt (Krumpholz-Reichel 2002). Nie waren psychische Störungen – bereits bei Kindern im Vorschulalter – so gehäuft wie heutzutage, was auf einen Verlust an Familienstrukturen zurückzuführen ist, was wiederum mit der mangelnden Zeit von Eltern und deren Nicht-Verfügbarkeit erklärt wird (DeGrandpre 2002). An ein und demselben Tag (27. September 2002) berichtet der ‚Bonner Generalanzeiger' unter zwei voneinander unabhängigen Aufmachern über zunehmend mehr gestörte Kinder.

> Unter „Jedes vierte Kind bräuchte Therapie" wird von einem Kongress über Trauma-Folgen bei Kindern in Düsseldorf berichtet, wonach ein Viertel der Schulkinder fachkundige Behandlung benötigten. Es sei seit Beginn der 90er Jahre festgestellt worden, dass seelische Störungen aufgrund schwindender Strukturen in Familie und Gesellschaft aufträten. Der zweite Bericht unter der Überschrift „Viele Grundschulkinder leiden unter Schlafstörungen" berichtet von einer repräsentativen Studie an 6.700 Kindern, die auf der 10. Jahrestagung der deutschen Gesellschaft für Schlafmedizin (DGSM) in Göttingen vorgestellt wurde. Demnach leide mindestens jedes sechste Kind an erheblichen Schlafstörungen.

Zunehmende Ruhelosigkeit, Gehetztheit und Gefühle von Ausgebranntsein und Müdigkeit hängen unbezweifelbar mit der modernen „pausenlosen Beschleunigung" (Held und Nutzinger 1998) des Kommunikationszeitalters im Übergang zum Globalisierungszeitalter zusammen. Muße, Langsamkeit und Ruhe sind zunehmend veraltende Begriffe, die nicht mehr mit Inhalten zu füllen sind. Die Verurteilung des ‚Kapitalismus' als verantwortlich für die Ausbeutung des Menschen und seiner Lebenszeit hat seit Marx Tradition in bestimmten politischen Kreisen, eben die Verurteilung der Koppelung von Zeit und Geld (Geißler 1998). Dass Geld aber nie einen Selbstzweck darstellte, sondern nur Mittel zum Zweck, zur Gewinnung erhoffter Freiheit und Unabhängigkeit war, mithin zur Erlangung von Macht über die eigene Lebenszeit („Geld macht unabhängig") diente, wurde dabei stets unterschlagen. Es geht also vordergründig gar nicht ums Geld, es ging und geht – auf einer etwas tieferen Ebene – immer nur und ausschließlich um Macht über den Zeitgewinn!

1.2 Zeitempfinden und existenzielle Problematik

Es ist paradox: moderne Ruhelosigkeit, Zeitknappheit und allzeitige Verfügbarkeit, besonders deutlich spür- und erlebbar in den heutigen Berufswelten, haben einen Zeitgewinn zum Ziel. Mit immer mehr Zeitaufwand und damit einher gehender Gestresstheit sollen Freiheit und Zeit gewonnen werden bzw.

> „Je mehr Freiheit wir haben, über Zeitordnung selbst entscheiden zu können, um so weniger Zeit haben wir. Und genau diese Dynamik verschärft sich in der Nonstop-Gesellschaft, obgleich uns das Gegenteil immer wieder suggeriert wird." (Geißler 1998, S. 10)

Die protestantische Ethik der vollständig „sinnvollen Zeitnutzung", gottgegebener Zeit, hat ihrerseits einen tieferen Hintergrund. Es ist

„... die Grenze der Lebenszeit, und damit der konstitutive Zeitmangel des Organismus Mensch, der zu den Mitteln des Zeitgewinns treibt." (Blumenberg 2001, S. 269). Das „gottgegebene Maß des Lebens, Werden und Vergehen, Geburt und Tod" (Geißler 1998), „Natalität und Mortalität" (Blumenberg 2001) als Markierungspunkte individuell verfügbarer Lebenszeit waren immer schon antreibende, unbewusste Kräfte menschlicher Aktivität, nur war dies lange Zeit überhaupt nicht bekannt – und dürfte sich heute leider immer noch keiner weiten Verbreitung erfreuen. Der Mangel – hier also der Mangel an Zeit – ist bei Schopenhauer Schmerz: „...die Basis allen Wollens aber ist Bedürftigkeit, Mangel, also Schmerz" (Schopenhauer 1998, S. 406).

> „So ist das Daseyn, schon von der formellen Seite allein betrachtet, ein stetes Hinstürzen der Gegenwart in die todte Vergangenheit, ein stetes Sterben. ... Das Leben der Allermeisten ist auch ein steter Kampf um diese Existenz selbst, mit der Gewißheit ihn zuletzt zu verlieren. Was sie aber in diesem so mühsäligen Kampfe ausdauern läßt, ist nicht sowohl die Liebe zum Leben, als die Furcht vor dem Tode, der jedoch als unausweichbar im Hintergrunde steht und jeden Augenblick herantreten kann." (Schopenhauer 1998, S. 406f)

Der Sinn alltäglicher Sorge gilt also auf einer tieferen Ebene letztlich – und nur und ausschließlich – der beschränkt verfügbaren Zeitlichkeit des eigenen Daseins (Luckner 2001). Diese *Endlichkeit qua Zeitlichkeit* bewirkt tiefgreifende Angst. Der Mensch als einziges Lebewesen mit einer Befähigung zur Bewusstmachung und Reflexion über seine Endlichkeit ist in all seinen Motiven letztlich von Todesangst getrieben. Sie ist die Grundlage jeglicher Aktivität, sei dies nun bewusst oder nicht; sie ist die „Quelle der Angst", da das Verhängnis droht, „... dass wir von dieser Welt abtreten müssen, ohne die Aufgaben, die uns gestellt sind, wirklich vollbracht zu haben." (Condrau 1991, S. 87).

Ernest Becker spricht von der großen Lüge des Menschen über seine Existenz und die Welt, in der er lebt („Die Verleugnung des Todes") (Becker 1973). Der Mensch sei im Unterschied zum Tier, das seinen automatisch programmierten Instinkten folge, vital darauf angewiesen, sich innerlich selbst Sicherheit (sic: ‚Selbstsicherheit') und Wert aufzubauen. Er zitiert Abraham Maslow:

> „Freuds größte Entdeckung, die nämlich, die die Wurzel der Psychodynamik ist, ist die, dass *die* große Ursache vieler psychologischer Krankheiten die Furcht der Erkenntnis des eigenen Selbst ist – der eigenen Emotionen, Impulse, Erinnerungen, Fähigkeiten, Möglichkeiten, der eigenen Bestimmung. Wir haben erkannt, dass die Furcht der eigenen Erkenntnis sehr häufig isomorph und parallel ist mit der Furcht der Außenwelt. ... Generell ist diese Art von Furcht defensiv, in dem Sinne, dass sie ein Schutz unseres Selbstwerts ist, unserer Liebe und unseres Respekts vor uns selbst. Wir neigen dazu bei jeder Erkenntnis ängstlich zu sein, weil sie uns dazu bringen könnte, uns selbst zu

> verachten oder uns unzulänglich, schwach, wertlos, bösartig, schamhaft zu fühlen. Wir schützen uns und unser ideales Selbstbild durch Verdrängung und ähnliche Abwehrmanöver, die genau genommen Techniken sind, durch die wir es vermeiden können, Bewusstsein über unangenehme oder gefährliche Wahrheiten zu erlangen." (Maslow, zit. n. Becker 1973, S. 51 f)

Die Erkenntnis der eigenen endlichen Existenz und der Tatsache des unausweichlichen Todes ist so bedrohlich, dass alles getan wird, um sie zu leugnen (Becker 1973).

Dennoch ist eine jegliche menschliche Existenz ein „Sein zum Tode hin" (Heidegger 1977). Dasein ist aus existenzphilosophischer Sicht demnach wesentlich Zeitlichkeit, woraus folgt, dass „… jedes Verständnis von Sein nur auf dem Hintergrund der Zeit verständlich (ist)." (Luckner 2001, S. 21). Zeit wird somit zum ‚Horizont des Seinsverständnisses'. „Letztlich haben alle menschlichen Lebensäußerungen einen Bezug zu den Dimensionen der Zeit." (Hinz 2000, S. 20).

Ist Lebenszeit von der protestantischen Ethik noch als gottgegeben aufgefasst worden, so wird die mittlerweile in alle Winkel und Strukturen der modernen westlichen Gesellschaften eingedrungene Hektik der Moderne als „diabolische Zeitbeschleunigung" gebrandmarkt (Kruse und Gunkel 2001) – seit Goethe also nichts Neues, im Gegenteil: more of the same.

> „Besteht etwa ein tieferer Zusammenhang zwischen der epocheübergreifenden Herrschaft der (Arbeits-)Zeit und der angesprochenen Verdrängung des Todes als dem endgültigen Ende?" (Held und Nutzinger 1998, S. 36)

Der Bezug des Menschen zur Zeit ist immer auch ein Bezug zu seiner Endlichkeit, nur ist ihm dies in aller Regel überhaupt nicht bewusst. Die ungeheuren Beschleunigungen in den so genannten modernen Gesellschaften verhindern eigentlich ein „menschenwürdiges Verhalten zum Tode" und ein „bewusstes Aushalten der Gewissheit" des sterben Müssens (Boss 1999).

> „Wäre der Mensch nämlich nicht endlich und sterblich, könnte er nichts versäumen. Immer wäre noch „Zeit", dies oder jenes nachzuholen und wieder gut zu machen. Für einen Sterblichen jedoch kehrt keine Situation so wieder, wie sie vorher war. … Sein Gewissen wird ihn mahnen, dass er schuldhaft hinter der Erfüllung seines Daseins zurück blieb." (Boss 1999, S. 313)

Die eigentlich hinter aller Hektik und Beschleunigung stehende Todesangst spiegelt des Menschen Verhältnis zu seinem Tod wider (Condrau 1991). Es handelt sich demnach einmal um den hektischen Versuch der „Todesvermeidung", mit aller Macht verdrängt oder sogar geleugnet. Zum anderen handelt es sich – zuweilen verblüffend zu beobachten – um eine Lebenshaltung, die geradewegs zum Tode führen muss, wie Condrau eindrucksvoll belegt.

> „Moderne Hygiene, Technik, Präventiv- und Rehabilitationsmedizin, Unfallverhütung und Lebenshilfen in allen Lagen führen einen aussichtslos scheinenden Kampf gegen die lebenszerstörerischen Kräfte des Menschen, gegen die tödlichen Gefahren ungesunder Lebensweise, gegen Alkohol und Nikotin, gegen zwanghafte Arbeits- und Leistungssucht, Rauschgift, Langeweile und seelische Depression. Todesfurcht, Todesvermeidung und Todessucht scheinen sich im Kreise zu jagen." (Condrau 1991, S. 79)

Zunehmende Hektik und fortgesetzte Beschleunigungen in alle gesellschaftlichen Winkel hinein haben längst eine Eigendynamik entfaltet, weil gesellschaftlich nicht ausreichend reflektiert, und sind, so steht zu befürchten, so einfach gar nicht zu unterbrechen, geschweige denn, umzukehren. „Freiheit"? Dieses über die Maßen propagierte und in den westlichen Gesellschaften an höchster Stelle (abstrakt) gehandelte Gut scheint es in Wahrheit immer weniger zu geben.

Nietzsche charakterisierte bereits im 19. Jahrhundert die Wesenhaftigkeit des von der Knappheit der Zeit getriebenen Menschen und seine gewonnenen zeitlichen „Freiheiten".

> „Die Posse vieler Arbeitsamen. Sie erkämpfen durch ein Übermaß von Anstrengung sich freie Zeit und wissen nachher nichts mit ihr anzufangen als die Stunden abzuzählen, bis sie abgelaufen sind." (Nietzsche 1980, S. 760)

Im Gegenteil soll Langeweile am besten gar nicht erst aufkommen. Die Angst vor dem „Fallbeil des Todes" (Condrau 1991, S. 214) treibt den Menschen in die absurdesten Aktivitäten, die am besten gar nicht enden.

> „Die vielen Verhaltensweisen der Todesleugnung sind uns bekannt: das völlige Aufgehen des Menschen im Leistungs- und Konsumzwang, das süchtige Raffen materieller Güter, die Gier nach einem aktiven Ausfüllen der Freizeit, verbunden mit dem Unbehagen vor der Ruhe des Nichtstuns, die Verachtung der Faulheit, verbunden mit dem sinnlosen Hochschätzen von Arbeit, Ehrgeiz und Erfolg, sind nur oberflächliche Anzeichen der Flucht vor dem sterben Müssen. In ihnen zeigt sich ja gerade nicht ein freies Verhältnis zum Leben, ein sinnvolles Ausfüllen der uns diesseitig zugestandenen Zeit, in welcher sowohl Leistung wie Genuss in vernünftigem Rahmen durchaus ihren Platz hätten. Es ist ... gerade deren Gegenteil, nämlich ein hektisches, die Zeit im wahrsten Sinn des Wortes „totschlagendes" und damit auch das Menschliche des menschlichen Lebens desavouierendes Gebaren." (Condrau 1991, S. 379)

Zwischen dem Nutzen von Zeit und Zeitvertreib liegen Welten, sie sind einander diametral entgegengesetzt. Letzteres ist eine Abwehr der Erkenntnis der eigentlichen Endlichkeit, des Seins-zum-Tode-hin im Heideggerschen Sinne. Zeit wird hier im wahrsten Sinne vertan, tot geschlagen wie Condrau es ausdrückt, mit vermeintlich „spannenden", unterhaltenden, aber eigentlich nicht wesentlichen Dingen, die wahres Leben nicht ermöglichen. Entsprechend gibt es ein unentwegtes weiter Hetzen zum nächsten „event", zum nächsten „Kick".

> „Jede neue Mode, sei es nun die der Kleider, der Umgangsweisen oder der Tischsitten ist im Grunde der Versuch, dem Tod zu entrinnen, einfach deshalb, weil es für den Moment als etwas Neues, nicht mit Endlichkeit Behaftetes aufscheint." (Luckner 2001, S. 109)

Zunehmender Drogenkonsum (Alkohol, Haschisch, Marihuana, Meskalin, LSD, Ecstasy – ihre wesentliche Wirkung ist die Veränderung des Erlebens von Zeit, speziell der Verlangsamung und Dehnung des Zeiterlebens) (Hinz 2000) – ist eine andere Form der Bekämpfung des Empfindens von Zeit. Befriedigung, Sättigung und Ruhe treten dennoch nicht ein. Wie sollte es auch sein? Es ist ja gerade die Flucht, die antreibt, die Flucht vor der Angst. Ruhe, Sättigung und Befriedigung dürfen gar nicht eintreten, weil es ja eben *nicht* um *bewusstes Leben*, das immer auch Bewusstheit über die Endlichkeit und den Tod mit einschließen würde, geht.

Einem gelassenen und genussvollen Umgang mit Zeit würde im Gegenteil die „Freiheit zum Tode" zu Grunde liegen.

> „Nach Heidegger nimmt das angsterfüllte Dasein entschlossen den Tod auf sich und erlangt dadurch die Freiheit zum Tod. Dies bedeutet keine Flucht, sondern illusionslose Konfrontation. So führt uns das eigentliche „Sein zum Tode" zu einem neuen Leben." (Condrau 1991, S. 216)

Leben angesichts des Todes wäre die einzige erfüllende Lebensform, weil sie das Schreckliche nicht wegsperren, sondern im Gegenteil Tod als Teil der Existenz, als zum Leben zugehörig anerkennen würde. Im Übrigen ein sehr wichtiges Element bei Todkranken, wie die Bewältigungsforschung zeigt (Spiegel 1993; Spiegel 2001): jedes Quäntchen Leben intensiv genießen und „leben" können heißt gerade nicht Verleugnung, sondern Auseinandersetzung mit dem Unausweichlichen, bedeutet die „Entgiftung des Todes" (Spiegel und Classen 2000). Kurz gesagt: erst die Auseinandersetzung mit der Endlichkeit, dem unausweichlichen Tod als zum Leben genuin zugehörig, erst die Anerkennung der Tatsache des Todes als Lebensprinzip – denn ohne Zelltod und Vergehen auch kein Leben – befähigt demnach zum eigentlichen Leben.

Moderne Vergnügungssucht und das ständige getrieben Sein erscheinen so in einem ganz anderen Licht. In einer Gesellschaft wie unserer heutigen, mit ihren pausenlosen Nonstop-Aktivitäten, die ja allgemein als recht positiv bewertet würden, „...wird vor allem das *endgültige* Ende des Lebens zum Problem." (Held und Nutzinger 1998, S. 32f). Wir Menschen fürchten, uns mit der „letzten Wahrheit des Lebens" zu konfrontieren, dass nämlich alles zerrint und dass wir dennoch angesichts des Zerrinnenden leben müssen (Yalom 1980).

Ein Leben lang die Angst vor dem Tod vor sich hertragen zu müssen bedeutet permanente Abwehr, unentwegte Ablenkung von der Bewusstmachung, bedeutet gebundene Energie, bringt erhebliche Einbußen an Lebensqualität und oft starke körperliche oder seelische Beschwerden mit sich, kann zur Neurose und zur Verzweiflung führen. Angst vor dem Tod ist Angst vor dem Leben (Condrau 1991)!

1.3 Seelische Gesundheit und das Verhältnis zur Zeit

Der Philosoph und Psychiater Karl Jaspers sah in der „Verwirklichung des Menschseins" eine „Gebundenheit an begrenzte Zeit und Widerstände". Der Mensch müsse *„Endlichkeit ergreifen*, um wirklich zu werden".

> „Er muss vom Leben abtreten, wenn er sich die Voraussetzungen geschaffen hat, um nun gerade recht beginnen zu können. In seinem Selbstsein schafft er doch nicht sich selbst; er muss sich geschenkt werden, er weiß nicht woher. Seine tiefste Freiheit ist nicht durch ihn selbst, sondern gerade in ihr weiß er um die Transzendenz, durch die er frei in der Welt ist." (Jaspers 1973, S. 637 f)

Jaspers spricht den Kern von innerer Ruhe und Existenz an, der nur erreichbar sei durch das Verständnis und die Akzeptanz der Endlichkeit von ihm zur Verfügung stehender Zeit. Für jeden Schritt, für jede Handlung sei die Akzeptanz der Endlichkeit Bedingung, nur so werde er (der Mensch) wirklich. Hier findet sich ein Erklärungsmuster für die moderne Unfähigkeit in unserer Zeit, mit endlichen Lösungen zufrieden zu sein, Kompromisse eingehen zu können, seinen Seelenfrieden mit nicht perfekten Lösungen zu finden. So gesehen könnte der Narzissmus unserer Zeit seine Wurzeln in tief sitzender Angst vor Endlichkeit, vor dem Ende des Lebens, der eigenen Existenz haben. Perfektheitsstreben als unbewusster Wunsch nach nie eintretendem Ende, nach ewigem Leben? Todesangst als treibende Kraft des Narzissmus?

Hier trifft sich Jaspers mit Heidegger, der die Entschlossenheit des Daseins mit der Gewissheit über die Endlichkeit der eigenen Existenz koppelt. Wer nicht wisse, dass er sich mit einem bestimmten Entschluss verendliche, treffe gar keinen Entschluss. Nur Entschlossenheit impliziere immer ein verstehendes *Sein zum Ende* (Luckner 2001).

> „Nicht, weil wir nun mal endlich sind, müssen wir uns daher für bestimmte Möglichkeiten entscheiden, sondern weil wir entschlossen sind, d.h. auf unser Ende bezogen, haben wir überhaupt Daseinsmöglichkeiten." (Luckner 2001, S. 128)

Entschlossenheit ist demnach Sein, das das Ende prinzipiell nicht leugnet, es sei im Gegenteil die Entgegnung der Angst, wie Luckner ausführt. Angst, Getriebenheit, Unruhe und Zwänge könnten als motivationaler Hintergrund erklärbar sein, durch ständige Bemühungen, nicht bewältigte Angst vor der Endlichkeit abwehren zu müssen, in Aktivität und Betriebsamkeit verfallen zu müssen. Untrügliches Zeichen für die Richtigkeit dieser Annahme sind Symptome, die trotz permanenten hektischen Agierens (natürlich ist dies selbst ein Symptom) die Anspannungen und die Angst nicht zum Verschwinden bringen.

> „Man könnte sagen, daß ein großer Teil der Lebensweisheit beruht auf dem richtigen Verhältnis, in welchem wir unsre Aufmerksamkeit teils der Gegenwart, teils der Zukunft schenken, damit nicht die eine uns die andre verderbe. Viele leben zu sehr in der Gegenwart (die Leichtsinnigen), andre zu sehr in der Zukunft (die Ängstlichen und Besorglichen), selten wird einer grade das Maß halten. Die, welche durch Streben nur in der Zukunft leben, immer vorwärts sehn und mit Ungeduld den kommenden Dingen entgegeneilen ... leben stets nur *ad interim*, bis sie tot sind." (Schopenhauer 1999, S. 49)

Der Drang nach Selbstbefreiung – heutzutage vielfach propagiert, jedoch kaum verstanden – das „mitgerissen Werden" im Bestreben vermeintlicher „Emanzipation" (von was?) führt ganz im Gegenteil für Viele gerade nicht in die „Befreiung", speziell dann nicht, wenn sie mangels ausgereifterer Persönlichkeit in tiefe Überforderungen und Neurose abgleiten (Condrau 1991). Psychoanalytische Betrachtungen pathologischer Zeitbeziehung arbeitete Arlow heraus:

> „Für viele Menschen bedeutet der Kampf mit der Uhr einen endlosen Kampf gegen Über-Ich-Forderungen, und sie drücken ihre Illusion, Zeit manipulieren zu können, in einer Weise aus, die einer Karrikatur von Sterblichkeit gleicht." (Arlow 1986, S. 525)

Freud sah spezifische Zusammenhänge zwischen bestimmten psychischen Störungsbildern und ihrem Verhältnis zur Zeit (Freud 1926). Boschan (1990, zit.n. Ruff und Leikert 1999) fand anhand von klinischen Beispielen eine Fragmentierung des Zeiterlebens speziell bei so genannten „frühen" strukturellen Störungsbildern heraus; bei narzisstischen Krankheitsbildern z.B. das Bestreben, Zeit zu manipulieren. Ruff und Leikert (1999) konnten deutliche Veränderungen des Zeiterlebens im Verlaufe stationärer psychotherapeutischer Behandlungen bei neurotischen Störungsbildern nachweisen.

Allgemeine Zeitknappheit und Hektik sind die überdeutlichen Symptome kranker gesellschaftlicher Strukturen, die für Individuen krankmachende Wirkungen haben, wie sich aber zugleich auch individuelle psychische Problematik in ihrem Verhältnis zur Zeit ausdrückt.

Kruse und Gunkel (2001) bringen die psychotherapeutische Behandlungssituation als eine der letzten Bastionen der Besinnung, der Ruhe und der Auszeit ins Gespräch.

Seelische Gesundheit und das Verhältnis zur Zeit

> „... die Psychotherapie erscheint manchem als einer der letzten Orte des ungehetzten, bedächtigen Bedenkens, der Geduld bzw. als Insel der zeitlich unbeschränkten Zuwendung, wo Entscheidungen in angemessenem Tempo reifen dürfen, das Individuum nicht unter dem Joch der Eile steht und allen Entwicklungen die erforderliche Zeit zugestanden wird." (Kruse und Gunkel 2001, S. 4)

Und nun auch hier der Ruf nach kürzerer, ökonomisch effizienterer Behandlung? Wie soll also eine zeitbegrenzte Kurzzeitpsychotherapie den Problemen Betroffener gerecht werden, wenn sie den „Teufel mit Beelzebub" austreiben will? Ist die Kurzzeittherapie also – frei nach Karl Kraus – die Krankheit, die sie zu behandeln vorgibt?

Es klingt zunächst paradox. Wie kann eine Kurztherapie Hektik und Bedrängung auf Seiten von Patienten/Klienten vermeiden und gerade bei Problemen helfen, die untergründig mit der Angst der Menschen zu tun haben, nicht genug Zeit zur Verfügung zu haben? Tatsächlich aber ist es gar nicht paradox!

Zeitbegrenzte psychotherapeutische Behandlung, also auch Kurzzeitgruppenpsychotherapie, machen sich in ganz spezifischer Weise den Faktor Zeit zu Nutze. Das Thema Zeit ist ohnehin in allen psychotherapeutischen Behandlungen permanent gegenwärtig, auf jeden Fall zumindest unterschwellig, wird aber kaum explizit thematisiert. In einer gut laufenden Langzeitbehandlung, mit geglückter menschlicher Beziehung, wünscht sich der Klient/Patient, die Therapie möge niemals zu Ende gehen.

> „Wenn der Therapeut – buchstäblich oder im übertragenen Sinne – in den Kalenderseiten blättert, hofft der Patient, mindestens unbewusst, dass der Therapeut niemals die letzte Seite finden werde." (Appelbaum 1975, S. 429)

In länger dauernden Therapien ist man als Behandler immer wieder überrascht, welche Entwicklungen in definitiv nicht mehr verlängerbaren Behandlungen zum Ende hin möglich werden. Psychotherapie ist stets und immer zeitbegrenztes Unternehmen und Freiraum zum Nachlernen oder Nachreifen, sei sie nun konzipiert als Langzeit- oder Kurzzeitbehandlung. Stets ist Endlichkeit im Spiel, wie dies eben für das Leben generelle Gültigkeit besitzt. Eine Verleugnung der Endlichkeit von Leben wird wahrscheinlich auch in der psychotherapeutischen Behandlung eine unterschwellige Leugnung der Beziehungsbeendigung mit dem therapeutischen Behandler oder der therapeutischen Gruppe zu Grunde liegen. Es ist daher stets von der Behandlerseite zu beachten, keine unbewussten „Kollusionen" mit Patienten einzugehen im Hinblick auf Zeit – und damit der Dauer der Beziehung. Möglicherweise gar den eigenen Ängsten vor zeitlicher Begrenztheit aufzusitzen (Gegenübertragungen lassen grüßen). Im Gegenteil bietet der psychotherapeutische Raum die einzigartige Gelegenheit, Lebensprobleme und -grundhaltungen zu bearbeiten. Die

Bearbeitung von endlich zur Verfügung stehender Beziehungszeit im Rahmen der psychotherapeutischen Behandlung steht somit quasi en miniature als Modell für externe Probleme zur Verfügung, sich mit der Endlichkeit des eigenen Lebens und dem Sinn des Lebens in endlich zur Verfügung stehender Zeit auseinanderzusetzen.

2 Psychotherapie und Zeit

Psychotherapie und Zeit standen schon immer in einer Wechselbeziehung. Entwicklung und Reifung sind Prozesse in der Zeit (Kordy und Kächele 1995). Psychotherapie zielt Nachreifung, Entwicklung und Lernen an, deren zentrale zu Grunde liegende Dimension die Zeit ist. Ohne zeitliche Dauer keine Entwicklung, in welchem Lebensbereich auch immer. Es bleibt nur die Frage nach der erforderlichen, der minimal benötigten Zeit für das jeweils notwendig zu erreichende bzw. realistisch erreichbare Ziel. Es leuchtet unmittelbar ein – und ist täglich evidente Praxiserfahrung – dass einige Behandlungsziele weniger und andere mehr Zeitaufwand erforderlich machen. So wie es keinen einheitlichen Haarschnitt geben kann (wegen der unterschiedlichen Kopfformen und natürlich auch wegen der Fisuren-Geschmäcker), kann es auch für unterschiedliche Personen und ihre psychischen Probleme keine einheitliche Therapie und Therapiedauer geben.

Psychotherapieschulen haben sich zunächst relativ unabhängig von den wahren Bedürfnissen von Menschen und ihren psychischen Problemen entwickelt, wie im Folgenden zu zeigen sein wird. Maßgeblich für die Dauer der Behandlungen waren ursprünglich das zu Grunde gelegte Menschenbild sowie konzeptuelle Entwicklungen, die sich erst einmal in der Praxis, sprich an Menschen mit psychischen Problemen, bewähren mussten. Die maßgeschneiderte, sich am Individuum orientierende, Psychotherapie ist erst eine Entwicklung neueren Datums (Piper et al. 2002).

2.1 Begriffsklärungen – Was ist „Langzeit-", was ist „Kurzzeittherapie"?

Langzeit- und Kurzzeitbehandlungen im Bereich der Psychotherapie sind relative Begriffe. Was zeitlich gesehen als „lang" und was als „kurz" empfunden wird, darüber kann man (als Betroffener, der psychotherapeutische Hilfe nachfragt, als Vertreter einer bestimmten therapeutischen Schulauffassung) unterschiedlicher Auffassung sein. Jemand, der ungeduldig ist und wenig Zeit erübrigen kann oder mag, kann womöglich jede psychotherapeutische Interventionsmaßnahme als lang empfinden, die bereits nur 10 oder 20 Sitzungen dauert. Genau so kann jemand anders eine Behandlung von 50 oder sogar 100 Sitzungen als „zu kurz" empfinden. Dies ist erstens vom individuellen Zeitempfinden abhängig, es ist außerdem abhängig von der jeweiligen Problemsituation mit einhergehendem Störungsausmaß der jeweiligen Person, den zur Verfügung stehenden zeitlichen, ökonomischen Ressourcen, der Motivationslage, der Einsichtsfähigkeit, dem in der Zeit erzielbaren Fortschritt, der therapeutischen Arbeitsbeziehung, dem zur Anwendung gelangenden therapeutischen Konzept, dem sozialen und familiären Umfeld des Patienten und vielen anderen Faktoren mehr.

Jenseits subjektiver Sichtweisen jedoch hat sich in der Fachwelt ein allgemeines Verständnis von Kurzzeit- und Langzeitbehandlung eingestellt, was zur Orientierung am anzuwendenden Behandlungskonzept und der zugehörigen Technik auch unerlässlich ist. In weitgehender Übereinstimmung wird alles, was bis zu 25 Sitzungen dauert, als Kurzzeitpsychotherapie angesehen (MacKenzie 1995; Mattke und Tschuschke 1997; Tschuschke und Mattke 1997; Lohmer 1998) (vgl. Tabelle 1). Bis zu acht Sitzungen wird eine Therapiedauer als „Krisenintervention" aufgefasst (MacKenzie 1995b; Mattke und Tschuschke 1997), bis zu 25 Sitzungen Behandlungsdauer spricht man von der „Kurztherapie" bzw. „zeitbegrenzten Therapie" (Synonyme sind „time sensitive", „time effective" und „cost-effective" (Budman und Gurman 1988) im engeren Sinne. Eine alternative Konzentration auf „Zeit" anstelle von „Dosis" (Sitzungszahl) wird ebenfalls vorgeschlagen (Budman und Gurman 1988). Die Zeit-Sitzungszahl-Koppelung kann allerdings nicht vollständig aufgegeben werden, entsprechend wird von Langzeittherapie gesprochen, wenn von mehr als 25 Sitzungen bzw. mehr als sechs Monaten Behandlung die Rede ist (MacKenzie 1995b; Mattke und Tschuschke 1997). Basch spricht sogar von Kurztherapie bei einem mehrere Monate in Anspruch nehmenden Sitzungsumfang von nur 20 Sitzungen (Basch 1997).

Es gibt einige Unterschiede zwischen den Auffassungen in den USA und hier zu Lande. In primärer Abhängigkeit vom Gesundheitssystem

Tabelle 1. Kurztherapie nach Sitzungsanzahl/zeitlicher Dauer (nach MacKenzie 1995b; Mattke und Tschuschke 1997; Tschuschke und Mattke 1997)

1	Krisenintervention	bis zu 8 Sitzungen
2	Zeitbegrenzte Psychotherapie	9–25 Sitzungen
3	Langzeittherapie	> 25 Sitzungen / länger als 6 Monate

der USA, wo Psychotherapie nur sehr beschränkt von den Versicherungen geleistet wird und Managed Care-Administrationen den zeitlichen Umfang einer Behandlung sehr kontrollieren, aber auch eine andere Mentalität im Hinblick auf Zeit besteht, finden – rein statistisch gesehen – psychotherapeutische Behandlungen zu 90% unterhalb einer Sitzungszahl von 25 statt (Phillips 1987) (vgl. auch Abb. 1).

In der Bundesrepublik Deutschland spielen die Psychotherapie-Richtlinien des Bundesausschusses der Ärzte und Krankenkassen eine bedeutsame Rolle bei der Art und Form der Antragstellung auf Leistung durch die Krankenkassen. Eine psychotherapeutische Behandlung bis zu 25 Sitzungen wird als *Kurzzeittherapie* angesehen, was Konsequenzen für den Umfang und Inhalt des Antrages auf Leistung durch die jeweilige Kasse hat (Faber et al. 1999). Von *Kurztherapie* dagegen ist die Rede, wenn ein bestimmtes Behandlungskonzept (spezifische Indikation und Behandlungstechnik) zum Tragen kommen soll (Faber et al. 1999; Wöller und Kruse 2001).

Im Rahmen der Psychotherapie-Richtlinien ist *Kurzzeittherapie* (entweder als tiefenpsychologisch fundiertes oder als verhaltenstherapeutisches Verfahren) definiert als eine „psychotherapeutische Intervention in einer akuten Krise" als *Kurz-, Fokal-* oder *dynamische Psychotherapie*, jeweils begrenzt auf 25 Leistungen (im Antragsverfahren mit Begutachtung) (Faber et al. 1999, S. 30). In „besonderen Fällen" wird auch

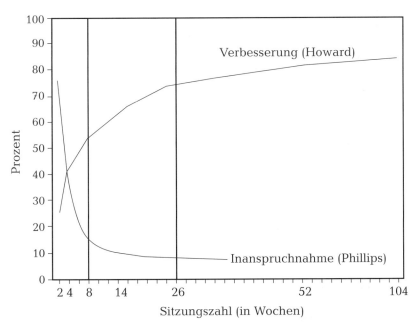

Abb. 1. Beziehung zwischen Psychotherapie-Wirkungen und Therapie-Inanspruchnahme (Phillips 1987; MacKenzie 1996)

eine *tiefenpsychologisch fundierte Psychotherapie* als niederfrequente Behandlung in einer längerfristigen, jeweils 25-minütigen haltgewährenden Therapie mit bis zu 50 Leistungen gewährt. *Kurztherapie* (B I, 1.1.1.1) ist definiert als psychoanalytisch begründetes Verfahren mit einem abgrenzbaren aktuellen neurotischen Konflikt mit maximal 40 Leistungen. *Fokaltherapie (*nach *Balint)* (B I, 1.1.1.2) ist eine analytische Kurztherapie mit 25 Leistungen Umfang bzw. 50 Sitzungen à 25 Minuten Umfang; die *dynamische Psychotherapie (Dührssen)* (B I, 1.1.1.3) stellt ein in puncto Folge der Behandlungsstunden ein sehr flexibles Vorgehen dar, bei dem auf das Tempo des Patienten sehr Rücksicht genommen werden kann; schließlich dient die *niederfrequente Therapie in einer längerfristig haltgewährenden therapeutischen Beziehung* (B I, 1.1.1.4) speziell den Bedürfnissen der Ich-Entwicklung von Persönlichkeitsstörungen (Faber et al. 1999, S. 32f).

2.2 Evolution der Kurzzeittherapie

Die wissenschaftliche Psychotherapie nahm ihre Anfänge zweifellos mit Freud und der Psychoanalyse. Es ist sehr aufschlussreich, dass die anfängliche Dauer von psychoanalytischen Behandlungen recht kurz war. Freud selbst begann mit sehr kurzen Behandlungen, wenn man heutige Maßstäbe „klassischer" psychoanalytischer Behandlung zu Grunde legt. Die psychoanalytischen „Kuren" zu Beginn des 20. Jahrhunderts dauerten im Schnitt nur zwischen sechs und neun Monaten und Freud pflegte sich für zu lange dauernde Therapien – selbst wenn sie nur ein paar Monate dauerten – zu entschuldigen (Strupp und Binder 1991). Erst mit den weiteren Jahren wurden die Behandlungen immer länger, vor allem, weil Freud von der kathartischen Methode und der Hypnose Abschied nahm und zur freien Assoziation mit den korrespondierenden Übertragungs- und Widerstandsanalysen als Grundtechniken wechselte. Auch muss man sicherlich die ganz anderen Zeitauffassungen jener Zeit mit berücksichtigen – hatte man doch bei Weitem keine solche Hektik wie heute [Zeit der Dampfzüge, der Handtelegrafen und des Briefe Schreibens] und besonders wichtig: die Behandlungen wurden seinerzeit durchweg privat finanziert (Ermann 1996). Erst um 1920 begannen Mitarbeiter des engeren Wiener Zirkels um Freud ('Mittwoch-Gesellschaft'), Otto Rank und Sandor Ferenczi, zu experimentieren, ob sich die ansonsten jahrelange Psychoanalyse nicht würde abkürzen lassen (Strupp und Binder 1991; Winston und Winston 2002).

Auch French und Alexander in Chicago votierten nachdrücklich für eine verkürzte psychoanalytische Therapie (Strupp und Binder 1991; Winston und Winston 2002). Sie bezweifelten die Grundannahme, dass Tiefe und Beständigkeit von Therapieergebnissen in einem angemessenen Verhältnis zur langwierigen, auf psychogenetische

Rekonstruktionen zielenden üblichen psychoanalytischen Arbeit stünden (Strupp und Binder 1991). Ihre Fokussierung auf den Affekt, das „korrigierende emotionale Erlebnis" im neuerlichen Erleben im Hier-und-Jetzt der Übertragung führte in die Richtung der Betonung der interpersonellen Ebene.

Freuds kritische Überlegungen hierzu, die Psychoanalyse weiteren Patientengruppierungen – solchen, die ihre Behandlung nicht privat finanzieren könnten – zuzuführen und Behandlungstechnik und -zeit zu modifizieren, mündeten in den berühmten Ausspruch:

> „Dann werden wir auch sehr wahrscheinlich genötigt sein, in der Massenanwendung unserer Therapie das reine Gold der Analyse reichlich mit dem Kupfer der direkten Suggestion zu legieren." (Freud 1918, S. 193)

Das psychoanalytische Establishment stand diesen reformatorischen Bemühungen recht kritisch und gar eher feindselig gegenüber; es brachte die neuen Ideen und Überlegungen bald in Misskredit (Strupp und Binder 1991). Die Kurzzeitbehandlung setzte sich zunächst nicht durch im psychoanalytischen Mainstream, eher im Gegenteil: psychoanalytische Therapien wurden zunächst eher noch länger.

Veränderungen kamen erst langsam durch die Auswirkungen des 2. Weltkrieges in Gang. Auf Grund der Kriegserlebnisse und -traumatisierungen bei Soldaten wurden plötzlich viele Behandlungsplätze erforderlich, was den Ruf nach Kriseninterventionen und damit kürzeren Behandlungen laut werden ließ (Winston und Winston 2002). Hier erfuhr auch die gruppenpsychotherapeutische Bewegung einen nachhaltigen Schub, da es gar nicht so viele Psychotherapeuten wie Nachfrage nach Behandlungsplätzen gab (Tschuschke 2001c). Die gruppenpsychotherapeutische Bewegung um die Londoner Tavistock-Klinik-Analytiker wie Balint, Malan oder Bion setzte bereits in den 50er Jahren Maßstäbe im Hinblick auf zeitbegrenzte Psychotherapien (Strupp und Binder 1991; Tschuschke 2001c). Der Zeitgeist schien sich gedreht zu haben. Ziemlich unabhängig von diesen Entwicklungen setzten in den USA in den 60er Jahren Entwicklungen im Kurztherapie-Bereich ein. So namhafte Autoren wie Sifneos, Mann und Davenloo entwickelten Konzepte, die heute noch maßstabsetzend sind (Budman und Gurman 1988; Strupp und Binder 1991; Winston und Winston 2002) (vgl. Kapitel 6).

Budman und Gurman (1988) sprechen davon, dass Psychotherapien erst relativ kurz waren, dann für eine Weile eher lang dauerten, bis sie heute wieder mehr zu kürzer arbeitenden Konzepten zurückkehrten, die nunmehr allerdings wesentlich effektiver seien. Die nordamerikanischen Maßstäbe allerdings sollten hier zu Lande nicht angelegt werden: Zwischen 1948 und 1970 betrug die durchschnittliche Behandlungsdauer von psychotherapeutischer Behandlung dort weniger als 20 Sitzungen, mit einem Median von 5–6 Sitzungen

(Garfield 1978). Die – wie bereits erwähnt – mit unseren Verhältnissen nicht vergleichbare Situation in den USA zeigt eine Praxis, die „Verbraucher"-Verhalten spiegelt, das mit Sicherheit wesentlich durch die Praxis von Krankenversicherungen geprägt ist, die für Psychotherapie wenig bis gar nicht Leistungen erbringen. Es dürften sich gleichwohl Mentalitäts-Unterschiede zeigen, wonach eine im Vergleich zu Europa wesentlich differente Einstellung zur Zeit zum Tragen kommt.

2.3 Argumente für Kurzzeittherapie (versus Langzeittherapie) – ethische, ökonomische und Indikationsaspekte

Die Kurzzeittherapie fasst dennoch auch hier zu Lande immer mehr Fuß. Hierbei dürfte eine ganze Reihe von Gründen eine Rolle spielen. Zunächst mal hat sich zweifellos der *Zeitgeist* deutlich gewandelt – interessant das Wortspiel Zeit*geist*, wie dies bereits im Kapitel 1 dargelegt wurde. Die zunehmende Rastlosigkeit und Hektik der immer mehr beschleunigten und sich beschleunigenden Gesellschaft westlichen Zuschnitts bringt ein *verändertes Verbraucherverhalten* mit sich. Klienten und Patienten sind nicht mehr oder deutlich weniger bereit, sich die Zeit für eine gründliche psychotherapeutische Erfahrung zu nehmen. Die Erwartungen der Patienten an die Dauer einer Psychotherapie divergieren von denen der Therapeuten im Durchschnitt erheblich. Während Patienten im allgemeinen eher von unter drei Monaten Behandlungsdauer ausgehen, erwarten Therapeuten im Durchschnitt längere Behandlungen (Budman und Gurman 1988; Budman et al. 1994; Koss und Shiang 1994).

Es lässt sich hier mit Berechtigung die Frage stellen, ob es sich um einen „Tribut an den Zeitgeist" handelt, eine „McDonaldisierung" der Gesellschaft nun auch in der Psychotherapie oder doch eher um eine Indikationskonsequenz (Hennig und Fikentscher 1996)? Geht es nun auch um eine „Drive Through"-Therapie bzw. eine „rent a therapist"-Mentalität? Scheint die Zeitbegrenzung „... geradezu zugeschnitten auf gegenwärtige Marktanforderungen nach immer effektiveren und vor allem kostengünstigeren Behandlungen" (Beutel 2000, S. 203)? Oder aber setzt sich zunehmend die Erkenntnis durch, dass nicht jede psychotherapeutische Behandlung lange dauern und in große Tiefen vordringen muss? Für die Richtigkeit des letztgenannten Aspekts mehren sich jedenfalls empirische Belege.

Oder handelt es sich womöglich zugleich um einen *Wandel im Krankheitsspektrum*? Sind immer weniger psychische Störungen klassisch psychoanalytisch behandelbar, was nachdrücklich Auswirkungen auf das Behandlungskonzept, die anzuwendende Technik und damit auch den Faktor Zeit mit sich brächte? In der Debatte um die Kurzzeittherapie als Zeichen der Zeit nunmehr auch im Bereich der Psychotherapie übersieht man leicht, dass bereits die Mehrzahl ambulant durchgeführter psychotherapeutischer Behandlungen von kürzerer Dauer ist (Kächele 1990; Beutel 2000). Im stationären Bereich sind die psychotherapeutischen Behandlungszeiten ohnehin kurzzeitiger Natur. Eine steigende Nachfrage nach kürzeren psychotherapeutischen Behandlungen könnte aber auch in einer zunehmenden Abneigung oder Unfähigkeit begründet sein, *Vereinbarungen über längere Zeiträume* (und damit psychische Abhängigkeiten) einzugehen (Klein 1993; Koss und Shiang 1994).

Oder kann man zusehends weniger an den Belegen vorbei sehen, die der Kurzzeittherapie eine relativ *vergleichbare Effizienz* nachweisen? Früher als eher „oberflächlich" abgetan, und nur für „Not-Situationen" vorgesehen, wird Kurztherapie zunehmend mehr als „Behandlung der Wahl" (Wells und Phelps 1990) angesehen, weil die Belege für die Wirksamkeit kürzerer Behandlungsformen sich häufen. Auch erbringt die Psychotherapieforschung ständig mehr Ergebnisse zur Relevanz einer geeigneten *Indikationsstellung*. Nicht jeder Patient bzw. Klient profitiert von jeder Form von Psychotherapie, konzeptuell nicht (z.B. Verhaltenstherapie, tiefenpsychologische Therapie, klientenzentrierter oder körperbezogener Behandlung, um nur einige Beispiele zu nennen), settingspezifisch nicht (Gruppen- oder Einzelbehandlung) und auch zeitbezogen nicht (Langzeit- oder Kurzzeitbehandlung). Die Berücksichtigung indikativer und prognostischer Faktoren (Eckert 2001) im Vorfeld von Behandlungen haben überragende Bedeutung und werden bislang viel zu wenig beachtet: Es steht außer Frage, dass wesentliche Optimierungen erreichbar sind, wenn man Therapien auf Störung und Persönlichkeit von Patienten „zuschneidet" bzw. Patienten, geeignetes Behandlungskonzept und Therapeut „in eine Passung" bringt (Piper et al. 2002). Therapeutische Effizienz wird maßgeblich durch falsche Indikationsentscheidungen und unzureichende „matchings" zwischen Patient und Therapeut (mit zugehörigem Behandlungskonzept) verschenkt, ganz zu schweigen von negativen Therapie-Erfahrungen Betroffener (Lambert und Bergin 1994), was zu Resignation und Chronifizierung führen kann.

Für alle die genannten Punkte (zusammengefasst in Tabelle 2) gibt es ausreichend Belege. Es scheint so, dass alle in einem gewissen Ausmaß zutreffen: es hat sich sowohl der Zeitgeist verändert, die Anspruchshaltung von Psychotherapie-„Benutzern" hat sich verändert, nicht jedes Problem muss langfristig behandelt werden, nicht jeder kann sich auf lange Behandlungen einlassen (selbst wenn dies indiziert wäre), kurzfristige Behandlungen können in vielen Bereichen relativ effektiv oder gar vergleichbar wirksam sein wie län-

Tabelle 2. Mögliche Erklärungen für die zunehmende Bedeutung von Kurzzeittherapie

Erklärungen	Mögliche Hintergründe
Veränderter Zeitgeist	„McDonaldisierung" der Gesellschaft
Veränderte „Verbraucher"-Mentatlität	„Drive Through"-Therapie, veränderte Anspruchshaltung („rent-a-therapist") Veränderung von Arzt- und Patienten-Rollen
Unfähigkeit, tiefere, über längere Zeit bindende Beziehungen aufzunehmen	Veränderte Objektbeziehungsfähigkeit, Veränderung der Therapiefähigkeit mit speziellen Konsequenzen für psychoanalytische, tiefenpsychologische Behandlungs-Ansätze
Ökonomische Argumente, das Auftreten von Managed (Health) Care-Organisationen	Weniger gesellschaftliche Mittel-Bereitstellung für psychische Gesundheit – erhöhter Wettstreit medizinischer Anbieter auf Grund verknappter Ressourcen
Das Argument einer „Unethik" von Langzeitbehandlung in Zeiten knapper ökonomischer und zur Verfügung stehender Behandlungsplätze	Knappere ökonomische Ressourcen Zunehmende Ökonomisierung gesellschaftlicher Lebensbereiche
Vergleichbare Effizienz von Kurzzeitbehandlung in vielen Fällen	Mehr vergleichende Outcome-Forschungsergebnisse
Verbesserte Indikationen	Verbesserung differenzialdiagnostischer Maßnahmen (Erkenntnisse über prognostische prädiktive Merkmale)

gerfristig operierende Maßnahmen, verfeinerte Indikationsentscheidungen aufgrund verbesserter diagnostischer Möglichkeiten ermöglichen zunehmend mehr Verständnis prognostischer und prädiktiver Merkmale.

Weitere Faktoren treten hinzu: ökonomische Aspekte kürzerer Behandlungen in Zeiten extrem sich verschärfenden Kostendrucks im Gesundheitssystem der Volkswirtschaften.

Ein anderer Faktor aber hat hier zu Lande noch keine Beachtung erfahren – der wesentlich mit der ökonomischen Situation zusammenhängt – der in den USA in Zeiten einer *Managed Care* große Bedeutung erfahren hat: ist es eigentlich *unethisch*, lange Behandlungszeiten in Anspruch zu nehmen (Austad 1996)?

> „In der besten aller Welten würden Menschen Zugang zu unbegrenzten psychologischen Hilfestellungen haben. Aber in der heutigen Welt abnehmender Ressourcen müssen Entscheidungen getroffen und Grenzen gesetzt werden. Ist es unethisch, in einer Ära abnehmender Gesundheitsfürsorge-Mittel psychotherapeutische Langzeitbehandlungen durchzuführen?" (Austad 1996, S. 1)

Speziell psychotherapeutische Behandlungen hätten lange in einer unnützen, übermäßigen Inanspruchnahme untragbare Gesundheitskosten aufgeworfen, wo doch nachweislich sehr viele psychotherapeutische Behandlungen in sehr viel kürzerer Zeit vergleichbare Effekte erzielten (Austad 1996). Hier zu Lande kommt noch das Argument einer mindestens vergleichbaren Wirkung verhaltenstherapeutischer Psychotherapie ins Spiel, die ja bekanntermaßen für sich in Anspruch nimmt, bei vergleichbaren psychischen Störungsbildern mit wesentlich weniger Sitzungsumfängen und damit geringerer zeitlicher Dauer auszukommen als psychodynamische Behandlungsformen (Grawe et al. 1994).

Austad beklagt, dass der eigentlich „humanitäre", ethische Akt von Managed Health Care aus dem Blick verloren gehe: das Grundanliegen sei eben die bessere Verteilung knapper Mittel für die Behandlungen leidender, kranker Menschen und ein Abbau unnützer, Mittel verschleudernder Behandlungen, die zudem nicht von größerem Nutzen seien. Dass gelegentlich unerwünschte Nebenwirkungen aufträten wie eine übermäßige Orientierung administrativer *HMOs (Health Maintenance Organizations* = Gesundheitsorganisationen) an ökonomischen Richtlinien und weniger an den Bedürfnissen kranker, leidender Menschen, wird von Austad eingeräumt und beklagt. Dennoch ginge es um die Rettung eines finanzierbaren Gesundheitssystems. Eine Ausuferung des Spektrums so genannter psychotherapeutischer Konzepte auf heute mehr als 400 seit Freuds Zeiten, sei nicht hinnehmbar, zumal fast alle keinerlei wissenschaftlichen Nachweis ihrer Wirksamkeit erbracht hätten; hier trifft Austads Kritik die von Grawe und Mitarbeitern (Grawe et al. 1994).

Es sei eine ‚Soziologie der Psychotherapie' erforderlich, quasi eine Psychohygiene des psychotherapeutischen Berufsfeldes. Doch Veränderung sei schwer. Psychotherapeuten, selbst Agenten und Experten für Veränderungen, seien anfällig für die mit Veränderung einhergehenden Fallstricke und Mühen wie jeder andere Mensch auch, speziell wie ihre Klienten und Patienten, von denen sie Veränderungen forderten. Veränderung müsse in der Akzeptanz einer unverzichtbar notwendigen Straffung und Limitierung gewöhnlich durchgeführter psychotherapeutischer Praxis erfolgen. Die „Grundhaltung" des Langzeitbehandlers sei zu verändern, die unreflektierten Mythen

Tabelle 3. Überzeugungen (Glaubenssätze) von Langzeit- und Kurzzeittherapeuten (nach Austad 1996; Budman und Gurman 1988)

	Langzeittherapeut		Kurzzeittherapeut	
	Austad	Budman/Gurman	Austad	Budman/Gurman
1	Ziel von Therapie ist Persönlichkeitsveränderung	Zielt Veränderung in der grundlegenden Persönlichkeit an	Die Ziele der Therapie sind umschrieben und begrenzt	Geht davon aus, dass viele Veränderungen stattfinden werden „nach der Therapie"
2	Die Vergangenheit prägt die Gegenwart		Die Vergangenheit wird grundsätzlich in Beziehung zur Gegenwart angesprochen	
3	Die präsentierten Probleme sollten nicht als die eigentlichen angesehen werden	Fasst die präsentierten Probleme eher als Ausdruck basaler Pathologie auf	Die präsentierten Probleme werden als die wahren Probleme aufgefasst	Betont des Patienten Stärken und Ressourcen; präsentierte Probleme werden ernst genommen (wenn auch nicht notwendigerweise als letztlich zutreffend)
4	Die Rolle des/r Therapeut/in ist die einer Autorität und eines Übertragungs-Objekts – nicht direktiv, Übertragung und Abhängigkeit fördernd		Die Rolle des Therapeuten ist maßgebend, aber nicht autoritär	Erhält die Ebene der Erwachsenen-Beziehung aufrecht, von der aus wichtige psychologische Veränderungen als unausweichlich angesehen werden
5	Die Patient-Therapeut-Beziehung ist heilig	Will „da" sein, wenn der Patient bedeutsame Veränderungen erfährt	Die Patient-Therapeuten-Dyade ist entmystifiziert und wird pragmatisch als eine psychoedukative Beziehung angesehen	

Fortsetzung S. 23

Tabelle 3. Fortsetzung

	Langzeittherapeut		Kurzzeittherapeut	
	Austad	Budman/Gurman	Austad	Budman/Gurman
6	Therapeutische Interventionen sind generell interpretierend, konfrontierend, übertragungsbezogen, Katharsis fördernd, nicht-direktiv, reflexiv und möglichst regressionsfördernd		Therapeutische Interventionen sind grundsätzlich eklektisch und flexibel	Bevorzugt Pragmatismus, sparsame und wenig drastische Interventionen, glaubt nicht an „Kur"
7	Psychotherapie wird beinahe immer als eine Hilfe und selten als ein Hindernis aufgefasst	Betrachtet Therapie als beinahe immer benigne und hilfreich	Psychotherapie wird nicht immer als hilfreich aufgefasst	Sieht Therapie zuweilen als hilfreich und zuweilen als schädigend an
8	Therapie-induzierte Persönlichkeits-Veränderungen erfolgen durch eine Kur und sind relativ dauerhaft	Ist der Überzeugung, dass wichtige psychologische Veränderungen im täglichen Leben unwahrscheinlich sind	Veränderung erfolgt während eines menschlichen Lebens ständig, in oder außerhalb der Therapie	
9	Es gibt keine Zeitgrenzen	Fasst Therapie als „zeitlose" Qualität auf, ist geduldig und bereit, auf Veränderungen zu warten	Zeit ist kostbar	Akzeptiert nicht die Zeitlosigkeit vieler Therapie-Konzepte

Fortsetzung S. 24

Tabelle 3. Fortsetzung

	Langzeittherapeut		Kurzzeittherapeut	
	Austad	Budman/Gurman	Austad	Budman/Gurman
10		Erlebt unbewusst die fiskalischen Vorteile der Behandlung von Langzeit-Patienten		Fiskalische Aspekte meist kein Thema, sei es aufgrund der therapeutischen Praxis oder wegen Rückerstattung
11		Sieht in der Therapie die wichtigste Erfahrung im Leben des Patienten		Sieht in der Welt sein als wichtiger an als in Therapie sein

ausschließlich oder tiefer wirkender längerer psychotherapeutischer Behandlungsformen seien zu hinterfragen (vgl. Tabelle 3).

Man kann über die doch grundsätzlich sehr unterschiedlichen Auffassungen bzw. basalen Annahmen von Kurzzeit- und Langzeitpsychotherapeuten streiten. Dass die Annahmen von Langzeittherapeuten nur „ideologisch" befrachtet wären, wie dies Austad nahe legt, lässt sich bei differenzierter Betrachtung nicht pauschal aufrecht erhalten. Wahrscheinlich ist das Klischee von „dem" Langzeittherapeuten eben nur ein Klischee, das heute auf die wenigsten Psychotherapeuten noch zutreffen wird und wohl eher dem Paläozoikum der Psychotherapie-Geschichte entstammt. Wie noch ausführlich zu zeigen sein wird, kann die eine oder die andere Grundhaltung im Einzelfall durchaus angebracht sein. Bestimmten Störungsbildern und Patienten kann – wenn überhaupt – nur mit längerfristig operierenden therapeutischen Maßnahmen geholfen werden, dass steht außer Zweifel. D.h., längere Behandlungen gehen mit Berechtigung mit dem Faktor Zeit anders um, sie zielen durchaus mit einem Rational eine dauerhafte Veränderung grundlegender Persönlichkeitsanteile an (wenngleich die früher in der Psychoanalyse angezielte persönlichkeits*strukturelle* Veränderung heute von den meisten Psychoanalytikern angezweifelt wird), und sie unterstellen auch zu Recht, dass die präsentierten Symptome und Beschwerden in aller Regel nur die Spitze des Eisbergs sind. Zu Störungsbildern, die längerfristige psychotherapeutische Behandlungen benötigen und welche Effekte in Abhängigkeit von der Dauer der Behandlung bei ihnen erzielbar sind, wird in diesem Buch noch ausführlich zu reden sein. Studien mit repräsentativen Stichprobenumfängen weisen unbezweifelbar nach, dass nur vergleichsweise wenig Patienten in psychotherapeutischen Behandlungen echte Langzeitbehandlungen in Anspruch nehmen, man spricht von weniger als 10% aller Patienten in Langzeitbehandlungen (Howard et al. 1986; Phillips 1987; Kächele 1990; Lueger 1995). Allerdings dürfte es sich hier um ein wahrscheinlich schwerer gestörtes Klientel handeln, für das eine Langzeitbehandlung tatsächlich indiziert ist.

Austad kann zweifellos auf ihre umfangreichen und langen Erfahrungen in Managed Care-Kliniken verweisen. Es ist ihr auch durchaus zu konzedieren, dass längere Behandlungen nicht per se bessere Ergebnisse lieferten und dass zu zu lange zu undifferenziert längere Behandlungen bei zu vielen Patienten/Klienten durchgeführt wurden. Einige Punkte versäumt sie allerdings vollständig in ihre Überlegungen einzubeziehen, die ihren Schlussfolgerungen eher nur Gültigkeit für die USA einzuräumen scheinen.

Zum einen verursacht Psychotherapie z.B. im deutschen Medizinalbereich nur ca. 2% aller Kosten. Eine ökonomische Gefährdung der Versorgungslage durch aktuell praktizierte Psychotherapie-Gepflogenheiten kann nicht festgestellt werden, da selbst bei geringerer

Inanspruchnahme kassenfinanzierter psychotherapeutischer Versorgung die fiskalisch möglichen Einsparungen im Promillebereich zu liegen kämen – bei gleichzeitig zweifelhaften Auswirkungen auf die Volkswirtschaft (Chronifizierungsgefahr unbehandelter psychischer Störungen und damit langfristig größere Kosten für Krankenkassen, Arbeitgeber oder Rentenkassen). Psychotherapie ist im Gegenteil kosteneinsparend: Jahre nach beendeter psychotherapeutischer Behandlung werden weniger Ärzte aufgesucht, finden weniger Krankschreibungen und Krankenhausaufenthalte statt (Dührssen und Jorswieck 1965; Heinzel 2001). Psychotherapie kompensiert im Schnitt mehr Kosten als sie selbst im medizinischen Versorgungssektor aufwirft.

> Patienten mit funktionellen Störungsbildern z.B. (vgl. Kapitel 10) werfen im ambulanten medizinischen Versorgungsbereich zwischen 30% und 50% aller Kosten auf, ohne dass ihnen körpermedizinisch geholfen werden kann („non-sickness"-Patienten), während sie – sofern sie sich überhaupt psychotherapeutischer Behandlung unterziehen – bereits auf kurzgruppentherapeutische Behandlung vergleichsweise gut ansprechen (Melson et al. 1982; Lidbeck 1997; Tschuschke et al. 2003). Bei dieser häufig unzählige Male aufwändig und x-fach diagnostizierter Patienten-Klientel (Kernspin- und Computer-Tomografien, Kardiografien, Blutuntersuchungen, Magen-Darm-Spiegelungen etc.) ergibt sich wiederholt kein somatischer Befund; vielfach werden diese Patienten als Hypochonder nicht ernst genommen, so dass sie wahre Odysseen durch verschiedenste Arztpraxen hinter sich haben, bevor sie beim Psychotherapeuten landen – falls sie überhaupt dorthin gelangen. Unterdes ergibt sich eine Chronifizierung der eigentlich zu Grunde liegenden psychischen Problematik, mit der Gefahr einer eines Tages tatsächlich manifesten, diagnostizierbaren psychosomatischen Erkrankung.

Das Argument mangelnder Gelder und der Vorwurf unethischer Inanspruchnahme von Langzeitpsychotherapie wirkt bei dieser Betrachtung nur zynisch und vollständig unsubstanziiert.

Darüber hinaus gilt das Argument mangelnder psychotherapeutischer Behandlungsplätze hier zu Lande seit der Einführung des Psychotherapeuten-Gesetzes auch nicht mehr in vollem Umfang. Austad versäumt zu erwähnen, dass es eine Minderheit von Patienten gibt, für die Langzeitbehandlung die einzige Option darstellt, für manche von ihnen sogar eine lebenslange. Es kommt maßgeblich auf verbesserte Indikationsentscheidungen an. Patienten, denen mit einer kürzeren Therapie vollauf oder besser geholfen wäre, sollten in kürzeren Therapien behandelt werden, während für andere eine Kurzzeittherapie womöglich eine falsche – und im ungünstigen Falle – eine fatale Indikationsstellung sein könnte.

2.4 Zeit-Dosis-Wirkungszusammenhänge in der Psychotherapie

Dosis-Effekt-Modelle hatten in den letzten 15 Jahren Konjunktur in der Psychotherapieforschung. Besonders die Chicagoer Forschungsgruppe um Kenneth I. Howard hat hier wichtige Arbeit geleistet (Howard et al. 1986; Lueger 1995). Die zentrale Frage in Zeiten ökonomischer Verknappung ist im gesamten Medizinbereich die nach Wirksamkeit und dafür aufzuwändenden Kosten. Mit anderen Worten: wieviel Psychotherapie ist genug?

In einer maßstabsetzenden Arbeit an mehr als 2.400 Patienten (unterschiedliche Problemfelder) in ambulanter Behandlung wurden von Howard und Mitarbeitern Dosis-Effekt-Wirkzusammenhänge untersucht (Howard et al. 1986). Abbildung 2 zeigt die berühmt gewordene Verlaufskurve, die in Anspruch genommene Sitzungszahl und *subjektive Befindensverbesserung* miteinander in Beziehung setzt.

Demnach erzielen die Patienten in den ersten zwei Monaten der Behandlung (acht Sitzungen) durchschnittlich eine *Befindensverbesserung* von mehr als 50%. Der Zugewinn an *Befindensbesserung* flacht mit zunehmender Therapiedauer ab. Bei 25 Sitzungen ergibt

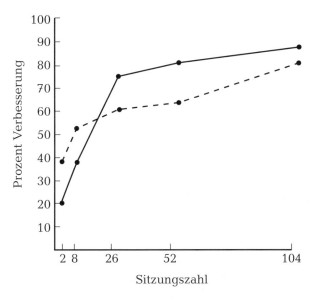

Abb. 2. Beziehungen zwischen Anzahl psychotherapeutischer Sitzungen und subjektiv erlebter Verbesserung (auf Patientenseite) (Howard et al. 1986); durchgez. Linie: objektive Einschätzungen (Kliniker, Forscher); gestrich. Linie: subjektive Einschätzungen (Patienten)

sich eine *Verbesserung des Befindens* von mehr als 60–70%, verglichen mit dem Ausgangspunkt. Eine *Steigerung des Befindens* um weitere 10% (auf über 80% verglichen mit dem Ausgangspunkt) wird dann offenbar erst mit zusätzlichen 80 Sitzungen erkauft.

Eine weitere Arbeit der Gruppe um Howard erbrachte weitere Aufschlüsse über die phasenhaften Veränderungen in Psychotherapien (Lueger 1995) („Phasenmodell der psychotherapeutischen Veränderung"). Befindensverbesserungen sind offensichtlich nicht die einzig möglichen – und sinnvollen – Parameter psychotherapeutischer Wirkungen. Lueger konnte ganz unterschiedliche, in der Psychotherapie relevante Bereiche (*subjektives Wohlbefinden, Symptome, allgemeines Funktionsniveau*) identifizieren, die bei erfolgreich behandelten Patienten in Abhängigkeit von Zeit/Behandlungsdosis unterschiedlich ansprachen (vgl. Abb. 3).

Die Abbildung zeigt den Bereich der gesunden Normalbevölkerung (T-Wert 60; durchgezogene Linie) und die Ausgangsbereiche von sich in ambulanter psychotherapeutischer Behandlung befindlichen Personen. Danach steigt das *subjektive Wohlbefinden* (als „Remoralisierung" bezeichnet) sehr rasch mit den ersten Sitzungen an und erreicht im statistischen Mittel bereits nach ca. neun Sitzungen das Niveau der gesunden Normalbevölkerung. Die *Beschwerden* und

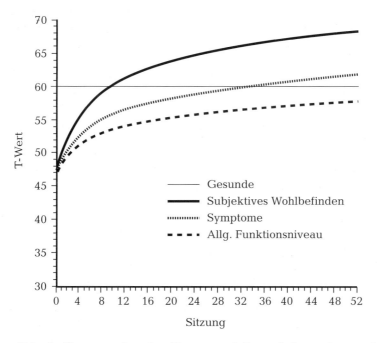

Abb. 3. Komponenten des Phasenmodells und deren Ansprechen auf die Behandlung: Erfolgreich behandelte Patienten (Lueger 1995)

die *Symptomatik* („Remediation") verbessern sich dagegen langsamer – der Bereich der so genannten Normalgesunden wird durchschnittlich nach ungefähr 32 Sitzungen erreicht. Das *allgemeine Funktionsniveau* („Rehabilitation") stellt sich im Mittel aller behandelten Patienten laut dieser Untersuchung noch nicht nach einem Jahr ein (52 Sitzungen bei wöchentlich einer Sitzung).

Diese differenziertere Betrachtung ermöglicht einen genaueren Blick auf sehr wichtige Zielbereiche psychotherapeutischer Arbeit. Was zielt Psychotherapie denn eigentlich an? Geht es „nur" um Befindensverbesserung? Austad (s.o.) spricht von „sehr viel kürzeren psychotherapeutischen Behandlungszeiten", die weitgehend vergleichbare Effekte wie Langzeittherapien erbrächten. Die Verbesserungskurve von Howard et al. (1986) unterstützt diese Sichtweise zunächst auch. Demzufolge würden mit bereits unter 30 Behandlungssitzungen über 70% Verbesserung erreichbar, und weitere 10% Verbesserung benötigten dann noch fast drei Mal soviel Sitzungs-Dosis wie die bereits erreichten 70%.

Gleichwohl eröffnet die Analyse von Lueger (1995) aber noch ganz andere Perspektiven. Zwar steigt auch hier das *subjektive Wohlbefinden* unter psychotherapeutischem Einfluss sehr schnell in Normalbereiche auf. Die *Symptome* und *Beschwerden* aber, weswegen der Patient in aller Regel in die Behandlung kommt, verschwinden erst sehr viel langsamer, und eine vollständige Rehabilitation (als *allgemeines Funktionsniveau* bezeichnet) wird erst nach weit mehr als einem Jahr kontinuierlicher Behandlung (und das auch nur im statistischen Durchschnitt und nicht für alle) erreicht.

Es muss die Frage erlaubt sein, was Kurzzeit- und was Langzeitbehandlungen bei vergleichbaren Störungsbildern zu erreichen im Stande sind (vgl. hierzu ausführlich Kapitel 3.1). Die Praxiserfahrung der Chronifizierung vieler schwerer psychischer Störungsbilder mit ihrem „Drehtür-Effekt" in Psychiatrie und Psychotherapie lässt Austads Euphemismus möglicher kurzer Behandlungen für jedermann – sie differenziert hier nicht zwischen unterschiedlichen Störungsbildern! – in sehr zweifelhaftem Licht erscheinen. Neuere Übersichtsarbeiten belegen z.B. die geringe Ansprechbarkeit mancher schweren Persönlichkeitsstörungen auf Gruppenpsychotherapie, immerhin der meist indizierte Behandlungsansatz im stationären Bereich (Tschuschke und Weber 2002) (vgl. hierzu Kapitel 9 und 10).

Man kann sogar mit einiger Berechtigung die Frage aufwerfen, ob die kurzfristig operierenden psychotherapeutischen Behandlungen nicht sogar kontraproduktiv sein könnten, indem Patienten, deren *subjektives Befinden* sich stark gebessert hat und deren *Symptomatik* in Ansätzen gemildert ist, auf Grund mangelnden Leidensdrucks nicht mehr ausreichend motiviert sind, weiterhin in der begonnen psychotherapeutischen Behandlung zu verbleiben und die Behandlung abbrechen? Hierin könnte eine Erklärung des „Drehtür-Effekts" liegen. Zum Zeitpunkt des Behandlungsabbruchs nämlich sind weder die *Symptomatik* verschwunden noch die alte *Funktionsfähigkeit* wieder hergestellt – ‚beste' Voraussetzungen für eine rezidivierende psychische Problematik mit zukünftiger erneuter Nachfrage nach Behandlung. Es sei eine Metapher aus der Automobilbranche erlaubt: Zweifellos kann man bei vielen Problemen „Überlackierungen vornehmen, anstatt Grundierungsbehandlungen – der Rost wird weiter fressen".

Bei diesen nur kurzfristig genutzten Therapien stellt sich sofort die Frage, ob es sich dabei um solche Patienten handelt, die eventuell nur bereit sind, sich bei größtem Leidensdruck und dann nur notgedrungen in psychotherapeutische Behandlung zu begeben, um sie gleich wieder zu beenden bzw. abzubrechen, sobald erste Entlastungen erreicht wurden. Hier wäre Kurzzeittherapie wohl eher kontraproduktiv, weil die Indikation falsch wäre und pathologisches Verhalten nur aufrecht erhalten würde. Drückt sich in diesen nur sehr kurzfristig in Anspruch genommenen Behandlungen das nordamerikanische Versicherungssystem aus, wonach Krankenversicherungen nicht oder kaum für Psychotherapie leisten („Managed Care") (MacKenzie 1995b; Austad 1996)? Oder zeigt sich auch hier die Veränderung in der Verbraucher-Mentalität, im veränderten Zeitverständnis der Moderne, wie im Kapitel 1 dargelegt? Die Unfähigkeit von zunehmend mehr Menschen, dauerhaftere Beziehung aufzunehmen bzw. eine zunehmend um sich greifende schlichte Unfähigkeit zur Objektbeziehung?

Abbildung 1 in Kapitel 2.1 zeigt das Psychotherapie-Inanspruchnahme-Verhalten in den USA (Phillips 1987). Demnach kommen mehr als 80% aller Patienten weniger als acht Sitzungen in eine psychotherapeutische Behandlung.

Nur rund 10% aller Patienten befinden sich nach sechs Monaten (oder 26 Sitzungen) noch in psychotherapeutischer Behandlung. Dass dies zumindest im Trend auch Gültigkeit für unseren Bereich haben dürfte, zeigt die Analyse von Kächele, der über 1.800 ambulante psychotherapeutische Maßnahmen an der Ulmer Universitäts-Psychotherapie-Ambulanz in den 80er Jahren untersuchte (Kächele 1990). Auch hier zeigen sich mit zunehmender Dauer negativ beschleunigte Inanspruchnahme-Kurven, und zwar gleichsinnig bei unterschiedlichen Behandlungsformen: analytischen, tiefenpsychologisch fundierten, verhaltenstherapeutischen und familientherapeutischen Behandlungen. Es scheint so, dass ein gewisser Prozentsatz von Patienten, der um die 10–20% liegen dürfte, überhaupt nur sehr langfristige Behandlungen eingeht bzw. derer bedarf. Selbst in „klassischen" analytischen Einzelbehandlungen sind in der Ulmer Studie 40% der Behandlungen nach ca. zwei Jahren beendet; 80% aller Psychoanalysen waren in einem Zeitraum von bis zu vier Jahren beendet (Kächele 1990). Interessant ist, dass von den Verhaltenstherapien immerhin mehr als 20% der Behandlungen länger dauerten als 20 Monate.

Dass längere psychotherapeutische Behandlungen tatsächlich tiefer gehende und gründlichere Veränderungen bewirken als zeitlich/umfangmäßig kürzer gehaltene Therapien wird noch ausführlicher im Kapitel 3.1 dargelegt werden.

Dennoch hat die Kurzzeitbehandlung in relativ geringer Zeit ihre spezifischen Möglichkeiten, bestimmte psychische Probleme ausreichend gut angehen und bewältigen zu helfen, so dass längere Behandlungsmaßnahmen gar nicht mehr in Erwägung gezogen werden müssten. Auch stellt die Kurzzeitbehandlung in einigen klinischen Feldern (in stationären Einrichtungen) die Methode der Wahl dar. Für diese Settings wurden spezifische Konzepte entwickelt, die in diesem Buch ausführlich dargestellt werden. Zugleich ist die Kurzzeit(gruppen)therapie eine bislang viel zu wenig genutzte Option auch für den ambulanten Behandlungsbereich, wie ebenfalls noch zu zeigen sein wird.

2.5 Evidenzbasierte Medizin und Psychotherapie

Der Begriff *Evidence-Based Medicine (EBM)* ist derzeit in aller wissenschaftlichen Munde und hat inzwischen auch die Fachdiskussion innerhalb der Psychotherapie erreicht (Henningsen und Rudolf 2000; Lauterbach und Schrappe 2001). Es handelt sich hierbei um Maßnahmen zur Sicherstellung von Prozess- und Ergebnisqualität, zweier Aspekte im Rahmen der Qualitätssicherung in der Psychotherapie (Härter et al. 1999; Broda und Senf 2000).

> „EBM hat die Medizin in mehr oder weniger starkem Maße bereits beeinflusst und wird sie noch weiter beeinflussen, sei es im Zusammenhang mit der Erstellung von Leitlinien zur Diagnostik und Therapie bestimmter Krankheitsbilder, sei es im Kontext der Qualitätssicherung und der Kostenübernahme für bestimmte ärztliche Leistungen oder auch im Rahmen der ärztlichen Aus- und Weiterbildung." (Henningsen und Rudolf 2000, S. 366)

Unter EBM versteht man „die gewissenhafte und vernünftige Anwendung der besten zur Zeit vorhandenen externen Evidenz in Kombination mit der individuellen klinischen Erfahrung" (Rüther und Berner 1999, S. 1016). Auf den Punkt gebracht heißt dies, dass sich Kliniker jederzeit auf dem wissenschaftlich verfügbaren Top-Niveau bewegen bezüglich des wissenschaftlich begründeten Wissensstandes zu einem bestimmten Krankheits- oder Störungsbild und dies mit ihrer klinischen Erfahrung integrieren sollten.

Hierzu wird ein fünfstufiges Vorgehen gewählt: Problemdefinition – Literatursuche – Bewertung – Integration – Evaluation (Rüther und

Berner 1999). Das Vorgehen einer Ärztin am Beispiel einer verunsicherten psychiatrischen Patientin (am Vortag hatte die Ärztin der Patientin ein trizyklisches Antidepressivum verordnet, nun wird der Patientin vom Hausarzt ein Johanniskraut-Präparat empfohlen) wird bei Rüther und Berner ausführlich über die fünf Schritte beschrieben (S. 1017ff).

Für die Psychotherapie- und -Forschungs-Praxis diskutieren Henningsen und Rudolf sehr ausführlich und kritisch, ob sich die EBM-Richtlinien, speziell die im Rahmen der EBM geforderten wissenschaftlichen Standards der *randomisiert-kontrollierten Studie (RCT)*, auf die klinische Situation der psychotherapeutischen Behandlung eines Patienten übertragen ließen oder nicht (Henningsen und Rudolf 2000) (nirgendwo sonst ist diese Debatte bisher so differenziert geführt worden wie bei Henningsen und Rudolf, weshalb bezüglich Details auf diese Arbeit verwiesen wird).

Als wesentliches Fazit lässt sich herausdestillieren:
RCTs seien für die psychotherapeutische Situation unangemessene wissenschaftliche Kriterien, die mehr Fehlervarianz in die Ergebnisse brächten als sie durch das Design der randomisierten Zuteilung erklärten: allenfalls 15% der Ergebnisvarianz von Psychotherapien würden durch die spezifische Technik, mindestens 30% jedoch durch die fälschlich als „unspezifisch" bezeichneten Wirkfaktoren wie z.B. die Qualität der therapeutischen Beziehung bestimmt (Henningsen und Rudolf 2000; Hubble et al. 2001). Hingegen wird die absolute Notwendigkeit eines klaren Bekenntnisses zur empirisch-wissenschaftlichen Fundierung von Psychotherapie betont. Die wesentlich aussagekräftigeren naturalistischen Studien zur Effizienz und Wirkweise psychotherapeutischer Verfahren werden als der am sinnvollsten gangbare Weg diskutiert (Henningsen und Rudolf 2000; Tschuschke 2001e).

> „Eines ist klar: Psychotherapeutische Medizin (Psychotherapie insgesamt) wird in Zukunft evidenz-basiert sein – oder sie wird, als Teil des öffentlich finanzierten Gesundheitssystems, nicht sein. Um diese Evidenzbasierung zu erreichen bzw. auszubauen, ist am ehesten eine doppelgleisige Strategie sinnvoll: zum einen empirische Stärkung der Argumente für eine methodisch rigorose, naturalistische und gegen eine unangemessen unterkomplexe, experimentelle Psychotherapieforschung auch in den Diskussionen mit den Kostenträgern. Zum anderen geht es aber ... auch um die Ausnutzung der real existierenden, häufig ... tatsächlich unterkomplexen RCTs für eigene Zwecke." (Henningsen und Rudolf 2000, S. 374)

Mit „unterkomplexen RCTs" sind jene randomisiert-kontrollierten Therapiestudien gemeint, die, per definitionem am experimentellen Forschungsdesign orientiert, weite Bereiche realer klinischer Praxis zwangsläufig auspartialisieren, um die zu untersuchende unabhängige in ihrer Wirkung auf die abhängige Variable zu überprüfen. Diese Art von Forschung ist „unterkomplex", weil sie viele relevante Aspekte realer klinischer Settings mit realen, kranken Patienten in der real zustande kommenden therapeutischen Beziehung und Behandlungswahl nicht erfassen kann. Mithin besitzen die Studienergebnisse dieser RCTs keine ausreichende externe Validität, einer der wahrscheinlichen Gründe, warum die vergleichende Psychotherapieforschung unzulängliche Metaanalysen und jenes merkwürdige *Äquivalenz-Paradox* hervorbrachte. Dennoch wird empfohlen, bereits existierende Forschungsergebnisse dieser Art nicht grundsätzlich unter den Tisch fallen zu lassen, da sie psychotherapeutische Praxis empirisch bestätigten, wenngleich sie aufgrund ihrer Versuchsanordnung zu konservativ seien und reale therapeutische Praxis nicht adäquat erfassten, weshalb sie für *zukünftige* Forschungen kein Maßstab sein sollten.

Für die Kurzgruppenpsychotherapie bedeutet dies, dass einerseits bereits sehr viele Studien in der Form von RCTs erfolgt sind, die meisten davon verhaltenstherapeutische Kurzgruppenkonzepte (vgl. hierzu Kapitel 10). Das heißt, sehr Vieles von dem, was heute praktiziert wird, ist empirisch abgesichert. Das ist die gute Nachricht. Die weniger gute ist, dass die Validität dieser Studien im Hinblick auf die Übertragbarkeit auf die reale klinische Praxis im naturalistischen Umfeld kaum gewährleistet bzw. sehr fraglich ist. Was dringend benötigt wird in der Psychotherapieforschung, sind aussagekräftige Studien an real stattfindenden Behandlungen im naturalistischen Umfeld ambulanter Praxen sowie in stationären Behandlungseinrichtungen in Psychiatrie, Psychosomatik und Rehabilitation (z.B. Tschuschke und Anbeh 2000). Dennoch braucht sich die Psychotherapie – was den Forschungsstand zur Wirksamkeit ihrer wesentlichen Behandlungskonzepte angeht – nicht hinter anderen medizinischen Fachdisziplinen zu verstecken.

3 Kurzzeitpsychotherapie

3.1 Kurzzeit- versus Langzeittherapie – Effektivitäts- und Effizienzvergleiche

Die Einstellung von Gesellschaften und Kulturen gegenüber dem Seelenheil und der Gesundheit ihrer Menschen führte zu unterschiedlichsten Lösungen. Religionen stellen einen möglichen Weg dar, mit dem Bewusstsein von der eigenen, endlichen Existenz umzugehen und einen Sinn im Dasein zu finden. Schamanentum und Psychotherapien stellen einen anderen Weg der Bewältigung von Angst und Sinnsuche dar. Die Psychotherapie hat – wie jede andere Wissenschaft auch – in der Theologie ihre Wurzeln gehabt (Pritz und Teufelhart 1996). Psychotherapie-Verfahren westlicher Prägung erlangten in dem Maße mehr an Bedeutung und Einfluss, indem im Zuge der Säkularisierung die Religion an Bedeutung verlor.

Der Begriff „Psychotherapie" entstammt dem Altgriechischen und bedeutet soviel wie „das Leben, die Seele, den Verstand, das Gemüt sorgfältig ausbilden" (Pritz und Teufelhart 1996, S. 2), was ein bezeichnendes Licht auf die Hochkultur der alten Griechen wirft, die bereits vor mehr als zweitausend Jahren die „Therapie" der Psyche, mithin die (Aus-)Bildung und Formung der Psyche als mitgegebene Aufgabe für ein jedes Individuum verstand. Eine kranke oder defizitäre Psyche erhält eine *Nachreifungs*möglichkeit durch Psychotherapie. Mit der Aufklärung und dem steil ansteigenden Bevölkerungswachstum wurden professionelle Psychotherapie und Pädagogik immer bedeutsamer.

Einem jeglichen psychotherapeutischen Ansatz liegt ein bestimmtes Menschenbild zu Grunde (Kriz 2001). Die Psychoanalyse als erstes differenziertes, auf wissenschaftlicher Grundlage ausgearbeitetes Konzept basiert auf bestimmten phylo- und ontogenetischen Grundannahmen der menschlichen Persönlichkeit. Dazu gehören besonders die Annahme bestimmter triebgebundener Anlagen und sehr frühzeitiger Erlebenseindrücke, die nachhaltige Auswirkungen auf die spätere Persönlichkeit haben. Entsprechend wurde die psychoanalytische Methode als tiefgreifendes, längerfristig arbeitendes Behandlungsverfahren konzeptualisiert und mit der Zeit weiter verfeinert. Hierzu gehörten später auch die technischen Methoden der gezielten Regressionsförderung, der Übertragungs- und Widerstandsanalyse. Wesentliche Ziele der „analytischen Kur" waren und sind entsprechend zur Verfügung stehende Zeit, um einen Bewusstwerdungsprozess einleiten zu können, auf dessen Boden dann erst emotionale Verarbeitung, Bewältigung von ungelösten Traumen und Konflikten und/oder ein Aufbau veränderter, neuer Strukturen der Persönlichkeit erfolgen können.

Auch für die Psychotherapie ergibt sich bei der lauter werdenden Forderung nach einer Ökonomisierung des Gesundheitssystems die Frage größerer (Kosten-)Effizienz. Hierin ist ein wesentlicher Grund für eine schon als ‚Bewegung' zu bezeichnende vehemente Propagierung kürzerer Psychotherapien zu sehen. In Nordamerika existieren Langzeitpsychotherapien und Psychoanalysen nur mehr noch in Nischen; das Feld psychotherapeutischer Versorgung wird fast vollständig beherrscht von Kurzzeittherapien.

Kritische Stimmen der stetig sich beschleunigenden Entwicklungen in allen Bereichen zumindest der westlichen Kulturen werfen mit Berechtigung die Frage auf, ob die Abkehr von einer auf das Individuum zugeschnittenen psychoanalytischen Psychotherapie-Behandlung mit der Hinwendung zu manualisierten „Therapien von der Stange" (Bell 2001) nicht eine Verarmung darstellten. Man könnte sogar mit einiger Berechtigung fragen – wenn man den Gedanken des Kapitels 1 folgt – ob die Verinnerlichung der Symptome eines kranken Zeitgeists (Beschleunigung, Tempo, Hektik, ständiges erreichbar Sein, schnelleres Reisen und v.a.m.) nicht geradewegs in die Irre führen, jedenfalls genau einem falschen Weg folgen würden? Wären nicht eher das Innehalten, Besinnung, kein hektisches Agieren der richtige und schnellstmöglichst wieder Funktionieren – Reparaturwerkstatt rein, raus – der falsche Weg?

Langzeitpsychotherapien, speziell die Psychoanalyse zielen auf eine tiefgreifende Auseinandersetzung mit den ureigenen Traumen, Defiziten und Ängsten ab; hierzu ist zur Verfügung stehende Zeit eine conditio sine qua non. Kurzzeittherapien können dies ohne Zweifel nicht leisten. Insofern ist der Streit um die vergleichbare Effizienz an und für sich obsolet! *Beide tun etwas Verschiedenes – oder sollten es zumindest.* Entsprechend werden andere psychische Probleme Gegenstand langfristiger Behandlungen sein als in Kurzzeittherapien – oder sollten es zumindest.

> „Sie (die kritischen Stimmen gegen den Angriff auf die psychoanalytischen Langzeittherapien, d. Verf.) weisen auf die spezifischen Therapieziele psychoanalytischer Langzeitbehandlungen hin, wie das Ertra-

gen von Ambivalenz und Schuld, mit der Fähigkeit, Verantwortung für eigene Impulse und Affekte zu übernehmen, die Fähigkeit zur Herstellung von Bindungen durch Erreichen von Objektkonstanz, Empathie und Intimität, die Anerkennung der Realität, wozu auch die Anerkennung einer begrenzten Lebenszeit gehört, die Stabilisierung des Selbstwertgefühls, eine verbesserte Frustrationstoleranz und eine Lockerung der Abwehr, was eine flexible Anpassung an die Herausforderungen des Lebens ermögliche. ... Diese Therapieziele stünden im Gegensatz zu einem Zeitgeist, der eine flexible Persönlichkeit fordere, die sich nicht an Dinge klammere, das Fehlen langfristiger Bindungen als Wettbewerbsvorteil sehe, Fragmentierungen der eigenen Wahrnehmung im Arbeitsprozess hinnehme und sich von der eigenen Vergangenheit lösen könne. ... Die Bindungslosigkeit stehe im Gegensatz zu der von der Psychoanalyse geforderten zentralen Bedeutung von Bindung und Beziehung für die psychische Entwicklung." (Bell 2001, S. 97)

Unterschiedlicher könnten die Ziele von Psychotherapien, die die Philosophie einer kurzen Behandlung auf der einen und der Langzeitbehandlung auf der anderen Seite vertreten, kaum ausfallen. Stehen sich hier einmal mehr Psychoanalyse und Verhaltenstherapie gegenüber, wie sich dies durch die Ökonomisierungs-Debatte auch in der Psychotherapie seit Beginn der 90er Jahre gezeigt hat (Grawe 1992; Grawe et al. 1994; Tschuschke et al. 1994; 1995; 1997; 1998)? Letztere war immer schon, von der Grundanlage her gesehen – und natürlich wesentlich von den Urgesteinen eines radikalen Behaviorismus, Watson und Skinner her geprägt (Watson 1930; Skinner 1938; 1953) – ein eher kurztherapeutischer Ansatz. Nicht zu leugnende Erfolge modernerer Entwicklungen verhaltenstherapeutischer Kurztherapiekonzepte (siehe hierzu ausführlich die Kapitel 6.2.2 und 10) bei bestimmten Problemfeldern – auf denen sich der psychoanalytische Behandlungsansatz von jeher sehr schwer tut – verweisen aber unzweideutig darauf, dass nicht nur der ‚unheilige' Zeitgeist eine Rolle spielt, sondern auch Fortschritte in der Behandlung psychischer Probleme und Störungen. Differenzierung und verbessertes differenzielles Indikationswissen und -entscheidungen wären also gefragt, nicht Vereinheitlichung, nicht Entweder-oder, sondern sowohl als auch. Bestimmte psychische Störungen und Persönlichkeiten wären demnach mit einer maßgeschneiderten kurzen psychotherapeutischen Maßnahme am besten bedient, während für andere lange Behandlungen die geeignete Indikation darstellen würden. Hier sind indikative, prognostische Erwägungen ebenso gefragt wie persönlich-individuelle Motivation, Zeit- und Energie- (und eventuell monetäre) Ressourcen.

Insofern haben beide Ansätze, Kurz- und Langzeitpsychotherapie, eine Existenzberechtigung. Es kommt auf die geeignete Indikation an.

Der Streit darüber, welche der beiden unterschiedlichen Ansätze denn nun cum grano salis dem anderen überlegen sei, hält bereits geraume Zeit an und ist im Wesentlichen ideologisch geprägt. Apologeten der einen werfen denen der anderen Seite grundsätzlich falsches und dogmatisches Vorgehen vor. Kurzzeittherapeuten kritisieren an den Langzeitbehandlungen die unnötig langen Behandlungsdauern auf Grund ideologischer Verblendung (speziell Vorwürfe an die Psychoanalyse), aller psychischen Problematik nur – im wahrsten Sinne des Wortes „tiefen"psychologisch – „auf den Grund" gehen zu wollen und zu oft mit der Kanone nach Spatzen zu schießen. Umgekehrt werfen Psychoanalytiker den „pragmatischen" Kurzzeittherapeuten eine „Oberflächenbehandlung" vor, die wahren Probleme würden gar nicht erkannt und seien kurzfristig gar nicht behandelbar. Die sehr unterschiedlichen Auffassungen beider Seiten sind in Tabelle 3 einander gegenüber gestellt. Man erkennt sehr schnell zwei polar entgegen gesetzte Positionen, so dass dogmatische Überzeugungen über „das Wesen der Psyche" und die Natur psychischer Probleme zu keiner Ehe führen werden (auf Grund der unterschiedlichen Konfessionen).

Vergleichende Forschungen wurden durchaus angestellt, und sie erbringen recht eindeutige Ergebnisse. Die Beziehung zwischen Dauer der Behandlung (in den Studien gewöhnlich operationalisiert über die Zahl der erfolgten Sitzungen) und Therapie-Ergebnis spricht eher für einen Vorteil auf Seiten längerer Behandlungen! In der vierten Ausgabe des ‚Handbook of Psychotherapy and Behavior Change' in 1994 werden die bis dahin vergleichenden Studien referiert (Orlinsky et al. 1994). Tabelle 8.56 dort weist 45 Studien aus, die für 27 Untersuchungen (60%) einen signifikant positiven Bezug zwischen Häufigkeit der erfolgten Sitzungen und Therapieergebnis fanden. 13 Untersuchungen ergaben keinen Einfluss der Sitzungshäufigkeit (= 28,9%) und in 5 von 45 Studien waren die kürzeren Behandlungen erfolgreicher (= 11,1%). D.h., dass rund 40% der Studien keine Überlegenheit der längeren Behandlungen fanden, während dies in 60% aber der Fall war: „Patienten tendieren dazu, mehr Verbesserung aus Psychotherapien zu ziehen, je länger sie in Behandlung bleiben." (Orlinsky et al. 1994, S. 352). Austad (1996) dagegen hatte diesen Forschungsfakt als „Mythos" und „Glaubenssatz" kritisiert und ihre „richtige Sicht von Psychotherapie" dem entgegen gesetzt (Austad 1996, S. 107). Ihrer offenbar eher ideologisch motivierten Perspektive lassen sich also sehr fundierte gegensinnig lautende Fakten entgegen halten (Lambert und Bergin 1994; Orlinsky et al. 1994; Seligman 1995).

Mittlerweile liegen mehrere Studien zu Langzeitpsychoanalysen vor, die Behandlungserfolge selbst katamnestisch erfassten.

> Rüger kontaktierte 1.384 Patienten und Patientinnen, die von 154 Psychoanalytikern ambulant behandelt worden waren (DPV-Studie: drei, vier oder mehr Sitzungen/Woche). Einen „guten" oder „sehr guten" Therapieerfolg gaben 32%, einen „mittleren" Erfolg 58% und einen

„schlechten" Erfolg 9.2% der behandelnden 154 Analytiker an, während 69% von 401 Patienten einen „guten" bzw. „sehr guten" Behandlungserfolg, einen „mittleren" 25.4% und einen „schlechten" Behandlungserfolg 4% angaben (Rüger 2001). An der katamnestischen Nachuntersuchung fünf bis sechs Jahre später nahmen immerhin noch 152 Patienten von 124 Analytikern teil. 73.4% der Patienten werteten die Behandlung rückblickend als „gut" und „sehr gut", während 59.9% der Therapeuten der gleichen Auffassung waren. Die übereinstimmenden Urteile beider Seiten beliefen sich auf immerhin 49%.

Eine schwedische Studie erfasste mehr als 400 Patienten und Patientinnen im Hinblick auf die Therapie-Dauer. Nach Beendigung der Behandlungen ergaben sich weitere Verbesserungen, vor allem ergaben sich signifikante Beziehungen zwischen Dauer/Dosis der Behandlung und Therapie-Verbesserungen (Sandell 2001).

Die Katamnese-Studie jungianischer Analysen erbrachte ebenfalls, dass die Behandlungen effektiver waren, je länger die Behandlungen dauerten; dies gaben die Behandelten auch noch sechs Jahre nach Beendigung ihrer Behandlung an (Keller et al. 2001). Darüber hinaus wurden Kosteneinsparungen durch die psychotherapeutische Behandlung – auf Grund subjektiver Angaben der Behandelten – im Medizinbereich errechnet. Es ergaben sich signifikante Reduzierungen im Verbrauch von Medikamenten, in den Arbeits-Unfähigkeits-Tagen (AU) und im Krankenhaus-Aufenthalt (Krankenhaus-Tage).

Eine neuere Studie zum Vergleich von verhaltenstherapeutischen und psychodynamischen Langzeitbehandlungen in naturalistischen Settings zeigt eindeutig die psychischen und psychosozialen Veränderungen von 31 ambulant behandelten Patienten mit Angst- und Depressionsstörungen in Abhängigkeit von Zeit und Dauer der Behandlungen (Brockmann et al. 2002). Symptomatische Belastungen wurden früher reduziert als eher persönlichkeitsstrukturelle, die längere Behandlungsdauer benötigten, womit die Ergebnisse der Chicagoer Forschungsgruppe um Howard, Orlinsky und Lueger bestätigt werden.

Hartkamp gibt einen weiteren Überblick über empirisch überprüfte Effekte psychoanalytischer Langzeitbehandlungen (Hartkamp 1997).

Das Argument mangelnder Wirksamkeit länger dauernder Psychotherapie – womöglich auch länger dauernder *und* hoch frequenter psychotherapeutischer Behandlung – kann inzwischen als nicht mehr haltbar ad acta gelegt werden. Es stellen sich ausschließlich noch Fragen, für welche Problembereiche längerfristige und ggf. hoch frequente Behandlungen indiziert sind und für welche Störungen nicht, welchen substanziellen Gewinn bestimmte Störungsbilder bzw. -muster aus der gründlicheren Behandlung beziehen (dauerhafte Effekte ohne rezidivierende Trends, sprich ‚Rehabilitation' statt ‚Remediation', s.o.), und welche Auswirkungen die längeren Behandlungen bei bestimmten Störungen auf die Kosten-Nutzen-Relation mit sich bringen – im Vergleich zur Kurzzeitbehandlung.

3.2 Kurzzeittherapie als eigenständiger Behandlungsansatz

Kurzzeitpsychotherapie stellt auf Grund der begrenzt zur Verfügung stehenden Zeit einen eigenständigen psychotherapeutischen Ansatz dar (Budman und Gurman 1988; Strupp und Binder 1991; Klein 1993; Koss und Shiang 1994). Der eingeengte zeitliche Behandlungsrahmen macht es erforderlich, dass indikative, konzeptuelle und technische Erwägungen angestellt werden müssen. Dabei ist die zentrale Frage: *Welche Patienten mit welchen Störungen/Problemen können in kürzerer Zeit mit welchem konzeptuellen Ansatz ausreichend behandelt werden?*

Man kann grundsätzlich verschiedene Gründe für die Indikation zur psychotherapeutischen Kurzzeit-Behandlung aufzählen (Koss und Shiang 1994; Lohmer 1998; Winston und Winston 2002):

- Kurzzeittherapie kann in manchen Bereichen soviel bewirken wie Langzeittherapie
- die spezifische Effizienz für ein breites Spektrum von Störungen/Problemen ist nachgewiesen
- die Akzeptanz eingeschränkter Behandlungsziele bedient bestimmte Patienten- („Verbraucher"-) Erwartungen (veränderter „Zeitgeist", damit einher gehendes verändertes „Nutzungsverhalten")
- manche Patienten haben nur eingeschränkte Behandlungsziele bzw. erwarten kurze Behandlungszeiten
- kürzere Behandlungen sind kostengünstiger (zunehmender Kostendruck speziell im stationären Bereich)
- finanzielle Einschränkungen erlauben zuweilen nur Kurzzeitbehandlungen
- pragmatisch-kassentechnische Gründe
- Kriseninterventionen machen per definitionem nur kurzzeitige Interventionen erforderlich
- Entwicklungen im Bereich der Verhaltenstherapie
- Managed Care-Einflüsse führen zwangsläufig zu Beschneidungen in der (finanzierten) Psychotherapie-Behandlung (derzeit noch in den USA, in Zukunft steht zu befürchten, auch hier zu Lande)

Lange Zeit als „oberflächlich" abgetan, als nur für „Not-Situationen" geeignet erachtet, kann die Kurzpsychotherapie heute in vielen Fällen als die „Behandlung der Wahl" angesehen werden (Wells und Phelps 1990). Die Gemeinsamkeiten aller kurzpsychotherapeutischen Behandlungs-Konzepte kann im Wesentlichen in folgenden Punkten gesehen werden (Koss und Shiang 1994; Sulz 1998):

- Patienten können Veränderungen während ihres gesamten Lebens erfahren, ein Wachstum ist stets möglich

- Kurztherapien arbeiten konzeptuell (mit technischen Behandlungskonsequenzen) mit dem Faktor ‚begrenzte Zeit'
- eine gute und effektive therapeutische Beziehung ist eine unabdingbare Voraussetzung für gelingende Arbeit
- Patienten sind in kürzerer Zeit therapierbar, es sind dauerhafte Änderungen erzielbar
- prinzipiell sind Grundprinzipien psychoanalytischer Therapie in das Kurzzeit-Setting übertragbar

Eine kurze Behandlung hat klare technische Konsequenzen (Koss und Shiang 1994):

1. Explizite, spezifische Auswahl- und Ausschluss-Kriterien
2. Eine frühe Einschätzung in den initialen Gesprächen auf Eignung für Kurzzeitbehandlung
3. Klare, realistische Zielsetzungen
4. Therapeutische Aktivität:
    - Aufrechterhaltung eines Behandlungs-Fokus
    - hohe therapeutische Aktivität
    - Flexibilität des Therapeuten
    - prompte Interventions-Aktivität
    - ständige Thematisierung des Behandlungsendes (nicht in allen Modellen, siehe Kapitel 8.9)

Die einzelnen genannten Punkte werden im Kapitel 8 noch ausführlich für die *Kurzgruppen*therapie behandelt werden.

Neben dem ökonomischen Faktor wird in der Literatur immer wieder erwähnt, dass eine allgemein gesellschaftsweit beobachtbare Mentalitäts-Veränderung ein zentraler Faktor für die größere Inanspruchnahme kürzerer psychotherapeutischer Hilfen verantwortlich ist (veränderter „Zeitgeist", wahrscheinlich u.a. im Zusammenhang mit der so genannten „beschleunigten Gesellschaft", siehe Kapitel 1).

> „Das Bedürfnis nach kurzen, zumindest nach zeitlich begrenzten problemlösungsorientierten Therapie-Verfahren mit aktivem Therapeuten-Verhalten nimmt deutlich zu, dem gegenüber fällt es zunehmend schwerer, Patienten für die zeitlich und thematisch offene Perspektive einer hochfrequenten Psychoanalyse mit geringer Therapeuten-Aktivität zu gewinnen – dies entspricht zumindest meinen Erfahrungen an einer psychosomatischen Poliklinik mit hohem Patienten-Durchlauf." (Lohmer 1998, S. 7)

Lohmer erwähnt weiterhin die spezifische Tradition deutscher stationärer Psychotherapie mit psychoanalytisch orientierter Kurzzeittherapie. In der behavioralen und kognitiven Verhaltenstherapie bestünde von vorneherein ein „kurztherapeutisches Grundkonzept". Gleichwohl stelle sich allmählich heraus, dass komplexere Störungen wie z.B. Persönlichkeitsstörungen „... mit den Mitteln der klassischen Verhaltenstherapie und ihrem Stundenkontingent innerhalb der Kassenleistung nur schwer zu behandeln sind." (Lohmer 1998, S. 8). Dieser Aspekt einer differenziellen Beurteilung, welche Störungen mit welchem Kurzgruppen-Konzept dennoch günstige Ansprechbarkeiten zeigen, wird im Kapitel 10 behandelt.

Basch ist nicht der Auffassung, dass man prinzipiell auf Grund von Symptomen oder der Charakter-Struktur eines Patienten entscheiden könne, dass er oder sie *keinen* Nutzen aus einer Kurzzeitbehandlung ziehen könne, wenn man von psychotischen und suizidalen Patienten einmal absehe (Basch 1997). Dennoch betont auch er, dass eine Kurzzeittherapie kein Ersatz für eine psychoanalytische oder anders geartete Langzeitbehandlung sei. Es sei allerdings ein Fakt, dass nur sehr wenige Menschen, die eine ambulante psychotherapeutische Praxis aufsuchten, eine ausgedehnte Behandlung wünschten oder benötigten. Viele Psychotherapeuten unterlägen unbemerkt einer falschen Grundeinstellung, weil sie unter Psychotherapie nur ‚Langzeitbehandlung' verstünden. Hier trifft sich Basch mit der Auffassung von Austad (Austad 1996).

> „… wenn man nichts als einen Hammer hat, sieht man überall Nägel. … Wir schlagen den Nagel so tief ein, wie es geht – das heißt durch die Abwehr des Patienten hindurch bis hinunter zu den frühesten Erinnerungen und Phantasien, die der Patient am liebsten nicht anschauen, geschweige denn zur Kenntnis und beim Namen nennen möchte. Aber warum sollte man auf jene bedauernswerten Patienten einhämmern, deren Problem ihnen ins Gesicht geschrieben ist, die keinen Widerstand dagegen leisten, sich mit dem zu konfrontieren, was sie wissen müssen, und deren Fähigkeit zu heilsamer Veränderung nicht davon abhängt, tief verschüttete Geheimnisse aufzudecken?" (Basch 1997, S. 10)

Basch führt weiterhin aus, dass seiner Erfahrung nach die Entscheidung vieler Therapeuten, langfristig zu behandeln, weitgehend auf die Tatsache zurück geführt werden könne, nicht zu wissen, wie und wann sie sonst intervenieren sollten. Die Tatsache, dass Kurztherapie für viele Patienten bzw. Klienten ein ausreichender Anstoß zu grundlegender und dauerhafter Charakter-Änderung sei und dass manche andere nur die Lösung eines bestimmten, umschreibbaren Problems und eine funktionale Anpassung suchten, führe keineswegs zu der zwingenden Schlussfolgerung, dass es keine Patienten gebe, die entweder selbst eine längere psychotherapeutische Behandlung anstrebten oder für die diese Art der Behandlung der einzig richtige Weg darstellte.

4 Überlegungen zur Gruppen- versus Einzeltherapie

4.1 Anthropologische, sozialpsychologische und ethische Überlegungen

Über die soziale Natur des Menschen ist viel reflektiert und geschrieben worden. Auch wenn jeder einzelne Mensch auf der Welt ein in der Kombination seiner Möglichkeiten und Anlagen einzigartiges, unwiderholbares Wesen ist (Nietzsche 1980), sind sich Philosophie, Anthropologie, Soziologie und Psychologie darin einig, dass der Mensch im Kern ein *soziales Wesen* sei. Ohne andere Menschen könnten wir nicht leben und nicht überleben, könnten wir keine eigene Identität ausbilden, erlebten wir keinen Sinn in unserer Existenz (Battegay 2000). Psychosoziale Gesundheit sei überhaupt nur über die Erfahrung und den Austausch mit wichtigen anderen Menschen erwerbbar, möglich und unverzichtbar notwendig, und zwar vom Mutterleib an, wie die Kleinkindforschung und die Bindungsforschung zeigen (Dornes 1993; Strauß et al. 2002). Menschen wachsen stets in sozialen Kontakten und Umgebungen auf, sie sind Zeit ihres Lebens mehr oder minder sozialen Gruppierungen und Verbänden zugehörig. Die menschliche Persönlichkeit ist nur denkbar als variables Produkt der permanenten, lebenslangen Auseinandersetzung mit anderen Menschen und Gruppen, ihren Überzeugungen, Einflüssen und den erforderlichen Abgrenzungen von den Genannten – was für sich genommen ebenfalls eine Profilierung am anderen bzw. an den anderen darstellt.

Identität, Charakter und Persönlichkeit sind nur erwerbbar durch intensive, vergleichende, mehr oder weniger subtile Beschäftigung mit den Eindrücken und Beispielen, die andere Menschen bzw. Gruppierungen, ihre Überzeugungen, ihre Ideale, ihre Werte uns vermitteln. „Der Mensch wird am Du zum Ich", dieser Satz Martin Bubers (Buber 2002) bringt die soziale Komponente der menschlichen Natur zum Ausdruck. Die Untrennbarkeit menschlicher Existenz von ihren sozialen Bezügen und Verwobenheiten wirft ein Licht auf die Bedeutung von *Psychotherapie in Gruppen* in Abgrenzung von der Einzelpsychotherapie, in der sich lediglich zwei Menschen begegnen.

> „Gruppen sind primär die sozialen „Agenten", die moralische Standards vermitteln. Soziale Gruppen und Gruppierungen – Familien, Bürger einer Stadt, Alte oder Junge, Katholiken oder Protestanten, Frauenverbände, Handwerker, Beamte, Deutsche, Europäer etc. – bilden moralische Imperative aus und transportieren sie an ihre Mitglieder weiter. Es sind bestimmte gesellschaftliche Gruppierungen, die zunächst für ihre Mitglieder und später mehr oder weniger auch für den Rest der Gesellschaft meinungsbildend sind und moralisch-ethisch grundlegende Überzeugungen entwickeln, propagieren und per Sanktionen kontrollieren. So gewonnene – moralisch-ethisch fundierte – Wertmaßstäbe gerinnen in weiteren subtilen sozialen Prozessen zu kulturellen Werten. In der logischen Konsequenz bietet sich gerade das gruppenpsychotherapeutische Setting für die Überdenkung und mögliche Korrektur moralischer oder ethischer Konflikte an ..." (Tschuschke 2001a, S. 13)

Psychische Probleme sind ebenso wie gesunde und konfliktfreie Lern- und Identifikationsprozesse im sozialen Austausch entstanden und können konsequenterweise auch am geeignetsten in sozialen Kontexten behoben und korrigiert werden. Die therapeutische Gruppe stellt in diesem Sinne einen *sozialen Mikrokosmos* dar (Yalom 1996), in dem ein Patient über kurz oder lang sein typisches Verhalten anderen gegenüber zeigen wird, was dann therapeutisch leichter angehbar ist als in der dydischen Einzeltherapie-Situation.

> „In diesen Zusammenhang gehört auch die Überlegung, ob seelisches Leid nicht generell und stets eine interpersonelle Wurzel hat, welches am besten im interpersonellen Setting zu behandeln wäre." (Tschuschke 2001a, S. 13)

Es ist eine interessante Frage, für welche Patienten mit welchen psychisch-seelischen Problemenbereichen die Einzelpsychotherapie oder – alternativ – die Gruppenpsychotherapie eigentlich die geeignetere oder sogar beste, vielleicht einzig richtige Form psychotherapeutischer Hilfe darstellt? Diese Fragestellung beschäftigt die Psychotherapieforschung seit geraumer Zeit und immer mehr. Jenseits von Schulendenken und diagnostischen Kategorien entdeckt man mit aufwändiger Forschung immer mehr Dimensionen und Merkmale menschlicher Persönlichkeit, die in Richtung eines optimalen *Matchings* von psychotherapeutischer Behandlung und der Persönlichkeit des Patienten gehen (Piper et al. 2002). Dies gilt auch in besonderer Weise für die Untersuchungen der Eignungen zur gruppentherapeutischen Behandlung. Wiewohl Menschen seit Beginn ihres Lebens in sozialen und gruppalen Bezügen aufwachsen, müssen sie mitnichten sozial kompetent und kontaktfähig, sondern können sogar sozial geschädigt und traumatisiert sein, so dass die Gruppensituation retraumatisierend oder zumindest kontraindiziert sein könnte. Auch wenn die Gruppenbehandlung gerade auf Grund der Schädigung oder Störung indiziert wäre, so kann sie dennoch eine falsche oder ungünstige Indikation darstellen, etwa bei vielen Personen mit schizoider, paranoider oder extrem narzisstischer Persönlichkeitsstruktur (Tschuschke und Weber 2002).

Jenseits aller diagnostischen Einschätzungssysteme scheinen sich allerdings durch intensive Forschung Merkmale herauszuschälen, die prognostische Relevanz für eine Indikation zur therapeutischen Behandlung in Gruppen zu haben scheinen (McCallum und Piper 1997; Piper und McCallum 2000; Eckert 2001). Diese Merkmale und Überlegungen zu differenzialdiagnostischen Entscheidungen (Gruppe- versus Einzelbehandlung) werden im Kapitel 7.1 ausführlicher behandelt.

Die soziale Natur des Menschen fördert – wie eben alle Dinge zwei Seiten haben – unabdingbar notwendige und wichtige, aber auch problematische Aspekte zu Tage. Einerseits ist das existenziell wichtige Element der von Beginn an gegebenen sozialen Einbettung des Individuums ein konstituierendes Element der Menschlichkeit im engeren Sinne, seiner eben *humanen*, also typisch menschlichen, sozialen Natur. Andererseits erfährt der wachsende Mensch genau so „Abgründe" der Menschlichkeit. Narzisstische, individualistische Strebungen gehen auf Kosten der Sozietät, sie konterkarieren soziale Belange, weil sie sich per definitionem gegenseitig ausschließen. Wenn das Individuum am anderen seine eigene Identität und Individualität ausbildet, dann ist es in der Umkehr in der Lage, weiterhin sozial zu agieren (ohne seine Individualität zu verlieren) oder sich abzugrenzen und seine eigenen Bedürfnisse denen der Sozietät entgegen zu setzen. Letzteres geschieht sehr häufig dann, wenn früher schwerere Deformationen durch die Gemeinschaft auf das Individuum eingewirkt haben (Tschuschke 2003a).

Zur so genannten „normalen" menschlichen Persönlichkeit gehören anscheinend auch destruktive Kräfte, die prinzipiell in jeder sozialen Situation zum Tragen kommen können, häufig auch, sobald trianguläre Beziehungsräume bestehen – also mindestens drei oder mehr Personen anwesend sind, mithin Gruppen entstehen (Tschuschke 2001a). Diese „Entartungen" von Gruppen stellen grundsätzlich sozial mögliche Verhaltensmuster anderen gegenüber dar. Dazu gehören u.a.:

- das in letzter Zeit bekannter gewordene „Mobbing"
- Regression und Primitivierung
- Einnehmen der Rolle eines Schwarzes Schafs
- Konformitätsdruck
- Auflehnung gegenüber der Gruppenleitung

Die hoch interessanten Forschungsergebnisse zum menschlichen Sozial- und Gruppenverhalten (Stroebe et al. 1996) verweisen sämtlich in die Richtung, dass zwar die sozialen Einwirkungen auf die menschliche Persönlichkeit notwendige Voraussetzung für die Persönlichkeits-Entwicklung sind, dass aber eine Entartung dynamischer Gruppenkräfte durch eine sensible und kompetente Leitung in Gruppen, also auch in therapeutischen Gruppen, verhindert werden sollte. Die o.g. negativen Seiten von Gruppen stellen missglückende und entgleisende Entwicklungen sozialer Gruppenprozesse und – klimata dar, wenn das Gruppenklima mit der Zeit entartet, z.B. auf Grund mangelhafter oder gar fehlender Gruppenleitung. Einzelheiten zu den genannten Phänomenen werden eingehender an anderer Stelle behandelt (Tschuschke 2001a). Solche regressiven soziodynamischen Primitivierungen des Individuums unter Massen-Einfluss und daraus erfolgende Mobbildung (Tschuschke 2001a) müssen und können durch eine kompetente Gruppenleitung unterbunden und sublimierend in konstruktive Bahnen umgelenkt werden (Tschuschke 2002b). Eine gute, glückende psychotherapeutische Arbeit in einer Gruppe nutzt auf diesem Wege die gruppendynamischen Kräfte für supportive, konstruktive Prozesse, die den individuellen Teilnehmern der Gruppe zur Hilfe und zum therapeutischen Nutzen geraten sollen und können.

4.2 Psychotherapeutische Überlegungen – gruppenspezifische Wirkfaktoren

Die Option der therapeutischen Gruppe an Stelle einer einzelpsychotherapeutischen Behandlung versucht sich spezifische Wirkmechanismen therapeutischer Kleingruppen zu Nutze zu machen. Im Unterschied zur Einzeltherapie wirken in Gruppen andere Gesetzmäßigkeit zwischenmenschlicher Kontakte. Jede Psychotherapie oder psychologische Hilfe fußt im Kern auf „optimierter Zwischenmenschlichkeit" (Tschuschke 1998). Die zwischenmenschliche Situation ist in Gruppen auf Grund der Pluralität ihrer Mitglieder eine ganz andere. Es kommen Wirkfaktoren zum Tragen, die in der dyadischen Situation der Einzeltherapie nicht oder kaum so intensiv auftreten können.

Es handelt sich im Einzelnen um folgende gruppentypische Wirkfaktoren (Tschuschke 2001f):

Altruismus
Hierbei handelt es sich um das Erlebnis des eigenen Werts für andere, was sehr bestärkend sein kann, da viele Patienten unter defizitärem Selbstwertgefühl leiden. Es wird die Kraft einer sozialen Gemeinschaft für das Individuum deutlich. Ob man seinen Wert von anderen erfährt oder dadurch, dass man selbst für andere wichtig und wertvoll sein kann, verleiht dem Selbst einen Wert und kann damit therapeutische Qualität gewinnen.

Feedback erhalten (Interpersonales Lernen – input)
Rückmeldungen von anderen Menschen über sich erweitern den eigenen Horizont; sie helfen uns, die eigenen blinden Flecken auszumerzen und eine realistischere Sicht unserer eigenen Person zu erhalten. In Psychotherapien geht es in besonderem Maße um Verzerrungen, die das Individuum von sich und der Welt mit sich trägt. Die für sich selbst unbemerkten, von anderen aber kritisch oder positiv wahrgenommenen Seiten unseres Wesens fallen uns nicht auf. Unsere unbewusst bleibenden Beiträge zum Scheitern in unseren sozialen Bezügen werden besonders hilfreich in therapeutischen Gruppen aufgedeckt (so genannte „maladaptive interpersonelle Transaktionszyklen") und einer therapeutischen Arbeit zugeführt.

Identifikation
Identifikatorische Prozesse sind wesentliche Bestandteile der Reifung der Persönlichkeit und der Individualisierung. Es handelt sich dabei um den unbewussten Prozess der Nachahmung, der Übernahme von Aspekten so genannter Vorbilder oder Ideale, ganzer Personenmerkmale, von Teilaspekten derselben in unser inneres Wertsystem („so möchte ich auch sein"). Dies läuft völlig unbemerkt für den Betroffenen ab. Es können ungünstige oder günstige Aspekte verinnerlicht und zum Teil des Ichs, des Selbst gemacht werden. In therapeutischen Gruppen können mehr Objekte für identifikatorische Vorgänge angeboten werden als in der Einzeltherapie (der Therapeut, Verhaltens- oder Wesensmerkmale des Therapeuten, einzelner Gruppenmitglieder).

Katharsis
Hierunter sind intensive affektive Äußerungen und „Entladungen" zu verstehen, die sich in Gruppen speziell durch die Dynamik der Gruppe intensivieren. Es soll ein Zugang zu verdrängten Gefühlen ermöglicht werden, der um so leichter gelingt, als Gruppen latente Emotionen katalytisch ans Tageslicht befördern können (Verstärker-Wirkung der Gruppe). Psychotherapeutische Korrekturen und Veränderungen können nur durch Arbeit an den Kognitionen und Überzeugungen der zu Grunde liegenden Emotionen erreicht werden („korrektives emotionales Erlebnis").

Kohäsion
Das Erlebnis des Gruppenzusammenhalts stellt einen ganz wichtigen Faktor für Arbeit in therapeutischen Gruppen dar. Man diskutiert dies als basale und unverzichtbare Qualität für die Arbeit in der Gruppe und als eigenständigen Wirkfaktor. Es handelt sich um die Kräfte, die in einer Gruppe entstehen, einzelne Gruppenmitglieder binden, sie motivieren, in der Gruppe zu verbleiben. Das Gefühl, dazu zu gehören („esprit de corps"), ein „Wir-Gefühl" kann an sich bereits therapeutisch werden und stellt zugleich die Voraussetzung für die Existenz der Gruppe und ein in Kraft-Treten anderer Wirkfaktoren dar.

Selbstöffnung
Keine Psychotherapie kommt ohne eine Öffnung anderen gegenüber aus. In der Einzeltherapie ist die Adresse der Therapeut, in der Gruppe

sind es mehrere andere. Nur das Gespräch, der Austausch mit anderen bringt Entlastung (Katharsis), korrigierende Informationen über sich selbst (Feedback). In der Gruppe stellt dies nur ein höheres Risiko dar, weil gleich mehrere Personen Zeugen der eigenen Schwächen und Befürchtungen werden (Schamängste). Forschungen zeigen eindeutig, dass diese Risiken eingegangen werden müssen, denn ohne Öffnungen über eigene Problembereiche kann es kein Feedback und keine Korrekturen an den eigenen Fehlwahrnehmungen geben.

Verhaltensänderungen (Interpersonales Lernen – output)
Die therapeutische Gruppe bietet das erste und noch geschützte Übungsfeld neu gelernten Verhaltens. Hier können prinzipiell Neuerfahrungen gemacht werden, bevor sie in das reale soziale Umfeld übertragen werden. Andere in der Gruppe können helfende Ratschläge und Korrekturvorschläge machen, so können neues Verhalten geübt und seine Wirkungen per Feedback rückgemeldet werden. Meistens stellen sich neue Verhaltensaspekte auf Grund von Einsichten spontan und unbemerkt ein und können von den anderen bewusst gemacht und verstärkt werden.

Wiederbeleben der Primärfamilie
Dieser komplexe Wirkfaktor meint die unbewusste Reinszenierung früh gelernter familiärer Erlebens- und Verhaltensmuster im Wege der Übertragung. Etwa indem der Gruppenleiter als Autorität, quasi als „Vater" oder „Mutter" erlebt, einzelne Gruppenmitglieder als „Geschwister" oder Schulkameraden, Rivalen etc. erlebt werden. Grundsätzlich kann an den interpersonalen Mustern der individuellen Beziehungsgestaltung in der Gruppe rekonstruiert werden, welche Muster sich entfalten, und was diese Muster mit dem „Hier-und-Jetzt" oder dem „Dort-und-Dann" zu tun haben. Häufig lassen sich maladaptive Verhaltenszyklen entdecken, die mit wichtigen anderen Personen außerhalb der Gruppe stets zu Schwierigkeiten führen. Vor allem ist der objektive Charakter der Gruppe – weil von mehreren Personen „konsensuell" validiert (alle sehen es, man kann es in der Entstehung und interpersonalen Reaktionskette rekonstruieren) – sehr hilfreich bei der Entfaltung innerer Probleme wie auch bei der Bearbeitung dieser neuen Erkenntnisse.

Die therapeutische Kleingruppe bietet mithin ein einzigartiges Forum psychotherapeutischer Arbeit – es muss nicht alles gedanklich (re)konstruiert werden wie in der Einzelbehandlung, die Gruppe stellt quasi einen *sozialen Mikrokosmos* (Yalom 1995; Leszcz und Malat 2001) für jedes Gruppenmitglied dar, innerhalb dessen er oder sie früher oder später seine/ihre Probleme ausagiert. Genau dies stellt dann den Ansatz für therapeutische Arbeit und damit Veränderung dar.

Die Wirkfaktoren sind zum Teil empirisch bestätigt (Bloch und Crouch 1985; Crouch et al. 1994; Tschuschke und Dies 1994; 1997; Tschuschke et al. 1996; Yalom 1996; Tschuschke 1999d). In sehr aufwändigen Untersuchungen wird deutlich, dass diese Faktoren sich wahrscheinlich zu unterschiedlichen Zeitpunkten während einer gelingenden gruppentherapeutischen Arbeit auseinander ergeben und keineswegs zur selben Zeit auftreten (Tschuschke 1999d; 2001f). Sie sind mithin weitgehend zeitabhängig und teilweise überlappend. Es leuchtet unmittelbar ein, dass Wirkfaktoren wie *Verhaltensänderungen* erst auftreten können, nachdem eine gewisse Strecke Therapie zurückgelegt worden ist. Erst aus einer Einsicht in eigene Probleme und eigene Beiträge zur Reaktion anderer auf mich selbst heraus kann eine Umsetzung in verändertes interpersonelles Verhalten erfolgen. Zuvor muss ich als Individuum eine Menge über mich selbst erfahren (*Feedback*), die ich verarbeiten muss, so dass intrapsychische Veränderungen resultieren können, aus denen heraus ich mich zu anderen Menschen verändert verhalten kann. Dem geht zuerst aber voraus, dass ich mich anderen gegenüber öffne und mich mitteile (*Selbstöffnung*), dies womöglich auch in intensiven Gefühlen *(Katharsis)*, so dass ich erst einmal eine Entlastung verspüren kann. Die Tatsache, dass die Gruppe konstruktiv arbeitet und einen geschützten Raum bietet, in dem ich Sicherheit erlebe *(Kohäsion)*, lässt mich auch gegenüber anderen offener und mitfühlender werden. Auf diese Weise erlebe ich meine Bedeutung für andere, was mein Selbstwertgefühl erhöht (*Altruismus*). Ich bin bereit, noch mehr Risiken einzugehen (*Selbstöffnung*), was zu mehr *Feedback* und die Annahmebereitschaft auch von diskrepanten Meinungen erhöht, was wiederum meine intrapsychischen Veränderungen (*Identifikation*) in eine realistischere, klinisch günstige Richtung unterstützt, mit der Folge innerer Änderungen und weiterer Wahrscheinlichkeit für angemessene *Verhaltensänderungen*.

Alle diese Prozesse benötigen Zeit. Damit ist die Frage der Machbarkeit in der Kurzgruppentherapie angesprochen. Die genannten Wirkfaktoren sind sowohl abhängig von dem sich entwickelnden Gruppenklima wie auch von den Gesetzmäßigkeiten kleiner Gruppen.

5 Entwicklungen von Gruppen und in Gruppen unter dem Zeitaspekt

5.1 Gruppenrollen

Gruppen als soziale Gruppierungen folgen sozialen Gesetzmäßigkeiten. Wenn man mehrere, einander fremde Personen in einem Team, einer Arbeits- oder einer Therapiegruppe zusammen führt, so unterliegt diese kleine Gruppe – wie jede Gruppe – sozialen Gesetzmäßigkeiten, die von der individuellen Zusammensetzung der Gruppe ziemlich unabhängig bleiben. Gruppen suchen nach Führung, nach Autorität, nach Strukturierung, nach einem Ziel. Ohne Strukturierung und Führung drohen primitivierende, regressive Phänomene und es ergeben sich erhebliches Chaos und Kämpfe um die Führung (Slater 1978; Battegay 2000). Aber auch in gut geleiteten und strukturierten Gruppen bilden sich stets – in aller Regel unbemerkt von den Teilnehmern – bestimmte *Gruppenrollen* heraus. Die Gruppe als soziales System benötigt ganz offensichtlich Führung, es entsteht die so genannte *Alpha-Position* (Schindler 1957/1958), es gesellen sich meist noch heimliche Ko-Leiter zum designierten, offiziellen Leiter hinzu (Beck 2001). Dem entgegen steht die so genannte *Omega-Position* (Schindler 1957/1958), der Gegenpart zur Leitung bzw. zu den Gruppennormen, auch unter der Bezeichnung *Scapegoat* („schwarzes Schaf") bekannt (Beck 2001), jenes schwarze Schaf, von dem man häufig hört, dass es in den meisten Familien (das sind auch Kleingruppen) eines geben soll. Dieses schwarze Schaf bzw. die Person in der Omega-Position wird vom System Gruppe benötigt zur „Gegenidentifikation". Es ist offenbar leichter, ein negatives Beispiel zu haben, einen „Bösen" oder „Kranken", von dem es sich leichter unterscheiden lässt. Man gehört ja beruhigenderweise zu den „Guten", was Sicherheit befördert.

Die meisten anderen Gruppenmitglieder sind in der so genannten *Beta-Position* (Schindler 1957/1958), dies sind die Mitläufer. Selbst in primitiven Stämmen lassen sich die basalen Muster kleinerer sozialer

Verbände beobachten – es gibt einen Häuptling (Alpha) und viele Indianer (Betas), schwarze Schafe werden vom System gebrandmarkt. Am Hof hatte der Narr die „Narrenfreiheit", die Revolte gegen die Normen der Autorität (den König oder Fürsten) anzuführen, er füllte die Omega- oder schwarze Schaf-Position aus, ohne ausgestoßen zu werden, weil man ihn nicht vollständig ernst nahm (Narrenfreiheit). In kleinen Dörfern wurde der Dorftrottel ebenfalls geduldet und hatte eine Art Narrenfreiheit, füllte aber die Rolle des schwarzen Schafs für die Gesamtheit aus und wurde folglich auch nicht verstoßen oder verbannt. Bei diesen sozialen Prozessen handelt es sich um archaische Muster, die sich im Laufe der Evolution der Arten herausgebildet haben, weil sie wahrscheinlich auf diese Weise am besten die Erhaltung der sozialen Gruppe und damit der jeweiligen Art gewährleisten konnten. Soziale Verbände wie Gruppen benötigen *Normen* und zu ihrer Sicherstellung *Rollen- und Rollenfunktionen*, damit die Gruppenleistung erreicht wird, die ursprünglich in der Sicherung der Arterhaltung und der Fortpflanzung bestand.

> Diese sozial beobachtbaren Gesetzmäßigkeiten werden im Grunde nicht verstanden, wenn man sie ausschließlich als soziologisch erklärbar entstanden sieht (und sie damit für beliebig veränderbar erklärt – ein großer Irrtum!) und nicht mit dem motivationalen Hintergrund einer einstmals biologischen Notwendigkeit versteht. Die Tatsache der ubiquitären Gesetzmäßigkeit beweist ja gerade, dass in völliger Unabhängigkeit von Zeit, Ort, individueller Zusammensetzung dieser Gruppen oder von Kultur die angesprochenen Gesetzmäßigkeiten im Kern genau so oder nur leicht modifiziert auftreten.

Therapeutische Gruppen als soziale Aggregate benötigen ebenfalls Normen und bilden hierzu unweigerlich Rollen aus, unabhängig von den jeweiligen psychischen Problemen ihrer Mitglieder, dies muss man wissen und beachten. Ariadne P. Beck hat sehr viel über formelle und informelle Gruppenrollen geforscht und fand in ihren Untersuchungen vier basale (Leiter-)Rollenmuster in jeder Gruppe (Beck 2001; Beck et al. 1986):

- die *aufgabenorientierte Leitung* (task oriented leader, in aller Regel der Gruppenleiter)
- die *emotionale Leitung* (emotional Leader, das beliebteste Gruppenmitglied)
- die *Rolle des schwarzen Schafs* (scapegoat leader, kreiert den Gegenpol zur Formung von Normen in der Gruppe)
- die Rolle des Revoluzzers, *Anführer des Widerstands* (defiant leader, potenziell das System sprengendes Gruppenmitglied)

Das System Gruppe baut sich diese Rollen stets auf, es kommt ohne sie nicht aus, weil diese Rollen eine elementare Funktion für das System Gruppe erfüllen. Sie sind in ihrem Zusammenspiel speziell für die

Entwicklung der Gruppenleistung unverzichtbar, d.h. sie befördern nach Beck wesentlich die Gruppenarbeit (und damit die Gruppenleistung) und bringen die Gruppe in eine Art von Entwicklung hinein (Beck 2001) (siehe hierzu das nächste Kapitel). Mehr oder weniger treten diese Prozesse und Rollenbildungen und –übernahmen offen zu Tage, je nachdem wie die aufgabenorientierte Leitung agiert.

Psychotherapeutische Gruppen weisen diese Rollenbildungen mithin stets auf, eben weil auch sie Gruppen sind. Gruppenleiter/innen sind gut beraten, ein Augenmerk darauf zu haben und Verhaltensäußerungen innerhalb der Gruppe vor diesem soziologisch-systemischen Hintergrund zu interpretieren.

> „Für den designierten Gruppenleiter ist es zuallererst einmal wichtig, zu erkennen, dass er nicht allein bestimmend ist für den Prozess oder den Fortschritt in der Therapiegruppe. Es gibt Gruppenmitglieder, die in die sich herausbildende Leiterrolle hineinschlüpfen. Die Arbeit der Gruppe wird ermöglicht durch die vier Leiterrollen untereinander sowie mit den restlichen Gruppenmitgliedern, wobei sich die Rollen auf eine subtile Art und für die Gruppenmitglieder in aller Regel unbemerkt ergeben. ...
>
> Die meisten Psychotherapeuten sind intensiv im Verständnis der individuellen Dynamik und in der Durchführung von Einzelpsychotherapie ausgebildet. Eine viel geringere Minorität besitzt ebenfalls eine Ausbildung in Gruppenpsychotherapie und eine noch geringere Minorität in Gruppendynamik. Das Ergebnis eines solchen Hintergrundes ist, dass die meisten Gruppenpsychotherapeuten in der Reaktion auf Patientenverhalten primär die individuelle Dynamik und persönliche Probleme sehen. Wenn sie jedoch – die Gruppe oder Sie als Gruppenleiter – ein Gefühl des Steckenbleibens haben oder wiederholtes oder regressives Verhalten in der Gruppe beobachten, wäre es weise, innerlich einen Schritt zurückzugehen und über die Gruppe als Ganzes nachzudenken, wo sie entwicklungsmäßig steckt und was für das strukturelle Gruppenniveau dysfunktional sein könnte." (Beck 2001, S. 131)

Mit dem Letztgenannten spricht Beck die Phase der Entwicklung an, in dem sich das soziale System Gruppe gerade befindet (siehe nächstes Kapitel). Es ist also wesentlich, neben der individuellen Problematik oder Pathologie einzelner Gruppenmitglieder auch den systemischen Aspekt der gesamten Gruppe, ihrer Rollenverteilungen und ihres Entwicklungsstadiums im Auge zu behalten und dies bei der Art der Intervention zu berücksichtigen.

Der Aspekt der aufgabenorientierten Gruppenleitung, der in der Regel dem designierten Gruppenleiter, dem Therapeuten, zufällt, macht in therapeutischen Gruppen ein subtiles Universum an Möglichkeiten technischer Operationalisierungen auf, das immense Fallstricke mit sich bringt. Die Rolle des/r Gruppenleiters/in ist diffizil, sie erfordert große Fachkompetenz und Souveränität, damit die therapeutischen und sozialen Kräfte der Gruppe für die individuelle psychotherapeutische Hilfe nutzbringend zum Tragen kommen können.

Der/die Gruppenleiter/in ist Schöpfer/in der Gruppe, setzt sie quasi in die Welt und muss sie zum Laufen bringen (Dies 2001a; 2001b). Zur genaueren Technik der Gruppenleitung in der Kurzgruppentherapie wird ausführlich im Kapitel 8 Stellung genommen. Hier soll uns erst einmal nur der Aspekt der Autorität, der Ausfüllung der Rolle der formellen Gruppenleitung interessieren.

Eine therapeutische Gruppe wird, je weniger klar sie strukturiert wird (in der Teamarbeit ist die benigne *hierarchische* Gruppenleitung mit sehr strukturierendem Eingreifen eher hilfreich zur Erreichung der Gruppenaufgabe), fördert regressive Prozesse der Gruppenmitglieder und damit des gesamten Gruppenklimas. In einer Kurzzeitgruppe ist es therapeutisch nicht ratsam, starke Regressionen zuzulassen, da schlicht nicht ausreichend Zeit zur Verfügung steht, diese wieder aufzufangen. Es ist daher immer empfehlenswert, eher fokal und strukturiert zu arbeiten. Dies aber erfordert eine aktive, strukturierende Gruppenleitung. Ein Therapeut in der Kurzzeitgruppe wird daher regelmäßig weniger Untergrabung seiner Leiter-Autorität erleben als sein Kollege in Langzeitgruppen, in psychodynamischen zumal, in der eine weniger aktive, weniger strukturierende Gruppenleitung regressive Prozesse zulässt oder sogar fördert, um bestimmte unbewusste Ebenen in die Bearbeitung zu bringen.

In Abhängigkeit von der sehr begrenzten Zeit in Kurzzeitgruppen ist die Aufrechterhaltung der Autorität und der Kontrolle der formalen Gruppenleitung sehr wichtig (Tschuschke 2002b). Die Gruppenmitglieder benötigen offenbar die kompetente, kontrollierende, charismatische (und damit idealisierte) Gruppenleitung, damit die Gruppenarbeit ein konstruktives Klima, des Engagements in therapeutische Arbeit ermöglicht und die therapeutischen Prozesse optimiert werden können. Dies war zumindest das Ergebnis der Untersuchung von Kurzzeitgruppen in der Weiterbildung zum Gruppenpsychotherapeuten. Mehr als 400 Teilnehmer von 37 Gruppen gaben an, dann am meisten gelernt zu haben, wenn die Gruppenleitung glaubwürdige Autorität (Kompetenz, Fertigkeiten, Charisma) *und* Kontrolle verkörperte. Technische Fertigkeiten allein reichten nicht hin, es mussten eine kontrollierende Leiterhaltung sowie eine Portion Charismatik hinzu treten, was wahrscheinlich die Akzeptanz von Leitung und Führung, eben der Ausgestaltung der Autorität ermöglichte. Gruppenleiter/innen ohne Charismatik, selbst bei größter Kenntnis und Leitungsfähigkeit, bewirkten dagegen signifikant geringere Lerneffekte (Tschuschke 2002b). Kontrollierende Gruppenleiter waren dann nicht sehr wirksam im erzielten Lerneffekt, wenn sie zwar Kenntnisse und Fertigkeiten besaßen, ihr Ausmaß an Charismatik aber gering war (was wohl gleichbedeutend mit mangelnder Glaubwürdigkeit und/oder mangelnder Identifikationsbereitschaft bei den Gruppenmitgliedern ist und mit einer unzureichenden Idealisierung der Gruppenleitung zusammen hängt).

Hier könnte sich eine vertiefte Reflexion der menschlichen Bedürftigkeit nach Führung und Idealisierung eines Leiters oder Führers (König, Kaiser, Feldherr, Kanzler) anschließen, die an dieser Stelle aber zu weit führen würde.

Diese Ergebnisse zeigen die Bedeutsamkeit und den Stellenwert sozialer Gruppenphänomene und geeigneter Gruppenleitung bei Kurzzeitgruppen. Autorität und Kontrolle über die Strukturierung des Gruppenprozesses wird von zeitlich limitierten Gruppen benötigt, sonst regredieren und primitivieren sie, was zu schlechten therapeutischen Ergebnissen führen würde. Aber irgendeine Autorität ist nicht gefragt: sie muss kompetent, kenntnisreich, kontrollierend sein – die Zügel nicht aus der Hand geben, aber zugleich auch glaubwürdig daher kommen. Letzteres geschieht anscheinend durch das gewisse Quäntchen Charisma und Idealisierung, das Autorität, neben der fachlichen Kompetenz, glaubwürdig macht und für identifikatorische Aspekte vorbereitet.

Wenn dies bereits bei angehenden professionellen Gruppentherapeuten der Fall ist, steht zu vermuten – ist aber gleichwohl bislang nicht untersucht – dass dies erst recht für Gruppen mit Patienten Gültigkeit besitzt.

5.2 Modelle der Gruppenentwicklung

Eine Gruppe ist mehr als die Summe ihrer Teile (MacKenzie 2001a). Das soziale System der Gruppe bewegt sich über die Zeit in einem Entwicklungskontinuum. Es bildet Rollen heraus, wie wir zuvor gesehen haben; es nimmt aber als Gesamt, als Gruppe-als-Ganzes eine Entwicklung von primitiveren Formen der Interaktion, des Umgangs miteinander, hin zu qualitativ veränderten Interaktionsformen. Das Klima des Miteinanders, der gemeinsamen Arbeit, der Gruppenpsychologie verändert sich, wie weiter noch zu zeigen sein wird. Und die Gruppe als System benötigt diese Entwicklung. Ein Gruppe, die bei gleichen psychologischen Inhalten, auf einer frühen Stufe der Qualität der Beziehungsaufnahme, des vorherrschenden Umgangs miteinander, stehen bleibt, zerfällt (Tschuschke und MacKenzie 1989).

Es leuchtet schnell ein, dass eine zunehmende Vertrautheit miteinander und mit den Regeln der Gruppenarbeit das Interaktionsklima einer Gruppe verändert. Die anfängliche Unsicherheit mit fremden anderen in der Gruppe, die Unsicherheit über die eigene Rolle in dieser neuen „Familie", die Sorge darum, akzeptiert, gemocht und nicht verstoßen zu werden, dies sind archaische, in jedem Individuum, unbewusst schlummernde Ängste, die erst langsam weichen, wenn sich Vertrautheit, Struktur und Sicherheit allmählich einstellen. In dem Maße sich die Psychologie der einzelnen Teilnehmer verändert, verändert sich auch das gesamte Gruppenklima – und umgekehrt.

Die Berichte über Entwicklungsphänomene kleiner sozialer Gruppen sind sehr umfangreich. Die Theorie der Gruppenentwicklung nahm ihre Ursprünge in der allgemeinen Systemtheorie (Bertalanffy 1968) und in den Anfängen der Klientenzentrierten Theorie (Rogers 1959). Zunächst erschienen Arbeiten zu frühen gruppendynamischen Experimenten und Beobachtungen, wurden Untersuchungen an aufgabenorientierten Gruppen und Teams in Organisationen und Betrieben durchgeführt; erst später kamen Untersuchungen an klinischen Gruppen hinzu (Lewin 1951; Bales und Slater 1955; Tuckman 1965; Saravay 1978).

Man diskutiert zwei grundsätzlich voneinander verschiedene Entwicklungsmodelle: das *zyklische* und das *linear-progressive* Entwicklungsmodell. MacKenzie legt noch eine dritte Perspektive an, nämlich die *integrative* Perspektive, die Elemente beider vorgenannter Modelle miteinander integriert (MacKenzie 2001a).

1. Das *zyklische* Entwicklungsmodell
Sehr differenzierte Kleingruppenforschung ergab wiederholt den Nachweis so genannter zyklischer, wiederkehrender Muster in Gruppenprozessen (Bales und Slater 1955; Bion 1959). Das klinisch-psychoanalytische Modell von Bion ist in der psychodynamischen Gruppenliteratur sehr bekannt geworden (Heigl-Evers 1978; Sandner 1986), da es offenbar klinisch plausible Widerstandsmuster der Gruppe beschreibt, sich von der eigentlichen therapeutischen Arbeit abzuwenden. Bion beschreibt nämlich drei so genannte *Grundeinstellungen* (‚basic assumptions') im Unterschied zur *Arbeitseinstellung* (‚work group') (MacKenzie 2001a, S. 134):

- **Grundeinstellung Abhängigkeit (dependence):** Die Gruppe agiert als ob sie nur funktionieren könne, wenn eine überlegene und weise Person sie anleitet. Gar nicht überraschend wird der designierte Leiter häufig als die geeignete Quelle einer solchen Führungskraft angesehen. Gruppenmitglieder verhalten sich auf dieser Stufe so, „als ob" sie hilflos wären, ihre Aktivitäten selbst lenken zu können, und gehen ihre Probleme stattdessen aus einer Position der Passivität an.
- **Grundeinstellung Kampf/Flucht (fight/flight):** In diesem Zustand schart sich die Gruppe zusammen, „als ob" sie durch eine gefährliche Macht bedroht wäre. Die Gespräche der Gruppe drehen sich um Themen wie Bedrohung und das Bedürfnis nach Verteidigung oder Flucht. Es kann Verbindungen nach außerhalb der Gruppe geben, die die Quelle der Schwierigkeiten darstellen. Alternativ können einzelne Gruppenmitglieder als Ursache der Schwierigkeiten ausgemacht werden. Solche Gruppen können rapide Wechsel zwischen Angst- und Rachethemen erfahren. Die Gruppe wendet sich wegen seines Versagens eventuell an den Gruppenleiter, um die Probleme zu lösen oder Antworten zu finden. Es wird ein starker, absoluter Leiter gesucht.
- **Grundeinstellung Paarbildung (pairing):** Hierbei handelt es sich um die simpelste Grundeinstellung in Bions Modell. Die Gruppe ist beherrscht von Aspekten, die um zwei ihrer Mitglieder zentriert sind und agiert, „als

ob" die Lösung der Probleme – wie sie von dem Paar präsentiert wird – von therapeutischem Wert für die gesamte Gruppe wäre. Dabei mag dies eine hoffnungsvolle wie auch voyeuristische Qualität, mit sexuellen Untertönen, haben. Wie bei den beiden anderen Grundeinstellungen wird die Verantwortung für die zu verfolgende Richtung vom einzelnen Mitglied der Gruppe auf eine andere Quelle verlagert.

MacKenzie spricht von „allgemeinen" klinischen Erfahrungen in Gruppen, die sich in diesem Modell kondensiert hätten. Es sei sehr hilfreich, sich als Gruppenleiter/in solche, vor dem systemischen Hintergrund der therapeutischen Arbeit sich abspielenden Muster gut im Auge zu behalten, um spontan auftretende scheinbar irrationale Grundstimmungen in Gruppen verstehen zu können. Die Pendelbewegung zwischen der arbeitenden Gruppe (work group) und einer bestimmten Grundeinstellung (als Abwehrebene) kann dem Gruppenleiter Aufschluss darüber geben, in welcher Phase sich die Gruppe als System befindet. Es wird diskutiert, ob diese Grundeinstellungen im fortschreitenden Modus sich von der Grundeinstellung der Abhängigkeit hin zur Paarbildung fortbewegt, quasi von einem oralen Abhängigkeits- hin zu einem eher ödipal getönten Muster (Gibbard und Hartman 1973; Saravay 1978).

Ein ganz ähnliches Phänomen beschreibt ein Modell von Schutz, der grundlegende menschliche Bedürfnisse beschreibt, die dem Bionschen Modell sehr ähnlich sind (Schutz 1958). Das zunächst vorherrschende Bedürfnis des Individuums ist demnach, sich *akzeptiert* (inclusion) zu fühlen, was sich in einer sozialen Ansammlung verschiedener, einander fremder Individuen (= Gruppe), unmittelbar einstellt. Erst dann gelangen Aspekte wie *Kontrolle* (control) in den Vordergrund, bevor man sich – nach Lösung dieser vordringlichen Aufgaben – dem Bedürfnis nach *Zuneigung* (affection) zuwenden könne. Auch hier wird von Schutz ein (wiederholtes) Oszillieren durch die verschiedenen Qualitäten angenommen, im Sinne eines wiederholten Zyklus.

2. Das linear-progressive Entwicklungsmodell
Ausgehend von der Beobachtung, dass mit der Zeit die Intimität einer Gruppe zunimmt (MacKenzie 2001a), werden aufeinander folgende voneinander unterscheidbare interaktive, gruppenklimatische Muster beschrieben:

„Die Entwicklung wird regelhaft und erkennbaren Mustern folgen. Die gleichen Entwicklungsmuster werden in allen Gruppen zu finden sein, auch wenn Unterschiede hinsichtlich Intensität und Geschwindigkeit, in Abhängigkeit von der Gruppenzusammensetzung, dem therapeutischen Konzept, den Gruppenzielen und dem Wachstumskonzept, gegeben sein mögen. Spätere Entwicklung wird auf der Bewältigung früherer Entwicklung basieren, ein standardisiertes epigenetisches Wachstumsmodell also." (MacKenzie 2001a, S. 135)

Es gibt eine ganze Reihe von unterschiedlichen Modellen zur linear-progressiven Gruppenentwicklung, die sich unterschiedlich zwischen vier und neun Stufen der Gruppenentwicklung ausdifferenzieren (Tuckman 1965; Beck et al. 1986; MacKenzie 1997). Tuckman (1965) fasst seine Übersicht über mehr als 50 empirische Studien in der Quintessenz von vier Stufen der Entwicklung einer Gruppe zusammen:

1. Formierung der Gruppe (forming)
2. Affektaufruhr (storming)
3. Normenbildung (norming)
4. Leistung (performing)

Auch hier wieder klar erkennbar die „Formierung" einer Gruppe, die ihre eigenen Normen entwickeln muss und dabei durch Turbulenzen gehen kann (Flucht oder Kampf wie bei Bion?), bevor eine für die weitere Existenz der Gruppe notwendige akzeptierte Struktur resultiert, die dann die eigentliche therapeutische Arbeit gewährleistet.

MacKenzie (1997) hat in seinem ebenfalls vierstufigen Modell folgende Bezeichnungen gewählt:

1. Engagement
2. Differenzierung
3. Interpersonelle Arbeit
4. Beendigung der Gruppe/Trennung

Im Kern beschreibt er ähnliche Inhalte, wie sie bereits im Modell von Tuckman und teilweise bei Bion beschrieben werden. Die Vertiefung der eigentlichen therapeutischen Arbeit erfolgt somit in der dritten Stufe der Gruppenentwicklung („interpersonelle Arbeit"), nachdem zuvor ein basales Gefühl von Zusammengehörigkeit entwickelt worden ist und aus einer zunächst amorphen Masse undifferenzierter Individuen eine Herausdifferenzierung unterscheidbarer individueller Persönlichkeiten erfolgen müsse („Differenzierung"). Der Vorteil des Modells von MacKenzie ist die explizite Berücksichtigung der Trennungs- und Beendigungsphase der Gruppe, eines Kapitels der Gruppenentwicklung, der generell sehr wichtig, in zeitlich begrenzten Gruppen aber ungleich wichtiger wird, nämlich der Aspekt der Trennung und Lösung, der Separation und Individuation.

Budman und Gurman haben speziell für die Kurzzeitgruppentherapie ein lineares Phasenmodell vorgelegt, das aus fünf Stufen bestehen soll (Budman und Gurman 1988) (Tschuschke und Mattke 1997).

1. Beginn der Gruppe
   Klärung, wer dazu gehört, wer nicht, Äußerungen über Besorgtheit hinsichtlich Sicherheit und Vertrauen; Leiter erklärt die Aufgaben unter dem Aspekt der Zeitbegrenzung und strukturiert noch stark, klärt fokale Ziele, illustriert Ähnlichkeiten zwischen den Gruppenmitgliedern und befördert Kohäsion.

2. Frühe Gruppe
   Erste leichte Verbesserungen oder Verschlechterungen zeigen sich, das Gruppenende liegt subjektiv in weiter Ferne, die Gruppenmitglieder wirken hoffnungsvoll und versuchen, einander hilfreich zu sein; der Gruppenleiter hilft dabei, zu erkennen, wie der fokale Aspekt im Leben der Gruppenmitglieder wirkt; er unterstützt weiter kohäsive Entwicklungen, indem er Ratschläge gibt, wie Zuhören und empathisches Interesse verbessert werden.

3. Halbzeit der Gruppe
   Eine Periode der Frustration und Enttäuschung wirft Fragen nach der Effektivität des Gruppenleiters auf, da der Zeitdruck sich zunehmend aufbaut, und die Mitglieder erkennen, dass die Gruppe bereits zur Hälfte vorbei ist und dennoch viel zu tun bleibt; der Therapeut muss die Krise handhaben, indem er sie ernst nimmt und ggf. die fokalen Ziele zwischenzeitlich beiseite lässt.

4. Späte Gruppe
   Ein Kapitel intensiver Gruppenarbeit, die Mitglieder fühlen sich sehr beteiligt, sind sich sehr bewusst, dass die Gruppe bald beendet sein wird und fühlen sich motiviert, angesichts der beschränkten Restzeit ihre Ziele zu verfolgen, kämpfen aber zur selben Zeit mit dem Bedürfnis, sich emotional zu entengagieren; der Gruppenleiter ermutigt, fokale Themen tiefer zu explorieren und nutzt die Kohäsion der Gruppe für Lern- und Unterstützungsprozesse.

5. Beendigungsphase
   Die Gruppe ist charakterisiert durch intensive Emotionen, dadurch, dass die Mitglieder das Gruppenende und die Reaktivierung überwunden geglaubter alter Verluste erleben; sie versuchen das Erreichte zu konsolidieren; der Leiter versucht, den Gruppenmitgliedern zu helfen, ihre Involviertheit und Kohäsion trotz des Endes der Gruppe zu erhalten, er fokussiert auf die Beendigung, er vermeidet Modifikationen (Aufschiebung) des Gruppenendes, trotz entsprechenden Drucks von seiten der Gruppe.

Abbildung 4 veranschaulicht eine Integration der beiden grundsätzlichen Entwicklungsmodelle, wie sie auf die klinischen Beobachtung am ehesten zuzutreffen scheint: zyklische, oszillierend wiederkehrende Muster und mit der Zeit fortschreitende vorherrschende Themen lassen sich in einer integrativen Perspektive miteinander vereinen (MacKenzie 2001a).

Die Entwicklungsphasen sind auch im Hinblick auf die Wirkung der unterschiedlichen Wirkfaktoren von besonderem Interesse (vgl. Kapitel 4.2). Die initiale Phase bringt die Notwendigkeit der Entstehung einer ausreichenden *Kohäsion* mit sich, einer früh ausreichenden Bindungskraft, die die einzelnen Gruppenmitglieder dazu bewegt, in der Gruppe zu bleiben. Gruppen sind besonders im Anfangsstadium davon bedroht, dass einzelne Gruppenmitglieder die Gruppe vorzeitig verlassen (so genannte ‚dropouts') (Kordy und Senf 1992). Dies gefährdet vital die Existenz der Gruppe und löst Ängste

Entwicklungen von Gruppen und in Gruppen unter dem Zeitaspekt

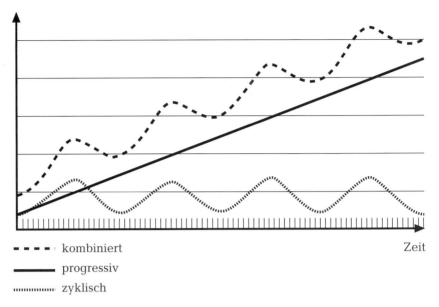

– – – – kombiniert Zeit
——— progressiv
.... zyklisch

Abb. 4. Theoretischer Verlauf von Gruppenentwicklungsmustern (Phasen), basierend auf wiederholt-zyklischen und progressiv-linearen Effekten (Mac-Kenzie 2001a)

und Fluchtgedanken bei den restlichen Gruppenmitgliedern aus. Gruppenleiter müssen dafür Sorge tragen, speziell in Kurzzeitgruppen, dass eine möglichst optimale Gruppenzusammensetzung getroffen und eine ausreichende Gruppenvorbereitung erfolgt (vgl. Kapitel 7.3), und dass initial eine aktiv-strukturierende Leiterhaltung realisiert wird, damit die Wahrscheinlichkeit optimiert wird, dass für alle Teilnehmer ein ausreichender Zusammenhalt entsteht.

Erst dieses Gruppengefühl des ausreichenden Zusammenhalts motiviert einzelne Gruppenmitglieder dazu, Risiken einzugehen und sich zu öffnen (*Selbstöffnung*). Nur dieses Risiko der Mitteilung privater, schambesetzter Anteile an noch weitgehend fremde Andere erlaubt es, einen interaktiven, Teilnahme fordernden Prozess in der Gruppe in Gang zu setzen, der *Feedback* bewirkt, Rückmeldungen, die möglicherweise diskrepant sind zum eigenen Selbstbild, die es gestatten, blinde Flecken an sich selbst wahrzunehmen, die Meinung und den Eindruck anderer über sich zu erfahren (MacKenzie 1990), eigene maladaptive Schleifen interpersoneller Verhaltensketten zu erkennen (Leszcz und Malat 2001). *Feedback* ist *der* essenzielle Wirkfaktor der Gruppenpsychotherapie (Tschuschke und Dies 1997); ohne diese Kette „Risiko eingehen = Selbstöffnung, Feedback erhalten" ist kein Durcharbeiten der erfahrenen neuen Perspektiven und keine Umsetzung in verändertes Erleben und Verhalten möglich (Tschuschke 1999d; 2001f).

Selbstverständlich werden zugleich mit dem Kennenlern-Prozess in der Gruppe auch weitere Wirkfaktoren berührt, die ihren jeweils unverzichtbar wichtigen Beitrag zur gruppentherapeutischen Arbeit leisten, etwa *Universalität des Leidens*. Die Erkenntnis, dass man mit seinen Problemen nicht alleine ist (was fatalerweise häufig unterstellt wird), lässt die Dinge relativer und entspannter angehen (*Einflößen von Hoffnung*). Auch das Erleben des eigenen Werts für Andere in der Gruppe (*Altruismus*) ist sehr hilfreich beim Aufbau eines festeren Selbstwerts und Bindungsgefühls innerhalb der Gruppe.

Die linearen Gruppenentwicklungs-Modelle legen das Voranschreiten zu intensiveren und wirksameren Phasen der Entwicklung der Arbeitskultur der Gruppe nahe. Man kann sich also die Frage stellen, ob spätere Abschnitte der Gruppe therapeutisch wirksamer sind als frühere. In diesem Zusammenhang stellt sich sogleich unweigerlich die Frage der Zeit. Wieviel Dosis, sprich Sitzungen Gruppentherapie, sind erforderlich, damit eine Gruppe alle Wirkfaktoren entfalten kann zur optimalen therapeutischen Wirkung?

Diese Frage ist jedoch nicht pauschal beantwortbar. Zuviele einzelne Variablen beeinflussen den Ablauf einer Gruppe: die Art der Gruppenzusammensetzung, die Leiter-Persönlichkeit, das realisierte Gruppenkonzept, die zur Verfügung stehende Zeit, der Rahmen, in der die Gruppentherapie durchgeführt wird (etwa stationär, wenn auch noch andere Therapien stattfinden) usw. Individuell wird die Entwicklung der Gruppenarbeit sicher beschleunigt durch eine möglichst optimale Indikationsstellung, Gruppenzusammensetzung und -vorbereitung, realistische Zielsetzungen sowie eine günstige Leiterhaltung (vgl. Kapitel 8.1). In diesem Falle können selbst bei kürzeren Zeitspannen die Wirkfaktoren schnell zur Entfaltung gelangen. Umgekehrt kann eine Langzeitgruppentherapie selbst bei ausreichend zur Verfügung stehender Zeit und Sitzungszahl nicht über bestimmte frühe Entwicklungsstadien hinaus gelangen, so dass das Gruppenklima unproduktiv wird und die Gruppe mangels Kohäsion auseinander bricht, weil mehrere Gruppenmitglieder aussteigen (Tschuschke und MacKenzie 1989). In diesem Fall war bei allen Gruppenmitgliedern kein therapeutischer Erfolg feststellbar. Das System Gruppe benötigt die strukturelle Fortentwicklung seines sozial-interaktiven Klimas, damit bestimmte – in diesem Fall psychotherapeutische – Aufgaben gelöst werden, da nur so die Gruppe selbst überleben und parallel die Wirkfaktoren ins Spiel bringen kann, die an einer Gruppentherapie *therapeutisch* wirksam sind (Tschuschke und Dies 1997). Beck (2001) legt ein neunstufiges Modell der Gruppenentwicklung vor.

Phase 1: Kontrakterstellung. Es kann eine Arbeitsgruppe entstehen.
Phase 2: Bildung einer Gruppenidentität, Klärung von Zielen.
Phase 3: Beginn einer kooperativen Arbeit. Gruppenmitglieder beginnen, sich zu öffnen.

Phase 4: Intimitätsphase. Herausbildung einer positiven Beziehung zwischen den Gruppenmitgliedern.
Phase 5: Abhängigkeits- und Unabhängigkeitsaspekte werden fokussiert, Gegenseitigkeit wird etabliert, indem persönliche Verletztheiten einander mitgeteilt werden.
Phase 6: Patienten übernehmen zusehends Verantwortung für die Gruppe und sind nicht mehr so abhängig vom offiziellen Gruppenleiter.
Phase 7: Dies ist die intensivste und tiefgehendste Phase der Arbeit der Gruppentherapie; es besteht vollständige Offenheit und Selbstkonfrontation.
Phase 8: Bewertung dessen erfolgt, was erreicht und gelernt wurde, mit Fokus auf dem Versuch der Umsetzung des Gelernten auch außerhalb der Gruppe.
Phase 9: Umgang mit Trennung und Verlust.

Ariadne P. Beck bringt in ihrem neunstufigen Modell zur Gruppenentwicklung die von ihr untersuchten Gruppenrollen mit dem Phänomen der Gruppenentwicklung zusammen.

Jede Stufe ist nur durch ein spezielles Zusammenwirken von einzelnen der weiter oben genannten Gruppenrollen erreichbar. Gruppen durchlaufen Beck zufolge *Krisenphasen* in ihrer Existenz, die durch die Dominanz eines bestimmten Gruppenmitglieds – jeweils in der Rolle eines *informellen Gruppenleiters* – bewältigt würden. Z.B. sei es die Rolle des *aufgabenorientierten Leiters*, in den kritischen Phasen 4 und 6 die Normen und Ziele der Kommunikation zu beeinflussen, während der Patient in der Rolle des *Schwarzen Schafs* in der zweiten Phase der Gruppenentwicklung (Stufe zur Bildung der Gruppenidentität) den Gegenpol zur Normenbildung einnehme, der die Probleme scharf auf den Punkt bringe und zum „Gralshüter" bezüglich der Klärung der gemeinsamen Probleme und Äußerungen während der Gruppeninteraktion werde und die Rechte Anderer in der Gruppe schütze. Der *emotionale Leiter* werde am meisten in der Gruppe gemocht und sei besonders in den Phasen 3 und 4 wichtig, indem er/sie ein Modell für den Veränderungsprozess abgebe und die anderen motiviere, an der Arbeit und zu lösenden Aufgabe teilzunehmen. Der *Widerstandsleiter* dagegen trete in Phase 5 in den Vordergrund, in der es um die Klärung von Abhängigkeit und Unabhängigkeit gehe und die diesbezügliche Ambivalenz des Patienten in dieser Rolle besondere Akzentuierung im Gruppenprozess erhalte.

Das Modell von Beck ist verschiedentlich empirisch untersucht worden, allerdings konnten erst Teilaspekte empirisch bestätigt werden (z.B. der Phasensprung einer untersuchten Gruppensitzung von der zweiten in die dritte Phase) (Beck et al. 1986; Beck und Lewis 2000).

6 Konzepte der Kurztherapie und Kurzgruppenpsychotherapie

In diesem Kapitel sollen zunächst in einem kurzgefassten Überblick basale Konzepte und Techniken von Kurztherapien psychodynamischer Ausrichtung in der *Einzelbehandlung* dargestellt werden, bevor speziell auf zeitbegrenzte *gruppenpsychotherapeutische* Behandlungsansätze ausführlicher eingegangen werden soll. Das Rational dieser Vorgehensweise liegt einerseits im besseren historischen Verständnis der Entstehungsgeschichte der Kurztherapie bzw. zeitlich begrenzten Psychotherapie, andererseits in einer besseren Veranschaulichung differenzialdiagnostischer Erwägungen (Einzel- versus Gruppenbehandlung), die somit ermöglicht werden.

Ganz allgemein kann man als grundlegende, maßgebliche Einflüsse für die Entwicklung kürzerer psychotherapeutischer Behandlungen die folgenden Gründe angeben.

1. Da ist zunächst mal die *historische Zäsur* der Bürde des 2. Weltkriegs zu nennen, die es mit sich brachte, dass eine große Nachfrage nach psychotherapeutischer Behandlung mangels Personals für erforderliche *Kriseninterventionen* (Koss und Shiang 1994) nicht ausreichend befriedigt werden konnte. Dies führte einerseits zur beschleunigten Entwicklung von Gruppentherapie-Verfahren wie auch allgemein zu kürzeren Behandlungen (Tschuschke 2001c).
2. Ein weiteres gewichtiges Argument für das Erscheinen kurzer psychotherapeutischer Behandlungsmodelle auf der Bildfläche, und dies in letzter Zeit immer mehr, ist die *Krise der westlichen Gesundheitssysteme* (Klein 1993; Budman et al. 1994; Koss und Shiang 1994). Das Kostenmanagement wird zunehmend mehr von Managed Care-Organisationen in die Hand genommen – zumindest in den USA, aber dort finden auch die meisten Entwicklungen im Psychotherapie-Bereich derzeit statt. Kürzere Psychotherapie ist – so scheint es auf den ersten Blick, weil volkswirt-

schaftlich nicht weit genug gedacht und gerechnet wird – aus der rein ökonomischen Perspektive (vordergründig) *kostengünstiger* als Langzeitbehandlung.
3. Der *Zeitgeist* steht auf der Seite auch kürzerer psychotherapeutischer Behandlung (vgl. auch Kapitel 1), Patienten-Erwartungen sind zunehmend die, innerhalb kürzerer Zeiträume „behandelt", „repariert", wieder „fit gemacht" zu werden, nicht zuletzt, weil die Fähigkeit und/oder die Bereitschaft, sich auf längerfristige gründlichere psychotherapeutische Arbeit (und Beziehung!) einzulassen, erheblich im Schwinden begriffen ist (Klein 1993; Budman et al. 1994; Koss und Shiang 1994; Tschuschke und Mattke 1997).
4. Kurzzeittherapie scheint für eine ganze Reihe von psychischen Problemen ausreichend *effektiv* zu sein, die frühzeitigen Behandlungseffekte sind für viele Störungen und Probleme offenbar ausreichend wirkungsvoll, so dass speziell für leichtere Probleme die Kurzzeit- der Langzeitbehandlung „Kunden abgelaufen" hat (Koss und Shiang 1994).

Es gibt weitere Gründe für ein beschleunigtes Wachstum kurzpsychotherapeutischer Verfahren innerhalb des psychotherapeutischen Angebots-Spektrums. Hierzu zählt vor allem die Entwicklung kognitiv-behavioraler Methoden seit den 60er/70er Jahren des letzten Jahrhunderts, aber auch nordamerikanische Entwicklungen im Klinikbereich („free clinical movement"), die zu vermehrter Nachfrage nach psychotherapeutischer Behandlung führten (Koss und Shiang 1994).

6.1 Konzepte der psychodynamischen Kurzpsychotherapie in der Einzelbehandlung

Interessant ist, dass die nachfolgend dargestellten Modelle grundsätzlich auf die Gruppensituation übertragbar wären (im Prinzip, sie müssten allerdings auf die Mehrpersonen-Situation erweitert werden), die Autoren dies aber nicht in Erwägung gezogen haben (Rutan und Stone 1993).

Es werden grundsätzlich drei unterschiedliche konzeptuelle Ansätze unterschieden:

1. *triebtheoretische Konzepte* (David Malan, Peter E. Sifneos, Habib Davanloo)
2. *beziehungstheoretische Ansätze* (die Penn-Forschungsgruppe um Lester Luborsky, die Forschergruppe um Mardi J. Horowitz in San Francisco, die Mount Zion-Forschungsgruppe um Joseph Sampson und Joseph Weiss, und die Vanderbilt-Gruppe um Hans H. Strupp und Jeffrey L. Binder)

3. *eklektische Modelle* (James Mann und andere)
Allen Modellen ist gemeinsam, dass sie eine hohe *Therapeuten-Aktivität* erfordern und in Abgrenzung von der üblichen psychoanalytischen Interventionstechnik spezifisch modifizierte *Interpretationen* verwenden:

- ein schnelles nebeneinander Stellen von Vergangenheit und gegenwärtigen Ereignissen inklusive Übertragungs-Interpretationen
- die Ermutigung neutraler Selbstbeobachtung
- die Diskonfirmierungs-Möglichkeit der Therapeuten-Sicht durch den Patienten
- aktive Unterstützung seitens des Therapeuten

Jegliche Form psychodynamischer Therapie zielt darauf ab, Patienten dazu zu bewegen, ihre wahren Gefühle zu erleben, dies sei aber nur möglich durch die Überwindung des Widerstands, was speziell in zeitbegrenzten psychodynamischen Therapien ein zentrales Problem darstelle (Davanloo 1995). Kurze Behandlungen erlauben keine tiefe Regression, sie zielen notgedrungen auf spezielle Probleme, einen zentralen Fokus. Hier stellt sich verschärft die Frage nach der Eignung von Patienten für eine Kurzzeitbehandlung (siehe ausführlicher Kapitel 7.1). Malan ist der Auffassung, dass ein Fokus nur möglich sei bei einer gezielten Auswahl mitteilsamer und hoch motivierter Patienten mit einfacher Psychodynamik (Malan 1976), mithin also recht „gesunde" und stabile „Patienten" für diese Art psychotherapeutischer Behandlung geeignet seien.

> „Es bleibt die Tatsache, dass die meisten Patienten an einer lang bestehenden, komplexen psychoneurotischen Störung und Charakterneurose leiden und weder stark motiviert noch mitteilsam sind, sondern nur wenig motiviert und voller Widerstand." (Davanloo 1995, S. 9)

Davanloos seinerzeitige Äußerungen lassen sich heute um so mehr bestätigen, und die klinischen Erfahrungen zeigen, dass das Spektrum behandlungsbedürftiger psychischer Probleme überwiegend schwerer oder schwerstgestörte, so genannte „früh" oder strukturell gestörte, in aller Regel eher komorbide Patienten aufweist, von daher stellt sich natürlich die Frage der Indikation für eine Kurzzeitbehandlung verschärft (vgl. Kapitel 7.1).

6.1.1 Triebtheoretische Konzepte

Für alle drei nachfolgenden Modelle gilt, dass die Objektbeziehungsmuster der ödipalen Stufe die Wegbereiter jener Probleme sind, die als am besten geeignet für eine Behandlung in psychodynamischer Kurzzeitbehandlung angesehen werden (Messer und Warren 1995).

Tabelle 4. Dynamische Konzepte zeitbegrenzter Psychotherapie (Rutan und Stone 1993, S. 236)

Therapeut	Anzahl Sitzungen	Fokus der Therapie	Rolle des Leiters	Therapeuten-Verhalten	Patienten Selektion – Anleitungen
Sifneos: Angst-Provozierende Therapie	12–20	Sehr eng; ödipaler Konflikt; unbewusste Trauer, Übertragung	Lehrer	Interpretiert Übertragung und Widerstand; idealisierende Übertragung wird ambivalent	Sehr rigide Standards; nur die Top 2–10% der klinischen Population
Malan	20–30	Eng; implizit (Therapeut findet es); unbewusst	Arzt	Fördert „Einsicht"	Relativ gesundes Klientel; milde Charakterpathologie
Davanloo	1–40	Breiter; Widerstand; Gebrauch von Aggression	Kritiker	Konfrontiert besonders um Ärger herum angesiedelten Widerstand	Top 30–35%; müssen im Erstgespräch ansprechen
Mann	Genau 12	Am breitesten; „zentraler Punkt"; Zeit als Fokus; Beendigung der Gruppe	Empathischer Heiler	Fokussiert auf Trennung und Lebensabschnitt, in dem Eltern versagten	Breitere Auswahl

Alle drei Erstgenannten fußen auf Freuds triebtheoretischem Modell. Kontraindiziert ist diese Behandlungsform für Patienten, die wenig geeignet für einsichtsvolle Behandlung sind oder deren Probleme mehr Behandlungszeit benötigen (schwere Depressionen, Schizophrenie, Paranoia, schwere Persönlichkeitsstörungen). Tabelle 4 zeigt sehr verdeutlichend in direkten Vergleichen Ähnlichkeiten und Unterschiede zwischen den psychodynamischen Kurzzeitbehandlungs-Konzepten von Sifneos, Malan, Davanloo und Mann (das letztgenannte Konzept wird als „eklektisches Konzept" unter 6.1.5 behandelt, siehe weiter unten).

6.1.1.1 Kurz-Intensive Psychotherapie
(*Brief Intensive Psychotherapy – BIP*) (Malan 1963; 1976)

David Malan von der berühmten Londoner Tavistock-Klinik sah für seinen Kurzbehandlungsansatz 20 Sitzungen vor, in denen er „soviel vom Konflikt bzw. von den Konflikten lösen" wollte wie nur möglich. Die Indikation für diese Art von Behandlung wird im Rahmen der Erstgespräche getestet, indem der Therapeut Probe-Interpretationen abgibt und darauf achtet, wie der Patient darauf reagiert. Konfliktbereiche und Therapieziele werden bereits anhand der Vorgespräche festgelegt, an ihnen orientieren sich die Interventionen des Therapeuten.

Es versteht sich, dass die Therapeuten-Haltung sehr aktiv ausgelegt ist. Seine/ihre Aufgabe ist es, den Patienten durch die Behandlung hindurch *anzuleiten* (,guiding'), indem er/sie *selektive Interpretationen* vornimmt, *selektive Beachtung* und *selektive Vernachlässigung* bezüglich des Patienten-Materials realisiert. D.h. im Endeffekt, dass, ganz im Unterschied zur klassischen psychoanalytischen Behandlung mit viel Zeit, therapeutenseitig sehr strukturiert und ausgewählt wird, die Behandlung quasi nach den Vorstellungen des Therapeuten läuft.

6.1.1.2 Angst provozierende Kurzzeitpsychotherapie
(*Short-Term Anxiey-Provoking Psychotherapy – STAPP*)
(Sifneos 1972; 1996)

Sifneos fokussiert ungemein direkt auf die *ödipale Konfliktthematik*, für die Patienten sehr sorgfältig ausgewählt werden müssen. Im Unterschied zu Malan und Davanloo geht er nicht primär die Abwehr des Patienten an, sondern konfrontiert er den Impuls des Patienten ganz direkt, suggestiv die Abwehr durchbrechend. „The cat has caught the mouse and there is no escape." (Messer und Warren 1995, S. 92)

Angeführte Beispiele verdeutlichen, dass Sifneos sehr ausführlich Patienten erklärt, wie er zu den Schlussfolgerungen gelangt (didaktische Haltung, Unterrichtung des Patienten in psychodynamischer Sichtweise). Der Patient lernt neue Wege, sich selbst zu sehen.

6.1.1.3 Intensive psychodynamische Kurzzeitpsychotherapie
(*Intensive Short-Term Dynamic Psychotherapy – ISTDP*)
(Davanloo 1978; 1980; 1995)

Davanloos Ansatz arbeitet unter besonderer Konzentration auf den allseits beobachtbaren und jederzeit vorhandenen Widerstand von Patienten. Die Technik Davanloos ist entsprechend um den *Widerstand des Patienten* herum aufgebaut.

Selbst extremer Widerstand könne durch einen Prozess der Herausforderung und durch Druck behandelt werden.

Die Technik des Vorgehens gliedert sich bei Davanloo demzufolge in die nachfolgend genannten chronologischen Schritte:

Eingesetzte Technik	Folge
1. Druck ausüben in Richtung Fühlen	Intensivierung des Widerstands
2. Klären der Abwehrmechanismen	
3. Herausforderung des Widerstands	
4. Herausforderung des Arbeitsbündnisses (Druck, die Abwehr aufzugeben)	Intensivierung der Übertragung
5. Direktes Fragen nach der Übertragung	dito
5. Herausforderung des Widerstands in der Übertragung	
6. Frontalzusammenstoß (head-on collision) mit dem Widerstand	Direktes Erleben von Übertragungsgefühlen Mobilisierung des unbewussten Arbeitsbündnisses

6.1.2 Zur Kritik an den triebtheoretischen Konzepten

Kritisiert wird der direktiv-paternalistische Stil der Therapeuten bei den triebtheoretisch basierten Konzepten. Es würden Autoritäts-Konflikte verschärft oder unterschlagen („Father knows best" (Messer und Warren 1995, S. 109). In Wahrheit handele es sich gerade nicht um eine *psychoanalytische* Exploration, gerade nicht um freie Assoziations-Möglichkeiten, sondern ausschließlich um die *Sicht des Therapeuten* von seiner wahrgenommenen Realität.

Als Verteidigung würden Malan, Sifneos und Davanloo vermutlich anführen, dass sie erstens nicht Patienten attackierten, sondern deren Abwehr, Konflikte und Probleme; dass sie zweitens Patienten helfen würden, wirklich ihre Probleme anzugehen, dass Forschungsergebnisse und Videoaufzeichnungen nachhaltig demonstrieren würden, dass tatsächliche Durchbrüche in der Behandlung nachweisbar wären, und weiterhin, dass Suggestion in jeglicher Form von Psychotherapie und nicht nur in der psychodynamischen Kurztherapie vorkomme. Letztlich handele es sich um eine *Werte-Debatte* (Messer und Warren 1995).

6.1.3 Beziehungstheoretische Modelle

Die unter dieser Bezeichnung gehandelten Kurztherapie-Ansätze folgen keinem triebtheoretischen Konfliktmodell sensu Freud, wie die

Konzepte von Malan, Sifneos und Davanloo klar in der Tradition von Freuds Triebtheorie stehen, sondern haben den *psychoanalytisch-objektbeziehungstheoretischen Ansatz* als theoretisch-konzeptuellen Hintergrund (Greenberg und Mitchell 1983). Es handelt sich dabei um einen fundamental alternativen Ansatz zu Freuds triebtheoretischem Modell, der auf theoretischen Ausarbeitungen so bekannter Namen wie Melanie Klein, W. R. D. Fairbairn, Donald W. Winnicott, Harry Guntrip und Otto F. Kernberg fußt (Messer und Warren 1995). Mitchell charakterisiert den von ihm und Greenberg gewählten Terminus „Beziehungsmodell" wie folgt (Mitchell 1988):

> „Wir sind nicht gekennzeichnet als ein Konglomerat an physisch bedingten Bedürfnissen, sondern als geprägt durch und unvermeidlich eingebettet in eine Matrix von Beziehungen mit anderen Menschen, indem wir zugleich bemüht sind, unsere Beziehungen mit anderen aufrecht zu erhalten und uns von ihnen zu unterscheiden. Aus dieser Sicht ist die grundlegende Einheit der Betrachtung nicht das Individuum als eine separate Entität, dessen Wünsche mit einer externen Realität kollidieren, sondern ein interaktionales Feld, in dem das Individuum erscheint und darum kämpft, Beziehung herzustellen und sich zu artikulieren." (Mitchell 1988, S. 114 f)

Dieser Ansatz ist fundamental für psychodynamisch und interpersonell orientierte Gruppenpsychotherapie, mithin auch für Kurzgruppentherapien. Vier Modelle neueren Datums haben sich einen Namen gemacht; sie stammen sämtlich aus Forschungszentren und waren somit von Beginn an Gegenstand empirischer Forschungen.

6.1.3.1 Supportiv-expressive Psychotherapie *(Penn-Projekt)*
(Luborsky 1984; 1990)

Dieser Ansatz arbeitet mit der so genannten *CCRT-Methode (Core Conflictual Relationship Theme).* Dieser „zentrale Beziehungskonflikt" dient als therapeutischer Fokus, als Organisator des klinischen Materials und als Anleitung für die therapeutischen Interventionen.

Das typische CCRT-Muster mit interpersoneller Wirkung entfaltet sich durch einen unbewussten *Wunsch* des Patienten an seine reale Umgebung, der dann die *Reaktionen seiner Umwelt* als gleichgültig oder abweisend, vernachlässigend erlebt, was schließlich zu seiner *eigenen Reaktion* führt, die sich z.B. in Ärger, Selbstbeschuldigung usw. äußert (siehe Beispiel bei Messer und Warren 1995, S. 120).

CCRT-Beziehungsmuster
Wunsch: Nicht von anderen abgeschnitten zu sein
Reaktion anderer: Ausschließen des Patienten
Eigene Reaktion: Ärger, Selbstbeschuldigung

Bei genauerer Betrachtung gibt sich der Wunsch als Ausdruck einer interpersonalen, sozialen Psychopathologie zu erkennen. Die Wunsch-Komponente ist beinahe immer ein *impliziter* interpersonaler Wunsch („mich zu bestärken", „Akzeptanz zu erhalten"), während die beiden anderen Komponenten *explizit* interpersonalen, beziehungsrelevanten Charakter haben (Messer und Warren 1995).

6.1.3.2 Kurzzeitdynamische Psychotherapie (*Center for Study of Neuroses*) (Horowitz 1986; Horowitz et al. 1993)

In dieses Modell gehen sehr viele Elemente kognitiver Psychologie ein, wie die Begriffe „Schema", „Selbst-Schema", „Rollenbeziehungs-Modelle" verdeutlichen. Horowitz versucht, psychodynamische Theorie, Elemente von Piagets entwicklungsbezogenem Kognitionsansatz und bindungstheoretische Elemente Bowlbys miteinander zu integrieren (Messer und Warren 1995). Die relativ fest verankerte Sicht des eigenen Selbst und anderer sowie der unbemerkt zu Grunde liegenden Skripte bezüglich der Transaktionen zwischen dem Selbst und jenen anderen ist demnach intrapsychisch sehr stabil verankert (Horowitz 1988). Dieser Ansatz ähnelt sehr dem der kognitiv-behavioralen Konzepte (Beck 1970; Ellis 1977; Meichenbaum 1979), in denen ebenfalls unbewusste Grundüberzeugungen („Skripte" bei Horowitz oder auch in der Transaktionsanalyse (Ligabue und Sambin 2001)) eine entscheidende Rolle spielen. In Horowitz' Modell spielt die unangemessene Anwendung des zu Grunde liegenden starren persönlichen Schemas auf soziale, interpersonelle Situationen die zentrale Rolle des psychopathologischen Geschehens.

> „Durchgängiger Gebrauch eines unangemessenen Rollen-Beziehungs-Modells im Wege der Konstruierung eines Arbeits-Modells bedeutet, dass das Arbeits-Modell von der jeweiligen Situation abweicht, oder zumindest aus der Sicht der anderen Person. Trotz dieser Tatsache wird die Person fortfahren, dasselbe Arbeitsmodell wieder und wieder anzuwenden. Das Ergebnis ist dann psychologische Pathologie." (Horowitz 1988, S. 76)

Es fehlt also die Modifikation eines eingefahrenen Schemas, eine Assimilierung neuer Informationen in alte gespeicherte Muster, was letztlich dann zu einem permanenten Scheitern im sozialen Raum führt. Im hier zu Grunde liegenden interpersonell maladaptiven, oder auch pathologisch zu nennenden „Transaktionszyklus" (siehe weiter unten) treffen sich alle interpersonell arbeitenden Modelle, die letztlich sämtlich auf Harry St. Sullivans interpersonales Psychiatrie-Modell zurückzuführen sind (Tschuschke 1999b).

6.1.3.3 Die *Mount Zion*-Forschungsgruppe
(Weiss und Sampson 1986)

Gleichfalls mit einem System an „Überzeugungen" (‚beliefs') arbeitet der Ansatz der *Mount Zion-Forschungsgruppe* um Sampson und Weiss. Im Unterschied zur Sprache der Objektbeziehungstheorie wird ein fundamental auf erlernten und internalisierten Beziehungserfahrungen fußendes Konzept über sich selbst und andere vorgestellt. Die grundlegenden Überzeugungen eines Individuums (‚beliefs'), mehrheitlich wohl unbewusst, prägen demnach die interpersonelle Grundhaltung, mit entsprechend pathologischen Konsequenzen.

> Ein Beispiel wäre die Übezeugung eines Ehemanns, seine Frau nicht kritisieren zu dürfen, da sie verletzt sein würde, ganz ähnlich wie seinerzeit seine Mutter, die auf solchen Ausdruck mit Schmollen zu reagieren pflegte. Die pathologische Überzeugung dieses Mannes wurde auf andere wichtige Menschen in seinem Leben übertragen. (Messer und Warren 1995, S. 123)

Es wird in diesem Modell ausdrücklich betont, dass die Fehlwahrnehmung des Individuums keineswegs durch unbewusste, intrapsychische triebhafte Wünsche hervorgerufen werde, sondern durch den intensiven Wunsch, sich erfolgreich an die Umgebung anzupassen (Sampson 1992).

6.1.3.4 Die *Vanderbilt-Forschungsgruppe* um Strupp, Henry und Binder (Strupp und Binder 1991)

Ebenfalls basierend auf Sullivans Theorie der interpersonalen Psychiatrie und auf Lorna Smith Benjamins Arbeit (Sullivan 1953; Benjamin 1974) – und gleichfalls mit dem Konzept grundlegender „Überzeugungen" (‚beliefs') befasst – arbeitet der Ansatz der *Vanderbilt-Forschungsgruppe* um Hans H. Strupp. Es handelt sich hierbei um interpersonelle Annahmen oder Überzeugungen, also Ergebnisse eine langen Lernprozesses im interpersonellen Austausch mit anderen Personen.

Die Autoren verwenden das so genannte *CMP* (‚cyclic maladaptive pattern'), ein Schema fehlangepasster interpersoneller Verhaltensweisen, die einen pathogenen Zirkel interpersonellen Scheiterns initiieren und aufrechterhalten (Tress 1993; Leszcz und Malat 2001).

Vier Unterbereiche für Informationsgewinne werden unterschieden:

- eigenes Verhalten
- Erwartungen bezüglich der Reaktionen Anderer
- Verhalten Anderer gegenüber dem Individuum
- Verhalten des Individuums gegenüber sich selbst (Introjekt)

6.1.4 Zur Kritik an den beziehungstheoretischen Modellen

Die Hauptkritik bezieht sich auf die frappante Vernachlässigung des Faktors Zeit bei allen vier vorgestellten Modellen (Messer und Warren 1995). Messer und Warren beklagen hier speziell die fehlende Konzeptualisierung zeitbegrenzter Psychotherapie in ihren therapeutischen Wirkfaktoren. Warum eigentlich zeitbegrenzte Therapie, wenn technisch die begrenzt zur Verfügung stehende Zeit nicht explizit operational in das jeweilige Behandlungskonzept eingearbeitet wurde, wie dies z.B. bei dem Modell von James Mann (s.u.) der Fall sei? Im Gegensatz dazu hätten die zuvor vorgestellten Modelle von Davanloo und Sifneos konzeptuelle Vorteile bei der therapeutischen Kürze: das erstere im Hinblick auf Freuds topografisches Modell (Bewusstmachung) und das zweite im Bezug auf die Gewinnung von Einsicht.

Der Vorteil andererseits scheint in einer breiteren Anwendbarkeit psychoanalytischer Theorie zu liegen, indem die beziehungstheoretischen Modelle Aspekte der Objektbeziehungstheorie, der Selbstpsychologie, der interpersonalen Psychoanalyse und entwicklungsbezogener Theorien einbeziehen.

6.1.5 Eklektische Modelle

Der Ansatz der *Time-Limited Psychotherapy (TLP)* von Mann und Goldman hat die vier grundlegenden Psychologien ‚*Drive, Ego, Object* und *Self*' (Trieb, Ich, Objekt und Selbst) als Basis. Übersetzt heißt dies: der TLP-Ansatz baut auf die *strukturelle Hypothese* (1), die *Theorie des Narzissmus* (2), die *Objektbeziehungstheorie* (3) und *die Entwicklungsperspektive* (4) der Psychoanalyse auf. Die strukturelle Hypothese umfasst Ich und Trieb und Konflikte, die zwischen beiden Instanzen entstehen können. Nicht im Widerspruch zur strukturellen Sicht erachten die Autoren die Aspekte des Narzissmus, sondern eher als komplementär, während unter dem Gesichtspunkt der Objektbeziehung das Versagen der Umgebung als entscheidend für die Ätiologie der Psychopathologie betrachtet wird (wie etwa die Geburt eines jüngeren Geschwisters oder Tod bzw. Scheidung der Eltern) (Messer und Warren 1995).

In der Technik dieses Kurzzeitkonzepts wird ganz besonders auf die Formulierung eines Behandlungsfokus, die zur Verfügung stehende Zeit und die Bearbeitung der Trennung geachtet (insgesamt 12 Sitzungen). Weiterhin wird sehr differenziert auf *Indikation und Kontraindikation* geachtet, weit mehr als in allen bisher behandelten Konzepten. Hierbei handelt es sich um einen entscheidenden Aspekt bei jeglicher Form geplanter psychotherapeutischer Behandlung, der allerdings in Kurzzeitbehandlungen einen noch wesentlich größeren Stellenwert erfahren muss, wie dies ausführlich im Kapitel 7 dargelegt wird.

Alle relativ leichteren Störungen wie Anpassungsstörungen, Angst und neurotischen Charakterstrukturen wie hysterische, depressive und leichte Zwangsneurosen, bei nicht zu geringer Ich-Stärke werden als besonders geeignet für die TLP angesehen. Auch Verlusterlebnisse als akute Auslöser werden als speziell indiziert angesehen. Hingegen werden alle schwereren Störungen wie Psychosen oder schwere Persönlichkeitsstörungen als kontraindiziert bezeichnet, wobei mildere Formen bei letzteren durchaus von TLP profitieren könnten (Mann 1973; Mann und Goldman 1982).

Weitere eklektische Ansätze wie etwa die von Garfield, Bellak und Gustafson werden bei Messer und Warren ausführlich dargestellt.

6.2 Konzepte der Kurzgruppenpsychotherapie

Die Kurzzeit*gruppen*psychotherapie ist trotz inzwischen weiter Verbreitung immer noch konzeptuell unterentwickelt und nur teilweise empirisch überprüft, zumindest nicht, was die großartigen und viel zitierten schultheoretischen Entwürfe angeht (Budman et al. 1994; Yalom 1996). Koss und Shiang sprechen allerdings zur selben Zeit von zunehmend zufrieden stellender empirischer Evidenz (Koss und Shiang 1994, S. 664). Sorgfältige Literaturrecherchen hierzu klären den scheinbaren Widerspruch allerdings auf.

Die theoretisch zahlreichen und z.T. sehr komplexen theoretischen Entwürfe, die „Klassiker" so zu sagen, sind kaum empirisch überprüft. Es gibt deren ungemein viele in verwirrender Vielfalt, mangelhafter Abgrenzungen, wahrscheinlich eher breitflächige Überschneidungen (dabei durch eigene kreative Begriffsverwendungen und -schöpfungen Nebelkerzen zündend und Unterschiedlichkeit suggerierend, wo letztlich Gleiches oder sehr Ähnliches gemeint ist), zugleich aber sehr darum bemüht, bloß keine Integration mit anderen Modellentwürfen herbei zu führen, gefördert durch fehlende Kommunikation und vermiedene Querverständigung, wie dies bereits von Sandner (1986) kritisch festgestellt wurde.

> Robert Dies als ehemaliger Herausgeber des *International Journal of Group Psychotherapy* hat in seiner originellen Art im Jubiläumsjahr 1992 (50 Jahre *American Group Psychotherapy Association*) 500 erfahrene, ältere Mitglieder der *AGPA* (einer mittlerweile 60 Jahre bestehenden Organisation der nordamerikanischen Gruppentherapeuten) aufgefordert, ihre Meinung über Schulenzugehörigkeit und die wichtigsten Persönlichkeiten aufzulisten. Es antworteten 111 Kollegen und Kolleginnen (Rücklauf 22%). Das Ergebnis ist Tabelle 5 zu entnehmen (Dies 1992, S. 3).

Tabelle 5 verdeutlicht die selbst unter – sehr erfahrenen, notabene! – Experten herrschende *Konfusion*, welcher Autor welchem konzeptuellen Sektor zuzuordnen sei. Dies spricht von einer großen Unsicherheit und „Konfusion" bei dem Versuch, erstens überhaupt eine übergeordnete Systematik und dann auch noch eine plausible Zuordnung der Autoren zu ihrem theoretischen Hintergrund, selbst unter ausgesprochenen Experten/innen, vornehmen zu können (Dies 1992). Es seien von den 111 Experten/innen insgesamt ca. 50 unterschiedliche theoretische Orientierungen und ca. 200 zugehörige Na-

Tabelle 5. Gruppenpsychotherapie-Modelle und ihre wichtigsten Vertreter (Dies 1992)

Theoretisches Modell – Vertreter	Theoretisches Modell – Vertreter
*Psychodynamisch/psychoanalytisch (79)** S. Rutan A. Wolf S. Scheidlinger W. Stone A. Alonso	*Objektbeziehungsansatz (28)* R. Ganzarain A. Alonso H. Kibel S. Rutan L. Horwitz
Gruppe-als-Ganzes/Systemansatz (62) Y. Agazarian W. Bion E. Rioch H. Durkin F. Borriello	*Gruppenanalyse (24)* M. Pines S. Foulkes D. Stock-Whitaker E. Anthony
TA/Gestalt (58) R. Goulding F. Perls E. Berne E. Polster J. Gladfelter	*Psychodrama (18)* J. Moreno Z. Moreno
Interpersonal/Interaktional (50) I. Yalom	*Existenziell/Humanistisch (18)* I. Yalom R. Goulding F. Mullan
Kognitiv/Behavioral (40) Sh. Rose A. Ellis A. Beck A. Lazarus D. Meichenbaum	*Selbstpsychologie (16)* W. Stone S. Arensberg R. P. Bacal H. Kohut

*Die Zahlen in Klammern geben die Häufigkeit der Nennung durch die 111 Experten/innen an

men angegeben worden, von denen die häufigsten in Tabelle 5 wiedergegeben sind.

Dieser unübersichtlichen, Konfusion bewirkenden Palette theoretisch-konzeptionell sich unterschiedlich gerierender Entwürfe steht eine – notgedrungen – pragmatische Praxis gegenüber, in der mittlerweile Modelle abgeleitet wurden aus theoretischen Grundannahmen der o.g. Theorieentwürfe, mit weitgehend pragmatischen Modifikationen, gewonnen aus der täglichen klinischen Praxis, die inzwischen fast regelmäßig empirisch überprüft werden oder bereits untersucht worden sind und sich in der Regel als wirksam erwiesen haben. So erklärt sich der scheinbare Widerspruch.

Die einzelnen Kurzgruppentherapie-Konzepte, die in diesem Kapitel vorgestellt werden, können nicht in aller Ausführlichkeit bezüglich ihrer theoretischen Grundannahmen behandelt werden, hierzu muss auf die einschlägige Literatur (die zitiert ist) hingewiesen werden. Es werden basale theoretisch-konzeptuelle Grundannahmen der wichtigsten Modelle und Konzepte nur kurz gestreift oder im Kapitel 10, wenn von der Anwendung einzelner Gruppenkonzepte auf spezifische Problemfelder die Rede sein wird, näher behandelt.

Trotz unterschiedlicher schultheoretischer Gebundenheit der einzelnen Kurzgruppen-Modelle lassen sich Gemeinsamkeiten bezüglich einer grundsätzlich ähnlichen technischen Handhabung, dies gilt übrigens für die Einzel- wie für die Gruppenbehandlung, aufzählen (Klein 1993; Mattke und Tschuschke 1997):

- Therapeutische Handhabung der zeitlichen Begrenzung
- Beschränkung der therapeutischen Ziele
- Zentrierung therapeutischer Inhalte auf die Gegenwart
- direktives Management der Sitzungen durch den Therapeuten
- frühzeitige Einschätzungen (diagnostischer Art)
- Schnelligkeit der therapeutischen Intervention
- Flexibilität auf seiten des Therapeuten
- die Unterstützung einer Katharsis als wesentlichem Element im Prozess (Ausnahmen teilweise bei verhaltenstherapeutischen Ansätzen)
- eine frühzeitige, schnelle Etablierung einer interpersonellen Beziehung, von der aus therapeutische Hebelwirkung ausgehen soll (ebenfalls nur eingeschränkt gültig für VT-Ansätze, vgl. Kapitel 6.2.2)
- eine angemessene Auswahl von Patienten, da nicht alle Patienten von einer kurzen Behandlung profitieren können
- homogene Gruppenzusammensetzung

Weitere Gemeinsamkeiten sind nach Koss und Shiang folgende drei Prinzipien (Koss und Shiang 1994, S. 668):

- Die therapeutischen Ziele basieren auf der Annahme, dass die Patienten in der Lage sind, während ihres Lebens Veränderungen vorzunehmen

- die für diese Ziele benötigte Zeit ist begrenzt
- die Entwicklung einer Arbeitsbeziehung zwischen Therapeut und Patient (bzw. zwischen den Gruppenmitgliedern und Gruppenleiter) ist erforderlich, um die Ziele in einem festgelegten Zeitrahmen zu erreichen

Auf die einzelnen genannten Punkte wird noch ausführlicher zurückzukommen sein, wenn Details zur Indikation, zur Gruppenzusammensetzung und zur spezifischen Leiter-Technik behandelt werden (vgl. Kapitel 7 und 8).

Kurzzeitgruppentherapie (KGT) ist – wie jede Kurzzeitbehandlung – wahrscheinlich *nur eine Komponente* einer ausgedehnteren psychotherapeutischen Behandlung, manchmal einer lebenslangen (Budman und Gurman 1988). Insofern ist der angezielte Behandlungseffekt natürlich zu relativieren. Wie man grundsätzlich in der Psychotherapieforschung feststellen muss, ist „Erfolg" (bzw. Behandlungs-Outcome) in psychotherapeutischen Behandlungen sehr relativ. Er ist *nicht absolut* zu sehen, sondern relativiert sich vollständig am vorliegenden Problem, der psychischen Struktur des Betroffenen, der Chronifizierung der Schwierigkeiten, der Motivation und Eignung der Person zu einer oder verschiedenen Formen von therapeutischen Behandlungen. Für manche Patienten sind das komplette Verschwinden von Symptomen, der Beschwerden und die vollständige Wiederherstellung eines einstmaligen Funktionsniveaus als Erfolg zu werten, für Patienten am anderen Ende der Skala kann es als Erfolg gewertet werden, dass sie überhaupt in der Lage sind (oder in dieselbe versetzt werden), am Leben zu bleiben! Zwischen diesen beiden Polen spielen sich die Möglichkeiten zeitbegrenzter Psychotherapie ab. Und sie unterscheidet sich darin grundsätzlich nicht einmal von jeglicher Art psychotherapeutischer Hilfen oder Maßnahmen.

Statt über „Kur" im Rahmen von Kurzzeitgruppen nachzudenken, regen Budman et al. an, besser über begrenzte Verbesserung und Veränderung unter therapeutischem Einfluss nachzudenken, dies schließe insbesondere die Aufstellung realistischer Behandlungsziele für das betroffene Individuum mit ein (Budman et al. 1994).

Den Aspekt der begrenzten Zeit in der Kurzgruppentherapie arbeitet MacKenzie differenzierter heraus. Er benennt neun Stufen, um mit zeitbegrenzter Gruppentherapie technisch umzugehen (vgl. ausführlicher auch Kapitel 8). Speziell der Aspekt der begrenzten Zeit habe eine enorme analoge Kraft zu den Lebensrealitäten vieler Betroffener, die Kurzgruppentherapie sehr häufig zu einem Zeitpunkt ihres Lebens in Anspruch nähmen, wo sie an kritischen Punkten angelangt seien (MacKenzie 1996).

Kurzgruppentherapie habe die Möglichkeit, basale Reflexionen im Hinblick auf Zeit zu stimulieren (vgl. hierzu ausführlicher auch Kapitel 1). Die volle Bewusstmachung der Realität des Todes und der Unausweichlichkeit von Verlust ermächtige den Gruppentherapeuten, die mit der Beendigung der Gruppe zusammen hängenden Aspekte auf direkte Art und Weise anzusprechen. Seine Interventionsstrategien bezüglich des Gruppenendes fokussierten auf Fragen bezüglich der essenziellen Einsamkeit des Individuums und die unausweichliche Notwendigkeit der eigenen Sorge darum. *Der Prozess der Reifung werde in den Rahmen der zur Verfügung stehenden Zeit der Gruppe hinein komprimiert. Kurz: das zeitbegrenzte Gruppenformat stelle ein Analogon der existenziellen Krise des Menschen dar* (Yalom 1980). Aus diesem Grunde müsse der Zeitaspekt den Gruppenmitgliedern permanent bewusst gemacht werden.

> „Ihre Einzigartigkeit (der zeitbegrenzten Gruppentherapie; d. Verf.) liegt in dem nützlichen Gebrauch von Zeit, um den therapeutischen Prozess zu beschleunigen und zu konzentrieren. ... Der Gruppenprozess kann auf fundamentale Themen konzentriert werden, die durch das Bewusstsein hervorgerufen werden, dass die Dauer der Zeit endlich ist. Die Gruppe als therapeutisches Setting ermöglicht eine Gelegenheit für die Teilnehmer, solche Beendigungsthemen gemeinsam zu thematisieren." (MacKenzie 1996, S. 47)

Die Wirksamkeit (*Effektivität*) von Kurzgruppentherapie steht völlig außer Zweifel, wenn man die großen Metaanalysen heranzieht. Die klassische Metaanalyse zur Wirksamkeit von Psychotherapie umfasste 475 empirische Studien und erbrachte völlig vergleichbare Effektstärken zwischen Gruppenpsychotherapie (ES = 0.83) und Einzelpsychotherapie (0.87) (Smith et al. 1980). Wobei zu erwähnen ist, dass die meisten Therapien in dieser Metaanalyse *Kurztherapien* waren. Ähnliche Ergebnisse erbrachten neuere Metaanalysen (Tillitski 1990; Fuhriman und Burlingame 1994). Die *Effizienz* von Kurzgruppenpsychotherapie wurde in einem sehr differenzierten Forschungsdesign von Piper und Mitarbeitern untersucht (Piper et al. 1984). Zeit und Geld können über den Einsatz von Kurzgruppentherapie optimal genutzt werden, wobei sich die relative Effizienz für Therapeut und Patient jeweils recht unterschiedlich darstellen kann: die aufgewändete Zeit für den Patienten beträgt in einer Kurzgruppenpsychotherapie (bei 24 Sitzungen zu je 1 $^1/_2$ Stunden) rechnerisch 36 Stunden, für den Therapeuten pro Patient nur 4 $^1/_2$ Stunden (bei 8 Patienten in der Gruppe). Die Vorteile bezüglich der reinen Kostengünstigkeit der Gruppentherapie gegenüber der Einzeltherapie ist sowohl für die Langzeit- wie für die Kurzzeitgruppentherapie nachgewiesen (Piper et al. 1984; Heinzel 2001).

Was Einsatz und Effektivität von Kurzzeitgruppentherapie nachteilig beeinflusst, sind folgende Faktoren (Piper und Joyce 1996):

- Mangelnde Ausbildung und Erfahrung in Kurzgruppendurchführung (Therapeuten-Faktor)

- organisationsbedingte Schwierigkeiten der Durchführung von Kurzzeitgruppen (wegen der homogenen Gruppenzusammensetzung und des geschlossenen Formats, vgl. Kapitel 7.2)

6.2.1 Psychodynamische Modelle

Am Beispiel tiefenpsychologischer, psychodynamisch orientierter Kurzgruppenverfahren lässt sich ganz besonders deutlich machen, wie wenig integriert und wie wenig theoretisch und klinisch sophistiziert Entwicklungen an den gruppenpsychotherapeutischen Behandlungskonzepten vorgenommen worden sind. Dies gilt mitnichten nur für die psychoanalytische Gruppentheorie- und -therapie-Entwicklung, wie noch zu zeigen sein wird, sondern durchaus für alle anderen schultheoretischen Modelle in analoger Weise.

Psychoanalytische Gruppenpsychotherapie hat, historisch gesehen, nur als erstes der heute etablierten und gängigen psychotherapeutischen Verfahren die Entwicklungslinie von einer ursprünglich auf das Individuum zielenden Behandlung hin zu einer Gruppenbehandlung aufgenommen (Tschuschke 2001c). Die mangelnde Ausarbeitung einer Integration – die diesen Namen wirklich verdient hätte! – psychoanalytischer Konzepte mit der Dynamik der interpersonellen und sozialen Gruppensituation im Hinblick auf bewusste, unbewusste Ebenen, die soziale Ebene des Systems Gruppe, die gesellschaftliche Ebene, und dann noch unter Berücksichtigung der jeweils spezifischen individuellen Psychopathologien, von der empirischen Evaluation noch ganz zu schweigen – diese Integration ist nicht einmal auf der Ebene der Gruppenanalytiker gelungen, wenn man die einander unverbunden nebeneinander stehenden Modelle und Entwürfe betrachtet (Sandner 1986) (siehe auch oben das kleine Experiment von Robert R. Dies). Nach Sandner handelt es sich, genau genommen, bei den Theorien zur Gruppenanalyse um aus der Klinik gewonnene „ad-hoc"-Konstruktionen, die lediglich formuliert wurden (und wohl auch im guten Glauben klinisch ausprobiert wurden; d. Verf.), aber jedenfalls nicht weiter entwickelt wurden. Eben Modelle als „Behauptungen" oder „Hypothesengeflechte" (Sandner 1986, S. 59), allesamt nicht oder kaum je empirisch geprüft. Und Sandner nennt sie in diesem Zusammenhang alle beim Namen, die Konzepte bzw. Modelle analytischer Gruppenpsychotherapie entwickelt haben (in alphabetischer Reihenfolge): (Ezriel 1950; Slavson 1950; Schindler 1951; Foulkes und Anthony 1957; Bion 1959; Durkin 1964; Stock-Whitaker und Lieberman 1965; Argelander 1972; Foulkes 1975; Ohlmeier 1976). Sandner beklagt, dass es im Grunde nicht einmal Querverbindungen zwischen den einzelnen Ansätzen bei dem Bemühen gegeben habe, ein einheitliches Konzept auf integrierter Grundlage (s.o.) zu entwickeln. Hiervon nehme er nur Karl Königs, Peter Kutters sowie seinen eigenen Ansatz aus (König 1976; Kutter 1976; Sandner 1978). Sandner beklagt die mangelnde Kommunikation der verschiedenen Autoren einzelner Schulkonzepte untereinander, stattdessen hätten ausschließlich vereinzelte Theorieelemente anderer Modelle versatzstückweise Einzug ins eigene Modell gehalten. Eine typische „splendid isolation"-Haltung, die man wohl nicht nur in der Psychotherapie-Landschaft beobachten – und beklagen – muss, dort allerdings mit besonderer Verbitterung: gerade die Psychotherapeuten erweisen sich in der Entwicklung gemeinsamer, integrativer Modelle in kommunikativer und kooperativer Hinsicht als Stümper. In der Gruppenpsychotherapie dürfte diese aufgespaltene Landschaft unterschiedlichster Schulen und Behandlungsansätze zu dem gegebenen beklagenswerten Zustand wesentlich zur desolaten Lage der Gruppenpsychotherapie in unserer gegenwärtigen psychotherapeutischen Versorgungslandschaft beigetragen haben (Enke 1998; Richter 1999; Tschuschke 1999b; 2001c).

Selbst für die im deutschsprachigen Bereich weitverbreitete und -praktizierte analytische Gruppenpsychotherapie nach Sigmund H. Foulkes (Foulkes und Anthony 1957) sieht Sandner in keiner Weise Querverbindungen zu anderen Entwicklungen, noch eigenständige Weiterentwicklungen über immerhin beträchtliche Zeiträume hinweg (Foulkes 1975). Das wesentliche Defizit bei Foulkes sieht Sandner im Versäumnis, selbst basale entwicklungstheoretische Annahmen der Psychoanalyse mit einem Gruppenmodell in Verbindung gebracht zu haben (Sandner 1986, S. 59). Auch der Einfluss des Gruppenleiters auf die Gruppenatmosphäre und die -prozesse würde nicht ausreichend reflektiert, sondern lediglich zwei Funktionen theoretisch postuliert: die *dynamisch-administrative* (Wächter der Rahmenbedingungen der Gruppenarbeit) und die *therapeutische* (Heigl-Evers und Ott 2001).

Empirische Überprüfungen der Modelle oder Teilaspekte derselben – *Matrix der Gruppe*, *Figur-Grundprinzip*, *Gruppenleiterfunktionen* in dynamisch-administrativer und therapeutischer Richtung – seien praktisch nicht erfolgt. Unter der *Gruppenmatrix* bzw. dem *Netzwerk der Gruppe* wird theoretisch als Beziehungsvernetzung, als Gewebe intrapsychischer, interpersonaler und transpersonaler Beziehungen der einzelnen Gruppenmitglieder verstanden, in deren Knotenpunkt sich das Individuum aktuell in der Gruppe erlebt und das und auch internalisiert werden kann (Heigl-Evers und Ott 2001). Mit der *individuellen Matrix* versuche jeder Teilnehmer, seine Früherfahrungen und die Resonanz darauf in der Gruppe neu zu beleben (quasi eine Übertragung, hier liegt die gleiche Annahme zugrunde wie bei der *Interpersonalen Gruppenpsychotherapie*, wo die Reinszenierung maladpativer interpersonaler Muster in der Gruppe – *sozialer Mikrokosmos* – erfolgt; vgl. Kapitel 6.2.3).

Sandners Kritik trifft im wesentlichen Kern fast alle Konzepte und Modelle von Psychotherapie, zumal der *Gruppen*psychotherapie (die immerhin vorhandenen Ausnahmen werden weiter unten ausführlich diskutiert). Erst recht lässt sich dieses Defizit im Bereich der Kurzzeitgruppentherapie konstatieren, dies zur Relativierung der Kritik an den analytischen und psychodynamischen Modellen. Seit Sandners Kritik hat sich zumindest im Bereich der stationären, aber auch ambulanten analytischen und psychodynamischen Gruppenpsychotherapie einige Forschung etabliert, die relevante theoretische Grundannahmen überprüfte (Davies-Osterkamp et al. 1989; 1992; Piper und McCallum 1990; Egle et al. 1992; Piper et al. 1992; 1996; Tschuschke et al. 1992; Tschuschke 1993; Strauß und Burgmeier-Lohse 1994; Hess 2001).

Im Grunde haben alle wesentlichen analytischen und psychodynamischen Gruppenkonzepte bereits auf der Ebene der Integration gruppendynamischer, sozialer Einflüsse in den Therapieprozess erhebliche Defizite. Sie haben noch mehr Defizite – um nicht zu sagen *keinerlei* konzeptuelle Ausarbeitung – auf der Ebene der Umsetzung ihres Ansatzes auf die Situation der Kurzzeitbehandlung! Ansatzweise bilden allein das *Göttinger Modell* (König 1991; König und Lindner 1991; Heigl-Evers et al. 1993; Heigl-Evers und Ott 2001) und die *Intendiert-Dynamische Gruppenpsychotherapie* (Hess 2001; Seidler und Misselwitz 2001) eine gewisse Ausnahme (s.u.).

Rutan und Stone sehen im Prinzip keine Schwierigkeiten der Übertragung analytischer Gruppenbehandlungsprinzipien in ein Kurzzeitkonzept (Rutan und Stone 1993, S. 232 ff). Sie heben lediglich Vorteile hervor: die ökonomischere Anwendung, die Überwindung grundlegender psychodynamischer Prinzipien zugunsten kognitiver, mehr behavioral orientierter, aktiverer Techniken, damit in kürzerer Zeit „etwas" erreicht werden könne. Die Gruppe gelange schneller in eine tragende Kohäsion (speziell bei einer homogenen Gruppe), dadurch erreiche sie schneller eine produktive Arbeitsatmosphäre; schließlich gebe die begrenzt zur Verfügung stehende Zeit auch „Schutz" vor zu tiefer Verstrickung (Vermeidung von Regression, von zu großer Intimität). Den Nachteil sehen die Autoren fast ausschließlich in einer einschränkenden Konzentration auf das Symptom, auf ein sich ausschließlich zuspitzendes Denken auf den Symptombereich und die Ausblendung tieferer Ursachen der Schwierigkeiten. Von spezifischer Einbeziehung des Faktors begrenzte Zeit und einer modifizierten Leiterhaltung sowie basalen analytischen entwicklungstheoretischen Überlegungen angesichts der Zeitbegrenzung ist bei Rutan und Stone, die einen Überblick über die wesentlichen analytischen Gruppenkonzepte geben, allerdings nichts zu finden.

Dies trifft auf alle Originalarbeiten der wichtigsten Autoren gleichsinnig zu. Weder bei Bion, Ezriel, Foulkes, Walter Schindler, Slavson, Stock-Whitaker und Lieberman, noch bei den deutschen Gruppentheoretikern Argelander oder Ohlmeier sind Ausführungen zur zeitbegrenzten analytischen Gruppenpsychotherapie zu finden. Wahrscheinlich ganz einfach deshalb, weil man seinerzeit nur in Langzeit-Kategorien dachte, weil die Psychoanalyse – deren Langzeit-(Anspruchs-)Denken man wohl vollständig unreflektiert auf die Gruppensituation übernommen hatte, wie so vieles Andere – sich zu einer länger und länger werdenden Therapieform entwickelte (vgl. hierzu auch Kapitel 1 und 2).

Rutan und Stone sehen die historische Entwicklung der Dauer psychoanalytischer Therapie als zunächst sehr kurz, durch Paradigma-Wandel (Übertragungs-Analyse) immer länger werdend und heute – speziell durch ökonomische Zwänge – vielfach als Kurzzeitbehandlung, die nun immer mehr Platz greife (siehe Abb. 5).

Einen auf Kurzzeitgruppentherapie plausibel umsetzbaren konzeptuellen Ansatz kann man im psychodynamischen Gruppenmodell-Spektrum am ehesten im *Göttinger Modell* sehen. Wahrscheinlich, weil dieses an der Psychoanalyse orientierte Gruppenmodell im Niedersächsischen Landeskrankenhaus Tiefenbrunn bei Göttingen entwickelt wurde, in dessen stationären Raum eher schwerer gestörte Patienten in kürzerer Behandlungsdauer behandelt werden (Heigl-Evers und Ott 1995; 1996). Die drei unterschiedlichen Aspekte des Modells sieht Sandner als eine Art „übergreifendes Modell", allerdings auch hier wiederum ohne eine Integration mit Aspekten anderer analytischer Gruppenmodelle:

- *Modell A: Analytische Gruppenpsychotherapie* (die eher „klassische Form" analytischer Langzeitgruppenbehandlung mit normalerweise neurotischer Patientenklientel auf reiferer ödipaler Ebene und größerer Ich-Stärke).
- *Modell B: Tiefenpsychologisch fundierte bzw. analytisch orientierte Gruppenpsychotherapie* (weniger Förderung von Regression durch mehr strukturierende Haltung des Gruppenleiters, näher am Alltag mit den Beziehungsproblemen der Patienten, eine Art von „fokaler" Ausrichtung mit wohl geringerem Behandlungsumfang als im Modell A). König sieht

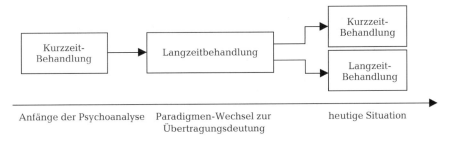

Abb. 5. Ausdifferenzierung psychoanalytischer Behandlungsdauer (Rutan und Stone 1993)

die Bezeichnung „tiefenpsychologisch fundiert" aus kassenantragstechnischen Gründen als unglücklich an (Modell C z.B. wird dort ebenfalls als „tiefenpsychologisch fundiert" bezeichnet) (König 1991).
- *Modell C: Psychoanalytisch-interaktionelle Gruppenpsychotherapie* (mit dieser stark modifizierten, wesentlich strukturierenderen, „Antwort" statt „Deutung" gebenden Leiterhaltung und Gruppenkonzeptualisierung) soll strukturell defizitäre Patienten, Patienten mit erheblichen Ich-Störungen im Rahmen psychodynamischer Gruppentherapie behandelbar machen.

Es wird deutlich, dass Modell C als Teil des Göttinger Modells im stationären Kurzsetting entwickelt worden ist, dass mit sonst psychoanalytischer Therapie nicht zugänglichen Patienten arbeitet. Insofern liegt mit dieser starken Modifikation gängiger analytischer Gruppenbehandlung ein sich an der Praxis der Kurzgruppentherapie orientierendes Modell vor. So wurden vier Aspekte typischer Kurzgruppenbehandlung explizit ins Modell eingearbeitet:

- strenge Beachtung der Indikation
- beschränkte, explizite Zielsetzungen
- eine aktiv-strukturierende Leiterhaltung
- spezifische Interventionstechniken (u.a. zur Vermeidung von Regression) (Heigl-Evers et al. 1993)

Zu diesem Gruppenmodell liegen außerdem Ansätze empirischer Evaluation vor (Davies-Osterkamp et al. 1989; 1992).

Zum Spektrum analytischer bzw. psychodynamischer Gruppentherapie zählen außer den auf die Psychoanalyse Freuds zurückzuführenden Modellen, die wir gerade besprochen haben, auch Konzepte, deren theoretische Grundlagen im weiteren Sinne tiefenpsychologisch basiert sind. Hierzu zählt z.B. ein Gruppenkonzept, das vor dem Hintergrund *analytischer Psychologie* nach C.G. Jung anzusiedeln ist und für das erst wenige theoretische Überlegungen angestellt worden sind (Volk und Seifert 1983; Ettin 1995), die meines Wissens aber bislang nirgendwo empirisch aufgegriffen wurden. Die offensichtlich explizite Abneigung C.G. Jungs, Individuen in Gruppen mit Fremden für eine kollektive Behandlung zusammen zu bringen, dürfte die Entwicklung einer eigenständigen Gruppenmethode jungscher Prägung wohl verhindert haben, obwohl von Ettin betont wird, dass die Gruppe (anderer eben) praktisch im Individuum enthalten sei, und die ungeliebten Seiten des Selbst – untergebracht in anderen – im Verbund mit anderen am besten therapeutisch angehbar seien.

> „Wo wäre besser Platz, die Vielen in dem Einen zu untersuchen als in einem psychotherapeutischen Setting, das den Einen in den Vielen beherbergt?" (Ettin 1995, S. 450)

Ebenso wurden und werden Modellüberlegungen zur Gruppenpsychotherapie angestellt, wie dies im Rahmen *individualpsychologi-*

scher Orientierung im Sinne Alfred Adlers möglich erscheint (Lehmkuhl 2002a; 2002b). Äußerungen zur prinzipiellen Umsetzungsmöglichkeit individualpsychologischer Grundlagen in gruppenpsychotherapeutische Behandlungen liegen explizit von Adler (1931/1979, S. 184; zit. n. Lehmkuhl 2002a, S. 12) und Dreikurs vor (1980, S. 143; zit. n. Lehmkuhl 2002a, S. 14). Die theoretisch komplikationslose Umsetzung individualpsychologischer Grundannahmen in ein Denken in komplexeren Vernetzungen, in Wechselwirkungszusammenhängen, multiplen Wirkfaktoren, wie sie im Rahmen von therapeutischen Gruppen auftreten, sieht Gfäller noch nicht gelungen (Gfäller 2002). Auch Lehmkuhl betont mehrfach die zwar immanent ins Konzept eingebauten sozialen und Gruppen-Gedanken; die Umsetzung in ein explizites theoretisches individualpsychologisches Gruppenkonzept fehle allerdings noch (Lehmkuhl 2002b).

Oft wird die *interpersonale Gruppenpsychotherapie Irvin D. Yaloms* (Yalom 1995; 1996) als psychoanalytische Gruppenpsychotherapie gehandelt, sie ist aber eher als eklektisch einzustufen. Zwar kommt sie von psychodynamischen Grundannahmen her, hebt aber genau so auf gestaltpsychologische Annahmen Lewins ab. Sie ist heute die in Nordamerika meistpraktizierte Form der Gruppentherapie und am besten von allen gegenwärtigen Konzepten empirisch evaluiert. Aus diesen Gründen wird sie als eigenständige Kurzgruppenmethode behandelt (s.u.).

Die *Intendierte Dynamische Gruppenpsychotherapie (IDG)* (Höck 1978; Hess 2001; Seidler und Misselwitz 2001) entstand im Jahre 1956 in der ehemaligen DDR und entwickelte sich bis in die späten 80er Jahre hinein auf der Basis eines grundsätzlich psychoanalytischen Verständnisses und einigen Annahmen des Gestaltpsychologen Kurt Lewin, zwei Wurzeln also: der stationären psychodynamisch orientierten Gruppenpsychotherapie und der Selbsterfahrungsbewegung (Seidler 2001). Die Intendiert-Dynamische Gruppentherapie vereinigt bereits im Namen den Begriff „dynamisch", der sowohl aus der Gruppendynamik und der Psychodynamik herstammend zu verstehen ist – die IDG ist grundsätzlich ein psychodynamischer Gruppenansatz mit psychoanalytischem Hintergrund, und andererseits den Begriff „intendieren". Hiermit ist die Spezifität des Ansatzes gekennzeichnet: im Prinzip das Wahrnehmen „mit dem dritten Ohr", wie Kurt Höck es auszudrücken pflegte, aber eben auch die direktivere Steuerung des Gruppenprozesses und der –entwicklung (Seidler 2001). Ansonsten streiten sich heute aber die Nachfolger darum, was alles mit dem Begriff „intendieren" (noch) gemeint sein könnte (Seidler 2001; Seidler und Misselwitz 2001; Seidler et al. 2002).

Das Gruppenkonzept der Intendiert-Dynamischen Gruppentherapie umfasst jedenfalls ein explizites Phasen-Verständnis (Anwärmphase, Regressions- oder Abhängigkeitsphase, Aktivierungsphase mit Kippprozess, Arbeitsphase und Abschlussphase). Außerdem wurde der prinzipielle Charakter einer zeitbegrenzten Kurzgruppentherapie im Rahmen tagesklinisch durchgeführter Kurzgruppenbehandlungen nachgewiesen: Patienten durchliefen innerhalb von 14 Tagen den gesamten Gruppenprozess (Seidler 2001). Die Wirksamkeit der *IDG* wurde anhand sehr zahlreicher empirischer Arbeiten eindrucksvoll nachgewiesen, darüber hinaus gab es eine ganze Fülle empirischer Untersuchungen auch der Gruppenprozesse (Hess 2001), so dass man insgesamt von einem der validiertesten Verfahren der Gruppenpsychotherapie überhaupt, auch im Kurzzeitsetting durchgeführt und überprüft, sprechen kann. Damit wäre die IDG eines der empirisch bestgestützten psychodynamischen Kurzgruppenverfahren.

6.2.2 Verhaltenstherapeutische Modelle

Eine verwirrende Vielfalt an Gruppenkonzepten und speziell Kurzzeitgruppenmodellen finden wir ebenfalls in dem Bereich vor, der sich heute zwar immer noch als *Verhaltenstherapie (VT)* bezeichnet, tatsächlich aber bereits ein Konglomerat unterschiedlichster Techniken und Methoden ist, die den scheinbar gegensätzlichsten therapeutischen Schulen mit unterschiedlichsten Menschenbildern entstammen: was ist heute eigentlich noch „Verhaltenstherapie", wie dies selbst in verhaltenstherapeutischen Kreisen diskutiert wird (Margraf und Lieb 1995)? Die Klammer, die alle heterogenen Techniken und Methoden theoretisch noch zusammen hält, besteht aus der *Grundannahme des Lernens* – also auch die Möglichkeit des lebenslangen Umlernens bei maladaptiven Verhaltensweisen – sowie einem grundlegend *empirischen* Psychologie-Verständnis, das gegenüber Forschung prinzipiell offen ist und seine Konzepte von dieser Seite her modifiziert.

Verhaltenstherapeutische Autoren sind sich nicht sehr einig, was den Stellenwert der *Gruppen*therapie innerhalb der VT angeht, noch wie die Arbeit in der Gruppe operationalisiert werden soll. Insgesamt erscheint das Verhältnis der Verhaltenstherapeuten zum therapeutischen Medium Gruppe recht gespalten (Lieberman 1977; Grawe 1980; Fiedler 2001).

Das vielleicht überraschendste Ergebnis zum Wirksamkeitsnachweis *störungsspezifischer* verhaltenstherapeutischer Psychotherapie ist die Tatsache, dass rund die Hälfte aller diesbezüglichen empirischen Untersuchungen an Gruppentherapien durchgeführt wurde (Grawe et al. 1994; Fiedler 1996), was selbst den meisten Verhaltenstherapeuten nicht bekannt sein dürfte, die eher eine einzeltherapeutische Identität hegen. *Und da die meisten dieser Gruppen eben Kurzzeitgruppen sind (im stationären Bereich), ist die störungsspe-*

zifische verhaltenstherapeutische Kurzgruppentherapie unterschiedlicher Provenienz auch sehr gut empirisch validiert (vgl. Kapitel 10)!

Fiedlers Auseinandersetzung mit der Gruppenpsychotherapie scheint – gleichwohl er ein Kompendium gruppenpsychotherapeutischer Konzepte vorgelegt hat (Fiedler 1996) – durchgängig ambivalent. Er hebt stets als wichtigsten Faktor, der für die Psychotherapie in der Gruppe spreche, den *ökonomischen Faktor* hervor. Dennoch erwähnt er zu den unterschiedlichen Behandlungsansätzen bei bestimmten Störungsbildern die jeweils wichtigen, *gruppen*spezifischen Wirkfaktoren, im Unterschied und zum Vorteil gegenüber der Einzelbehandlung. Allerdings bleibt der Eindruck, dass die Gruppentherapie weiten Kreisen der VT als etwas ‚Wesensfremdes' verbleibt, insofern die Nutzung der gruppalen, systembedingten Kräfte der therapeutischen Kleingruppe nicht ausreichend in die meisten Konzepte verhaltenstherapeutischer Gruppentherapien integriert scheint, wie dies selbst von namhaften Verhaltenstherapeuten und anderen ausgedrückt wird (Lieberman 1977; Grawe 1980; Janssen 2001; Tschuschke 2001c).

> Tatsächlich gibt es ein breites Spektrum innerhalb der Verhaltenstherapie, das mit dem therapeutischen Setting ‚Gruppe' sehr unterschiedlich umgeht. Zwei entgegen gesetzte Pole existieren: auf der einen Seite Vertreter wie Peter Fiedler, die die Bedeutung der Dynamik der Gruppe und der Einbeziehung dieses Faktors in die Konzeptualisierung verhaltenstherapeutischer Gruppentherapie sogar explizit ablehnen und eher eine Einzeltherapie in der Gruppe vorziehen. Auf der anderen Seite gibt es Vertreter einer Integration mit gruppendynamischen Kräften, die eine ‚Therapie durch die Gruppe' und nicht ‚in der Gruppe' propagieren (Zielke 1994).

Es existieren elaborierte verhaltenstherapeutische Gruppenkonzepte, die sehr gut empirisch validiert sind (Lewinsohn et al. 1984; Ellis 1992). Der in der Einzeltherapie sehr bewährte *rational-emotive Ansatz* (RET) wurde seit den frühen 60er Jahren von Albert Ellis auf eine Gruppenvariante hin weiter entwickelt (Ellis 1982). RET-Gruppen basierten seinerzeit auf kleinen, zeitbegrenzten Therapiegruppen, die in einem intensiven, ein- bis zweitägigen „rationalen Encounter-Marathon" in neun Stunden und öffentlichen Demonstrationen realer Therapiesitzungen abliefen (Ellis 1992). Ellis leitete selbst jede Woche fünf solcher Gruppen am New Yorker *Institute for Rational-Emotive Therapy*.

Die Beschreibung des Gruppenkonzepts erinnert sehr an psychodynamische Herkünfte. Gezielt verwendet Ellis die Begriffe *Übertragung* und *Gegenübertragung*, die er in seinem Gruppenkonzept explizit berücksichtigt. Seine Interventionen sind einesteils sehr direkt und an das jeweilige Gruppenmitglied gerichtet, es auf seine interpersonal (re)inszenierten Muster aufmerksam machend. Andererseits behält er die *Gruppe-als-Ganzes* im Auge und spricht auch die *Grup-*

pe an, z.B. latente, die Gruppe beschäftigende, aber nicht explizit gemachte Themen. Hier klingt der analytische Gruppenansatz von Foulkes an. Dennoch arbeitet er deutlich mehr am Individuum in der Gruppe. Die Arbeit erfolgt, gemäß dem Kurzgruppenansatz, im *Hier-und-Jetzt*. Als Gruppentherapeut betont Ellis die Notwendigkeit einer hohen Aktivität, dies gelte für die kognitiv-behaviorale Therapie im Allgemeinen und die RET-Gruppen im Besonderen.

> „Ich nehme den eher realistischen Standpunkt ein, dass die Patienten zwar könnten, sie aber häufig nicht ihre Gedanken, Gefühle und Verhaltensweisen verändern wollen, so lange ich sie nicht aktiv und direktiv dahin dränge, es zu tun." (Ellis 1992, S. 76 f)

Insgesamt erscheint dieses hier nur grob umrissene Kurzgruppenkonzept als eine geglückte Integration psychoanalytischer, interpersonaler und kognitiv-behavioraler Grundbausteine. Der Ansatz von Lewinsohn und Mitarbeitern wird im Rahmen von Kurzgruppentherapien mit depressiven Patienten eingehender besprochen (vgl. Kapitel 10.6).

Es gibt zahlreiche pragmatisch angewandte Kurzgruppenverfahren im verhaltenstherapeutischen Behandlungsspektrum, die in der täglichen klinischen Praxis mit Patienten auf pragmatische Weise entwickelt wurden (vgl. hierzu ausführlich Kapitel 10).

Zielke unterteilt in stationären verhaltenstherapeutischen Kliniken, wo Gruppen fast ausschließlich zum Einsatz kommen, *Standardgruppen* und *themenzentrierte Gruppen* (die den *störungsspezifischen Gruppen [krankheits- und problembezogen]* entsprechen) (Zielke 1994). Bei den Standardgruppen handelt es sich um Problemlösungsgruppen, Entspannungs-Gruppen, Kompetenztrainings-Gruppen, Selbstsicherheitstrainings-Gruppen etc., für die in den Kliniken kontinuierlich vorhandene Versorgungsstrukturen geschaffen werden müssten.

Themenzentrierte (störungsspezifische) Gruppen hingegen behandeln Patienten mit ähnlichen Problembereichen (homogene Gruppenzusammensetzung) (vgl. Tabelle 6).

Aus Tabelle 7 wird deutlich, dass die störungsspezifischen verhaltenstherapeutischen Gruppentherapien sehr strukturiert und dem begrenzten Zeitformat dieser Kurzzeitgruppen angepasst sind.

Verschiedene Modelle verhaltenstherapeutischer Kurzzeitgruppen werden noch eingehender dargestellt im Kapitel 10. Zu den Vor- und Nachteilen störungsspezifischer, homogener Gruppenzusammensetzung und -arbeit wird ausführlich im Kapitel 7.4 Stellung genommen.

Tabelle 6. Themenzentrierte Gruppen (störungs- bzw. problembezogene Gruppen) (nach Zielke 1994, S. 336)

Adipositasgruppe
Angstbewältigungsgruppe
Antidepressives Verhalten
Asthma Bronchiale
Bulimiegruppe
Emotionstraining
Frauengruppe
Funktionelle Störungen
Genusstraining
Jugendgruppe
Männergruppe
Partnerseminar
Schlafstörungen
Schmerzbewältigungsgruppe
Sexuell deviantes Verhalten
Sexueller Missbrauch
Spielsucht
Suchtmittelmissbrauch
Umgang mit schweren körperlichen Erkrankungen
Zwangsstörungsgruppe

Tabelle 7. Generelle Bausteine und Zielsetzungen themenzentrierter (störungsspezifischer) Gruppentherapien (nach Zielke 1994, S. 336)

Bausteine
- Informationen, Aufklärung, Beratung
- Wiedererwerben von Vertrauen in die Funktionstüchtigkeit des eigenen Körpers
- Wiedererwerben von Vertrauen in die psychische und soziale Funktionstüchtigkeit
- Abbau von Schon- und Vermeidungsverhalten im sozialen und körperlichen Bereich
- Umgang mit Gefühlen und kritischen sozialen Situationen
- Aufgeben der Krankenrolle
- Kritischer Umgang mit der Inanspruchnahme von medizinischen Hilfen, Medikamenten und Suchtmitteln
- Rückfallprophylaxe

6.2.3 Interpersonaler Gruppenansatz

Dieser Ansatz macht sich das grundlegende Element jeder Gruppenpsychotherapie zum Spezifikum seiner Theorie und Technik: die *interpersonale Situation*, die durch die kleine soziale Gruppe mehrerer Personen aufgemacht wird. Theoretische Grundlage sind neofreudianische Entwicklungen und die bahnbrechende Arbeit Harry St. Sullivans sowie die weitgehend empirisch begründete Ausarbeitung des Konzepts von Irvin D. Yalom zu einem eigenständigen Gruppenverfahren (Horney 1950; Sullivan 1953; Fromm 1957; Yalom 1970; 1974; 1985; 1995).

Persönlichkeit wird hier als Resultat wiederholter interpersoneller Transaktionen aufgefasst, die sich in frühen Lebenskapiteln tief einprägen und maßgebliche Auswirkungen auf späteres interpersonelles Verhalten haben (Leszcz 1992). Das Individuum gewinnt aus dieser Sicht sein Selbstwertgefühl und seine Identität praktisch vollständig durch die Qualität seiner Erfahrungen mit der Umwelt, mit wichtigen Beziehungspersonen und vielen anderen Menschen, es wird quasi „am Du zum Ich", wie der Philosoph Martin Buber dies ausdrückt (Buber 2002). Psychische Stabilität, psychische Defizite und psychische Störung sind demnach Ergebnis interpersoneller Beziehungen. Psychische Störung manifestiert sich selbst wiederum in gestörter interpersoneller Kommunikation (Sullivan 1953; Leszcz 1992; Yalom 1996; Leszcz und Malat 2001). Hier trifft sich die interpersonale Sichtweise mit grundlegenden Auffassungen der psychoanalytischen Objektbeziehungs- und Bindungstheorie (Benjamin 1974; Weiss und Sampson 1986; Kernberg 1997; Tschuschke 1999b; Strauß et al. 2002).

Das Gruppenkonzept des interpersonalen Ansatzes basiert auf vier Grundannahmen.

1. *Annahme der interpersonalen Genese der Psychopathologie.* Die Probleme des Patienten sind zum größten Teil Ergebnis seiner maladaptiven interpersonalen Überzeugungen (‚beliefs') und Verhaltensweisen. Diese unangepassten Überzeugungen sind zurückzuführen auf die so genannten ‚paratactic distortions' (Wahrnehmungs-Verzerrungen), wie sie von Sullivan beschrieben werden. Verhaltensweisen sind die logischen Auswirkungen dieser Glaubensannahmen bzw. Überzeugungen (Yalom und Vinogradov 1993).
2. *Interpersonales Lernen.* Die Betonung der Bedeutung des interpersonalen Lernens als primärem Agenten therapeutischer Veränderung unterscheidet nach Auffassung von Yalom und Vinogradov den Ansatz von anderen Gruppenkonzepten. Spezielle Wirkfaktoren wie *Feedback (interpersonales Lernen-input), Verhaltensänderungen (interpersonales Lernen-output)* werden im

interpersonalen Modell postuliert, die alle zu einem Umlernprozess beitragen sollen (Bloch und Crouch 1985; Yalom 1996; Tschuschke 2001f).
3. *Die Gruppe als sozialer Mikrokosmos.* Die Gruppe wird nach den Annahmen über kurz oder lang zu einer Miniatur-Ausgabe der Umgebung eines jeden Gruppenmitglieds und seiner interpersonalen Welt. D.h., jedes Individuum in der Gruppe wird bald seine typischen interpersonalen Verhaltensmuster, in aller Regel unbemerkt von sich selbst, ausagieren, er/sie wird er/sie selbst sein. Die sozialen Schwierigkeiten, Frustrationen und Enttäuschungen, die das Individuum in die Gruppe geführt haben, werden im Verhalten des Individuums in der Gruppe rekapituliert werden (Yalom und Vinogradov 1993). Wegen der Anzahl vorhandener Personen und der Vielfalt der anwesenden Charaktere wird die Potenz für Übertragungen (die psychodynamische Herkunft des Modells lässt sich nicht leugnen!) oder parataktische Verzerrungen in der Gruppentherapie gegenüber der Einzeltherapie maximiert (Yalom und Vinogradov 1993).
4. *Korrigierendes emotionales Erlebnis.* Der/die Gruppenleiter/in muss sehr dafür Sorge tragen, dass die konkreten Austauschprozesse zwischen den einzelnen Gruppenmitgliedern im Fokus der Gruppenarbeit stehen. Hierzu muss strikt im *Hier-und-Jetzt-Modus* gearbeitet werden. Dies bedeute nicht, dass Ereignisse aus dem *Dort-und-Dann* (externe oder vergangene Ereignisse) unwichtig wären, es soll vielmehr, nicht zuletzt auch wegen der beschränkt zur Verfügung stehenden Zeit (vgl. auch Kapitel 8.4) und der Nachvollziehbarkeit der maladaptiven interpersonal realisierten Verhaltensmuster im Hier-und-Jetzt Bewusstsein beim Individuum geschaffen werden, das dann zu affektiv-beladenen therapeutischen Erfahrungen führen kann, die ihrerseits dann die zugrunde liegenden interpersonalen Konzepte, Annahmen und Überzeugungen des Individuums herausfordern und zu einer Änderung motivieren (Leszcz 1992; Yalom und Vinogradov 1993; Leszcz und Malat 2001).

Technisch wird, wie bereits zum Teil erwähnt, mit folgenden Modellen und Techniken gearbeitet:

- Arbeiten im Hier-und-Jetzt
- Beachtung des maladaptiven Transaktionskreises ('maladaptive transaction cycle', vgl. auch bei Benjamin und Weiss und Sampson)
- dem korrigierenden emotionalen Erlebnis
- der interpersonalen Lernabfolge
- der therapeutischen Metakommunikation (Yalom 1996; Leszcz und Malat 2001)

Die *Interpersonale Gruppenpsychotherapie* ist bezüglich der postulierten Wirkfaktoren, die wiederholt empirisch bestätigt wurden in ihrem Beitrag zu Gruppentherapie-Ergebnissen, das bestuntersuchte Gruppenkonzept überhaupt (Bloch und Crouch 1985; MacKenzie und Tschuschke 1993; Tschuschke 1993; 1999d; Crouch et al. 1994; Tschuschke und Dies 1994; 1997; Yalom 1995; Tschuschke et al. 1996). Zur Rolle des Gruppenleiters ist hier, wie bei jedem anderen Gruppenmodell auch, eine empirische Diaspora zu konstatieren.

Das Verfahren ist ausdrücklich auf das Setting von Kurzzeitgruppentherapien umgesetzt worden und wird meistens als Kurzversion in Nordamerika praktiziert, weniger in der Langzeitversion (Kanada, USA).

Yalom hebt die für das Kurzzeitsetting relevanten technisch zu operationalisierenden Merkmale hervor:

- Die Kurzzeitgruppe ist keine gestutzte Langzeitgruppe, sie ist keine Kurzzeitgruppe aufgrund eines Mangels. Der Leiter muss speziell *Ziele klarstellen* und die Gruppe stets daran orientieren (*Fokus*).
- Zeit ist nur begrenzt vorhanden. Dennoch muss die Gruppe speziell *vorbereitet* werden und die Gruppenmitglieder müssen sorgfältig *ausgewählt* werden (vgl. hierzu speziell Kapitel 7).
- Die vorbereitende Einzelsitzung nicht nur für die *Gruppenvorbereitung* verwenden, sondern für die Erarbeitung realistischer Ziele der jeweiligen Person nutzen.
- Leiter als effektiver *Manager* der zur Verfügung stehenden Zeit.
- Verleugnungen der Endlichkeit der zur Verfügung stehenden Zeit seitens der Gruppe muss der Leiter in seiner Funktion als *Zeitmesser* begegnen.
- *Ermutigung* von Gruppenmitgliedern, *das Gelernte* zu Hause *anzuwenden*.
- *Überzeugungsarbeit*, dass die angestoßenen Veränderungen nicht nur im Zeitrahmen der Kurzzeitgruppe erreicht werden können.
- Arbeit an den *existenziellen Dimensionen* von Zeit und Endlichkeit.

Ein anderer psychotherapeutischer Ansatz kommt von der *Interpersonellen Psychotherapie (IPT)* (Klerman et al. 1984; Schramm 1996) her und ist nicht zu verwechseln mit der *Interpersonalen Gruppenpsychotherapie* Yaloms. Ursprünglich für die Einzeltherapie entwickelt, ist im Rahmen eines stationären Settings eine Gruppenversion der IPT in der Kurzzeitbehandlung überprüft worden (Wahl 1994). In vier Phasen wird der Ablauf der stationären Kurzgruppenbehandlung aufgeteilt, mit 18 Sitzungen während eines Zeitraums von sechs Wochen mit wöchentlich drei Gruppensitzungen zu je 90 Minuten. Die Arbeit von Wahl verglich kognitive mit interpersoneller Gruppentherapie und zeigte eine vergleichbare Wirksamkeit im Hinblick auf Symptomverminderung wie auch in „persönlichkeitsbezogener rekompensierender Weise" (Schramm 1996, S. 104).

6.2.4 Klientenzentrierter Ansatz

Die klientenzentrierte Therapie (Rogers 1959; Biermann-Ratjen et al. 1997; Eckert und Biermann-Ratjen 2000) folgt im Kern einem Wachstums-Konzept zur menschlichen Persönlichkeit. Dieser Ansatz wurde zu einer ultimativ treibenden Kraft in der humanistischen Bewegung der 50er und 60er Jahre in den USA (Reid und Reid 1993; Tschuschke 2001c). Sehr tief in psychoanalytischen Sichtweisen verwurzelt – in der intensiven Beschäftigung mit Otto Rank und dessen Überzeugung, dass jedes Individuum über selbststeuernde Kapazitäten verfüge – wurde Carl R. Rogers stark motiviert, Respekt vor der Person und ihrer Integrität zu bewahren (Reid und Reid 1993).

Die Charakteristika dieses Ansatzes lassen sich wie folgt zusammen fassen (Reid und Reid 1993):

- Ablehnung eines medizinischen Krankheitsmodells durch Einsetzung eines persönlichen Wachstumsmodells (daher auch „Klient" statt „Patient").
- Primäre Bedeutung des Hier- und Jetzt-Ansatzes.
- Identifikation der Klienten-Erfahrung als dem essenziellen Baustein in der therapeutischen Beziehung.
- Glaube an die angeborenen Fähigkeiten von Menschen, ihre Potenziale auf eine Art und Weise zu entwickeln, die ihnen am besten nutzen.
- Fokus auf dem Prozess der Persönlichkeitsänderung und nicht auf der Veränderung der Persönlichkeitsstruktur.
- Anwendung der Rogerianischen Theorie auf alle menschlichen Beziehungen, nicht nur auf therapeutische Beziehungen.
- Annahme, dass, bei gegebener Ansprechbarkeit des Klienten, die spezifischen Qualitäten des Therapeuten die notwendigen und essenziellen Bedingungen für therapeutische Effektivität konstituieren.
- Theorie, dass der therapeutische Prozess gekennzeichnet ist durch die zunehmende Fähigkeit, lebendige Erfahrungen in unverzerrter Weise zu machen und einen flexiblen Umgang mit ihnen zu entwickeln.
- Hohe Wertschätzung von Psychotherapieforschung.
- Die Betrachtung von Psychotherapie als lediglich ein Beispiel für konstruktive, interpersonale Beziehungen, mit der Möglichkeit der Übertragung des gewonnenen Wissens in allgemeine Anwendbarkeit.

- Dem Bedürfnis nach der Thematisierung philosophischer Grundlagen von Psychotherapie.
- Einer Exploration der Gebiete, auf denen therapeutische Beziehungen angewendet werden könnten, inklusive Großgruppen und rivalisierende politische Gruppierungen.

Die klientenzentrierte Gesprächspsychotherapie war vielleicht lange Zeit die empirisch meistuntersuchte Therapieform überhaupt. Die basalen angenommenen Wirkfaktoren konnten wiederholt empirisch bestätigt werden. Die klientenzentrierte Gruppenpsychotherapie wurde ebenfalls empirisch ausgiebig untersucht und als wirksam bestätigt (Eckert und Biermann-Ratjen 1985; 2000; Eckert et al. 2000).

Im Vergleich zu analytischer Gruppenpsychotherapie schnitten schwere neurotische und persönlichkeitsgestörte Patienten der psychotherapeutischen Station der Psychiatrischen Universitätsklinik Hamburg vergleichbar gut ab, obwohl man aus der heutigen Sicht das im analytischen Behandlungsarm realisierte Gruppe-als-Ganzes-Modell nach Argelander als überholt und wahrscheinlich unzureichend kritisieren muss (Eckert und Biermann-Ratjen 1985). Mit durchschnittlich 52 Gruppensitzungen waren beide Gruppenbehandlungen (je vier Sitzungen pro Woche, ca. 13 Wochen) nicht mehr im Kurztherapie-, sondern zeitlich eher im mittleren Behandlungsbereich (vom Zeitumfang her gesehen noch, von der Sitzungsdosis gesehen bereits nicht mehr im Kurzzeitbereich).

Klientenzentrierte Langzeitgruppentherapien bewirkten nach ca. einem Jahr ambulanter Behandlung signifikante Verbesserungen bei schweren Persönlichkeitsstörungen: von 14 Borderline-Patienten erfüllten nur noch zwei die Diagnose einer Borderline-Störung, was katamnestisch überprüft wurde (Eckert und Biermann-Ratjen 2000; Eckert et al. 2000).

7 Aufgaben und Maßnahmen vor Gruppenbeginn

Psychotherapie hat generell nicht die Wirksamkeit, die sie haben sollte und haben könnte. Man schätzt, dass sich für ca. 10% aller Behandelten durch psychotherapeutische Interventionen sogar Verschlechterungen einstellen können, von nicht ausreichend erfolgreich Behandelten ganz zu schweigen (Lambert und Bergin 1994). Immerhin kann – grob gesprochen – von durchschnittlich zwischen 40% und 60% Verbesserungen durch professionelle Psychotherapie ausgegangen werden, im Vergleich zu unbehandelten Kontrollen.

Es kann nicht zufrieden stellen, zu wissen, dass bis zu 50% der Patienten nicht deutlich aus psychotherapeutischen Behandlungen Nutzen ziehen oder sich einige davon sogar verschlechtern können. Denn ein nicht zu unterschätzender Teil aller sich in psychotherapeutische Behandlung Begebenden, der nicht von Psychotherapie-Behandlung profitiert, ist auf Fehler der Behandlungsseite zurückzuführen!

Es ist keine Frage, dass ein nicht unerheblicher Teil fehlschlagender Behandlungen auf die *psychischen Probleme des Patienten* und seine *mangelnde Bereitschaft* oder *Eignung* zur Zusammenarbeit zurückzuführen ist. Psychotherapie lebt von einer günstigen Arbeitsbeziehung und Kooperation (Compliance) wie kein anderer Zweig der Medizin. Als Extrembeispiel sei die therapierefraktäre Persönlichkeit von Triebtätern und dissozialen Persönlichkeiten in der Psychiatrie genannt, von denen die meisten keinerlei Motivation für eine psychiatrisch-psychotherapeutische Behandlung aufbringen, mithin die Prognose so ungünstig wie nur möglich ausfällt.

Andere Patienten sind *krankheitsbedingten Entwicklungen* unterworfen, die biologischen Rhythmen und Zyklen unterliegen, bei denen die Psychotherapie alleine nicht alles bewirken kann, selbst wenn sie noch so kompetent durchgeführt wird. Es kommen weitere Faktoren wie *schichtspezifische Faktoren* hinzu, die Noncompliance mit der Behandlung bewirken, Defizite in der *Persönlichkeitsstruktur*, schwerere Beeinträchtigungen durch tiefgehende *Traumatisierungen* etc. Es besteht kein Zweifel, dass der Psychotherapie, wenn sie von professionell ausgebildeten Personen praktiziert wird, ein durchaus gutes Zeugnis ausgestellt werden darf, wenn man die üblicherweise gegebene Chronifizierung der Störungen in Betracht zieht, nach der der durchschnittliche Psychotherapiepatient nach mehr als sieben Jahren Störung bzw. Problemchronifizierung in der durchschnittlichen Praxis eines Psychotherapeuten auftaucht (nach dem Gutachten für das Psychotherapeuten-Gesetz) (Meyer et al. 1991; Grawe 1992). Gemessen daran könne man der Wirksamkeit der Psychotherapie noch ein „glänzendes Zeugnis" ausstellen (Grawe 1992, S. 134).

Bei der Frage nach der Sicherstellung der Wirksamkeit geplanter psychotherapeutischer Behandlung werden eher zu viele potenzielle Schwierigkeiten und Fallstricke übersehen und bereits Weichen für ungünstige Therapieverläufe gestellt, die später schwerlich korrigiert werden können. Dies gilt in noch größerem Ausmaß für eine Gruppenbehandlung, einfach deshalb, weil hier noch mehr Variablen im Spiel sind als in der Einzeltherapie und eine ganze Gruppe von mehreren Individuen betroffen sein kann, wenn das Unternehmen schief läuft. Insofern kommen für den Gruppenleiter/die Gruppenleiterin noch mehr zu berücksichtigende und einzuplanende Aspekte und Variablen ins Spiel.

Ein großes, wenn nicht gar das Hauptproblem, ergibt sich aus falschen oder ungünstigen *Indikationsentscheidungen*. Es besteht nur in wenigen Fällen bei Psychotherapeuten schulenübergreifendes Wissen und noch weniger Wissen über die aktuelle Forschungslage, die hilfreiche Auskunft über indikative Fallstricke und günstige Behandlungsverfahren liefern könnte (Roth und Fonagy 1996). Manche der fehlgehenden psychotherapeutischen Behandlungen resultieren aus einem *Mismatch von Störung und Behandlungsform* (Lambert und Bergin 1994; Piper et al. 2002). Andere ungünstige Behandlungsverläufe ergeben sich aus einem unzureichenden *Patient-Therapeut-Verhältnis*, speziell aus mangelnder *Empathie* seitens des Behandlers, aus divergierenden Auffassungen bezüglich *Werten*, in Gruppentherapien vor allem aus mangelnder Glaubwürdigkeit, nicht ausreichend erlebter Kompetenz, Ungeduld, aus kontrollierend-manipulierender Leiterhaltung (und/oder, in Kombination mit zuvor genannten Aspekten, zu wenig ‚Charisma') (Lambert und Bergin 1994; Tschuschke 2002b).

Im Vorfeld von psychotherapeutischer Behandlung müssen viele Hausaufgaben gemacht werden, sonst kann es einige Fallstricke geben. *Im Falle von gruppenpsychotherapeutischer Behandlung ergeben sich noch mehr zu beachtende und zu berücksichtigende Faktoren, und im Falle einer zeitbegrenzten Gruppenbehandlung muss sogar noch mehr Sorgfalt auf viele zu bedenkende Aspekte im Vorfeld des Gruppenbeginns verwendet werden als in allen anderen Fällen.* Dies soll im Folgenden eingehender begründet und dargelegt werden.

Yalom spricht davon, dass die meiste Arbeit für den Gruppenleiter bereits getan ist, wenn er/sie die zu erledigenden Arbeiten vor dem Beginn der ersten Sitzung wirklich sämtlich erfüllt habe (etwas pointiert drückt er sich aus, wenn er sagt, „dass das Schicksal einer Gruppe ... sich vor der ersten Sitzung" entscheide).

Wie in diesem Kapitel gezeigt werden soll, kommt es sehr auf folgende *Punkte im Vorfeld eines Gruppenbeginns* an (alle Punkte haben übrigens in noch verschärfter Form für die Kurzzeitgruppenpsychotherapie Gültigkeit):

- Patientenauswahl (indikative und prognostische Erwägungen)
- Entscheidung über anzuwendendes Gruppenkonzept
- Entscheidung über störungsspezifische oder heterogene Gruppe
- Geschlossenes oder offenes Gruppenformat
- Gruppenzusammensetzung
- Gruppenvorbereitung
- Gruppenkontrakt

Wenn diese Metapher einmal erlaubt sein sollte, dann ist die erste stattfindende Gruppensitzung einem Startschuss zu einer Uraufführung eines Theater- oder Opernstücks vergleichbar, die Aufführung selbst ist quasi der Höhepunkt, das „Glanzstück" und die Krönung aller zuvor erfolgten Arbeit. Eine therapeutische Gruppe, die keinerlei der genannten vorbereitenden Arbeiten und Maßnahmen im Vorfeld hatte, ist zwangsläufig mehr oder weniger zum Scheitern verurteilt. Ein solches Vorgehen würde den Tatbestand der Fahrlässigkeit erfüllen und wäre im Grunde unvereinbar mit der ärztlichen Behandlungsethik (siehe Evidenzbasierte Medizin-Leitlinien, Kapitel 2.5).

Es ist mir durchaus bewusst, dass die Erfüllung vieler (oder sogar aller) der nachfolgend genannten Punkte einem wünschbaren „Idealzustand" entsprechen würde, und wo gibt es schon Idealzustände? Man kann – und sollte – sich aber bemühen, einem solchen Ideal nahe zu kommen oder es zumindest anzustreben. Alle im Detail darzulegenden und zu diskutierenden Aufgaben im Zusammenhang mit der Planung und Durchführung einer Kurzzeitgruppenpsychotherapie sind wiederholt und ausführlich empirisch untersucht worden und haben sich im Hinblick auf ihre Bedeutsamkeit als sehr wichtig oder sogar unverzichtbar erwiesen. Es handelt sich, speziell in diesem Bereich, um eines der wissenschaftlich am besten untersuchten Gebiete der Psychotherapieforschung. Hier haben wir, empirisch gesehen, den sichersten Boden unter den Füßen: bei den Aspekten zur Indikation und Prognostik sowie bei den zu beachtenden Punkten im Vorfeld des Beginns einer psychotherapeutischen Gruppe.

7.1 Indikation, Prognose und Selektion

Indikation und Prognose

Man muss Indikation und Prognose unterscheiden (Eckert 1996; 2001). Ein *Indikator* liefert eine Information darüber, ob eine bestimmte Psychotherapieform bei einer bestimmten Störung bzw. einem bestimmten Problem wahrscheinlich helfen kann. Eine *differenzielle Indikation* würde sogar eine Aussage darüber gestatten, von welcher Form von Psychotherapie diese Person voraussichtlich wird profitieren können, also z.B. eher von einer Gruppen- als von einer Einzeltherapie oder eher von einer kognitiv-behavioralen Therapie als von einer psychodynamischen, konfliktorientierten.

Eine *Prognose* im Hinblick auf den zu erwartenden Behandlungserfolg lässt sich aufgrund bestimmter Merkmale der betroffenen Person im Bezug auf eine bestimmte psychotherapeutische Behandlungsform treffen, also z.B. kann die Behandlung in einer Gruppe bei bestimmten gegebenen Merkmalen der Person prognostisch günstig sein? Ein *prognostisches Merkmal* ist ein Aspekt eines Individuums, das in einem regelhaften Zusammenhang mit dem Therapieergebnis steht (z.B. das Ausmaß der Motivation für die Behandlung), es ist also ein *Prädiktor*, es gestattet in gewisser Weise, den Behandlungserfolg vorauszusagen.

Eckert hat in sehr verdienstvoller Kleinarbeit eine ganze Liste von Indikatoren und prognostischen Merkmalen zusammen getragen, indem er die bis dato verfügbare Forschungsliteratur systematisch sichtete (Eckert 1996, S. 22 f.; 2001, S. 63 f) (vgl. Tabelle 8).

Die Tabelle ermöglicht fast auf einen Blick zu erkennen, dass es sehr am Problem des Patienten liegen kann, wieviel Chancen auf Hilfe durch Gruppenpsychotherapie bestehen („Persönlichkeitsmerkmale" und „Merkmale der Störung"). Die innere Bereitschaft oder Motivation zur Behandlung in einer Gruppe und Qualität und Ausmaß der interpersonalen Störung sind sowohl indikative wie auch prognostische Kriterien ersten Ranges. Patienten, die nicht bereit oder nicht fähig sind, sich in eine therapeutische Gruppe zu begeben, profitieren eher nicht von der Indikation „Gruppe". Auf das prognostisch wichtige Merkmal *Psychological Mindedness* wird noch weiter unten ausführlich zurückzukommen sein.

Eine interpersonale Störung ist geradezu eine Indikation für eine Behandlung in der Gruppe, da ja die Störung gerade in Beziehung zu und mit anderen Menschen entstand und besteht und am besten im Erfahrungs- und Übungsfeld einer Gruppe behandelbar ist, obwohl hier natürlich noch diagnostische und motivationale Faktoren hinzu treten, was verdeutlicht, dass eine Entscheidung für eine bestimmte Behandlung immer eine immens komplexe, aber auch ganz wichtige

Tabelle 8. Prädiktoren des Behandlungserfolgs in der Gruppenpsychotherapie (Eckert 1996; 2001) (leicht modifiziert, Zitate dort)

Kategorien	Merkmale	Zeitpunkt der Erhebung/Messung: Vor der Behandlung	Art des Prädiktors
		Bewertung im Hinblick auf Therapieprozess und Therapieerfolg	
Patient	Alter	*Soziodemographische Merkmale* kein Einfluss auf den Therapieprozess und den Verbleib in der Behandlung, aber auf den Therapieerfolg, der mit zunehmendem Alter abnimmt	P
	Geschlecht	geringe Evidenz für einen Einfluss	
	Familienstand	geringe Evidenz für einen Einfluss	
	Bildungsstand	nur minimale Evidenz für einen Einfluss	
	beruflicher Status	geringe Evidenz für einen Einfluss	
	sozialer Status	nur minimale Evidenz für einen Einfluss	
	Intelligenz	*Persönlichkeitsmerkmale* geringe Evidenz für einen bedeutsamen Einfluss	
	Erwartungshaltung	ist von Bedeutung, aber bisher nur schwer zu messen	P
	Psychological Mindedness	Einfluss auf das Verbleiben in der Therapie und den Erfolg	P, I
	Ich-Stärke	Einfluss ist zu wenig gesichert	
	Suggestibilität	Einfluss ist zu wenig gesichert	
	Motivation	hat Einfluss, bedeutsam auch für differenzielle Therapieindikation	P, I, DI
	Art und Ausmaß interpersonaler Probleme	spielt eine Rolle bei der Indikation und differenziellen Indikation	I, DI

Fortsetzung S. 98

Tabelle 8. Fortsetzung

Kategorien	Merkmale	Bewertung im Hinblick auf Therapieprozess und Therapieerfolg	Art des Prädiktors
		Merkmale der Störung	
	Diagnose	Die formale Diagnose scheint im Zusammenhang mit Dropout und Therapieerfolg zu stehen. Beispielsweise sind die Abbruchraten für Patienten mit den Diagnosen „Angst" und „Depression" geringer als für Patienten mit den Diagnosen „Persönlichkeitsstörung", „paranoide" oder „hysterische Störung"	I, P
	Therapieerfahrung (ja/nein)	Evidenz für einen inversen, nicht sehr ausgeprägten Zusammenhang mit dem Erfolg; aber eine erfolgreiche frühere Therapie scheint ein positiver Indikator zu sein (Moreno 1994)	I
	Schwere und Chronizität	Evidenz für einen inversen, nicht sehr ausgeprägten Zusammenhang mit dem Erfolg	P
	Differenz zwischen im- und interpersonaler Belastung	noch nicht ausreichend untersucht, vermutlich Indikator bezüglich Dropout bei ambulanter Therapie und Prädiktor bei spezifischen Störungen	I, P
Patient x Therapeut	Therapiekontrakt	Therapieverträge gehören zu den Maßnahmen, die zu einer Struktur bzw. Strukturierung der Behandlung beitragen. Sie wirken sich positiv auf das Verbleiben in der Therapie und den Therapieerfolg aus (Kaul u. Bednar 1994)	I, P
	therapeutische Allianz	Eindeutige Beziehungen zu Verbleib in der Behandlung und Erfolg	I, P
	Vorbereitung auf die Gruppe	bei sehr unterschiedlichen Formen der Vorbereitung auf eine Gruppentherapie konnte festgestellt werden, dass sich vorbereitende Sitzungen (pretraining) günstig auf Therapieprozess und -erfolg auswirken	I, P

Fortsetzung S. 99

Tabelle 8. Fortsetzung

	Zeitpunkt der Erhebung: Erstinterview oder während der Behandlung/Probetherapie	
Kategorien Merkmale	Bewertung im Hinblick auf Therapieprozess und Therapieerfolg	Art des Prädiktors
Gruppe x Patient	Auswahlfaktoren	bestimmte Störungen sind in homogenen Gruppen erfolgreicher als in heterogenen zu behandeln, z.B. Essstörungen (Moreno 1994)	I, P
Patient	Abwehrverhalten		P
	Ausmaß der Psychopathologie		P
	Stresslevel		P
	Ansprechbarkeit auf das therapeutische Beziehungsangebot	Prädiktor, der in Abhängigkeit von der Gruppenarbeit variiert	P
Patient x Therapeut	Qualität der therapeutischen Beziehung		P
	Neufestsetzung von Therapiezielen		P
	Übertragung		P

P = prognostisches Merkmal; *I* = Indikator; *DI* = Differenzieller Indikator zu lösende Aufgabe darstellt. Patienten mit einer diagnostischen Zuordnung zu einer paranoiden oder schizoiden Persönlichkeitsstruktur und ausgeprägten interpersonellen Problemen wären am besten in einer Gruppentherapie zu behandeln, nur verhindern ihr Problem, ihr Misstrauen und ihre Feindseligkeit gegenüber anderen häufig die Indikation für eine Gruppenbehandlung oder den Erfolg im Rahmen derselben (Tschuschke und Weber 2002).

Die Blöcke „Patient x Therapeut" und „Gruppe x Patient" in Tabelle 8 verdeutlichen die Bedeutung komplexer Wechselwirkungen. Je mehr Merkmale in ihrer komplexen Wechselwirkung untersucht wurden, desto sicherere Informationen bestehen im Vorfeld für indikative Erwägungen.

Selektion von Patienten für Gruppenbehandlungen

Dies gilt auch für neuere Untersuchungen zur Gruppeneignung von Patienten. Nicht jeder Patient kann von einer Gruppentherapie profitieren, wie umgekehrt manche Patienten speziell in einer Gruppe eher als in einer Einzeltherapie profitieren würden. Es gilt, den therapeutischen Nutzen aus einer bestimmten Behandlung zu optimieren, da ungünstige Therapieerfahrungen schwerwiegende Konsequenzen nach sich ziehen können. Patienten resignieren und werden zukünftig keine Behandlung mehr eingehen, weil sie mutlos geworden sind oder enttäuscht von Psychologie, Psychotherapie bzw. Psychiatrie und nichts mehr erwarten. Es könnten Chronifizierungen eintreten, aus dem gerade genannten Grund. Es könnte schließlich Suizidalität auftreten wegen Hoffnungslosigkeit.

Die soziale Umgebung des Betroffenen stellt am Beispiel des Angehörigen oder Bekannten fest, dass Psychotherapie wohl „nichts bringt", Vorurteile in der Öffentlichkeit werden verfestigt. Bei eigener zukünftiger Betroffenheit würde die Option Psychotherapie womöglich nicht in Anspruch genommen.

Die Erfahrung eines Scheiterns in der Therapie stellt auch für den/die Therpeuten/in eine schlimme Erfahrung dar. Man ist geneigt, sich eventuell Vorwürfe zu machen, beginnt eventuell an sich zu zweifeln, es gibt ungünstige Auswirkungen auf andere und zukünftige Behandlungen, es entstehen Stress und Burnout.

All diese Folgen müssten nicht sein, wenn man das Risiko eines Scheitern oder Misserfolgs durch Beachtung mittlerweile wissenschaftlich gesicherter Erkenntnisse minimierte. Wie in jeder medizinischen Behandlung sind auch in der Psychotherapie Risiken nie zu 100% auszuschalten, sie sollten aber auf ein Minimum gesenkt werden.

Die *Selektion* von Patienten für eine Gruppentherapie ist eine schwierige Aufgabe, weil man verschiedene wichtige Dinge beachten muss (McCallum 2001, S. 71). Gleichwohl ist es sehr wichtig und sehr hilfreich, sich über folgende Punkte Klarheit zu verschaffen:

- Ist die *Störung/das Problem* des Patienten speziell in Gruppen gut zu lösen (liegt also ein interpersonell sich auswirkendes Problem vor)?
- Sind die *Ziele* im Rahmen einer Kurzgruppentherapie erreichbar bzw. lassen sie sich entsprechend modifizieren?
- Ist der *Leidensdruck* ausreichend motivierend?
- Ist der/die Patient/in für eine Gruppenbehandlung *motiviert* bzw. *motivierbar* (ein häufig genanntes Problem von Kollegen/innen, da Patienten heute sehr viel mehr nach einer Einzelbehandlung fragten; allerdings ist es ein Erfahrungswert des Verfassers, dass sich Patienten durchaus für eine Gruppe erwärmen können, wenn nur der Therapeut selbst innerlich vom Wert der Gruppenbehandlung überzeugt und nicht ambivalent ist)?
- Ist der/die Kandidat/in offen gegenüber *Gruppeneinfluss*?
- Passt der/die Patient/in mit den *anderen Gruppenmitgliedern* zusammen? Dies betrifft den Aspekt der Gruppenzusammensetzung (vgl. Kapitel 7.3).
- Ist der Betroffene bereit, *anderen* zu helfen?
- Ist die *Arbeitsbeziehung* bereits im Wege der Vorgespräche eine günstige zwischen Patient und Therapeut?

Beobachtungen mit so genannten *Screening-Gruppen* (eine Art „Sichtungsgruppen"), etwa in einer Aufnahme-Gruppe im stationären Bereich, liefern wichtige Aufschlüsse darüber, ob ein gegebener Patient sich den Rahmen der sozialen Situation einer Gruppe zu Nutze machen kann, wie er/sie sich in einem gruppalen Setting mit anderen verhält: dominant/beherrschend, zurückgezogen/schweigsam, misstrauisch oder kooperativ (McCallum 2001)? Die *Gruppenfähigkeit* eines gegebenen Patienten ist ein nicht zu unterschätzendes indikatives und prognostisches Merkmal.

Ein anderer Punkt verdient besondere Beachtung. Viele Patienten sind skeptisch gegenüber einer Teilnahme an einer *Gruppen*psychotherapie (Nosper 2002). Sie bevorzugen tendenziell – im stationären wie im ambulanten Bereich – Einzelpsychotherapie. Es ist eine Kunst, Patienten – die Indikation für eine Gruppenbehandlung vorausgesetzt – für eine Gruppenbehandlung zu motivieren. Nosper fand in einer großen Reha-Klinik-Studie anhand eines Vergleichs zwischen Patienten, die eine einzeltherapeutische Behandlung in einer Reha-Klinik erhielten, mit Patienten, die an einer Gruppenbehandlung teilnahmen, dass erstens die Skepsis gegenüber der Gruppenbehandlung tatsächlich anfänglich gegeben war, dass aber initial keine differenzialdiagnostischen und -indikativen Kriterien in einer breiten Skala von Testverfahren für das eine oder für das andere andere Behandlungssetting gefunden wurden (*SCL-90 R, IIP, PTM – Psycho-*

therapiemotivation, Frankfurter Körperkonzeptskalen). Allerdings zeigten sich Unterschiede in den *Frankfurter Selbstkonzeptskalen*). Die Therapieeffekte beider Settings waren vergleichbar, die Zusammensetzung beider Untersuchungsstichproben ebenfalls.

> „Die signifikant höheren Gesamtwerte der Gruppenpatienten in den Frankfurter Selbstkonzeptskalen (FSKS) mit höheren Werten in den Subskalen Leistungsfähigkeit, Problembewältigung und Verhaltens-/ Entscheidungssicherheit sprechen dafür, dass die zur Gruppenpsychotherapie motivierbaren Patienten über mehr Ressourcen im Bereich der Problemlösekompetenz und sozialen Kompetenz verfügten und sich dadurch angstärmer auf einen Gruppenprozess einlassen konnten." (Nosper 2002, S. 33)

Dieses Ergebnis würde die Annahme stützen, dass zur *Gruppenfähigkeit* bestimmte Merkmale erkennbar sein und erfüllt werden müssen, damit eine Indikation zu einer Gruppenbehandlung gefällt werden könnte. Eine solche Sicht würde allerdings nur selbstsichere, sozial kompetente Patienten im Rahmen stationärer Kurzzeitgruppenbehandlung berücksichtigen – eine Unmöglichkeit, angesichts der realen Versorgungssituation und undifferenziert diskriminierend.

Allerdings, wenn man von der üblichen, hergebrachten Praxis ausgeht, Patienten mit *heterogenem psychischen Funktionsniveau* in ein und dieselbe Gruppe zu stecken, wird man Therapie-Misserfolge von vorneherein in Kauf nehmen müssen. Es kann also nur um eine differenzielle Indikation bei Patienten mit unterschiedlichen *Funktions- und Strukturniveaus* gehen, die in unterschiedlichen Gruppen (mit unterschiedlicher technischer Konzeptualisierung) zusammen gefasst werden (siehe weiter unten).

Nosper spricht einen weiteren Punkt an, den der Durchführung geschlossener Gruppen im Rahmen stationärer Reha-Gruppentherapie. Auf diesen Aspekt wird im Kapitel 7.2 ausführlicher einzugehen sein.

Weitere, empirisch gut begründete, indikative und prognostische Kriterien sind folgende:

- *Psychological Mindedness* („psychologische Sensibilität" bzw. „interpersonale, soziale Sensibilität") (McCallum und Piper 1996; 1997; Piper und McCallum 2000)
- *Qualität der Objektbeziehungen* (Ausmaß und Qualität vergangener und gegenwärtiger Beziehungen mit anderen) (Piper und McCallum 2000)
- *Kontrollüberzeugungen*

Psychological Mindedness (PMAP)

Es handelt sich hier um ein psychodynamisch operationalisiertes Verfahren zur Messung psychologischer Sensibilität, wenn man so will auch Empathie, *bei anderen Menschen* Gefühle zu erkennen bzw. wahrzunehmen. Mit Hilfe eines eigens hierfür entwickelten Verfahrens (der *Psychological Mindedness Assessment Procedure – PMAP)* wurden ausgedehnte Forschungen zum Verbleiben und zum Erfolg von ganz verschieden diagnostizierten Patienten in unterschiedlichsten psychotherapeutischen Behandlungen (psychiatrische Patienten in Tageskliniken, stationäre und ambulante Patienten in Einzel- und Kurzzeitgruppen) vorgenommen (Piper et al. 1992; 1996; Piper 1995; McCallum und Piper 1996; 1997; McCallum 2001).

> Anhand eines Videos (4 Minuten-Sequenz) einer fiktiven Patientin werden Konflikte dargestellt, Ambivalenzen, resultierende depressive Symptome. Echte Patienten sollen sich, nach der Betrachtung der Sequenz (falls erforderlich, nach zweimaliger Betrachtung), der Standardinstruktion gemäß „Was ist das Problem dieser Frau?" frei und umfangreich äußern können. Ihre Äußerungen können mitprotokolliert oder am besten per Tonband aufgezeichnet werden, damit später eine differenzierte Beurteilung des Skalenniveaus (1–9) der Qualität der „psychological mindedness" (PM) des betroffenen Patienten vorgenommen werden kann (Tschuschke 1996a). Alles in allem, bei bestehender Vertrautheit und Routine, ein Aufwand von ca. 15–20 Minuten, der im Rahmen der diagnostischen Phase und der Erstgespräche leicht zu bewerkstelligen ist.

Je höher die Einschätzung des Niveaus der PM ist (ab Stufe 6 von 9 Niveaustufen), desto eher können Patienten von interaktionellen, konfliktorientierten bzw. psychodynamischen Gruppenpsychotherapien profitieren: sie brechen signifikant weniger ihre Gruppenteilnahme ab (Dropout-Problem, vgl. Kapitel 8.7) und profitieren klinisch bedeutsam mehr als Patienten mit geringerer PM (Stufen 1–5) (Piper und McCallum 2000; McCallum 2001). Das PMAP-Verfahren basiert auf dem psychodynamischen Konzept des unbewussten Konflikts und diesbezüglichen Abwehrmanövern. Es ist gleichwohl nicht erforderlich, dass die zu testenden Patienten irgendwelche Fachausdrücke verwenden müssen, ihre Alltagssprache kann dennoch darauf hin überprüft werden, ob *sinngemäß* ein Konflikt und/oder irgendwelche Abwehrmaßnahmen der Video-Patientin erkannt werden können. Ist dies in einem bestimmten Ausmaß der Fall, dann scheint eine wesentliche Qualität interpersoneller Sensibilität, Intelligenz bzw. eines sozialen Interesses, einer sozialen „Antenne" gegeben zu sein, die basale Fähigkeiten charakterisiert, wie sie in Therapiegruppen günstige Voraussetzungen einer *Gruppenfähigkeit* kennzeichnen. Im Übrigen scheint diese Fähigkeit keineswegs diagnosegebunden zu sein, wie empirische Untersuchungen zeigen (Piper et al. 1996).

Qualität der Objektbeziehungen (QORS)

Ebenfalls von der Forschungsgruppe Edmonton/Vancouver stammt ein Einschätzungsverfahren zur *Qualität der Objektbeziehungen*

(Quality of Object Relations Scale – QORS), ein Verfahren, das eine spezielle Form von initialem Interview nutzt, um die Qualität unterschiedlicher sozialer, interpersoneller Erfahrungen und Bezüge eines Individuums in Vergangenheit und Gegenwart zu erfassen. Dieser Ansatz geht von einem objektbeziehungstheoretischen Verständnis aus, die Qualität objektaler Beziehungsgestaltungsfähigkeit eines Patienten diagnostisch zu erfassen, was wiederum *prognostische Relevanz im Hinblick auf Gruppenfähigkeit* besitzt. Die QORS arbeitet mit der theoretischen Annahme,

> „… dass Objektbeziehungen angenommenermaßen drei Aspekte umfassen: erstens eine externe, echte Beziehung, zweitens eine internalisierte Beziehung mit anderen Menschen der Vergangenheit und der Gegenwart (Objektrepräsentanzen) und drittens internalisierte Objektbeziehungen, die Determinanten seiner Selbstwahrnehmung (Persönlichkeit) darstellen." (Piper und McCallum 2000, S. 49)

Mit diesem Verfahren lassen sich Patienten im Hinblick auf Ausmaß und Qualität der therapeutischen Arbeitsbeziehung in den Erstgesprächen einschätzen wie auch der Therapieerfolg (allerdings erst untersucht in Kurzzeiteinzeltherapie) prognostisch beurteilen (Piper et al. 1991).

PMAP und QORS stellen zwei nützliche Auswahlverfahren für Kurzgruppenpsychotherapien dar, weil sie – auch in Kombination angewandt – Therapiefähigkeit und -erfolg in Kurzzeitgruppen voraussagen können. Patienten mit höheren Werten in beiden Verfahren sind offensichtlich eher in der Lage, vom therapeutischen Konzept interpersonell oder tiefenpsychologisch, psychodynamisch arbeitenden Kurzgrupppentherapien zu profitieren (Piper und McCallum 2000).

Es soll an dieser Stelle ausdrücklich betont werden, dass es nicht darum gehen kann oder gehen sollte, vermeintlich therapieresistente, ungeeignete oder wenig Erfolg versprechende Patienten auszusondern, um ihnen Hilfen durch Psychotherapie vorzuenthalten! Eine mit differenzieller Prognostik und Einschätzung vorgehende Haltung soll vielmehr wahrscheinliche psychotherapeutische Misserfolge bzw. Risiken im Hinblick auf therapeutische Ansprechbarkeit mit größtmöglicher Sicherheit im Vorfeld der Behandlung erkennen helfen! Hierdurch kann im Gegenteil negativen Therapieerfahrungen und -enttäuschungen vorgebeugt werden und können Patienten geeigneteren psychotherapeutischen Verfahren und Settings zugewiesen werden (zu den potenziellen Schäden und Misserfolgen in Gruppentherapien vgl. Kapitel 8.10).

Es sind eindeutige klinische Erfahrungswerte, die ebenfalls durch ausreichend vorhandene Forschungsergebnisse gestützt werden, dass ein Teil unserer Patienten in fast allen Störungsbereichen und Behandlungssettings eben nicht von bestimmten Psychotherapie- oder Gruppentherapie-Konzepten profitiert, wie bereits eingangs dieses

Kapitels dargelegt wurde. Da die Gründe zu einem großen Teil in mangelhaften bzw. sogar unzureichenden indikativen Entscheidungsprozessen liegen, kommt einer differentialdiagnostischen Indikationsentscheidung größte Bedeutung zu. Um so mehr in Kurzzeittherapien, wo es keine kompensatorischen Zeiträume gibt, etwa eine initiale Bindungsschwäche bzw. -unfähigkeit zur Gruppe und zur Behandlung mit der Zeit aufholen zu können.

Patienten mit Defiziten im eigenen Selbstgefühl, in interpersonalen Beziehungsaufnahmen, im Erfassen von interpersonalen Prozessen in der Gruppe, Patienten eben, für die in den Verfahren PMAP und/oder QORS niedrige Einschätzungen getroffen wurden, werden sich im Verbund mit anderen, gruppenfähigeren Patienten stets schlechter zurecht finden und sind von therapeutischem Misserfolg bedroht! PM und QORS objektivieren nur, was ein Kliniker eigentlich in den diagnostischen Erstgesprächen ohnehin herausfinden sollte, allerdings stellen beide Verfahren sichere, objektivere Kriterien dar, eine weit tragende klinische Behandlungsentscheidung auf wissenschaftlicher Grundlage weiter zu fundieren.

In Gruppen mit *heterogenen psychischen Funktionsniveaus* kommen Patienten mit geringeren Ressourcen regelmäßig zu kurz (Zielke 1994)! Sie können nicht so Nutzen ziehen – bzw. es schadet ihnen sogar – wenn Mitpatienten in der Gruppe die Initiative ergreifen können, den Prozess der Interaktion bestimmen, die Inhalte, sich öffnen können und Feedback erhalten (was wiederum therapeutisch ist). Die „Mauerblümchen" ziehen durch – ihnen allein übrig bleibende – Beobachtung oder Passivität nicht den Nutzen, den man gemeinhin zu konzedieren bereit ist, nach dem Motto: ‚Patienten können ja auch durch teilnehmende Beobachtung profitieren' oder ‚der hat zwar geschwiegen, war aber dennoch durchaus beteiligt'. Eher schweigsame, randständige Gruppenmitglieder profitieren eben in der Regel nicht (MacKenzie und Tschuschke 1993; Tschuschke et al. 1996)! Bindungslose bzw. „untergehende" Gruppenmitglieder können zuweilen sogar kontraproduktive soziale Interaktionen starten, die sie in Randpositionen (Omega-, Scapegoat-Position) abdrängen oder gar zu ihrer vorzeitigen Entfernung aus der Gruppe führen, sei es durch die Therapeuten oder per eigenem vorzeitigem Gruppenabbruch (Tschuschke 1993) (vgl. auch Kapitel 8.7).

Ein Patient, der in beiden Verfahren eine niedrigere Punktzahl erhält, würde sich in einer supportiven, aktiv strukturierten oder Langzeitgruppenpsychotherapie wesentlich besser zurecht finden als in einer intensiven Kurzzeitgruppentherapie, die das Konzept interpersonaler Arbeit, einer Erkennung interpesoneller Konflikte und fehlangepasster Verhaltensweisen nutzt. Piper und McCallum (2000) haben hierzu sehr brauchbare Zusammenhänge zwischen Indikationen für eine eher langzeitorientierte, supportive versus einer interpretativen Kurzzeitgruppentherapie in einer Tabelle aufgelistet (vgl. Tabelle 9).

Aufgaben und Maßnahmen vor Gruppenbeginn

Tabelle 9. Unterscheidende Kriterien für eine supportive Langzeit-Gruppentherapie versus zeitbegrenzte, interpretative Kurzgruppenpsychotherapie (Piper 2000, S. 56)

Kriterium	*Langzeit* Supportive Gruppentherapie	*Kurzzeit* Interpretative Gruppentherapie
Psychologisches Bewusstsein (PM)	Weist eine Tendenz auf, derzeitige Schwierigkeiten als ein Ergebnis externer Ereignisse oder anderer Menschen zu verstehen	Weist eine mäßige bis hohe Fähigkeit auf, die Beziehung zwischen intrapsychischen Konflikten und derzeitigen Schwierigkeiten anzuerkennen
Qualität der Objektbeziehungen (QORS)	Zeigt ein Bedürfnis nach Befriedigung zwischenmenschlichen „Hungers" und ein Bedürfnis nach in-Schach-Halten von Angst	Zeigt eine Fähigkeit, Beziehungen in Abwesenheit einer unmittelbaren Befriedigung zu untersuchen, und die Fähigkeit, Angst zu tolerieren
Engagement	Willens und in der Lage, auf informeller Basis an der Gruppentherapie teilzunehmen, abhängig von empfundener Notwendigkeit, die vom Symptom, seiner Heftigkeit oder akuter Krise beherrscht wird	Willens und in der Lage, durchgängig an der Gruppentherapie teilzunehmen, ungeachtet der Fluktuation empfundener Notwendigkeit
Ziele	Erwerb von Unterstützung, Rückmeldung, Problemlösungsstrategien und Symptomreduktion	Verständnis der Verbindung zwischen Verhaltensmustern der Interaktionen der Vergangenheit und Gegenwart und den Schwierigkeiten, um Verhalten, Affekte und Wahrnehmung zu ändern, ist vorhanden

Es könnte vielleicht der Eindruck entstehen, dass die in Tabelle 9 dargelegten Kriterien für schwere Patientenklientelen, z.B. im stationären psychiatrischen Bereich keine Gültigkeit haben könnten. Deshalb sollte hier deutlich gemacht werden, dass die kanadische Arbeitsgruppe durch beispielhafte, rigorose Begleitforschung auf hohem Niveau dokumentieren konnte, an welchen Patientengruppen welche Effekte mit welcher Zeitstabilität erreicht werden konnten.

Die in der Tabelle angesprochenen Patienten der *supportiven Langzeitgruppenpsychotherapie* waren typisch psychiatrisch chronifizierte Patienten, die sich wiederholt in Krisen befanden, einer ständigen Unterstützung bedürftig waren, dazu tendierten, den Kontakt zur Gruppentherapie abzubrechen, sobald eine Krise vorüber war. Diese Gruppen wurden ambulant durchgeführt, üblichweise handelt es sich hier um eine Klientel tagesklinischer psychiatrischer Versorgung. Eine strukturierendere, aktivere und zugleich supportive Konzeptualisierung der Gruppenarbeit ermöglichte diesen Patienten nachweislich eine sukzessive Verbesserung bzw. Nachreifung ihrer eigentlich defizitären Persönlichkeitsstruktur; Gruppen auf höherem Arbeitsniveau würde diese Patienten überfordern.

Die *interpretative Kurzgruppentherapie* (15 Sitzungen) wird als sehr bewährt beurteilt in ihrer Form als *homogene Gruppe* zur Behandlung *pathologischer Trauerreaktion* (vgl. ausführlich Kapitel 10.6.1) und erbrachte ausgezeichnete Therapieeffekte (Piper et al. 1992; Piper 1995; Piper und McCallum 2000).

Insgesamt muss man aber leider feststellen, dass es kaum wissenschaftlich gestützte Kriterien für eine Differenzialindikation zwischen Langzeit- und Kurzzeittherapie gibt (Sulz 1998).

Für den stationären Bereich werden die Aspekte der Arbeit mit einer *Kurzzeittherapiegruppe,* einer *homogenen* (bzw. *störungsspezifischen*) *Gruppenzusammensetzung* (Kapitel 7.4) sowie der Durchführungsform als günstigerweise *geschlossene* Gruppe (Kapitel 7.2) noch ausführlicher zu diskutieren sein.

Kontrollüberzeugungen

Patienten mit externer Kontrollüberzeugung tun sich offenbar in strukturierterer, behavioral orientierter Gruppenpsychotherapie besser, während Patienten mit eher internaler Kontrollüberzeugung gut aus konfliktorientierter, geringer strukturierter Gruppenpsychotherapie therapeutischen Nutzen ziehen können (Piper 1994).

7.2 Geschlossenes versus offenes Gruppenformat

Im Rahmen kurzgruppentherapeutischer Behandlungen wird unter Experten kaum eine Frage so emotional diskutiert wie der Notwendigkeit – oder nicht – der Geschlossenheit einer zeitbegrenzten Gruppe. Die fast ideologisch anmutende Diskussion wird wieder einmal vor dem Hintergrund ökonomischer Zwänge geführt.

Die Vertreter der geschlossenen Gruppe werfen ausschließlich klinische Gesichtspunkte in die Debatte, während die Vertreter der Slow-Open- (halboffenen) Gruppe fast ausschließlich mit der ökonomischen Unmöglichkeit einer Durchführbarkeit geschlossener Gruppen in den verschiedenen Settings argumentieren: im stationären wie im ambulanten Bereich.

Um mit den Apologeten der letztgenannten Gruppe zu beginnen. Eine Durchführung kurzgruppentherapeutischer Praxis z.B. im stationären psychiatrischen Setting scheitere bereits an der Gestörtheit der Patientenklientel, die häufig noncompliant mit regelmäßiger Gruppenteilnahme seien, manchmal wegen akuter Entwicklungen nicht mehr an der Gruppe teilnehmen könnten, in unregelmäßigen Abständen zu einer Gruppe stießen und ein gemeinsamer Gruppenbeginn sowie ein gemeinsames Gruppenende völlig unrealistisch sei aus vielfältigen Gründen. Leere Betten auf einer Station verursachten Kosten, weshalb sie schleunigst zu belegen seien, was wiederum bedeute, dass Patienten in zeitlicher Unregelmäßigkeit aufgenommen würden auf die jeweilige Station und somit vereinzelt zu bestehenden Gruppen – immerfort laufenden – hinzu stießen.

Auch im ambulanten Bereich wird die „Keule der Ökonomie" geschwungen. In der Kassenpsychotherapie wird argumentiert, dass es sich für eine zeitbegrenzte ambulante Gruppenpsychotherapie von maximal 25 Sitzungen nicht lohne, einen solchen Antragsaufwand zu betreiben, bis zu neun Patienten zu finden, Erstgespräche durchzuführen und die Kassenanträge zu schreiben. Aufwand und Ertrag stünden in keiner Relation zueinander. Hinzu kämen noch die Schwierigkeiten im ambulanten Bereich, in vielen Gegenden oder Städten überhaupt eine ausreichende Zahl von Patienten bzw. Klienten für eine Gruppenpsychotherapie zu finden, die erstens motiviert wären – Gruppeneignung auch noch vorausgesetzt – an einer *Gruppen*psychotherapie teilzunehmen und die auch noch in ihrer Störungsspezifität mit anderen zusammen passen würden.

Diese letztgenannten Argumente betreffen in der Tat klinische indikative Erwägungen und nicht nur ökonomische Gründe. Gleichwohl würde sich eine etwa mittelfristige Gruppenplanung mit eine Wartezeit von bis zu wenigen Wochen oder zwei, drei Monaten in vielen Gegenden im Hinblick auf eine ausreichende Zahl von Patienten mit ähnlich gelagerten Problemen rechnen, ein spezielles Engagement und Interesse des Behandlers an der Gruppenpsychotherapie vorausgesetzt. Häufig zieht eine bestimmte Form etablierter psychotherapeutischer Versorgung die Nachfrage nach sich. Nicht aus Gründen eines ‚Parkinsonschen Gesetzes' (Tendenz zur Selbstaufblähung), sondern weil die psychotherapeutische Versorgung in der heutigen Gesellschaft an vielen Stellen – wenn nicht überhaupt – hoffnungslos dem Bedarf hinterher hinkt (was die Wartezeiten allenthalben dokumentieren). Dies gilt nicht nur für das Ausmaß derzeitiger allgemeiner psychischer Störungen und Irritierungen, sondern auch, und immer mehr, für eine Versorgung chronischer somatischer Erkrankungsformen mit psychosozialer Unterstützung, die von den niedergelassenen Psychotherapeuten bislang noch kaum erkannt und wahrgenommen wird (vgl. hierzu auch Kapitel 10.9).

Es besteht kein Zweifel darüber, dass diese Einwände gegen die Durchführung geschlossener Gruppen im Kurzzeitformat in bestimmten Versorgungsfeldern ihre Berechtigung haben. Aber es dürfte auch klar geworden sein, dass fast ausschließlich *ökonomische Argumente* ins Feld geführt werden. Aber selbst diese, plausibel klingenden Gründe – die es in manchen Bereichen auch tatsächlich sind – haben nicht überall Gültigkeit. Es ist bare reale Tatsache, dass Patienten in viele stationäre Behandlungseinrichtungen, Behandlungsbedarf und freiem Behandlungsplatz folgend, einzeln aufgenommen werden. Es erfolgt also in der Regel ein kontinuierlicher Strom von aufzunehmenden und zu entlassenden Patienten in den meisten Kliniken: Psychiatrien, psychotherapeutisch-psychosomatischen und Reha-Kliniken. In sehr vielen Fällen, wenn nicht den meisten, sind die o.g. ökonomischen Argumente entscheidend. Leere Betten sind zu besetzen.

Das Diktat der Ökonomie vor Behandlungserwägungen liegt klar auf der Hand. Klinische Überlegungen und Notwendigkeiten haben anscheinend hinter die Zwänge der Ökonomie zurückzutreten. Dabei wäre es nicht einmal mit ökonomischen Einbußen verbunden, per administrativem Wege die Zuweisung von Patienten zu Kliniken (auf jeden Fall im stationären Bereich psychotherapeutisch-psychosomatischer und Reha-Kliniken) nur anders zu organisieren.

> Pointiert ausgedrückt könnte man ja auch argumentieren: Wenn es möglich ist (und das ist es ja nachweislich), große Teile der Gesamtbevölkerung am selben Tag in Urlaubsdomizile anreisen zu lassen und Hotel-, Pensionsbelegungen vorzunehmen, und zugleich andere riesige Bevölkerungsmassen am selben Tag abreisen zu lassen, dann müsste es eigentlich für einzelne Kliniken auch möglich sein, im normalen Turnus die Aufnahme oder Entlassung mehrerer Patienten am selben – oder nächsten – Tag zu steuern. In aller Regel handelt es sich dabei schlicht um eine anders gehandhabte *bürokratische* Abwicklung, die nicht einmal mehr Kosten verursachen würde und keineswegs zu Unterbelegungen der jeweiligen Klinik führen müsste. Von disziplinarischen Entlassungen einmal abgesehen (die gibt es so oder so, aber hierbei handelt es sich um geringe Ausnahmen).

Dass die Durchführung geschlossener Gruppen im Reha-Bereich erfolgreich laufen kann, wurde ja inzwischen empirisch bestätigt (Günther und Lindner 1999; Lindner et al. 2001). Der klinische Eindruck (nicht per kontrolliertem Design überprüft) war der, dass im Unterschied zu früher halboffen durchgeführten Gruppen die jetzt durchgeführte geschlossene Gruppe eine „beeindruckend" konturiertere Verlaufsgestalt aufwies.

> „Für die Gruppenmitglieder entfiel der sonst oft im Vordergrund stehende Bahnsteigcharakter der Gruppe mit ständig ab- und anreisenden Teilnehmern. Durch die bewusstere *gemeinsame* Erfahrung der Begrenzung konnten intensivere Veränderungsprozesse angeregt werden.
> Es könnte sein, dass die sonst in Gruppen gewünschte Erfahrung, sich von einem Mitglied trennen zu müssen und ein neues aufzunehmen, im ambulanten Langzeitsetting sinnvoll ist, jedoch im stationären

Reha-Setting weniger, vielleicht sogar eher störend. Denn durch das ständige Kommen und Gehen kann die Notwendigkeit, sich mit Begrenztheit auseinander zu setzen, leichter verleugnet werden. Das wiederum bedeutet, einen Fluchtweg einzuschlagen, gerade wo es auf das Erproben von Standhaftigkeit ankäme." (Günther und Lindner 1999, S. 220)

Eine andere Studie über stationäre psychotherapeutische Gruppenbehandlung in einer psychosomatischen Akut-Klinik konnte keine Ergebnisverbesserung für eine geschlossene Gruppe gegenüber einer verglichenen slow-open-Gruppe finden (Mattke und Schreiber-Willnow 2001), wobei die beiden Gruppen von der Zusammensetzung her allerdings nicht vergleichbar waren.

Die Argumente für die Durchführung geschlossener Gruppen, wo immer nur möglich, liegen eindeutig im klinischen Bereich.

In aller Regel sind stationär behandelte Patienten schwerer beeinträchtigte Patienten mit schwereren psychischen Problemen. Das heißt in der Konsequenz, dass die therapeutische Intervention so optimiert werden sollte wie nur möglich, da stationäre Behandlung immer gleichbedeutend mit Kurzzeitbehandlung ist! *Kohäsion* ist das essenzielle Kriterium, das Kurzzeitgruppen in ganz besonderem Maße schnell entwickeln müssen und hierzu ist eine ganze Reihe von Maßnahmen seitens des Gruppentherapeuten im Vorfeld und in den ersten Sitzungen zu beachten (vgl. Kapitel 7 und 8). Kohäsion ist schwer herzustellen, besonders in stationären Einrichtungen, wo das Patienten-Klientel besonders schwer beeinträchtigt ist und wo die Gruppenzusammensetzung wegen eines rapiden Turnovers von die Gruppe verlassenden und neu hinzu kommenden Patienten belastet ist. Kohäsion kann hier speziell durch eine Implementierung geschlossener Gruppen mit einer vorher bestimmten Anzahl von Sitzungen erhöht werden (Brabender 1988).

Strauß kritisiert die Praxis der meisten Kliniken, indem es so aussehe, als ob

„... für die gruppentherapeutische Behandlung einer jeden Institution zumindest theoretisch ganz spezifische Indikationsregeln gelten, die aber aus praktischen oder wirtschaftlichen Gründen in der Regel nicht eingehalten werden können. Möglicherweise ist dies ein Grund dafür, dass speziell im gruppentherapeutischen Behandlungssetting (ambulant wie stationär) die Abbruchraten vergleichsweise hoch beziffert werden (z.B. Kordy und Senf 1992)." (Strauß 1998, S. 202)

Zeitbegrenztheit ist *das* wesentliche Kennzeichen stationärer psychiatrischer, psychosomatischer oder psychotherapeutischer Behandlung, es ist von daher unumgänglich, dass es zum zentralen Bestandteil der psychiatrischen bzw. psychotherapeutischen Interventionskonzepte wird. Zeitbegrenzte Gruppentherapie muss sich daher den Entwicklungsmöglichkeiten des sozialen Systems Gruppe unter dem

Aspekt der Zeitknappheit konzeptuell stellen. Das wiederum heißt: *einer therapeutischen Gruppe mit wenig Sitzungen noch zuzumuten, dass ihre Entwicklung durch kommende und gehende Gruppenmitglieder behindert, verunmöglicht oder sogar in die Zersetzung und kontraproduktive Klimata getrieben wird, und das auch noch bei ohnehin stärker beeinträchtigten und gestörten Patienten-Klientelen – so etwas wissentlich in Kauf zu nehmen, würde an Ignoranz oder Fahrlässigkeit grenzen!*

Es besteht kein Zweifel daran, dass Gruppen sozialen Entwicklungsgesetzen und -kräften unterliegen, dies ist ausführlich im Kapitel 5 erörtert worden. Man muss diese Systemkräfte therapeutisch berücksichtigen, sonst trägt das soziale System der therapeutischen Gruppe nicht zu einem therapeutischen Erfolg, einfach weil es die Wirkfaktoren nicht ins Spiel bringen kann mangels Entwicklungsmöglichkeiten, oder die Gruppe erodiert aufgrund vorzeitiger Dropouts und ist existenziell, also in ihrem Überleben gefährdet (Tschuschke 1997).

Gerade bei „schwierigen" Patienten (‚difficult patients'), wie die übliche Bezeichnung für psychotische oder schwere Persönlichkeitsstörungen im nordamerikanischen Bereich ist, sieht MacKenzie in slow-open-Gruppen erhebliche Probleme.

> „Für Gruppen mit einigen Schwierigkeiten ... wird der Wechsel in der Mitgliedschaft in eine signifikante Regression bezüglich der Gruppenarbeit münden. Eine Gruppe mit ständigem Wechsel von Mitgliedern wird große Schwierigkeiten haben, zu Phasen von größerer interaktioneller Arbeit voran zu schreiten. Beendigungsprobleme werden von geringerer Bedeutung sein, da das Ausmaß der Beziehung zwischen den Gruppenmitgliedern geringer sein wird." (MacKenzie 1997, S. 120 f)

Neu in Gruppen eintretende Patienten bewirken eine Regression des Gesamtsystems Gruppe. Die Gruppe als soziales System benötigt eine Rollenverteilung unter den Gruppenmitgliedern. Dies geschieht unbewusst. Die Rangordnung und die Dynamik der Gruppenmitglieder untereinander werden durch neue Gruppenmitglieder umgestoßen, es findet eine neue Rollenverteilung statt, damit das Gesamtsystem funktionieren kann. Die Entwicklung der Gruppenarbeit wird unterbrochen, die Gruppe regrediert auf frühere Themen. Betroffen davon sind die in der Gruppe zum Tragen kommenden Wirkfaktoren. Halboffene Kurzzeitgruppen (im stationären psychiatrischen, psychosomatischen oder Reha-Bereich) sind also zusätzlich – neben der geringen zur Verfügung stehenden Sitzungszahl – noch durch eine geringere therapeutische Potenz der Gruppe belastet, das die Gruppen nicht leicht zu fortgeschrittenen Entwicklungsmustern gelangen, die dann intensivere therapeutische Arbeit und andere therapeutische Wirkfaktoren hervorbringen würden (Tschuschke und MacKenzie 1989; MacKenzie 1997; Tschuschke 1997).

Es wäre für einige Kliniken auch zu überlegen, ob es nicht zumindest eine Art *Aufnahme-Gruppe* geben könnte, in der übergangsweise, quasi zur Abpufferung kommender und gehender Patienten, Patienten „gesammelt" werden könnten, damit eine neue geschlossene Gruppe begonnen werden könnte. Darüber hinaus bieten solche Gruppen, als *Screening-Gruppen*, eine Sichtungsmöglichkeit der sozial-interpersonalen Fähigkeiten und Ansprechbarkeiten der neuen Patienten auf Gruppenbehandlung (McCallum 2001), wie dies bereits im vorigen Kapitel ausgeführt worden ist. Diese Zeit könnte optimal für diagnostische, indikative Entscheidungen und die *Gruppenvorbereitung* der Patienten auf die neue, geschlossene Gruppe genutzt werden (vgl. das nächste Kapitel).

MacKenzie verfügt über sehr umfangreiche Erfahrungen, speziell auch im stationären psychiatrischen Setting nordamerikanischer Kliniken und hat ein Standardwerk zur Kurzgruppenpsychotherapie geschrieben (*Time-Managed Group Psychotherapy*). Er empfiehlt dringend die Durchführung geschlossener Gruppen im stationären Kurzzeitsetting.

> „Zeitbegrenzte Gruppen sind ständig konfrontiert mit Begrenzungen durch die festgelegte Dauer der Gruppe. Alles, was getan werden kann, um basale strukturelle Aspekte zu vereinfachen, ist hilfreich für die Gruppe. Deshalb haben die meisten dieser Gruppen ein geschlossenes Format. Einige Programme modifizieren dieses Format, indem sie neue Gruppenmitglieder während der ersten zwei oder drei Sitzungen zulassen. Ein Vorteil dieser Modifikation ist es, dass sehr früh aussteigende Gruppenmitglieder – die deshalb nicht richtig in die Gruppe involviert wurden – ersetzt werden können. Mit dieser möglichen Ausnahme werden zeitbegrenzte Gruppen am besten geschlossen gehalten. Selbst wenn die Mitgliedschaft in einem gewissen Ausmaß erodieren sollte, ist der zu zahlende Preis der Zulassung neuer Gruppenmitglieder eine Nichtverträglichkeit mit dem Fortschritt der verbliebenen Gruppenmitglieder." (MacKenzie 1997, S. 121)

7.3 Gruppenzusammensetzung und Gruppenvorbereitung

Gruppenzusammensetzung

Bei den Überlegungen zur Gruppenzusammensetzung spielen naturgemäß verschiedene Aspekte ineinander: Indikation, Auswahl, Patienten-Passung, Gruppenkonzept. In Abhängigkeit vom geplanten Behandlungskonzept und den Rahmenbedingungen (also ambulant oder stationär, zeitlich befristet oder nicht) müssen Patientenauswahl und Gruppenzusammensetzung gehandhabt werden.

Es gibt unterschiedliche Strategien zur Auswahl von Patienten, die für eine Gruppenbehandlung in Frage kämen. Eine solche Strategie wäre es, Patienten für eine Gruppe auszuwählen, die sowohl aus einer Einzel- wie auch aus einer Gruppenbehandlung Nutzen ziehen würden, die – zwangsläufig – andere Strategie wäre, die Patienten auszuwählen, die speziell von Gruppentherapie profitieren würden (McCallum 2001). Für einige Patienten ist Gruppenpsychotherapie die Behandlung der Wahl (Rutan und Stone 1993). Speziell für Patienten, die Schwierigkeiten in ihren interpersonellen Beziehungen haben, deren Beziehungen charakterisiert sind durch sozialen Rückzug, übermäßige Abhängigkeit oder ein Muster aus multiplen und flüchtigen Beziehungen (Klein 1993; Rutan und Stone 1993; McCallum 2001; Tschuschke und Weber 2002). Indikations-, prognostische und selektive Kriterien für eine Gruppenbehandlung wurden ausführlich im Kapitel 7.1 dargestellt und sollen hier nicht wiederholt werden.

Die *Gruppenzusammensetzung* ist in einem gewissen Sinne eine Kunst, d.h. es ist im Voraus abzuschätzen, welche Patienten in einer geplanten Gruppe zusammen passen, damit eine möglichst günstige Arbeitsatmosphäre in der Gruppe entstehen kann. Welche Merkmale von Patienten sind hierzu hilfreich, auf was sollte oder müsste man achten? Wieviel Ähnlichkeit, wieviel Unterschiedlichkeit sollte sein?

Da ist z.B. einmal das Kriterium der *homogenen* bzw. *störungsspezifischen Gruppentherapie* (vgl. das nächste Kapitel). Arbeitet man mit diesem Ansatz, so ist es naturgemäß erforderlich, Patienten mit dem gleichen Problem bzw. mit der gleichen Störung in einer Gruppe zusammen zu führen. Aber was ist eine „homogene" bzw. „störungsspezifische" oder „themenzentrierte" Gruppe (Zielke 1994) eigentlich? Sind dies Patienten nach ihrem vordergründigen Beschwerdebild? Handelt es sich *diagnosespezifisch* um eine Homogenität, also z.B. nur bulimische Patientinnen in einer Gruppe? Oder sollte es sich um eine Homogenität im Hinblick auf das psychiatrische bzw. psychologische Funktionsniveau der Patienten handeln (siehe Kapitel 7.4)?

Sollte die Gruppe möglichst *heterogen* zusammen gesetzt werden? Dies scheint empfehlenswert zu sein, wenn man *keine* Kurztherapiegruppe plant, ein interpersonelles, klientenzentriertes oder tiefenpsychologisches Gruppenkonzept realisieren will, bei dem eine gewisse Heterogenität der Teilnehmer und ihrer Probleme ein optimiertes Klima für stellvertretendes Lernen, Feedback und neue Identifikationen bieten würde und zugleich die Risiken für gemeinsam Abgewehrtes verringern würde (Pritz 2001).

Die *Gruppenfähigkeit*, d.h. die psychischen Fertigkeiten, von einer Gruppentherapie zu profitieren, indem man dort soziale Kompetenzen nutzt oder psychodynamische Arbeit im interpersonellen Raum realisieren kann (Piper und McCallum 1990; Piper et al. 1992; 1996), und die Wahrscheinlichkeit eines Misserfolgserlebnisses gering ist, kann man gut im Rahmen von so genannten *Sichtungsgruppen* (*screening groups*) (McCallum 2001) feststellen. Normalerweise sieht man Patienten im Einzelkontakt, man kann ihre sozialen Probleme oder Ressourcen in keiner Weise im Rahmen einer prinzipiell dyadischen Situation, dazu noch mit Autoritäts- und Abhängigkeitsgefälle, beurteilen; hierdurch dürfte ein nicht zu unterschätzender Prozentsatz falscher Indikationen begründbar sein (Woods und Melnick 1979).

Wie bereits im Kapitel 7.1 ausführlicher dargelegt, können theoriespezifische Einschätzungsmethoden bei der Patientenauswahl sehr hilfreiche objektive Kriterien sein.

Gruppenvorbereitung

Dieser Aspekt gruppenpsychotherapeutischer Praxis ist auf eine höchst verblüffende Weise in Nordamerika seit mehr als 20 Jahren alltägliche Routine, während er hierzulande fast unbekannt zu sein scheint. Gruppentherapie hat mit dem Problem des vorzeitigen Ausstiegs einzelner Gruppenmitglieder zu tun (so genannte *Dropouts*), man kann statistisch mit um die 30% *Gruppenschwund* rechnen (Yalom 1966; Kordy und Senf 1992) (vgl. hierzu ausführlicher Kapitel 8.7). *Gruppenvorbereitung* dient speziell einer Vorbeugungsmaßnahme gegen vorzeitigen Gruppenschwund, der Entängstigung der Gruppenteilnehmer, einer Vorbereitung auf den Arbeitsstil der Gruppe und einem kurzen kennen Lernen.

Saul Scheidlinger thematisiert die alltäglich geworden Gruppenvorbereitung, er erwähnt in diesem Zusammenhang die Notwendigkeit, über die Vorbereitung auf eine Gruppentherapie auch den *Informed Consent* des Patienten einzuholen, eine in allen medizinischen Bereichen inzwischen bare Selbstverständlichkeit. Der nach der Vorbereitung zu unterzeichnende Therapiekontrakt (siehe weiter unten Kapitel 7.5) wäre in diesem Sinne einsetzbar.

> „In Verbindung mit der Einholung des Informed Consent, ist es inzwischen alltägliche Praxis, voraussichtliche Gruppenmitglieder durch eine oder mehrere vorbereitende ... Sitzungen auf das Gruppenerlebnis vorzubereiten, in denen der Behandlungskontrakt erklärt wird, Missverständnisse und Ängste angesprochen werden, und vor allem, eine anfängliche therapeutische Allianz gefestigt wird." (Scheidlinger 2000, S. 329f)

In diesem Zusammenhang spricht er die therapeutenseitig ethische Problematik an, wenn Material aus einer Einzelsitzung in eine Gruppentherapie getragen wird, ohne zuvor die ausdrückliche Zustimmung des Patienten eingeholt zu haben. Diese Situation dürfte speziell für stationäre Settings von Interesse sein, wenn Patienten in Einzel- und Gruppensitzungen behandelt werden.

Es ist naiv, davon auszugehen, dass einander fremde Menschen sofort miteinander arbeiten und sich private, schambesetzte Inhalte mitteilen könnten. Eine Therapiegruppe ist „ein stressvolles Erlebnis" (Piper und Ogrodniczuk 2001). Zunächst einmal stehen die meisten Patienten einer Teilnahme an einer Gruppentherapie skeptisch gegenüber. Eher würden sie eine Einzelbehandlung anstreben. Manche lassen sich – immer noch skeptisch – zu einer Gruppenbehandlung „überreden", eine angemessene Indikation zu einer Gruppenbehandlung vorausgesetzt.

- Menschen, die in psychotherapeutische Behandlung kommen, weisen oft – wenn nicht in den meisten Fällen – schlechte, kränkende, verletzende sozial-interpersonale Lebenserfahrungen auf. Zuweilen wurden sie in ihren Herkunftsfamilien mehr oder weniger traumatisiert (die Familie ist eine kleine soziale Gruppe), sie sammelten *schlechte Erfahrungen in sozialen Verbänden* wie Schulklasse, peer groups oder Vereinen bzw. im Arbeitsteam
- Sie sind *ängstlich* bis *paranoid*, wie andere mit ihnen umgehen werden
- Sie verfügen in vielen Fällen über *keine sozialen, interpersonellen Ressourcen* der Kontaktgestaltung
- Sie fühlen sich eventuell sogar unter *Leistungsdruck*
- Sie haben *keine realistische Vorstellung* davon, was von ihnen in der Gruppe erwartet wird und wie eine Gruppe arbeitet

Die Gruppenvorbereitung ist natürlich davon abhängig, ob eine geschlossene oder eine halb-offene Gruppe durchgeführt wird. Eine halboffene (slow open-Gruppe) würde die Vorbereitung einzelner Gruppenmitglieder, die in die Gruppe nachrücken erforderlich machen.

Da Kurzgruppentherapie aber wegen der, manchmal sogar extremen, Kürze der zur Verfügung stehenden Zeit – und damit wenigen Sitzungen (zwischen 8 und 12 Sitzungen in einigen Kliniken) – am besten als *geschlossene Gruppe* „zu fahren" wäre (vgl. hierzu das vorige Kapitel), wäre eine Vorbereitung der Gruppe, wie sie schließlich auch zusammen arbeiten wird, am günstigsten. In der Regel finden ja die Erstgespräche in der Dyade statt, d.h. Therapeuten erfahren zu wenig bis gar nichts von ihren „Gruppenkandidaten" im Hinblick auf deren soziale Probleme oder Ressourcen. Dies wäre nur im Falle einer *Sichtungs*- oder *Aufnahme-Gruppe* anders.

Bei gegebener Indikation für eine Kurzgruppenbehandlung, einer ausreichenden Motivierbarkeit der betreffenden Person sowie einer erfolgten Entscheidung über die *Gruppenzusammensetzung*, stünde als eigentliche *Gruppenvorbereitung* die Wahl zwischen ein bis drei Sitzungen vor dem eigentlichen Start der Gruppe an.

In diesen Vorbereitungssitzungen trifft sich die Gruppe erstmals in der kompletten Zusammensetzung, wie sie später zusammen arbeiten soll. Der/die Gruppenleiter/in strukturiert noch sehr, alles läuft noch über ihn/sie, weil es jetzt um die *Klärung aller Rahmenbedingungen und arbeitsbezogenen Fragen* geht.

Die Struktur dieser ein bis zwei vorbereitenden Sitzungen (oder drei, falls erforderlich oder möglich) könnte wie folgt aussehen:

1. Einführende Worte des/r Gruppenleiters/in
2. kurze Vorstellungsrunde (Teilnehmer stellen sich kurz vor: ihre Hauptprobleme, Ziele, groben Erwartungen an die Gruppe)
3. Klärung von Rahmenbedingungen (Regelmäßigkeit der Sitzungen, Zahl der Sitzungen oder exakt festgelegter Zeitraum) (evtl. sogar Datum), ggf. Klärung der Sitzungstermine, Klärung über Räumlichkeit, Uhrzeit der Sitzungen, Ausfallzeiten (Urlaub, Krankheit), zu spät kommen etc.
4. Erörterung der Verschwiegenheitsregel (nach außen keine Gruppeninhalte!), Thematisierung vorzeitigen Ausstiegs aus der Gruppe
5. Erläuterung des basalen Gruppenkonzepts, Art der Arbeit in der Gruppe, Besprechung realistischer Ziele der Gruppe, Art der interpersonalen Arbeit (kein Reihum-Format?), Handhabung von Schweigen oder Pausen
6. Rolle des/der Gruppenleiters/in (aktiv oder zuweilen zurückhaltend)
7. Rolle der Gruppenteilnehmer, Einforderung aktiver Teilnahme, Beteiligung bei anderen in der Gruppe
8. Gruppentherapiekontrakt (siehe Kapitel 7.5)

Natürlich könnte man darüber streiten, ob nicht bereits therapeutische Prozesse bereits in diesen Sitzungen ablaufen. Ob dem so ist oder nicht, ist nicht wesentlich. Die vorbereitenden Sitzungen erlauben eine Art Entängstigung, Anpassung an die Realität (oft bestehen völlig unrealistische Erwartungen, wie die anderen in der Gruppe sein könnten), sie erlauben auch denjenigen, die höchst ambivalent bezüglich ihrer Gruppenteilnahme sind, quasi die „Notbremse" zu ziehen und auszusteigen (sei es aus zuviel Angst vor konkreten anderen, Fremden in der Gruppe, sei es aus unreifen Erwartungen an die Traumpersonen, die man zu treffen sich wünscht). Ein Aussteigen zu diesem Zeitpunkt erlaubt Gruppentherapeuten die Nachrekrutierung neuer Gruppenmitglieder, ohne dass das System Gruppe so existenziell betroffen wird, wie es der Fall wäre, wenn erst einmal die erste „eigentliche" Sitzung begonnen hat.

Tatsächlich reduzieren vorbereitende Sitzungen drastisch die Dropout-Raten in Gruppen (Piper und Ogrodniczuk 2001). Wir haben in sechs ambulanten Kurzzeitgruppen mit der schwierigen Klientel somatoformer Störungen lediglich drei vorzeitige Beendigungen (bei jeweils 20 Sitzungen) gehabt, was wir auf sorgfältige Indikation, Gruppenzusammensetzung und je zwei vorbereitende Gruppensitzungen zurückführen (Tschuschke et al. 2003).

Es lässt sich natürlich die Frage stellen, ob eine Gruppenvorbereitung deshalb so effektiv ist, weil sie die Konzepte von Therapeuten und Patienten besser aufeinander abstimmt (Strauß 2000). Dies kann theoretisch genau so der Fall sein und wichtig sein wie eine realistischere Einschätzung dessen, wie die Gruppe arbeiten wird, mit wem man es in Zukunft zu tun haben wird und welche realistischen Erwartungen daran zu knüpfen sind. Oder die Motivation lässt sich gar noch steigern wegen der erfolgten Entängstigung und einer gewonnenen Sicherheit. Patienten, die schließlich die Gruppe beginnen werden, sind mithin diejenigen, die mit größerer Wahrscheinlichkeit die Gruppe auch wie vorgesehen beenden werden, potenzielle Aussteiger werden durch die vorbereitende(n) Sitzung(en) leichter vorher „abgefangen", so dass Nachrücker noch vor dem eigentlichen Gruppenbeginn (für geschlossene Gruppen ganz wichtig) integriert werden können. Eine erhebliche Stabilisierung für die Gruppe in den ersten Sitzungen.

7.4 Homogene oder heterogene Gruppenzusammensetzung – störungsspezifisch oder -unspezifisch?

Eine recht neue Debatte tut sich derzeit auf bezüglich der Rationalität und Praktikabilität *störungsspezifischer* Psychotherapie (Freyberger 2001; Küchenhoff 2001; Strauß 2002). Dies gilt auch, und wegen der im stationären Setting üblichen Kurzgruppen, in besonderem Maße für die Kurzgruppentherapie. Die meisten Fachleute stimmen darin überein, dass therapeutische Kurzeitgruppen eine *homogene Gruppenzusammensetzung* benötigen, mithin die *Störungsspezifität im stationären Setting* ein Faktum darstelle (Klein 1993; Zielke 1994).

Diese allgemeine Entwicklung wird besonders durch drei Entwicklungen gefördert:

- das Postulat der American Psychological Association (APA) nach „empirisch validierten Behandlungen", einem forschungsbasierten Postulat, z.B. manualisierte Behandlungskonzepte zu entwerfen
- Entwicklungen in der Verhaltenstherapie
- die Zeitverknappung im stationären Bereich, die eine Fokussierung von Behandlung mit sich bringt, mithin störungsspezifische Arbeit erforderlich macht

In der Natur verhaltenstherapeutischer Behandlungsansätze ist seit jeher begründet, psychische Störungen fokal anzugehen, dem Symptom und dem Beschwerdebild die volle therapeutische Aufmerksamkeit zu widmen. Zunehmend werden speziell im stationären Bereich kurzgruppentherapeutische Konzepte im Rahmen behavioral-kognitiver Therapieverfahren entwickelt. Dies zeigt sich im Kapitel 10, in dem Behandlungskonzepte für bestimmte Störungsbilder ausführlicher dargestellt und diskutiert werden. Die empirisch begründete Verhaltenstherapie ist zu einem großen Teil anhand von Kurzgruppenbehandlungen erfolgt, entsprechend gibt es eine große Zahl empirisch validierter *Kurzzeitgruppentherapien mit störungsspezifischem Charakter* (Zielke 1994; Fiedler 1996).

Eine grundsätzliche Entwicklung der Psychotherapie hin zu einer störungsspezifischen Ausrichtung, wie sie Strauß unter Bezugnahme auf neuere Überblicksarbeiten (Burlingame et al. 2001; 2002) kommen sieht, wäre sehr zu problematisieren und ist außerdem zu bezweifeln. Eine Übertragung des störungsspezifischen Ansatzes auf psychodynamische Behandlungskonzepte sei zunächst einmal nicht so ohne Weiteres möglich und erfordere die Entwicklung einer ausreichenden klinischen Handlungstheorie, wie sich kritische Stimmen aus dem psychoanalytischen Lager vernehmen lassen (Küchenhoff 2001). Zwar sei dem psychoanalytischen Denken das Konzept der Spezifität nicht fremd (z.B. klinische Theorien zur Hysterie, zum Zwang, zur Borderline-Störung), dennoch klingt bei Küchenhoff durch, dass das psychoanalytische Spezifitätsverständnis zu schwach ausgebildet sei („eine *schwache* Spezifität"), wohl weil die Umsetzung in eine *behandlungstechnische Spezifität* nicht ausreichend entwickelt sei.

Dann ist es eine beklagenswerte Realität, dass die meisten Therapiestudien, fast ausschließlich sogar, im universitär-akademischen Laborumfeld unter völlig unrealistischen Bedingungen, in aller Regel mit nicht realem, nicht schwerer gestörtem Patientenklientel und mit kaum bis unzureichend ausgebildeten „Therapeuten" stattgefunden haben, wie sie z.B. in der bekannt gewordenen Berner Metaanalyse (Grawe et al. 1994) den größten Teil der aufgenommenen Studien ausmachen. Wir haben es also hier – und bei Grawe et al. – mit einem Erkenntnispotenzial zu tun, das unvalide Aussagen über die wirklichen Potenzen von Psychotherapie im realen Raum (naturalistischen Setting) macht, das deshalb womöglich zu jenem merkwürdigen *Äquivalenz-Paradox* psychotherapeutischer Forschung geführt hat, das jedem Kliniker Rätsel aufgibt und sehr zu bezweifeln ist (Tschuschke et al. 1997; 1998).

Was bei Burlingame und Mitautoren (2001, 2002) an Studien gesichtet wird, ist zum größten Teil nordamerikanische *Forschungs*praxis, dort ist Kurzgruppentherapie an der Tagesordnung. Für Kurzgruppen empfehlen sich ja, wie gesagt, in der Regel eine homogene Gruppenzusammensetzung und eine störungsspezifische, fokale Arbeit. Ein allgemeiner Trend für die psychotherapeutische Praxis ist hieraus allerdings nicht abzuleiten, zumindest so lange nicht, wie es hierzulande noch kassenfinanzierte Langzeitbehandlungen gibt. In *Langzeitgruppen* z.B. wäre eine störungsspezifische Vorgehensweise im Grunde kontraindiziert, um so mehr, je differenzierter das psychologische Funktionsniveau die Gruppenmitglieder ist.

Es ist erstens nicht realistisch, dass niedergelassene Psychotherapeuten in der Lage sein werden, stets und überall ausreichend Patienten mit vergleichbaren Störungsbildern oder Problemen finden zu können, so dass sie in einem vernünftigen Zeitraum störungshomogene Gruppentherapien realisieren könnten. Es ist weiterhin nicht vernünftig, bei jedem psychischen Funktionsniveau Patienten in homogene Gruppen zu versammeln, wie bereits angedeutet. Eine Reduktion gruppentherapeutischer Arbeit auf das Beschwerdebild bzw. die Symptomatik lässt das Spektrum möglicher Themen und therapeutischer Dynamiken auf ein Niveau sinken, das für manche Patienten eine Unterforderung bewirken würde, besonders in längerfristig arbeitenden Gruppen, was wohl bereits für tiefenpsychologisch fundierte Gruppen mit 40 Sitzungen Gültigkeit haben dürfte. Andauernde Arbeit vorwiegend an einer Symptomatik führt zu eingeschränktem Denken, Patienten beginnen, sich nur noch „als Symptom" zu sehen (Rutan und Stone 1993).

Störungsspezifische bzw. homogene Gruppen bewirken eher eine Symptomentlastung denn eine Persönlichkeitsveränderung, die ja durchaus von langfristigen interpersonalen und analytischen Gruppen angezielt werden (Klein 1993). Es gibt ausreichend Patienten, die intra- und interpersonale Veränderungen benötigen und erreichen wollen, was in einer störungsspezifischen, homogenen Gruppe kaum vollständig erreichbar sein dürfte. Hierzu müssen Patienten mehr Gemeinsamkeiten als lediglich auf einem Abstraktionsniveau erleben können (McCallum und Piper 1988).

Für die stationäre Verhaltenstherapie in Gruppen beschreibt Zielke die Spezifität und Merkmale solcher Gruppenkonzepte, die sich an spezifischen Problemstellungen und Behandlungsbausteinen orientierten.

> „Durch die Berücksichtigung der besonderen ätiologischen Aspekte der jeweiligen Störungen und der darauf aufbauenden krankheitsspezifischen Behandlungsbausteine wird eine Problemorientierung des therapeutischen Ansatzes erleichtert und gefördert; diese leitet wiederum über zu einer verstärkten Zielorientierung als einem wichtigen Aspekt verhaltenstherapeutischer Strategien." (Zielke 1994, S. 333)

Der Hauptansatz der störungsspezifischen bzw. themenspezifischen Gruppentherapie (Zielke) ist eine *ätiologietheoretische Konzeptualisierung* des Gruppenbehandlungsansatzes. Zielke beschreibt – im Unterschied zu Fiedler, der *Verhaltenstherapie in der Gruppe* favorisiert (Fiedler 1996; 2001) – die *Verhaltenstherapie durch die Gruppe*

(Zielke 1994). Bei Berücksichtigung der dynamischen, sozialen Kräfte der Gruppe, neben der Anwendung von Lernprinzipien als therapeutisches Instrument eingesetzt, könne man im eigentlichen Sinne erst von „Gruppentherapie" sprechen (Zielke 1994, S. 333).

Die Vorteile des störungsspezifischen Ansatzes in der Verhaltenstherapie listet Zielke in sieben Punkten auf (S. 334):

1. Berücksichtigung der *Besonderheiten* der jeweiligen Störung
2. *Themenzentrierung* führe zu einer höheren Akzeptanz (Symptomzentriertheit von Patienten)
3. *Therapeuten* würden mit zunehmender Erfahrung einem *komprimierten Erfahrungsprozess* unterzogen
4. *Fachdisziplinen* könnten fakultativ oder in Kooperationen bei der Durchführung der Gruppen *eingebunden* werden
5. *Aufdeckung und Aufarbeitung verdeckter interaktioneller Strategien* seien bei bestimmten Störungen wesentlich leichter
6. Die *Gruppenkohäsion* entwickle sich schneller
7. keine theoretische Begrenzung möglicher Anwendungsbereiche (vgl. Tabelle 6)

Klein zählt weitere Vorteile störungsspezifischer Gruppen, besonders für den stationären Bereich, auf (Klein 1993, S. 262):

1. Strukturierung
2. Unterstützung
3. Vermeidung von Tiefe, damit weniger Regression in nur kurzer Behandlungszeit
4. eher kathartische Prozesse
5. Rollenmodelle, Ratschläge, didaktisches Vorgehen
6. schnellere Kohäsion
7. schnellere Erreichung einer Arbeitsphase
8. schnellere Symptombefreiung oder -entlastung

Eine der ganz wenigen Studien mit manualgeleiteter Vorgehensweise bei homogener Gruppenzusammensetzung im psychodynamischen Gruppentherapie-Spektrum stellt die Arbeit der Forschungsgruppe in Edmonton dar (Piper et al. 1992; Piper 1995). Patienten mit einer *pathologischen Trauerreaktion* wurden in 15 Sitzungen in geschlossenen, tiefenpsychologisch konzeptualisierten ambulanten Gruppentherapien behandelt. Dieses Konzept und die zugehörigen Forschungsergebnisse werden unter 10.6.1 ausführlicher behandelt.

Eine andere manualgeleitete ambulante psychodynamische Kurzgruppenbehandlung untersuchte die Wirkungen bei *somatoformen Störungsbildern* (Tschuschke et al. 2003). Diese Studie untersuchte, wie die Edmonton-Studie bei pathologischer Trauerreaktion, detaillierte Prozessmerkmale, die in Verbindung mit dem Behandlungsergebnis stehen (auch hierzu ausführlicher im Kapitel 10).

Es ist grundsätzlich – quasi als Faustregel – zu beachten, dass Kurzzeitgruppentherapie immer mit *homogener Gruppenzusammensetzung* arbeiten sollte, entweder in störungsspezifischer Operationalisierung, oder in anderer Hinsicht. Es lässt sich ja prinzipiell die Frage etwas tiefer erörtern: *homogene* oder *heterogene Gruppenzusammensetzung – im Hinblick auf was?*

Sehr gute Erfahrungen wurden mit Gruppen gemacht, die im Hinblick auf ein bestimmtes Merkmal „homogen" zusammen gesetzt waren, etwa im Hinblick auf eine *pathologische Trauerreaktion* (s.o.), generelle *Ich-Stärke*, ihre *Verletzbarkeit* oder ihre *Kapazität, Angst auszuhalten* (Klein 1993).

Eher kontraindiziert scheinen störungsspezifische, homogen zusammengesetzte Gruppen bei *schwer* depressiven Patienten zu sein (Klein 1993).

7.5 Therapiekontrakt

„Der Begriff des therapeutischen Kontrakts in der Gruppentherapie umfasst das schriftlich fixierte Einverständnis zwischen behandelndem Gruppenleiter und Gruppenkandidaten über eine Vielzahl von Informationen und Regeln, die die Grundlage einer erfolgreichen Behandlung bilden." (Salvendy 2001, S. 79)

Salvendy sieht die Aushandelung eines (Gruppen-)Behandlungskontrakts quasi als letzten, aber nicht unwesentlichen Schritt der vor der eigentlichen Behandlung zu erledigenden Arbeiten, wie Patientenauswahl und Gruppenzusammenstellung, an. Es handelt sich nicht um einen juristischen Vertrag, der justiziabel wäre, sondern eher um ein moralisches Agreement zur bevorstehenden Behandlung (siehe Beispiel für einen Kontrakt im Anhang). Der Kontrakt bezweckt die formelle Errichtung eines therapeutischen Bündnisses zwischen Therapeut und Gruppenanwärtern (Salvendy 2001). Forschungsüberblicke zeigen, dass eine sorgfältige Gruppenvorbereitung, zu der abschließend auch der Therapiekontrakt zählt, entscheidend für den Erfolg therapeutischer Arbeit in einer Gruppe ist (Salvendy 1993).

Es ist eine ganze Reihe von Punkten in einer bevorstehenden Gruppenbehandlung zu klären, aus diesem Grunde ist die *Gruppenvorbereitung* von so immenser Bedeutung (vgl. Kapitel 7.3). Am Ende der Gruppenvorbereitung steht die gemeinsame Besprechung des Therapiekontrakts, den jedes Gruppenmitglied zum Abschluss der Gruppenvorbereitung unterzeichnet. Hierzu ist es erforderlich, dass etwa am Ende der ersten vorbeitenden Sitzung dieser Kontrakt vorgestellt wird, der dann in der zweiten (oder dritten) vorbereitenden Sitzung dann gemeinsam durchgegangen wird (Unklarheiten sollen geklärt, eine bestimmte Bezeichnung könnte evtl. geändert oder gestrichen werden), bevor jedes Gruppenmitglied den Kontrakt datiert und unterzeichnet.

> Im Falle der Beforschung einer Gruppe mit empirischen Methoden müsste natürlich auch ein Passus über die Vertraulichkeit, den Datenschutz der zu erhebenden Daten und Informationen aufgeführt sein und der Hinweis auf die Freiwilligkeit der Teilnahme am Projekt sowie die neueste Version der Deklaration von Helsinki.

Im Einzelnen sollten folgende Punkte im Behandlungskontrakt aufgeführt sein und durchgesprochen werden (Salvendy 2001):

- *Ziele* der Behandlung
- *Aufgaben* des Patienten
- *Rolle des Therapeuten* (und ggf. des Ko-Therapeuten)
- Vergewisserung über *Verständnis* des zur Anwendung gelangenden Gruppenbehandlungskonzepts
- *Informationen* über administrative und organisatorische Einzelheiten der Gruppentherapie *verstanden und akzeptiert*?
- Abraten von *sexueller Beziehungsaufnahme* in der Gruppe
- *Vertraulichkeit* der Gruppengespräche nach außen
- Klärung der *Finanzierung* der Behandlung
- *Aktive Teilnahme* an den Sitzungen
- bedeutsame *Lebensentscheidungen* erst nach Absprache mit der Gruppe treffen
- *konkurrierende Einzelbehandlung* klären
- Handhabung eines möglichen vorzeitigen *Abbruchs der Gruppenteilnahme*
- *Forschung* (falls gegeben)

Es ist offenbar noch nicht im Bewusstsein praktizierender Gruppenpsychotherapeuten, dass die Gruppensituation mit ihren zahlreichen Mitgliedern juristische Fallstricke birgt, die der Gesetzgeber anscheinend auch noch nicht erkannt hat, die er aber zumindest als bestehende Lücke noch nicht geschlossen hat (Riemer 2002a). Die Verschwiegenheitspflicht des Gruppentherapeuten (und ggf. seines Kotherapeuten) ist bekannt; gleichwohl dürfte kaum ein Gruppentherapeut sich bei seinen Gruppenpatienten explizit die Genehmigung z.B. für die Supervision seiner Arbeit bei einem Dritten einholen, was eigentlich sehr leicht im Therapiekontrakt festzuhalten wäre (Tschuschke 2001a; Riemer 2002a).

Ein weiterer Problembereich scheint bislang ebenfalls noch nicht im Gesichtsfeld von Gruppentherapeuten zu liegen, und hier scheint der Gesetzgeber im gleichen Maße blind zu sein. Es ist das mögliche Sicherheitsrisiko durch den Geheimnisverrat seitens der Gruppenmitglieder selbst (Riemer 2002b). Denn was geschieht, wenn ein Gruppenmitglied z.B. vorzeitig die Gruppe verlässt und auf Grund von Enttäuschung Geheimnisse von Mitpatienten, geäußert in der Gruppe, nach außen trägt? Kein strafrechtliches, noch ein zivilrechtliches Gesetz schließen derzeit die Lücke. Dieses Problem sei bislang weder in der Rechtsprechung noch im juristischen Schrifttum nennenswert berücksichtigt.

> „Die Angst vor Bloßstellung ist zu Beginn und im weiteren Verlauf jeder Therapie ein erheblicher Widerstand. Je lückenloser daher der Schutz der Patientendaten geregelt ist, einschließlich des Vertrauens in die Verschwiegenheit der Mitpatienten, desto mehr Offenheit werden die Gruppenmitglieder in die Behandlung mitbringen und desto mehr erhöht sich damit letztlich auch deren Qualität und Effizienz." (Riemer 2002a, S. 376)

Es wird an diesem Problem zugleich deutlich, wie wichtig ein offizieller Behandlungskontrakt mit allen Gruppenmitgliedern ist, der sämtliche juristischen und psychologischen Aspekte der Gruppenbehandlung umfasst und auf dem Wege eines *Informed Consent* (informiert *und* eingewilligt!) durchgeführt wird.

> „Einen juristisch wirksamen Schutz der Belange der Mitglieder einer Therapiegruppe sicher zu stellen, gelingt letztlich nur dadurch, dass man die Gruppenmitglieder im gleichen Umfang wie den Therapeuten und dessen Gehilfen der Schweigepflicht unterwirft, z.B. indem man sie in den Kreis der Adressaten des § 203 StGB einbezieht. Schließlich erfahren die Gruppenmitglieder auch dieselben vertrauliche Informationen, wie die Therapeutenseite.
>
> Nach der momentanen Rechtslage ist eine Schweigepflichtsverletzung aus der Mitte der Gruppe, auch wenn die einzelnen Mitglieder ihre Verschwiegenheitpflicht gegenüber Dritten sogar schriftlich erklärt haben, jedenfalls nicht strafbar. Sie kann allenfalls zivilrechtlich als Vertragsverletzung sanktioniert werden und z.B. Schadensersatz-, Schmerzensgeld- und Unterlassungsansprüche auslösen. Das Zivilrecht bietet jedoch nicht den gleichen Schutz wie das Strafrecht.
>
> Ein weiteres Problem kann sich dadurch auftun, dass ein Gericht ein Gruppenmitglied als Zeugen lädt, um über einen anderen Teilnehmer der Gruppe Informationen einzuholen. Nur wer ein Zeugnisverweigerungsrecht hat, darf das Zeugnis verweigern. Zwar gewährt § 53 StPO den Therapeuten ein solches Recht, ebenso wie § 53 a StPO deren beruflichen Gehilfen. Die Gruppenmitglieder untereinander haben jedoch kein Zeugnisverweigerungsrecht und müssen wahrheitsgemäß aussagen. Auch hier sollte der Gesetzgeber nachbessern." (Riemer 2002b)

Auch wenn eine gesetzliche Regelung aussteht und dringend angemahnt wird, so entbindet dies Praktiker keineswegs, für diese Problematik *sensibel* zu sein und, so lange es keine rechtliche Regelung geben wird (was leider zu befürchten ist), das Ihre zu tun, solchen Schwierigkeiten möglichst im Vorfeld zu begegnen, indem sie einen *Informed Consent* erheben, möglichst in Form eines Therapiekontrakts. Im Falle einer juristischen Auseinandersetzung wird zwar keine formaljuristische Absicherung vorliegen (was ja mangels gesetzlicher Regelung auch nicht möglich ist), es ist aber für eine Sorgfaltspflicht von seiten des Behandlers dann nachweislich Rechnung getragen worden.

8 Gruppenprozess – Technische Aspekte der Kurzgruppenleitung

8.1 Zur Rolle und Bedeutung der Gruppenleitung in der Kurzgruppe

Wie jede Psychotherapie steht und fällt die Kurzgruppenpsychotherapie mit der Person und Persönlichkeit des/r Therapeuten/in. Die zentrale Rolle des Gruppenleiters in der Kurzzeitgruppentherapie ist durch sehr viele und zugleich zu beachtende Variablen und Rahmenaspekte in einem besonderem (Aus)Maße herausgefordert und erfordert erhöhte Professionalität.

Eine Metapher mag dies verdeutlichen. Eine therapeutische Gruppe wird quasi vom Gruppenleiter „geboren" und „in die Welt gesetzt". Er/sie schafft die Gruppe, fast einer „Schöpfung" gleich (jedenfalls kommt es auf unbewussten Ebenen vielen Gruppenmitgliedern so vor), er/sie muss dafür sorgen, dass die Gruppe ins Laufen kommt, ihr „Leben einhauchen", und sich schließlich – in Abhängigkeit von der zur Verfügung stehenden Zeit und dem Fortschreiten der Gruppe – die Gruppe „abnabeln", sie in die Verselbstständigung bringen. Diese entwicklungsbezogene Metapher mag als analoges Modell zur menschlichen Existenz gedeutet werden. Sie macht gleichwohl deutlich, wieviel Arbeit in einer optimal vorbereiteten Kurzgruppentherapie, von der Zusammenstellung bis zum erfolgreichen Behandlungsende, steckt.

Wie das vergangene Kapitel (Kapitel 7) zeigt, geht ein Großteil der zu leistenden Arbeit im Vorfeld der ersten Gruppensitzung vonstatten. Hier werden die Grundlagen gelegt für die später mögliche Erreichung der Gruppenziele, insbesondere, was die Arbeitsfähigkeit – je nach dem zu realisierendem Konzept – einzelner Gruppenmitglieder, und damit der Gesamtgruppe, anbelangt.

Der Gruppenleiter hat mit dem Beginn der ersten Gruppensitzung die typischen interaktiven Muster früher, beginnender Gruppen (System-Aspekt) im Auge zu haben, wie auch die einzelnen Gruppenmitglieder als Individuen. Der Foulkessche analytische Gruppenansatz bietet hier ein gutes Modell, „Figur und Grund", Individuum und Gruppe jeweils innerlich fokussieren zu können. Was bedeuten bestimmte Verhaltensweisen einzelner Protagonisten in der Gruppe vor dem Hintergrund ihrer eigenen individuellen Problematik und dem Thema bzw. dem Entwicklungsstand der gesamten Gruppe (vgl. hierzu Kapitel 5)?

Die *Aufgaben des/r Gruppenleiters/in* lassen sich grob wie folgt kennzeichnen (Dies 2001a; 2001b; MacKenzie 2001b):

1. Konzeptualisierung der Gruppe
2. Herstellung eines kohärenten Rahmens für Veränderung
3. Schaffung eines positiven Veränderungsklimas
4. (Evtl. Initiierung und) Aufrechterhaltung der Arbeit an den Affekten
5. (Evtl. Initiierung und) Aufrechterhaltung der Arbeit an den Kognitionen
6. (Evtl. Initiierung und) Aufrechterhaltung der Arbeit an der Verhaltensänderung

Die genannten zu lösenden Aufgaben durch die Gruppenleitung dürften sehr ähnlich dem technischen Vorgehen in kognitiv-behavioralen Gruppen sein. Konzeptualisiert und in zahlreichen Studien empirisch überprüft, ist das angeführte Modell längst alltägliche Praxis in interpersonalen, klientenzentrierten und psychodynamischen Kurzgruppen, wie sie in den USA und Kanada in psychiatrischen Kliniken und Stationen für psychiatrische, schwerere neurotische oder persönlichkeitsgestörte Patienten zur Anwendung gelangen.

In *themenzentrierten (störungsspezifischen) verhaltenstherapeutischen Gruppen* ist es die Struktur der Gruppenarbeit und von der Gruppenleitung sicher zu stellen, dass folgende Struktur berücksichtigt wird (vgl. Tabelle 7).

Die Wichtigkeit der Gruppenleitung im Hinblick auf die von der Gruppe wahrgenommene und erlebte *Persönlichkeit* des/r Gruppenleiters/in darf nicht unterschätzt werden. Es scheint sich dabei keineswegs um ausschließliche fachliche Kompetenz zu handeln, die ihren Beitrag zum Therapieerfolg leistet. Ausführliche Untersuchungen zur Weiterbildung nordamerikanischer Gruppentherapeuten, die in Kurzzeitgruppen ihre praktische Weiterbildung absolvieren, machen deutlich, welchen Stellenwert der Faktor *Macht* und *Autorität* in Gruppen (bzw. Kurzzeitgruppen zumal) einzunehmen scheint (MacKenzie et al. 1987; Tschuschke 2002b; Tschuschke und Greene 2002).

Es ist gruppendynamische und psychodynamische Gruppenerfahrung, dass Gruppenmitglieder unbewusst omnipotente Führung wünschen und dennoch – in ihrer Ambivalenz – zugleich von dieser Autorität frei sein wollen (Slater 1978). Eine Gruppe, die Ziele hat, aber keine Führung, wird eine Revolte anzetteln und sich nach Führung umschauen bzw. sie aus ihren eigenen Reihen wählen. Dieses alte Muster wurde schon von Freud am *Gleichnis der Urhorde* exemplifiziert (Freud 1912).

Kurzgruppen benötigen demnach klare Führung und Strukturierung, die allerdings glaubhaft ausfallen müssen. Gruppenleiter müssen als *fachlich kompetent* und zugleich als *charismatisch* erlebt werden, damit eine – nachweisbare – *Idealisierung* des/r Gruppenleiters/in erfolgen kann, von dem/der dann die Leitung eines Gruppenprozesses akzeptiert wird, der wiederum Inhalte und Prozesse fördern soll, die zu Veränderungen und Lernprozessen führen können (Tschuschke 2002b; Tschuschke und Greene 2002). Dabei kann die Gruppe dann durchaus autoritär geführt werden, man ist willig und bereit, zu folgen. Aber wehe, wenn der/die Gruppenleiter/in als nicht charismatisch erlebt und nicht idealisiert wird – selbst eine größtmögliche fachliche Kompetenz allein wird nicht goutiert, und der Lerneffekt ist deutlich geringer.

Diese Ergebnisse in der Weiterbildung von Gruppentherapeuten im Rahmen von Kurzzeitgruppen wurden an 35 Gruppen mit unterschiedlichsten theoretischen Konzeptualisierungen durchgeführt: klientenzentrierte, interpersonale, psychodynamische, verhaltenstherapeutische, systemische Kurzzeitgruppen – die Ergebnisse dieser Studie werfen ein bezeichnendes Licht auf wahrscheinlich sehr archaische Prozesse, wie sie in Gruppen ablaufen. Es ist davon auszugehen, dass diese Prozesse auch in Patientengruppen ablaufen, wenn selbst professionelle, bereits praktizierende Gruppentherapeuten diesen Gesetzmäßigkeiten unterliegen.

Für den Praktiker in der Kurzzeitgruppentherapie bedeutet dies zunächst, sich darüber im Klaren zu sein, dass hier sozialdynamische, sehr basale dynamische Gruppenprozesse am Werk sind, die von der jeweils individuellen Gruppenzusammensetzung völlig unabhängig sind. In diesem Punkt werden grundlegende Gruppenforschungen im gruppendynamischen Labor (Bales und Slater 1955; Slater 1978) und Annahmen im gruppenanalytischen Bereich (Freud 1912; Bion 1959) bestätigt. Soziale Gruppen benötigen Führung und Anleitung, das gilt für psychotherapeutische Gruppen nicht minder. Gruppenleiter, die sich auf eine freundschaftliche und kumpelhafte Ebene begeben, werden von der Gruppe in ihrer Autorität desavouiert und mehr oder minder deutlich demontiert, depotenziert. Benigne Gruppenleitung in Therapiegruppen meint nicht das Aufzwingen des eigenen Willens, was ein grandioses Missverständnis wäre. Es meint, den oder die weise und souveräne Gruppenleiter/in, der/die sich mit der Zeit auch aus den intensiven Gruppeninteraktionen heraus nehmen kann – wenn dies konzeptuell erlaubt ist.

Warum eine klare und strukturierende Leitung durch den formellen Gruppenleiter (eine glaubhafte, demokratische, aber bestimmte Leitung, die Raum für Identifikationen, Vertrauen und anfänglich infantile Idealisierungen lässt) einer therapeutischen Kurzzeitgruppe eine unverzichtbarere Bedingung gelingender Gruppenarbeit ist, lässt sich daran erkennen, dass die Gruppenleitung verantwortlich für die Beachtung und Einhaltung eine Reihe von Aspekten ist, ohne die eine Gruppe existenziell nicht bestehen und therapeutisch schon gar nicht fruchtbar werden könnte. MacKenzie hat hierzu ein *Modell der Grenzbereiche* in therapeutischen Gruppen vorgelegt (MacKenzie 2001b, S. 103).

Der Gruppenleiter muss die Rolle des „Türwächters" in der Gruppe spielen, er/sie muss darüber wachen, dass die Grundprinzipien der im Therapiekontrakt festgelegten Punkte beachtet werden. Z.B. die Punkte, die die Gruppe nach außen betreffen; aber auch genau so die intragruppalen Grenzbereiche zwischen einzelnen Individuen oder

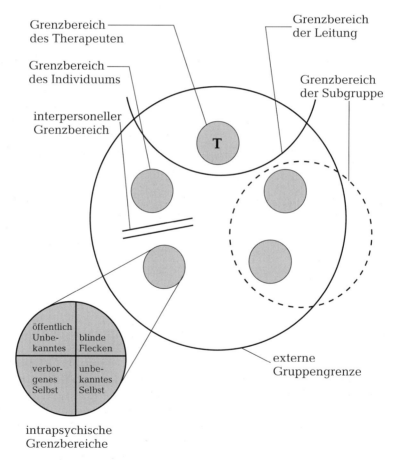

Abb. 6. Strukturen des Gruppensystems: Grenzbereiche (MacKenzie 2001)

Individuen und Subgruppen innerhalb der Gruppe. Das Modell macht auch deutlich, dass der Grenzbereich der Gruppe zur Leitung zu wahren ist, womit sich der Kreis schließt. Ohne Wahrung der Grenzbereiche einer therapeutischen Gruppe entartet der Gruppenprozess und wird maligne. Das Resultat wären therapeutische Verschlechterungen und Gruppenzusammenbruch.

Imber und Kollegen haben zu den besonderen Anforderungen und möglichen Fallstricken speziell von Therapeuten, die mit Kurzzeitgruppen arbeiten, Ausführungen gemacht (Imber et al. 1979). Die Autoren heben die ungeheuer vielfältigen, zu beachtenden Variablen und Herausforderungen für den Kurzzeitgruppen-Therapeuten hervor.

> „Die komprimierte zur Verfügung stehende Zeit, die Notwendigkeit für prompte diagnostische Entscheidungen, die Vielfalt der Patienten-Probleme sowie all die Unsicherheiten des Behandlungsprozesses und der Entwicklungen in den Sitzungen, alles ruft nach einer Flexibilität in Therapeuten-Stil und -Methode, was nur die talentiertesten und erfahrensten Therapeuten besitzen." (Imber et al. 1979, S. 44)

Damit wird die Notwendigkeit einer eigenen Ausbildung nicht nur in Gruppenpsychotherapie, sondern in *Kurz*gruppentherapie betont. Die meisten in Kliniken und ambulanter Praxis arbeitenden Psychotherapeuten jedoch dürften über eine solche Ausbildung nicht verfügen (Piper und Joyce 1996). Wenn man die in Studien ermittelte vergleichbare Effektstärke von Kurzgruppentherapie mit derjenigen aus Einzeltherapien vergleicht (siehe weiter oben), dann lässt sich darüber spekulieren, ob die ähnliche Effektstärke (ES_{Gruppe} = 0.83 vs. ES_{Einzel} = 0.87) nicht zu Gunsten der Gruppentherapie zu werten wäre: Psychotherapeuten haben in aller Regel Weiter- und Ausbildungen in Einzeltherapie und kaum in Gruppentherapie (auch wenn sie in Kliniken in Gruppen praktisch tätig werden) bzw. fast gar nicht in Kurzgruppentherapie. Eine Ausbildung in Kurzgruppentherapie würde wahrscheinlich zu Gunsten höherer Effektstärken in der Kurzgruppentherapie führen.

8.1.1 Ko-Leitung in der Kurzzeitgruppe

Im stationären Bereich kommt es zuweilen zu Ko-Leitungen von Gruppentherapien. Ko-Leitungen haben, unter bestimmten Voraussetzungen (siehe unten), einen klaren Vorteil. Personell ist es in der Regel meistens nicht realisierbar, zwei Therapeuten pro Gruppe einzusetzen. In den USA und Kanada ist sehr häufig jemand vom Pflegepersonal Ko-Terapeut/in in Gruppen; diese Tradition besteht schon seit etlichen Jahren und ihr wird in der Weiterbildung zum Gruppentherapeuten Rechnung getragen.

Ein therapeutisches Team, das Ko-Leitung in einer therapeutischen Gruppe realisieren will, muss erstens eine Weiterbildung in Gruppentherapie absolviert haben und sollte sich zweitens sehr gut kennen.

Roller und Nelson haben ein Buch über professionelle Zusammenarbeit von Kotherapeuten in Gruppen vorgelegt (Roller und Nelson 1991; 1993). Sie führen in einem detaillierten Modell zu Phasen der Entwicklung eines Kotherapeutenteams aus, welche möglichen Abgründe in der Zusammenarbeit in der Gruppe zu beachten und tunlichst zu vermeiden sind (Roller und Nelson 2001).

Die Nutzen in der kotherapeutischen Arbeit liegen vor allem in folgenden Punkten (Roller und Nelson 2001):

- Unterschiedliche Therapeuten können unterschiedliche Perspektiven in die Gruppenarbeit einbringen.
- Vier Augen sehen mehr als zwei und vier Ohren hören mehr als zwei.
- Wenn Kotherapeuten offen miteinander kommunizieren, selbst bei unterschiedlicher Meinung (oder gerade dann), werden sie zu einem Modell für die Gruppenmitglieder, wie mit divergenten Meinungen zu verfahren ist.
- Es gibt Möglichkeiten unterschiedlicher Übertragung für die Gruppe.
- Spaltungen in der Übertragung können sehr gut aufgearbeitet werden, weil sie leichter identifizierbar sind (ein Therapeut wird als „gut", der andere als „böse" erlebt).
- Therapeuten können einander Anerkennung spenden, was für die Gruppenmitglieder glaubhafter ist als wenn sie als Patienten Lob erhalten.
- Therapeuten können sich kritisieren und stellen für die Gruppe ein günstiges Modell für den Umgang mit erhaltener Kritik oder Ärger dar.

Die besonderen „Sackgassen" kotherapeutischer Arbeit werden eingehend diskutiert, z.B. Rivalität und Wirkungen divergierender Auffassungen, ebenso wie die Phasen des systematischen Aufbaus einer zufriedenstellenden, vertrauenden Zusammenarbeit und Nachbereitung von Sitzungseindrücken (Roller und Nelson 2001).

8.2 Technik der Gruppenleitung

Die Rolle des Gruppenleiters und Erfordernisse an dieselbe wurden bereits angesprochen. Die Technik der Kurzgruppenleitung ist natürlich zunächst vom konzeptuellen Hintergrund des Therapeuten abhängig. Ein verhaltenstherapeutischer Gruppenleiter wird sehr strukturierend vorgehen und quasi ‚Leiter des zu absolvierenden Programms' ein, wenn man Fiedlers Ansatz verfolgt, und Verhaltenstherapie in der Gruppe realisiert wird (Fiedler 1996; 2001). Soll allerdings eher die Dynamik der Gruppe in die therapeutische Strategie mit eingebaut werden, so sind zwar die schultheoretisch vorgegebenen Konzepte sehr bestimmend für die Qualität und den Zeitpunkt der therapeutischen Interventionen, es gibt darüber hinaus aber eine große Bandbreite von Gemeinsamkeiten, die im Folgenden angesprochen werden soll.

Der/die Gruppentherapeut/in muss dafür Sorge tragen, dass die Arbeitsbedingungen so günstig für die Gruppe sind, dass die therapeutischen Wirkfaktoren der Gruppenpsychotherapie nacheinander, sich aus der Entwicklung der Gruppenstrukturen und der Fortentwicklung der Arbeitsfähigkeit der einzelnen Gruppenmitglieder ergebend, entfalten können (Tschuschke 2001f) (vgl. auch Kapitel 4). Es ist nicht der Fall, dass alle Wirkfaktoren zur selben Zeit auftreten, vielmehr ergeben sich einige erst aus dem Vorlauf anderer.

Robert R. Dies schlägt folgende Struktur für eine therapeutische Technik in Kurzzeitgruppen vor:

1. Schaffung eines kohärenten Rahmens für Veränderung in der Gruppe
2. Schaffung eines positiven Veränderungsklimas
3. Arbeit an den Affekten
4. Arbeit an den Kognitionen
5. Arbeit an den Verhaltensänderungen

8.2.1 Kohärenten Rahmen für Veränderung in der Gruppe schaffen!

Es liegt in der Verantwortung des Gruppentherapeuten, die Gruppenmitglieder davon zu überzeugen, dass die Therapie durch die Gruppe eine angemessene Form psychotherapeutischer Hilfe und Veränderung ist (Dies 1994). Die Skepsis, ob nicht die Einzeltherapie besser sein könnte, spielt zumindest unbewusst bei dem einen oder anderen noch eine Rolle. Die Gruppenmitglieder hegen insgeheim eine Reihe von Befürchtungen: sie befürchten Attacken, Beschuldigungen, die Aufdeckung von Zwängen und verletzender anderer Aspekte (Dies 1994).

Kurzzeitgruppen können größere *Regressionen* ihrer Mitglieder nicht zulassen. Insofern ist es angebracht von seiten der Gruppenleitung, *Struktur* in die Gruppe zu bringen, viel *Aktivität* zu entfalten und einen produktiven Arbeitsprozess in Gang zu bringen. Zu wenig Struktur könnte Gruppenmitglieder dazu verleiten, die Wichtigkeit der Ausformung konstruktiven Gruppenverhaltens zu unterschätzen, was wiederum auf die Kohäsion ungünstige Auswirkungen hätte. Zuviel Struktur andererseits könnte zu dem allgemeinen Gefühl führen, nicht mehr man selbst zu sein, sondern Eigentum des Gruppenprojekts (Fuehrer und Keys 1988).

Zu Beginn einer jeden Gruppe geht es um die Herstellung von ausreichender *Kohäsion*, jener Kraft, die die Gruppenmitglieder dazu motiviert, in der Gruppe zu bleiben und am gemeinsamen Ziel zu arbeiten. Die vorrangige Aufgabe ist es jetzt, *so viele Gruppenmitglieder wie möglich in die Interaktionen einzubeziehen* (Dies 2001a). Dies kann z.B. gut über eine Anregung zu Beginn der ersten Sitzung erfolgen, sich über *realistisch erreichbare Ziele* während der gemeinsamen Kurzgruppentherapie laut Gedanken zu machen. Gruppenmitglieder müssen angehalten werden, ähnliche Wünsche, Gefühle und Erlebnisse zu äußern (Wirkfaktor *Selbstöffnung*), anstatt den Patienten, der den Dialog eröffnet, weiter zu befragen. Ein Frage-Antwort-Format, dass Patienten geneigt sind anzuwenden, darf nicht Platz greifen in der Gruppe. Der Fokus der Arbeit muss stets auf der persönlichen Betroffenheit liegen. *Grenzverletzungen* (wie sie im Kapitel 8.1 beschrieben sind) müssen gleich unterbunden bzw. es muss gegen sie eingeschritten werden. Das Problem zu spät kommender Patienten muss direkt angesprochen werden, da die Struktur der Gruppenarbeit sonst unterminiert wird; es eröffnet sich dazu die Möglichkeit, über das eigene Verhalten in seiner Auswirkung auf andere nachzudenken – eines der wesentlichen Ziele interpersonaler, aufdeckender Gruppentherapie (Dies 2001a).

Die *Behandlungsziele* müssen *klarer festgelegt* werden, Gruppenmitglieder müssen Bewusstsein darüber gewinnen, was in den Sitzungen in Beziehung zu ihren direkten, im Rahmen der Kurzgruppe *realistisch erreichbaren Behandlungszielen* steht.

Eine weitere, ganz wichtige *Aufgabe* ist es, *die subjektiv vorgebrachten Beschwerden (und Symptome) der Patienten in interpersonale Konzepte zu übersetzen*. Die eigenen unbemerkten Anteile an den Konstruktionen ungünstig verlaufender sozialer Austauschprozesse sind in aller Regel nicht bewusst, sie lassen sich leichter rekonstruieren im Rahmen des *sozialen Mikrokosmos* der Gruppe, in dem ein jedes Mitglied bald automatisch die alten Verhaltens- und Erlebensgwohnheiten ausleben wird (Dies 2001a).

Das Erleben eines allen in der Gruppe gemeinsamen Leidens unter den eigenen Problemen schafft Entlastung in dem Sinne, sich nicht alleine in seinem ‚Elend' zu fühlen, was dem Wirkfaktor *Universalität des Leidens* entspricht, der nur in Gruppen auftreten kann. Es ist wichtig, dass eine erste Öffnung (*Selbstöffnung*) über private, intime, belastende Aspekte durch die Gruppenmitglieder erfolgt, die allerdings noch nicht die Gruppe überfordernd und überfallartig erfolgen sollte (hier muss der Gruppenleiter eventuell stark steuern). Ohne Risiken, ohne Selbstöffnung kann keinerlei therapeutischer Prozess in Gang kommen (Tschuschke 1993; 1999d). Ohne Selbstöffnungen seitens der Gruppenmitglieder kann kein interpersonaler Arbeitsprozess mit der Möglichkeit von *Feedback* entstehen (Tschuschke und Dies 1994; 1997; Tschuschke et al. 1996).

Die Risiken, die mit Selbstöffnungen verbunden sind, sind die Crux der Angst vor der Gruppenbehandlung. Man hat ja bis dahin für sich plausible Gründe, warum man private Einzelheiten und Schwächen vor anderen verbirgt bzw. warum man für sich selbst unangenehme Erkenntnisse abwehrt. Ein Herangehen an das „Eingemachte" ist mit großen Ängsten und vor allem Schamängsten verbunden (Hilgers 1997).

Ein „Indikationskriterium für die Funktionalität einer Gruppe" sind der Umgang und die technische Handhabung der unweigerlich entstehenden *Schamkonflikte* (Hilgers 1997, S. 87 ff). Die Selbstöffnung zur Unzeit – z.B. überfallartige, zu frühe, zu ausführliche Mitteilungen von Intima – führt zu einer Gegenreaktion der Gruppe und ist öfters bei interpersonell gestörten Patienten zu beobachten. Eine Herstellung von Nähe und Vertrautheit, wenn sie noch gar nicht gegeben ist (und eine Gruppe ist in den ersten Sitzungen eine Gruppe von einander Fremden), ist sozial naiv, führt zur Ablehnung, Distanzaufnahme und verschreckt (Tschuschke 1993).

> „Technisch geht es in einer Gruppentherapie daher nicht zuletzt um das Besprechbarmachen von Schamkonflikten, um die Arbeitsfähigkeit der Gruppe herzustellen oder aufrecht zu erhalten. Die zu Beginn von Gruppen sich etablierende Gruppenkultur beinhaltet stets auch eine Stellungnahme zum Umgang mit Schamproblemen." (Hilgers 1997, S. 91)

8.2.2 Schaffung eines positiven Veränderungsklimas

Nun muss eine positive Gruppenkultur geschaffen werden. Der Gruppenleiter ist – zwar ständig im Verlaufe der Arbeit der Gruppe – besonders am Anfang einer Gruppe *Vorbild* und *Rollenmodell* für den interpersonalen Umgang mit anderen Menschen. Seine Art, seine Worte, sein Erleben sind im wahrsten Sinne des Wortes maßstabsetzend für das Gruppenklima: unterbricht er andere, kann er zuhören, ist er empathisch, fragt er nach, zeigt er echtes (authentisches) Interesse, vernachlässigt er andere, nimmt er randständige Gruppenmitglieder wahr? Wie ist er als Person? Kann man ein Gespür für ihn entwickeln, wer ist er? Alle öffnen sich, der Gruppenleiter hält sich zurück?

Hier scheiden sich schultheoretische Geister. Orthodoxere psychoanalytische Auffassungen wären vermutlich geneigt, eine spiegelnde, abstinente Haltung auch in der Kurzzeitgruppe zu operationalisieren, während interpersonale oder humanistische Gruppenleiter viel offener mit der Einbringung der eigenen Person umgehen würden. Es kann allerdings nicht darum gehen, dass der Gruppenleiter einer unter vielen in der Gruppe wird. Der Versuch, sich auf die gleiche Ebene zu begeben wie die Gruppenmitglieder, würde als „Anbiederung" und als enttäuschend erlebt werden, als Aufgabe der doch dringend benötigten Rolle der Gruppenleitung, da ja Hilfe von kompetenter Seite erwartet und tatsächlich benötigt wird, wozu die Aufrechterhaltung der Leitungsrolle qua Autorität unverzichtbar ist, wie ja auch die Forschungen zur Bedeutung der Gruppenleitung (siehe Kapitel 8.1) zweifelsfrei zeigen.

Was sehr hilfreich in Kurzzeitgruppen ist (und zuweilen auch in Langzeitgruppen), ist die wohl dosierte *Selbstöffnung* des Leiters.

> „Der Gruppenleiter arbeitet permanent an der Errichtung einer positiven Gruppenkultur, auch bezüglich seiner eigenen Involvierung in den Prozess. Eine größere Zahl von Untersuchungen weist nach, dass von Patienten als warmherzig und empathisch erlebte Gruppenleiter, die eine positive Involviertheit in den Gruppenprozess demonstrieren, einen starken Einfluss auf die Etablierung von konstruktiven Gruppennormen ausüben. Im Kontrast dazu produzieren wenig engagierte oder – noch schlimmer – offen provozierende und herausfordernde Therapeuten kontraproduktive und schädigende Behandlungsergebnisse." (Dies 1994, S. 137)

Der/die Gruppenleiter/in muss ein *effektives Rollenmodell* sein. Er/sie leitet an, wie der Arbeitsstil aussehen könnte, strukturiert, fördert konstruktive Verhaltensweisen zum Aufbau eines kohäsiven Gruppenklimas, das seinerseits Vertrauen und Risikobereitschaft mit sich bringt (Öffnungsbereitschaft), *Hoffnung einflößt* (ein weiterer früher Wirkfaktor).

> Es ist keine Frage, dass das Störungsniveau der Patienten die Art und Qualität der interpersonalen Arbeit nachhaltig beeinflusst. Schwerer gestörte Patienten wie Psychotiker oder Borderline-Gruppen benötigen natürlich ein gehöriges Ausmaß an Struktur durch die Gruppenleitung; einsichtsorientierte Gruppenarbeit wäre hier kaum angebracht (Kanas 1986).

8.2.3 Arbeit an den Affekten

Katharsis ist einer der wichtigen, gruppentypischen Wirkfaktoren (Bloch und Crouch 1985; Yalom 1996; Tschuschke 2001f). Im Rahmen von Gruppen geäußerte Emotionen können, bedingt durch die *Verstärkerwirkung der Gruppe*, intensiver ausfallen als im Einzelsetting. Psychotherapeuten wissen, dass Veränderung nur über das Erleben von Emotionen und deren Verarbeitung im Rahmen des *korrigierenden emotionalen Erlebnisses* (Yalom 1996) geht. Yalom äußert Skepsis darüber, dass in der Isoliertheit und Unwirklichkeit der einzeltherapeutischen Situation überhaupt eine korrigierende emotionale Erfahrung herbei zu führen sei (Yalom 1996). Katharsis sei ein interpersonaler Prozess: niemand werde je dauerhaften Nutzen aus dem Ausdruck von Gefühlen in einem leeren Wandschrank ziehen.

Die Bedingungen für ein entstehendes Gefühl der Sicherheit, private, tiefgehende Gefühle in einer Gruppe mit ziemlich Unbekannten äußern zu können, müssen von der Gruppenleitung geschaffen werden (vgl. in diesem Zusammenhang auch die wichtigen Aspekte der *Gruppenvorbereitung* und des *Therapiekontrakts*). Wenn in der Gruppe Sicherheit darüber entstanden ist, dass es interpersonell keine negativen Konsequenzen für geäußerte Gefühle gibt, sondern die Konsequenzen positiv sind, dann sind die Erfahrungen aus offenem emotionalen Ausdruck wichtig (Dies 2001b, S. 95):

- Patienten erfahren, dass ihre Gefühle nicht einzigartig sind, nicht abweichend, nicht unangemessen, da andere ähnliche Gefühle erleben (*Universalität des Leidens*)
- dass die Äußerung von starken Gefühlen nicht zu erwarteten desaströsen Konsequenzen führt (z.B. man verliert nicht die Kontrolle, weder hassen einen andere, noch ziehen sie sich zurück – sie könnten sich sogar näher zu einem hingezogen fühlen)
- dass der Ausdruck von Gefühlen *Identifikation* erleichtern kann, Klärung und Verständnis wie auch eine Reduktion der Intensität des affektiven Erlebens
- dass es eine Vielzahl von Möglichkeiten gibt, einige effektiver als andere, zum Ausdruck starken emotionalen Erlebens
- dass für einige Patienten die Tatsache, einfach mit den eigenen Gefühlen in Verbindung zu kommen – häufig aus Abwehrgründen über Jahre hinweg unterdrückt – einen enormen therapeutischen Nutzen bedeuten kann
- dass auf falsche Annahmen basierende Gefühle abgebaut werden können, wenn die irrtümlichen Annahmen entdeckt und zurückgewiesen werden

Techniken des Gruppenleiters, Patienten zum richtigen Zeitpunkt zu einer Gefühlsäußerung zu bewegen, werden von Dies beschrieben (Dies 2001b, S. 95 f): „Ich habe das Gefühl, dass Sie einige der Gefühle jetzt gerade erleben", „Das muss Ihnen doch großen Schmerz bereitet haben" oder „Das muss ziemlich überwältigend gewesen sein", „Das muss Ihnen aber Gefühle von ziemlicher Unfähigkeit verursachen". Eine Hilfe könnte auch das *Wenn-Dann-Szenario* sein, der Versuch, die Person wieder in die Situation zurückzuversetzen: „Können Sie sich erinnern, wie es Ihnen ging, als Sie sich so ängstlich fühlten?" oder „Wie würde es sein, wenn Sie das Gefühl jetzt wieder erlebten?" und „Was wäre, wenn jetzt jemand hier in der Gruppe Sie so behandeln würde?"

Irvin Yalom hebt hervor, dass das so wichtige korrigierende emotionale Erlebnis in der Gruppentherapie mehrere Komponenten umfasst (Yalom 1996, S. 46):

1. Eine starke emotionale Äußerung, die interpersonal gerichtet ist, und die auf seiten des Patienten ein Risiko einzugehen bedeutet.
2. Eine Gruppe, die genügend Unterstützung bietet, damit Patienten dieses Risiko auf sich nehmen können.
3. Die Realitätsprüfung, die es dem Patienten ermöglicht, den Vorfall mit Hilfe der konsensuellen Validierung von anderen Gruppenmitgliedern zu untersuchen.
4. Die Erkenntnis der Unangemessenheit bestimmter interpersonaler Gefühle und Verhaltensweisen oder der Abträglichkeit manchen Vermeidungsverhaltens.
5. Die maximale Förderung der individuellen Fähigkeit, mit anderen intensiver und ehrlicher zu interagieren.

„Therapie ist eine emotionale und eine korrigierende Erfahrung. Diese duale Natur des therapeutischen Prozesses ist von elementarer Bedeutung ... Wir müssen etwas stark empfinden; aber wir müssen auch, da wir einen Verstand besitzen, verstehen, was dieses emotionale Erlebnis bedeutet und was es mit sich bringt." (Yalom 1996, S. 46)

8.2.4 Arbeit an den Kognitionen

Die Arbeit in jeder Psychotherapie, also auch in der Kurzzeitgruppentherapie, richtet sich, genau so wesentlich wie auf die Emotionen, auf die Kognitionen. Kognitive Verhaltenstherapeuten und Kognitionspsychologen sehen in den Kognitionen sogar den wesentlichen Ansatzpunkt für Korrekturen in therapeutischen Behandlungen. Wie kein anderes Lebewesen ist der Mensch durch die Fähigkeit logisch-rationalen Denkens und seiner Bewusstheit geprägt. Menschen bilden sich Meinungen und Auffassungen über sich selbst, andere, Sachverhalte und soziale Situationen, auf Grund ihrer Erfahrungen und ihrer subjektiven Erkenntnisse darüber. Die Wechselwirkung zwischen Kognitionen und Emotionen allerdings ist neurophysiologisch noch nicht aufgeklärt, obwohl es hier erste faszinierende Ergebnisse in einer sich derzeit rapide entwickelnden Disziplin, der Hirnforschung, gibt (Roth 2001).

Psychotherapeutische Veränderung mit Verhaltensrelevanz jedenfalls kommt ohne Korrekturen im Denken und Empfinden nicht aus. *Einsicht* als ein weiterer wichtiger Wirkfaktor (auch als *Selbstverständnis/self-understanding* bezeichnet) ist zentral für die Erkenntnis von Relationen zwischen anderen und einem selbst als Person. Hier wird der Wirkfaktor *Feedback* (also von anderen in der Gruppe erhaltene Rückmeldungen) zu *dem* zentralen Wirkfaktor im weiteren gruppentherapeutischen Prozess.

Interpersonales Feedback ermöglicht die Konfrontierung des Individuums mit unbekannten, blinden Flecken bezüglich der eigenen

Person und ihrer Wirkung auf andere (MacKenzie 1990). Die so genannte *konsensuelle Validierung* durch die Meinungen mehrerer anderer in der Gruppe kann dem Individuum sehr helfen, die vom eigenen Selbstbild abweichende Meinung zu akzeptieren. Es kann nicht sein, dass sich so viele irren. Dies ist gerade einer der großen Vorteile gruppentherapeutischer Arbeit, dass eine konsenuelle Validierung möglich ist, im Gegensatz zur Einzelbehandlung, wo eine unbewusste Abwehr erfolgen kann, weil ‚Aussage (Therapeut) gegen Aussage (Patienten-Selbstbild)' steht.

Hier kommen *Interpretationen* oder *Konfrontationen* seitens der Gruppenleitung als ein technisches Mittel ins Spiel, einzelne Patienten konkret auf bestimmte Verhaltensmerkmale des betreffenden Patienten aufmerksam zu machen, die im *Hier-und-Jetzt* stattfinden (vgl. auch Kapitel 8.4). In der Kurzzeitgruppe muss ganz überwiegend im Hier-und-Jetzt gearbeitet werden und nicht im *Dort-und-Dann*, wie dies in Langzeitgruppen bei genetischen Deutungen eher der Fall sein kann (Förderung von „genetischer Einsicht") (Dies 2001b).

8.2.5 Arbeit an den Verhaltensänderungen

Das Ziel von psychotherapeutischen Maßnahmen ist letztlich die Möglichkeit der *Verhaltensänderung* (*interpersonales Lernen – output*) unangemessener, ungünstiger Verhaltensmuster, die den Patienten im Alltag belasten, ihn in sozialen Beziehungen schließlich scheitern lassen. Natürlich geht so etwas nur über Veränderungen im Denken und Erleben. Veränderungen in diesen beiden Bereichen haben Auswirkungen auf das Verhalten, denn Verhalten liegen Motive zugrunde, die wiederum direkt mit Gefühlen und Einstellungen in Verbindung stehen. Es gibt subjektive Gründe, warum wir uns genau so verhalten wie wir es tun, und diese liegen in einem Lernprozess begründet, der tiefe Auswirkungen auf unser Erleben und Denken hat.

Eine Änderung des Verhaltens wird also in jedem Falle einen Umlernprozess mit sich bringen. Und hier ist die therapeutische Gruppe der beste Platz für das Ausprobieren neu gelernter Einsichten bei der Umsetzung in neues Verhalten.

Selbst wenn wichtige kognitive Aspekte und korrespondierende Gefühle wirklich schon verändert sind durch vorangegangene therapeutische Arbeit, so müssen in vielen Fällen neue Verhaltensweisen regelrecht geübt werden. Menschen sind ‚Gewohnheitstiere', und hier hat die Verhaltenstherapie bei den längst automatisierten Verhaltensweisen auf Grund von Konditionierungsprozessen ein unverzichtbares Wissen bereit gestellt, das in der Gruppe zu Übungen neuen Verhaltens – hier im geschützten Raum – führen kann.

Die Gruppe bietet darüber hinaus die einzigartige Möglichkeit der Aufdeckung *maladaptiver interpersonaler Transaktionszyklen (MTC)* (Leszcz und Malat 2001). Dieses Konzept hat viel Gemeinsamkeiten mit den Ansätzen von Sampson und Weiss und Lorna Smith Benjamin (Benjamin 1974; Weiss und Sampson 1986; Tress 1993), die die Bedeutung interpersonalen Verhaltens und Erlebens für psychische Gesundheit betonen und untersucht haben. In der Gruppe ist es möglich – im Unterschied zur Einzeltherapie – eigenes Verhalten gegenüber anderen in der Gruppe zu überprüfen, deren Feedback rückzuverfolgen: was löst was aus *(Meta-Ebene)*? Und es kann dem Individuum nachvollziehbar deutlich gemacht werden (rekonstruiert werden), was sein/ihr genuiner Beitrag zur Reaktion der anderen ihm/ihr gegenüber war.

Hier laufen mehrere der therapeutischen Hauptkomponenten gruppenpsychotherapeutischer Arbeit zusammen, wenn man die einsichtsorientierten Gruppenverfahren nimmt, die die Dynamik der Gruppe therapeutisch nutzen.

1. *Maladaptives Verhalten* wird früher oder später in der Gruppe ausgelebt (Yaloms *sozialer Mikrokosmos*)
2. es entstehen irgendwann entsprechende *Gegenreaktionen* bei anderen (ausgedrückt über *Feedback*)
3. was untersucht werden kann *(konsensuelle Validierung)*; Einsatz der *Meta-Ebene*
4. Dies führt zu *Einsichten*
5. und im Gefolge möglichst über *korrigierende emotionale Erlebensinhalte*
6. zu *Verhaltensänderungen*
7. die in der Gruppe geübt und überprüft werden können *(interpersonales Lernen – output)*

Kenneth Porter schlägt eine andere Möglichkeit der Strukturierung der Leitertechnik bei Kurzgruppen vor (Porter 1994). Sein Modell arbeitet mit zwei großen Kategorien, die bereits mehrfach als zentrale Punkte der Gruppentherapie angesprochen worden sind: einerseits die heilende Hilfe für das individuelle Gruppenmitglied, andererseits die Entwicklung und der Erhalt der Gruppe als System.

Porter gibt keine genauen Hinweise, wie er beide Bereiche zugleich bzw. in Beziehung zueinander operationalisieren will. Man ist geneigt, das Foulkessche Modell von *Figur und Grund*, die *Gruppenmatrix* wieder zu entdecken, von der bereits schon mehrfach die Rede war.

Aufmerksamkeit bei den individuellen Bedürfnissen
- Ermöglichung des Ausdrucks von Gefühlen in Worten
- Soviel wie möglich Fokus auf dem Hier-und-Jetzt
- Interpretation des unbewussten Erlebens (was Gruppenmitglieder nicht können: durch Therapeuten)

Aufmerksamkeit bei den Bedürfnissen der Gruppe
- Aufrechterhaltung des therapeutischen Rahmens der Gruppe („Türwächter"-Funktion des Therapeuten)
- Nutzung der Gruppe als therapeutischen Hauptagenten
- Stimulation und Anleitung der Gruppeninteraktion
- Erziehung der Gruppe (zu produktiver Gruppeninteraktion)

Nach diesem grundsätzlich interpersonell-psychodynamischen Ansatz ist der/die Gruppenleiter/in gut beraten, die individuellen Problematiken und Eigenheiten im Blick zu behalten, therapeutisch zu adressieren und jederzeit zu helfen, die Gruppe mit den sie als System bewegenden Kräften jedoch zu keiner Zeit aus dem Auge zu verlieren und in die Interventionen gedanklich mit einzubeziehen. Dies ist sicherlich der schwierigste Aspekt psychodynamisch orientierter, interpersoneller Gruppentherapie. Die Beachtung der eigenen Gesetzmäßigkeiten einer Gruppe, um sie für die Heilung von Individuen nutzen zu können.

8.3 Fokusbildung

Ein zentrales Element kurzgruppentherapeutischer Arbeit ist die fokale Ausrichtung. Vorrangige Aufgabe eines Gruppentherapeuten ist die *Fokusfindung* vor der Zusammenstellung der Gruppe. Welche Patienten mit welchen Problembereichen sind in realistischen Zeiträumen in eine Gruppe mit fokaler, also eingegrenzter Zielsetzung integrierbar und sind diese in ausreichender Zahl in vernünftigen Zeiträumen für die Gruppentherapie motivierbar?

Therapeuten, die mit zeitbegrenzten Gruppen arbeiten, tun gut daran, früh mit den Patienten *realistisch erreichbare Ziele* zu bedenken. Dies sollte bereits in den Vorgesprächen der Fall sein, mit Vertiefung in der Gruppenvorbereitung *und in permanenter Erinnerung während des Gruppenprozesses*. Jeder Patient in einer homogenen Gruppe hat relativ vergleichbare Ziele, die im Auge behalten werden sollten, da die Gruppentherapie in erster Linie dazu dient, Individuen therapeutisch zu helfen, unter Ausnutzung gruppaler Kräfte, nicht umgekehrt.

Die Gruppenarbeit und -dynamik an sich erfordert aber von der Gruppenleitung die Orientierung am *Gruppenfokus*. Das wäre z.B. bei somatoformen Patienten in einer psychodynamisch konzipierten Gruppe die Arbeit an der Affektwahrnehmung, die als zentral gestört bei diesen Patienten gilt (vgl. ausführlich Kapitel 10.2). Bei depressiven Patienten wäre es etwa die Fokussierung auf die interpersonellen Besonderheiten einer unbewussten (Mit-)Konstruktion maladaptiver interpersonaler Handlungsabfolgen bzw. eigener Submissivität aufgrund abgewehrter aggressiver, eigener Bedürfnisse.

Ein weiterer, sich automatisch ergebender Fokus zeitbegrenzter Gruppentherapie ist der Faktor Zeit: Angst vor Verlust und Trennung (Mattke und Tschuschke 1997).

Fast alle Psychotherapie-Patienten sind in ihren Nähe-Distanz-Regulierungen essenziell beeinträchtigt. Vielfach liegt dieser Unfähigkeit ein Lernprozess zu Grunde, bei dem ungünstige oder belastende frühe Lebenserfahrungen bezüglich Beziehungsaufnahme, -beendigung oder -abbruch eine große Rolle spielen. Die Kurzgruppentherapie kann die Faktoren Beziehungsaufnahme und Beendigung der Gruppe zu den Kernbereichen ihrer Arbeit machen, indem alle Interaktionen in der Gruppe, die mit Angst vor Beziehungsaufnahme (sich in der Gruppe öffnen, sich bei anderen engagieren) oder der drohenden Trennung zu tun haben (Ende der Gruppe, auseinander gehen, Abschied nehmen), *fokal* zum Thema macht. *Quasi alles, was in einer Kurzzeitgruppe abläuft, muss von vorneherein unter dem Aspekt der begrenzten Zeit verstanden werden, dies ist der Fokus einer jeden Kurzgruppe, gleichgültig, welches spezifische andere Thema sie sich offiziell gegeben hat.*

8.4 Hier-und-Jetzt-Technik

Die befristete Zeit macht es in der Kurzzeitgruppen unbedingt erforderlich, im so genannten *Hier-und-Jetzt* der Gruppeninteraktionen zu verbleiben und nicht auf wichtige Erlebnisse und Situationen im Leben der Person zu wechseln, da dies unendliche Rekurse für jedes Gruppenmitglied mit sich bringen würde und keine Zeit für die gemeinsame Gruppenarbeit mehr bliebe. Die Nutzung der interpersonalen Muster, die sich in der Gruppenmatrix aufspannen, sind das Vehikel der therapeutischen Arbeit jener Kurzzeitgruppen, die die Dynamik der Gruppe in die therapeutische Arbeit miteinbeziehen.

> „Das Konzept des Arbeitens im Hier-und-Jetzt ist zugleich *das wichtigste Element* einer effektiven, interpersonalen Gruppenpsychotherapie und das am schwersten zu realisierende. Das Arbeiten im Hier-und-Jetzt erfordert eine Form von Beachtung der Interaktion, die die *Antithese* darstellt *zu einem normalen sozialen Austausch*, und zwar dadurch, dass die Beachtung auf jenen Elementen der interpersonalen Kommunikation liegt, die einen tiefen Einfluss nehmen nicht auf Grund des Inhalts der Kommunikation." (Leszcz und Malat 2001, S. 363)

Es wird also die Art und Weise des sich-in-Beziehung-Setzens untersucht, was normalerweise im normalen kommunikativen Wechsel zwischen Erwachsenen in unserer Kultur außerhalb der offiziellen Betrachtungsweise verbleibt. Gleichwohl sei dies der Mechanismus, der Gruppentherapie einzigartig mache und sie über Unterstützung, Ratschläge und gemeinsames Leiden hinaushebe (Leszcz und Malat 2001).

Nur im Hier-und-Jetzt sind die maladaptiven transaktionalen Verhaltenszyklen, die sich zwischen verschiedenen Personen auftun, identifizierbar (Einsatz der *Meta-Ebene*: was läuft eigentlich zwischen Beteiligten ab?), können ihre zugehörigen Emotionen und kognitiven Sichtweisen bearbeitbar gemacht werden.

Gruppenleiter müssen sehr behutsam die Gruppe dahin führen, eine konstruktive Kultur des Feedbacks und der Konfrontation entstehen zu lassen. Dies ist nicht selbstverständlich, normalerweise ruft die Person-zu-Person-Kommunikation Angst hervor. Per Rollenmodell, Erklärungen und Ermutigungen kann der/die Gruppenleiter/in ein Klima herbei führen, das eine Kultur in der Gruppe entstehen lässt, „… dass Feedback nicht eine feindliche Konfrontation sein muss, sondern Gelegenheiten für wichtigen Ausdruck von Unterstützung und Engagement eröffnet" (Leszcz und Malat 2001, S. 364).

8.5 Aktivität und Schweigen

In der Kurzzeitgruppentherapie muss die Gruppenleitung sehr aktiv und strukturierend sein. Es geht ja um die möglichst schnelle Herstellung von Kohäsion und Arbeitsfähigkeit in der Gruppe. Hierzu müssen die Rahmenbedingungen für therapeutische Veränderung geschaffen und überwacht werden, es muss eine Anleitung zu effizientem interpersonalen Austausch in der Gruppe erfolgen, individuelle Beteiligung muss eingefordert werden, überbordende Öffnungen einzelner Gruppenmitglieder müssen unbedingt beschnitten werden, die Arbeit im Hier-und-Jetzt muss gefördert und beachtet werden, die zeitliche Befristung muss immer wieder ins Bewusstsein gerufen werden, damit die Beendigung der Gruppe und die Trennung in die Bearbeitung gelangen – diese Punkte wurden in den vorigen Kapiteln behandelt. Dies alles macht klar, dass sehr viel Aktivität von der Gruppenleitung erforderlich ist.

Das therapeutenseitige Schweigen ist grundsätzlich ein schwierig zu handhabendes „Instrument". In Langzeitgruppen von analytischen Therapeuten zwecks Förderung der Regression eingesetztes Mittel, ist es in Kurzzeitgruppen eher unangebracht. Aus Gründen nicht gewünschter Regression wie auch aus Gründen der hohen Aktivität, die gefordert ist. Schweigen des Therapeuten in der Kurzzeitgruppe ist am ehesten möglich in fortgeschrittenen Stadien der Gruppenentwicklung, wenn die Gruppenmitglieder eine hohe interpersonale Kompetenz und Produktivität entwickelt haben und entfalten können. Es ist ja gerade das Ziel, einen interpersonalen Austausch und eine Arbeitsfähigkeit zwischen den Gruppenmitgliedern zu fördern, so dass mit der Zeit die Interaktionen auf natürlichem Wege immer weniger über den Therapeuten laufen.

In Gruppen mit schwerer gestörtem Patientenklientel wäre es fatal, eine passive oder schweigsame Leiterhaltung einzunehmen. Tendenziell ist in Kurzzeitgruppen ohnehin eine aktive, stark strukturierende Leiterhaltung angezeigt, so dass ein therapeutenseitiges Schweigen eher kaum technisch einsetzbar ist – und wenn, dann ganz gezielt.

Die Debatte um die Kontrolle und Manipulation der Gruppe durch den Gruppenleiter geht auf einen historischen Streit um Carl R. Rogers und Francis B. Skinner zurück (Dies 1985). Seinerzeit traf die unbekannte, rigide behaviorale Sicht von Kontrolle in der Therapie auf die Sicht humanistischer Ansätze wie den klientenzentrierten Ansatz von Rogers und führte zu einer aufgeheizten, ideologisch motivierten Debatte (Skinner 1956; Rogers 1970). Robert R. Dies weist einen möglichen Vorwurf gegenüber Leitern von Kurzzeitgruppen zurück (Dies 1985). Bei von Dies verwendeten drei operationalen Kriterien zum Leiterverhalten und unter Berücksichtigung verfügbarer empirischer Untersuchungen zum Leiterverhalten in therapeutischen Kurzzeitgruppen handele es sich nicht um ‚Manipulatoren', sondern um ‚Erleichterer' (‚directive facilitator'). Die Begriffe „direktiv", „managerhaft", „aktiv" und „aufgabenorientiert" tauchen immer wieder in der relevanten diesbezüglichen Literatur auf (Brabender 1988; Klein 1993; Budman et al. 1994; MacKenzie 1997). Yalom argumentiert gar mit dem Verdikt, dass es „...(keinen) Platz für nicht-direktive Gruppenleiter in der stationären Gruppenpsychotherapie ..." gebe (Yalom 1983, S. 107). Und stationäre Gruppentherapie ist eben meist Kurzzeitgruppentherapie!

8.6 Gruppe-als-Ganzes versus Individuen in der Gruppe

Die Operationalisierung der *Gruppe-als-Ganzes* ist ein genuiner Ansatz der britischen analytischen Gruppenpsychotherapie (Bion 1959), der hierzulande aufgegriffen wurde (Argelander 1972; Ohlmeier 1976). Speziell die Sichtweise archaischer, primitiver Regressionen auf päödipale Zustände des Systems Gruppe ist die simple Übertragung psychoanalytischer Annahmen zum Individuum auf das soziale System Gruppe.

Sandner problematisiert den Begriff „Gruppe-als-Ganzes" auf sehr differenzierte Weise und weist nach, dass es sich wohl ausschließlich um *Wahrnehmungshaltung durch die Gruppenleitung* handelt (Sandner 1986). Eine quasi Person „Gruppe" gibt es nicht, es handelt sich um die Ansammlung von Individuen, denen ja auch lediglich durch die Nutzung gruppaler Kräfte und Wirkfaktoren psychotherapeutisch geholfen werden soll. Die in einem solchen Ansatz vorwiegend präödipal verstandenen primitiven Regressionen und *Grundeinstellungen* der

Gruppe werden quasi wie Aktionen eines Kleinkindes (Melanie Klein stand Pate für dieses Konzept Bions) aufgefasst und per entsprechender Intervention adressiert, nämlich als Zweierbeziehung. Die Frage ist dabei natürlich, ob eine solche therapeutische Haltung nicht selbst das herauf beschwört, was sie dann wahrnehmen will (Sandner 1986)?

Eine solche ausschließliche Haltung durch die Gruppenleitung hat sich als in höchstem Maße therapeutisch kontraproduktiv erwiesen (Malan et al. 1976) – und selbst eine angenäherte abstinente und wenig die Individuen in der Gruppe adressierende Haltung hat sich als im Grunde verheerend für das Gesamtsystem Gruppe, und damit auch die Individuen, ausgewirkt (Tschuschke und MacKenzie 1989). Das Verdienst von Bion, Argelander und Ohlmeier liegt vielmehr darin, den Blick ebenfalls auf systemische, gruppale Gesamtphänomene zu lenken und nicht nur auf die Individuen in der Gruppe (Sandner 1986). Eine Realisierung gemischter Interventionen, die deutlich mehr die Individuen in der Gruppe und ihr Verhalten und Erleben im Fokus behält und in einem gewissen Ausmaß dennoch Gesamtgruppen-Phänomene beachtet, hat sich bei stationärer analytischer Gruppenpsychotherapie mit schweren neurotischen und Persönlichkeitsstörungen (hochfrequent, Langzeitgruppen mit mehr als 80 Sitzungen) als sehr geeignet erwiesen (Tschuschke und Dies 1997).

In jeglicher Kurzzeitgruppenpsychotherapie empfiehlt sich, die Individuen und ihre Beiträge fokal im Auge zu behalten und technisch zu operationalisieren. Unter Beachtung des Systemaspekts der Gruppe jedoch wäre es sehr hilfreich, die einzelnen Themen, Äußerungen und Interaktionen vor dem Hintergrund des Stadiums der Gruppenentwicklung im Auge zu behalten (Foulkes 1975; Tschuschke 1997; MacKenzie 2001a). In der zeitlich begrenzten Gruppentherapie ist es weder wünschbar, dass eine zu starke Regression der Gruppenmitglieder erfolgt, noch ist es realistisch, dass die Individuen in der Gruppe therapeutisch profitieren würden von Deutungen ausschließlich auf der Gruppenebene – sie sind an direkteren Deutungen im Zusammenhang mit ihrem Problemverhalten interessiert. Auch würde der geringe Zeitumfang es der Gruppe praktisch nicht erlauben, so weit zu gelangen, regressive Soge zu verstehen und bearbeitbar zu machen.

8.7 Zum Umgang mit dem Dropout-Problem

In therapeutischen Gruppen muss mit einem statistischen Risiko von ca. 30% vorzeitigen Beendigungen (so genannten dropouts oder Abbrechern) gerechnet werden. Dies sind schlicht *statistische* Durchschnittswerte, die auch zuweilen höher ausfallen können (Yalom 1966; Kordy und Senf 1992). Gruppenschwund durch vorzeitigen Abbruch einzelner Teilnehmer ist in sehr hohem Maße abhängig von Faktoren, die der Gruppentherapeut im Vorfeld des Beginns der

Gruppe beachten könnte und sollte, wie dies im Kapitel 7 eingehender diskutiert wurde.

Hierzu zählen so wichtige Aufgaben wie Indikations- und Motivationsüberlegungen, Gruppenzusammensetzung, Gruppenvorbereitung, therapeutischer Kontrakt und nicht zuletzt die therapeutische Haltung des Gruppenleiters während der Sitzungen selbst. Alle diese Maßnahmen berücksichtigt und eine empathische, supportive und günstige Leiterhaltung vorausgesetzt, würde das Risiko vorzeitiger Abbrüche minimiert, wie z.B. an sechs Kurzzeitgruppen mit Patienten mit somatoformen Störungsbildern, einer normalerweise sehr schwer auf Psychotherapie ansprechenden Klientel, demonstriert werden konnte (Tschuschke et al. 2003).

Dennoch sind die Persönlichkeitsstruktur des jeweiligen Patienten und seine Störung eine weitere, nicht völlig berechenbare Größe, die wesentlich zum Abbruch beitragen kann. In halbgeschlossenen Gruppen wird in der Regel ein neuer Patient für einen ausscheidenden in die Gruppe nachrücken. Die damit verbundenen Probleme wurden bereits im Kapitel 7.2 besprochen. Geschlossene Gruppen können sich dagegen mit dem Problem des Verlusts (Enttäuschung, Schuld, Ärger, Angst, Verständnis, eigenen diesbezüglichen Fluchtideen) intensiver auseinander setzen, da ein Teil von ihnen gegangen ist, während eine Gruppe, in die jemand Neues nachrückt, stets wieder eine „neue" Gruppe sein wird.

In den vorbereitenden Sitzungen sollte bereits auf die Möglichkeit, dass einzelne Gruppenmitglieder vorzeitig die Gruppe verlassen könnten, hingewiesen werden. So erscheint es nachher weniger als Katastrophe für die in der Gruppe Verbleibenden, wenn ein Mitglied der Gruppe seinen Ausstieg ankündigt. Außerdem ist in der oder den vorbereitenden Sitzung(en) darauf hin zu wirken, dass eine bestehende Absicht oder Überlegung, aus der Gruppentherapie auszusteigen, möglichst in einer Sitzung angesprochen werden sollte. So kann sich eine Möglichkeit ergeben, eventuelle Missverständnisse oder Kränkungen auszuräumen bzw. aufzufangen. Selbst wenn dieses Gruppenmitglied dabei bleiben sollte, die Teilnahme zu beenden, würde zumindest ein Gefühl der Klärung für diese Person wahrscheinlich sein. Es würde kein Schuldgefühl aufkommen, die Gruppe schmählich im Stich gelassen zu haben; stattdessen wäre eine bearbeitbare Trennung durch ein bewusstes Abschied nehmen möglich. Für die Gruppe kann so auch eine „organisch" herbeigeführte Trennung ohne Schuldgefühle entstehen und eine Bearbeitung des Verlusts.

Es ist in jedem Fall wichtig, dass nicht zur Tagesordnung übergegangen wird. Sollte die Gruppe den Verlust nicht zum Thema machen, ist der Gruppenleiter gehalten, diesen Umstand (der Verleugnung oder Vermeidung) zum Thema zu machen, damit eine Auseinandersetzung um Trennung und Verlust, Abschied nehmen, trauern etc. initiiert wird. Dropouts werfen die Gruppe direkt auf ihr ureigenstes Thema, das der begrenzten (Lebens-)Zeit und der bevorstehenden Trennung.

Pritz fand in einer testdiagnostischen Untersuchung bei den Abbrechern von Kurzzeittherapie-Gruppen, dass die Abbrecher aggressiver, labiler, ängstlicher und depressiver waren als Nichtabbrecher (Pritz 1990). Inhaltsanalytische Auswertungen zeigten problematische Prozessverläufe, indem die Abbrecher größere Schwierigkeiten hatten, auf sozial konstruktive Weise mit anderen Gruppenmitgliedern in Beziehung zu treten. Mit anderen Worten, diese Patienten wiesen ein interpersonales Defizit auf, dessen Prognostik für heterogen zusammengesetzte Kurzzeitgruppen ungünstig ausfiel. Ein weiteres Argument, bei Kurzzeitgruppen besonders auf indikative, prognostische und homogene Gruppenzusammensetzungs-Aspekte zu achten.

8.8 Umgang mit schwierigen Patienten

Es wird eine ganze Reihe von Merkmalen von Patienten beschrieben, die jeweils für sich genommen Gruppentherapeuten bei der Durchführung der Sitzungen sehr in Anspruch und den Gruppenprozess sehr belasten können. Der Terminus „schwieriger Patient" wird auf Malcolm Pines zurückgeführt, der ihn 1975 als Bezeichnung für jene Patienten prägte, die man damals als Borderline-Patienten ansah (Pines 1975) und deren Behandlung seinerzeit normalerweise nicht in Gruppen erfolgte (Kibel 2001).

Heute wird es nicht mehr als Problem gesehen, so genannte „schwierige" Patienten in Gruppen therapeutisch zu behandeln, von Psychosen bis zu leichteren Anpassungsstörungen reicht inzwischen das Spektrum. Eher im Gegenteil: es scheint so, als seien die hilfreichen strukturellen und dynamischen Kräfte von Gruppen für eigentlich jede Klientel erkannt worden (von der Ökonomie mal wieder ganz zu schweigen). Es geht eigentlich immer nur um die *Art der Arbeit, die Art und Weise der Leitung und Strukturierung* in der therapeutischen Gruppe, damit Wirkfaktoren für die jeweilige Störungsspezifität und Gruppenzusammensetzung wirksam werden können. So gesehen kann es eigentlich gar keine psychische Störungsproblematik geben, der nicht – auf die eine oder andere Weise angemessen – psychotherapeutisch in einer Gruppe zu helfen wäre.

Yalom beschreibt weitere Typen, die immer wieder in Gruppen beobachtet werden, mithin einer bestimmten „Typologie" zu entsprechen scheinen, die in kleinen sozialen Gruppen fast gesetzmäßig aufzutreten scheinen, so dass man geneigt ist, sich zu fragen, ob hier persönlichkeitsstrukturelle, individuelle Defizite mit systembedingten Erfordernissen Hand in Hand gehen: benötigen Systeme wie kleine Gruppen solche „Rollen", oder handelt es sich in jedem Fall um eine der verschiedenen Ausgestaltungsmöglichkeiten der Rolle des Schwarzen Schafs (bzw. Scapegoats), wie wir bereits früher diskutiert haben (vgl. Kapitel 5.1)?

Im Kapitel 10 werden die wichtigsten klinischen Störungsbilder eingehender zu besprechen sein, so dass im Folgenden unter „schwierigen" Patienten die bei Yalom und anderen beschriebenen „Plagegeister" in Gruppen zu besprechen sein werden.

Der Alleinunterhalter

Wer kennt ihn nicht? Den in einem fort plappernden Patienten in der Gruppe, der offenbar Angst hat, zu schweigen, und der den Rest der Gruppe inkl. Therapeuten in Resignation, Ohnmacht oder Wut treiben könnte (Bernard 1994)? Wie immer agieren diese Patienten, für sich unbemerkt, etwas aus, das mit ihren Problem in direkter Verbindung steht. Diese monopolisierenden Patienten symbolisieren mit ihrem Verhalten bedeutsame Schwierigkeiten, die sie auch außerhalb der Gruppe mit anderen Menschen haben. Diese *Monopolisierung des Gruppenprozesses* gefährdet ernsthaft die Gruppenkohäsion, indem alle Gruppenmitglieder mehr und mehr frustriert, verärgert oder weniger motiviert werden, am Gruppenprozess konstruktiv teilzunehmen und schließlich über Gruppenabbruch nachdenken.

Für den Gruppenleiter ergibt sich eine Art von Dilemma. Das Problem liegt darin, auf therapeutisch wirksame Weise das Verhaltensmuster dieses Gruppenmitglieds zu unterbrechen (Yalom 1996). Es gibt verschiedene Optionen.

Die optimale Lösung wäre, die Gruppe selbst findet einen Weg, den Alleinunterhalter zu konfrontieren. Oft ist dies aber nicht der Fall und der Gruppenleiter ist gefordert, eine Intervention vorzunehmen. Diese kann nicht in vorwurfsvollem Ton liegen, sondern hat zu berücksichtigen, dass die Gruppe selbst dieses Verhalten lange Zeit hingenommen hat, d.h., agiert dieses monopolisierende Mitglied etws für den Rest der Gruppe aus – etwa von wichtigen Themen abzulenken – dass diese Vermeidung mitgemacht wurde? Man könnte also allgemeine Fragen an die Gruppe richten, wie sie die Situation mit dem besagten Mitglied erlebt. Ein direkterer Weg wäre der über die eigenen unangenehmen Gegenübertragungsgefühle und die Verwunderung darüber, dass die Gruppe diese Situation die gesamte Zeit über geduldig ertragen hat und nichts dazu sagte und darüber, was wohl in der Gruppe vorgängig sei?

Yalom erwähnt die Not des Alleinunterhalters. Sein Redemonopol sei wohl nicht das Problem, weswegen er/sie in die Gruppe gekommen sei, der Therapeut habe ihm/ihr beizustehen – und nicht den eigenen negativen Gegenübertragungen allein Raum zu geben. Unabdingbar sei die Erkenntnis für diesen Patienten, bewusst zu machen, was ganz konkret in der Gruppe ablaufe. „Auf welche Art von Reaktionen von seiten der Gruppenmitglieder hatte er gehofft, als er in die Gruppe eintrat? Was geschah wirklich? Wie kann er sich diese Diskrepanz erklären? Ist er zufrieden damit, wie die Gruppe auf ihn reagiert?" (Yalom 1996, S. 396).

Auch hier geht kein Weg an der Rekonstruktion der interpersonellen Kette vorbei, die sich zwischen dem Problempatienten und dem Rest der Gruppe ergibt.

Der schweigende Patient

Das Gegenteil des soeben besprochenen Patienten ist der so genannte Schweiger in der Gruppe. Wiederum ergibt sich das Dilemma für den Gruppenleiter, wie soll er dieses Problem handhaben, wo doch so viele Gründe für dieses Verhalten hinter dem Schweigen stecken können (Porter 1994)? Wann wird dieses Gruppenmitglied doch noch aktiv werden? Soll der Gruppenleiter früh intervenieren, und falls ja, wie? Es kann sich um Schüchternheit, emotionale Distanz (Abwehr), Scham, Wut (und Angst vor ihrer Äußerung), um sehr viele Gründe handeln, deren Symptom Schweigen so unspezifisch ist wie Fieber.

Wir haben in Forschungen eindeutig herausgefunden, dass – selbst in Langzeitgruppen – sehr passive und schweigsame Gruppenmitglieder den Anschluss im sich entwickelnden Gruppensystem verlieren und deshalb nicht bis sehr wenig von der Gruppentherapie profitieren (Tschuschke und Dies 1994; 1997; Tschuschke et al. 1996). Diese Auffassung wird von Yalom bestätigt, der die verfügbare Forschungsliteratur in seinem Werk berücksichtigte (Yalom 1995; 1996). Gruppenmitglieder, die nicht von Beginn an in Kurzzeitgruppen in den Gruppenprozess einbezogen werden – sei es, sie selbst schaffen es, diese Bindung herzustellen, sei es, der Gruppenleiter bezieht sie aktiv mit ein – werden mit hoher Wahrscheinlichkeit nicht von der Therapiemaßnahme profitieren. Die mystische Geschichte von jenem Gruppenmitglied, das 50 Sitzungen lang schwieg, nur zuhörte, und dann gebessert die Gruppe verließ, sei eben ein Mythos, der immer wieder (fälschlich) kolportiert werde, wie Irvin D. Yalom süffisant bemerkt.

Es besteht kein Zweifel, dass eine Gruppentherapie jedem Gruppenmitglied die Möglichkeit einräumt, sein eigenes Ausmaß an Aktivität selbst zu bestimmen und auch Sitzungen zu schweigen. Die Kunst besteht für den Gruppenleiter auch hier wieder darin, mittels seiner „Antennen" zu erspüren, ob die Person wirklich beteiligt ist oder nicht. Und dann, bei geeigneter Gelegenheit, die vermutete Erregung, Betroffenheit oder Berührtheit zu erspüren, dieses Gruppenmitglied anzusprechen und in den Prozess einzubeziehen.

Der langweilige Patient

Dieser ganz andere Problempatient, der die Gruppe ausgesprochen langweilt, wenn er sich einlässt, stellt ein sehr grob gekennzeichnetes Cluster womöglich ganz unterschiedlicher zu Grunde liegender psychischer Nöte dar (Yalom 1996). Es handelt sich um kein so dringliches Problem, das unmittelbar zur Lösung im Gruppenprozess anstünde wie bei den beiden vorangegangenen Typen (Porter 1994). Dennoch muss dieses Phänomen als Signal von Gestörtheit ernst genommen und auf jeden Fall rechtzeitig angesprochen werden.

Es kann sich um einen stark gehemmten Menschen, ein schamhaftes Sich-zurück-Nehmen handeln, ein Problem (Schamaffekte), das alle möglichen pathologischen Verhaltensweisen in der Gruppe durchziehen und Vielem in der Gruppe zu Grunde liegen kann und kaum ausreichend gewürdigt wird in der Therapeuten-Ausbildung und -technik (Hilgers 1997), es kann sich um ein Zeichen von Aggressivität und eine Hemmung, diese auszudrücken, handeln, es kann ein masochistisches Problem grundlegend sein (gleichfalls aggressiv, hier dann autodestruktiv gewendet), sich selbst erst zu geißeln, bevor jemand anderer einem was antun kann (Yalom 1996). Es ist – wie eigentlich immer – davon auszugehen, dass die eigene Gegenübertragung ähnlich auch bei anderen Gruppenmitgliedern abläuft. Entweder die Gruppe selbst thematisiert ihre Empfindungen diesem Mitglied gegenüber oder aber die nonverbalen Zeichen sollten vom Gruppenleiter genutzt werden, um zu intervenieren, wenn es die Gruppe nicht tut.

Der Hilfe ablehnende Jammerer

Diese „Spielart" des Alleinunterhalters (Yalom 1996) stellt einen der höchst frustrierenden Gruppenpatienten überhaupt dar – und in jeder anderen Therapieform ebenso (Porter 1994). Der Widerstand, sich zu verändern ist so hoch, dass er das objektiv vorhandene Bedürfnis des Patienten, sich helfen zu lassen, vollständig konterkariert. Implizit oder explizit fordert dieser Patient, klagend und jammernd, inständig um Hilfe und Veränderung, um dann aber umgehend jegliche Hilfe und jeden gezeigten Weg strikt zurückzuweisen. Gruppen kümmern sich anfänglich um diese so offensichtlich leidenden Zeitgenossen in hohem Ausmaß, das Engagement ist sehr groß und sie ziehen jede Aufmerksamkeit auf sich. Mit der Zeit stellt sich in der Gruppe Verwirrung ein: je mehr Gruppe und Therapeut sich um dieses Gruppenmitglied kümmern und alle Hilfen probieren, um so mehr kehrt sich die Situation in eine Groteske um, da dieser Patient jede ihm angebotene Hilfe ablehnt (auf die unterschiedlichsten Arten wird dies ausagiert: ignoriert, verworfen, verbale Annahme gezeigt, aber nie Umsetzung wirklich realisiert etc.) (Yalom 1996).

Das anfängliche Engagement der Gruppe kehrt sich mit der Zeit um in tiefe Frustration, Ohnmacht und schließlich Wut. Wieder einmal wäre der beste Weg, aus der Gruppe selbst käme der Versuch, dieses interpersonelle Muster ‚Klagen – Hilfsangebote – Zurückweisen – Frustration, Ohnmacht, Enttäuschung' aufzugreifen. Schafft die Gruppe dies nicht rechtzeitig, so ist es wiederum die Aufgabe des Gruppenleiters, diesen Erkundungsprozess eines unbemerkten interpersonal wirksamen Pathologie-Musters aufzugreifen. Yalom vermutet, dass eine tief verankerte Feindseligkeit gegen Autoritätsfiguren (hoch konflikthafte Gefühle der Abhängigkeit und gleichzeitige Wut auf Autoritätspersonen) die Grundlage dieser Abfolge darstellt, eine unbewusste latente Motivation, die Gruppe und den Therapeuten zu frustrieren.

Es wird davor gewarnt, mit einem solchen Patienten in eine mitleidige, zugewandte Beziehung einzutreten (Yalom 1996). Stattdessen würde sich eine eher ironisierende Haltung (ohne Verspottung!) anbieten, im Sinne einer *paradoxen Intervention*.

Der Provokateur

Der konkurrierende, streitbare Gruppenpatient provoziert den/die Gruppenleiter/in auf vielfältige Art: in den Punkten Kompetenz, Fürsorge, Fairness, Grundregeln, Nichtbezahlung der Behandlungs-Rechnungen usw. (Porter 1994). Ein Versuch, den Therapeuten auf jede erdenkliche Weise herauszufordern, was naturgemäß besondere Gegenübertragungsprobleme auf seiten des Therapeuten hervorruft. Dieses Problem muss adressiert werden, da sonst die therapeutische Autorität im Angesicht der Gruppe Schaden nehmen und das gesamte Unternehmen gefährdet würde.

Aber die Art des Therapeuten, wie er/sie mit diesem Problem und dem „Herausforderer" umgeht, ist sehr entscheidend und modellhaft für den Rest der Gruppe. Dieses Gruppenmitglied agiert für die gesamte Gruppe eine Revolte aus (Anführer des Widerstands). Die Interventionsmöglichkeiten für die Leitung erstrecken sich entlang einem ‚Direktheits-Kontinuum' (Porter 1994, S. 134). Auch hier wieder: sollte ein anderes Gruppenmitglied die provozierende, ständige Herausforderung thematisieren, so würde es sich erübrigen, dass der Therapeut die Initiative ergreift.

Sollte dies nicht der Fall sein, könnte der Therapeut eine Gelegenheit abwarten, wenn die Gefühle bezüglich der Herausforderung einmal wieder sehr prägnant im Raum stehen. Er/sie könnte etwas sehr Einfaches sagen wie „Ich frage mich, was hier jetzt empfunden wird." Diese Intervention würde den Versuch darstellen, die Gruppe auf die Fährte zu setzen, damit sich ein diesbezüglicher Prozess entspinnen könnte. Sollte der Therapeut entscheiden, dass etwas mehr Direktheit erforderlich ist, so könnte er/sie etwa sagen: „Ich glaube, dass es hilfreich für die Gruppe wäre, über ihren Eindruck zu sprechen, was sich anscheinend zwischen Mitglied X und mir abspielt." (Porter 1994).

Keinesfalls wäre es günstig, mit der Kraft der Autorität die eigene Aggression gegen den Herausforderer auszudrücken, ihn zu bedrohen, zu beschimpfen oder gar aus der Gruppe zu entfernen (es sei denn, die basalen Grundregeln der Gruppenarbeit würden bewusst und fahrlässig verletzt; hier wäre die „Türwächter"-Position des Leiters auf den Plan gerufen). Genau so ungünstig wäre es, die Herausforderungen und Provokationen versuchen auszusitzen und zu schweigen. Die günstigste Balance ist das Aufgreifen dessen, was geschieht, weil es therapeutisch (und systembezogen) hoch relevant ist und für alle in der Gruppe wichtige Erkenntnisse über latente emotionale Empfindungen angehbar und bearbeitbar machen kann. Die Gruppe kann erkennen lernen, was sich hinter unangepassten Verhaltensweisen verbergen kann, wie sie sich ausdrücken und wie eine maladaptive Interaktionskette durchbrochen werden kann, ohne dass destruktiv vorgegangen werden muss (Einsatz der *Meta-Ebene*).

8.9 Beendigung der Gruppe

Die zeitliche Befristung jeder Psychotherapie ist eine unumstößliche Tatsache, dennoch wird gerade sie am ehesten geleugnet, und zwar zumeist von allen Beteiligten. Glückende zwischenmenschliche Beziehungen, also auch gelingende und erfolgreiche therapeutische Arbeitsbeziehungen, wecken mindestens unterschwellig den Wunsch nach Ewigkeit. Hierin liegt ein gutes Stück Leugnung existenzieller Endlichkeit, der im Leben immer wieder notwendigerweise erfolgenden Trennungs- und Verlusterlebnisse, ein Spiegelbild der Angst vor der Begrenztheit des eigenen Lebens und der Angst vor dem Tod (vgl. hierzu ausführlich Kapitel 1).

Zeitlich befristete Psychotherapie forciert diese Problematik (Seidler 1999). Zudem leiden gerade viele derjenigen, die in psychotherapeutische Behandlungen kommen, unter Ängsten, verlassen zu werden, können sich nicht trennen und nicht von anderen getrennt werden. Eine Kurzzeitgruppentherapie hat vom ersten Kontakt, von der ersten Sitzung an das Thema Trennung – „Tod der Gruppe" – im Hintergrund. Eine Vermeidung dieser Thematisierung würde eine unbewusste, so genannte „Kollusion" zwischen Gruppe und Therapeut bedeuten (König und Lindner 1991). Gerade die Thematisierung des zeitlichen Endes der Gruppe wirft die Gruppenmitglieder auf die Bearbeitung der individuellen Ängste und Probleme, die mit Reifung und Verselbstständigung verbunden sind. Eine psychische Reifung ist mit Individuation, Ablösung von unreifen, infantilen Bindungsmustern und Verselbstständigung verbunden; ohne Auseinander-Setzung (durchaus auch physisch gemeint!), also echte innere Separation keine Individuation (Mahler 1971; 1972), ohne Individuation keine reife, ungefährdete (Wieder-)Annäherung an das Objekt, den anderen und damit keine reife Beziehungsfähigkeit (Tschuschke 2003a). Dieser triviale, dennoch hoch komplexe und idealerweise erfolgende Entwicklungsprozess im menschlichen Leben ist besonders bei sehr vielen der psychischen Störungsbilder ausgeblieben, unterbrochen oder sehr fragmentiert. Insofern spielen alle „Endlichkeiten" eine bedeutsame Rolle, offen oder verdeckt. *Zeitbegrenzte Gruppentherapie stellt also in sich bereits einen großen Konfliktherd für die Gruppenmitglieder dar: soll man sich überhaupt erst einlassen, wenn man bald schon wieder verlassen wird?*

Aus diesem Grunde ist die Zeitbegrenztheit ein Fokus-Thema in der Gruppe per se! Bei jeder Art von störungsspezifischer Kurzgruppe muss der Gruppenleiter auf die Thematisierung des zeitlichen Endes der Gruppe verweisen, das in allen möglichen verbalen, nonverbalen und vermiedenen Äußerungen implizit enthalten ist.

Manche Gruppenmodelle haben eine spezielle terminale Phase der Gruppenentwicklung postuliert, die der Thematisierung der Gruppenbeendigung (Budman und Gurman 1988; MacKenzie 1997). Hier geht es explizit um Abschied nehmen und trauern anstatt einer Verleugnung diese Tatsache der Trennung. Dazu ist zu sagen, dass in allen Phasen der Existenz der Gruppe eine Bearbeitung von Verlust- und Verlassenheitsängsten und -nöten möglich sein sollte, schon weil sich in mannigfachen mehr oder weniger subtilen Verhaltensweisen der Gruppe und ihrer einzelnen Mitglieder Ängste ausdrücken, sich ausreichend in einen (Beziehungs-)Prozess in der Gruppe einzulassen. In der therapeutischen Interventionstechnik muss der Aspekt der Vermeidung und Umgehung von therapeutischer Arbeit in der Gruppe, von sich Einlassen oder Vermeidung desselben an geeigneter Stelle unbedingte und permanente Berücksichtigung finden (Tschuschke und Mattke 1997; Mattke und Tschuschke 1997).

Es wird klar, dass die Durchführung der Gruppe als halboffene (slow-open) Gruppe dieses Thema des Todes der Gruppe und der Verarbeitung von Trennung, von Kommen und Gehen, niemals in vergleichbarer Tiefe und Intensität wird bearbeiten können, wie dies in einer geschlossenen Gruppe der Fall ist. Dies ist ein weiterer Aspekt der Vorteile einer geschlossenen Durchführung einer Kurzzeitgruppe (vgl. zu diesem Aspekt des Gruppenformats Kapitel 7.2).

Der Umgang mit der Beendigung einer Gruppenteilnahme ist bei schwer gestörten Patienten im stationären Setting ein besonders schwer zu handhabendes Problem. Hierbei sind institutioneller Kontext, Vorbereitung des Patienten, Begrenzung der Regression und Hinwirkung auf eine ambulante Fortsetzung der Behandlung zu berücksichtigen (Brabender und Fallon 1996).

8.10 Schäden und negative Folgen durch Gruppenleitung

Wie in jeder psychotherapeutischen Behandlung ist leider auch während gruppenpsychotherapeutischer Behandlungen mit Verschlechterungen oder Schädigungen zu rechnen, bereits von der statistischen Wahrscheinlichkeit her gesehen, wie Erfahrungswerte zeigen (Lambert und Bergin 1994; Hohagen et al. 1999). Die Zahlen bewegen sich zwischen 10% und 30% in publizierten Studien, in denen der psychotherapeutischen Maßnahme ein negativer Effekt zugeschrieben wird (Grawe und Mezenen 1985; Lambert und Bergin 1994). Nun ist es sehr schwer, Effekte der psychotherapeutischen Maßnahme mit den sich ergebenden Verschlechterungen direkt miteinander, eins zu eins, in Verbindung zu bringen. Verschlechterungen können zweifelsfrei auch auf krankheits- bzw. störungsspezifische Mechanismen oder auf außertherapeutische Ereignisse zurückgeführt werden, die nicht notwendigerweise mit innertherapeutischen Phänomenen erklärbar sind. Auch ist es eine nicht unerhebliche Frage, wer eigentlich die „Verschlechterung" als solche bewertet und wie valide diese Auskunft ist: der Patient selbst, Dritte (Familienangehörige), der Therapeut (Hohagen et al. 1999)?

Als Risiken für den Psychotherapieverlauf werden diskutiert (Hohagen et al. 1999):

Die Erkrankung ist zu schwer
- z.B. Borderline-Persönlichkeitsstörungen
- schwere depressive Episoden
- Zwangserkrankungen
- psychotische Patienten
- paranoid-misstrauische Patienten
- hohe Komorbidität
- feindselige Patienten

Therapeutenseitige Einflüsse
- mangelndes Einfühlungsvermögen
- begrenzte Empathie
- eigene narzisstische Bedürftigkeit
- zu große Passivität
- sexueller Missbrauch

Settingspezifische Einflüsse
- falsche Indikation
- zu kurze Behandlung

Risiken durch die Art der Störung

Die *erkrankungsseitigen Risiken* im Rahmen psychotherapeutischer Behandlungen sind am ehesten durch sehr ausgiebige, differenzierte diagnostische und indikative Erwägungen und Abklärungen zu vermindern („psychopathologischer Befund") sowie die Überlegung von *Kombinationstherapien* (Hohagen et al. 1999) (vgl. auch Kapitel 7.1). Weiterhin ist *Supervision* eine Option, die bei schwierigen Patienten und Therapieverläufen unbedingt in Erwägung gezogen werden sollte (vgl. 9.3). Es wird allerdings letztlich nie vollständig möglich sein, die Verschlechterungsquote auf Null zu bringen, da gerade die psychotherapeutische Intervention eine Maßnahme darstellt, die viel vom Patienten abverlangt und bei einzelnen, schwierigen Erkrankungen das Risiko der Labilisierung mit sich bringt. Dennoch ist es ethische Grundregel, bewusst mögliche Risiken auszuschließen bzw., wo dies nicht restlos möglich ist, zu minimieren. Hier gewinnt die evidenz-basierte Praxis in der Psychotherapie mit ihren Qualitätssicherungsaspekten Prozess- und Ergebnisqualität ihren ganz hohen Stellenwert (vgl. Kapitel 2.5).

Settingspezifische Risiken

Die *settingspezifischen Risiken* umfassen vor allem differenzialdiagnostische und ausreichende indikative sowie prognostische Maßnahmen (Strauß und Eckert 2001). Wie bereits ausführlich im Kapitel 7.1 erörtert, hat ein beträchtlicher Teil ungünstiger Verläufe psychotherapeutischer Behandlungen seine Ursachen vor dem Behandlungsbeginn. Es kann nicht jeder Patient, nicht jedes Störungsbild von ein und derselben Therapie profitieren, nicht von jedem Setting. Die Schwierigkeit und auch die Kunst liegt darin (siehe EBM!), bei gegebener Diagnose die geeignetste Form psychotherapeutischer Hilfe zu finden. Prognostisch ungünstige Diagnosen bedeuten in der Regel, dass bestimmte anfordernde psychotherapeutische Maßnahmen eher kontraindiziert wären, es treten allerdings Faktoren wie persönliche Beziehung, Motivation usw. hinzu, so dass indikative Erwägungen nie allein auf einem „Entscheidungsast" allein basieren sollten.

Bei Gruppentherapien ergeben sich zusätzliche Schwierigkeiten, weil es nie um einen einzigen Patienten alleine geht, sondern die Kunst der Gruppenzusammensetzung noch hinzu tritt.

Gruppenspezifische Indikations- und Prognose-Kriterien wurden bereits ausführlich im Kapitel 7.1 dargestellt. Im Hinblick auf die Kurzgruppentherapie und mögliche Verschlechterungs- und Abbruchrisiken sollen hier noch einmal spezifische Überlegungen angestellt werden.

Yalom nennt eine Reihe von so genannten *Ausschlusskriterien*, bei denen aber ebenfalls klar wird, dass es sich um *wahrscheinliche Risiko-Merkmale* handelt, wie sie sich aus zahlreichen empirischen Studien ergeben haben (Yalom 1985):

- Patienten mit Hirnverletzungen
- Patienten mit paranoiden Strukturmerkmalen
- Patienten mit hypochondrischen Merkmalen
- Drogen- und Alkoholsucht
- akute Psychosen
- antisoziale Persönlichkeit
- schwer depressive und suizidgefährdete Patienten
- Patienten, die nicht in der Lage sind, regelmäßig an Gruppensitzungen teilzunehmen

Es ist klar, dass diese Liste sehr fragwürdig ist, was indikative und zuweilen auch praktische Erfahrungen angeht. Gerade für Patienten mit antisozialer oder paranoider Persönlichkeit wäre eine Gruppenbehandlung aufgrund der Störungsspezifität die beste Indikation, allerdings zeigt sich in der Praxis, dass diese Patienten am ehesten zu den Gruppenabbrechern gehören (Tschuschke und Weber 2002). Im Einzelfall wäre zu entscheiden, wie die übrigen indikativen Kriterien aussehen: Motivation für eine Gruppenbehandlung, initiale therapeutische Arbeitsbeziehung, Chronizität der Störungsentwicklung, Komorbidität gegeben und falls so, welche?, Ko-Einzeltherapie sinnvoll und möglich? (im stationären Bereich z.B.), Passung mit anderen Gruppenmitgliedern, Niveau der objektalen Beziehungen in Vergangenheit und Gegenwart, psychologische Sensibilität etc. Es könnte nämlich durchaus auch eine Gruppenbehandlung, unter bestimmten Voraussetzungen, indiziert sein. Es ist wohl deutlich geworden, wie komplex und multidimensional optimierte, auf evidenzbasierten Grundlagen aufbauende, Erwägungen vor Indikationsentscheidung und Behandlungsbeginn sein sollten.

Karl König erörtert gruppen- versus einzeltherapeutische Kriterien, die zur Indikation für das eine oder andere Setting herangezogen werden könnten (König 1994):

1. Patientenmerkmale
    - Ist der Patient ausreichend für eine Behandlung *in einer Gruppe* motiviert?
    - Ist seine *Regressionstoleranz* für eine Einzelpsychotherapie zu gering?

- Zeigt sich die Störung des Patienten vor allem in einem *gestörten Interaktionsverhalten* oder in seinen Beziehungen?
2. Merkmale der Interaktion zwischen Störung und Gruppe
    - Ist die *Störung* von einer Art, dass gerade in einer Gruppenpsychotherapie die Chance besteht, dass sie sichtbar und bearbeitbar wird?
3. Merkmale der Interaktion zwischen Störung, Gruppentechnik und Gruppenkomposition
    - Welche *Gruppentechnik* ist welchem Störungsbild angemessen, und welche Störungen sollten eher in *homogenen* als in *heterogenen Gruppen* behandelt werden?
    - Legt der Schweregrad der Störung eher eine *stationäre* als eine *ambulante Therapie* nahe?

Besonders die interaktiven Elemente zwischen Störung, Gruppentechnik und Gruppenzusammensetzung haben die höchste prognostische Validität im Hinblick auf Kurzgruppentherapie, wie bereits an anderen Stellen ausführlich begründet (Eckert 2001) (vgl. Kapitel 7).

Ein Problem wird nur selten erörtert, nämlich ob der interpersonelle Raum der Gruppentherapie per se nicht ein Risiko in sich trage, zu Verschlechterungen ganz allgemein beizutragen (Tschuschke 1990; Strauß und Eckert 2001; Tschuschke 2001a). Die hochkomplexen dynamischen Gruppenprozesse bewirken basale soziale Prozesse, die für psychisch sehr gestörte und labile Menschen unter Umständen zu malignen Regressionen und sogar zu Zusammenbrüchen führen könnten. Diesen malignen Gruppenkräften ist in erster Linie therapeutenseitig zu begegnen, indem im gegebenen Fall keine starken Regressionen zugelassen und technisch verhindert werden können. Auch hier kommt wieder sorgfältigen indikativen und prognostischen Erwägungen größte Bedeutung zu.

Dennoch ist es nicht auszuschließen, dass Gruppen *schwarze Schafe (Omega-Position)* „produzieren", die sie für die Entwicklung ihrer Gruppenidentität und -arbeit passager benötigen (Strauß und Eckert 2001).

> „Es wird in jeder Gruppensitzung eine oder mehrere Personen geben, die von der Gruppe in der Omegaposition sensu (Schindler 1957/1958) „gehalten" werden. Wenn es der Gruppe und dem Gruppenleiter nicht gelingt, ein Verharren in diesen Positionen aufzulösen, sind für die Betroffenen negative Folgen und Schäden vorprogrammiert." (Strauß und Eckert 2001, S. 57)

Beck macht mit ihrem *Gruppenentwicklungsmodell* und ihren Annahmen zu den *informellen Leiterrollen* präzise Angaben, wie technisch mit den einzelnen Rollen (bzw. soziodynamischen Positionen) umzugehen ist, da sie für den Gruppenprozess unverzichtbar wichtig seien (vgl. hierzu auch Kapitel 5.1).

Therapeutenseitige Risiken

Mögliche Schäden können ebenfalls durch die *Art der Leiterhaltung* entstehen (Strauß und Eckert 2001). Aufwändige Forschungen zu Selbsterfahrungsgruppen (Yalom und Lieberman 1971; Lieberman et al. 1973), Weiterbildungen von Gruppentherapeuten (Tschuschke 2001d; 2002b; Tschuschke und Greene 2002) und Patientengruppen (Malan et al. 1976) haben den Leitereinfluss auf die Gruppen und Gruppenmitglieder untersucht.

Schädigende Therapeutenverhaltensweisen bei den Selbsterfahrungs- und Patientengruppen waren folgende:

- Direkte oder unterschwellige Feindseligkeit
- Rigide Operationalisierung der Gruppe-als-Ganzes
- Fehlende Solidarität mit Außenseitern in der Gruppe (s.o. schwarzes Schaf)
- Überforderung einzelner Patienten (siehe Indikation!)
- Interaktionsprobleme einzelner Patienten direkt und ungefragt anzusprechen
- Strikte Orientierung der Gruppenarbeit an Gruppennormen

Folgen waren eindeutige *Verschlechterungen* und *Dropouts*. Die *Macht des Gruppenleiters* bzw. der Gruppenleiterin kann ebenfalls sehr ungünstige Wirkungen entfalten (Lambert und Bergin 1994). Die Manipulationsmöglichkeit, unter Nutzung der Verführbarkeit Einzelner in der Gruppe (Strauß und Eckert 2001), der Gruppe insgesamt muss ständig reflektiert werden, damit ein Gruppenleiter nicht unbemerkt von sich aus malignen Einfluss auf die Entwicklung von Gruppennormen nimmt. Weiterbildungsgruppen mit nordamerikanischen Gruppentherapeuten konnten den manipulativen Einfluss und die Macht von Gruppenleitern nachweisen, indem die Gruppenmitglieder nach vier intensiven Sitzungen zufrieden mit ihrem Lernerfolg waren, obwohl der bzw. die Gruppenleiter/in sogar manipulativ-kontrollierend erlebt wurden (Tschuschke 2001d, 2002b; Tschuschke und Greene 2002). Entscheidend war ausschließlich, ob die Gruppenleiter idealisiert werden konnten und fachlich kompetent erlebt worden waren. Nur kontrollierende und Macht ausübende Gruppenleiter, die nicht zugleich idealisiert wurden, hatten keine besonderen Lerneffekte bewirkt, auch wenn sie als fachlich kompetent erlebt wurden.

Dieses Ergebnis zeigt die Verführbarkeit in Gruppen, selbst von Personen, die sich mit Gruppen auskennen und selbst auf dem Gebiet professionell tätig sind (vgl. auch 5.1). Es zeigt auf der anderen Seite, dass eine subjektiv glaubwürdige („idealisierte") Gruppenleitung quasi im Wege der Aufrechterhaltung der Rolle der Autorität von Gruppen benötigt wird und dass Gruppenleiter die Aufgabe haben, fachliche Autorität zu verkörpern, dabei aber den möglichen Missbrauch dieser Macht stets im Auge behalten und gegensteuernde

Maßnahmen ergreifen müssen. Eine kumpelhafte Anbiederung an die Gruppe (beispielsweise der Versuch einer Näheherstellung durch das Duzen) ist ein Widerspruch in sich. Es wird (heuchlerisch) eine Nähe suggeriert, die es erstens gar nicht gibt, einfach weil man sich nicht kennt (von mangelndem Respekt ganz zu schweigen), und zweitens wird die Rolle der fachlichen Autorität geleugnet, derer die Gruppenmitglieder dringend und unverzichtbar bedürfen.

Dropout-Problem

Vorzeitige Gruppenabbrüche werden in der Literatur zwischen 17% und 57% diskutiert (Kordy und Senf 1992; Yalom 1995). Die möglichen Gründe wurden bereits zuvor angesprochen (vgl. Kapitel 8.7). Yalom hat in einer eigenen Untersuchung mit Gruppenabbrechern folgende Gründe gefunden (in Klammern Verweise auf Kapitel in diesem Buch, die Hinweise auf Handhabung dieses Problems geben):

- Abweichen von der Gruppennorm (siehe 5.1, 7.3)
- Bildung von Untergruppen
- Konflikte bezüglich Nähe und Intimität (siehe 5.2)
- Rolle des frühen Provokateurs (siehe 8.8)
- äußere Belastungen
- Komplikationen durch gleichzeitige Einzel- und Gruppentherapie
- Unfähigkeit, den Gruppenleiter mit anderen zu teilen
- Unzureichende Gruppenvorbereitung (siehe 7.3)
- Angst vor emotionaler Ansteckung

Im Zusammenhang mit dem Risiko von Verschlechterung und eines drohenden Behandlungsabbruchs im Rahmen psychotherapeutischer Maßnahmen gewinnt die Bedeutung von ausgiebiger Aufklärung von Patienten und der Erstellung eines expliziten therapeutischen Vertrags (informed consent) (Helmchen 1998) einen besonderen Stellenwert.

> „Angesichts der speziellen persönlichen, nicht-rationalen Qualität der therapeutischen Beziehung zwischen dem Psychotherapeuten und seinem Patienten und in Erwägung der speziellen Schwierigkeiten, den Patienten vor Beginn der Therapie angemessen aufzuklären, um seine Einwilligung zu erhalten, ferner die Vertraulichkeit unter allen Umständen zu wahren und nicht zuletzt die Psychotherapie in einem sich ändernden Gesundheitssystem zu finanzieren, ist der Psychotherapeut aufgefordert, Sensibilität zu entwickeln und aufrecht zu erhalten gegenüber den ethischen Implikationen des seiner Therapie zugrunde liegenden Menschenbildes sowie gegenüber dem Gebrauch seiner Macht in der therapeutischen Beziehung mit ihrer Abhängigkeit des Patienten von ihm, besonders im Hinblick auf das Risiko emotionaler oder narzisstischer (und finanzieller) Ausbeutung des Patienten."
> (Helmchen 1998, S. 79)

Die Kurzgruppentherapie ist in einem erhöhten Ausmaß von Risiken des Gruppenabbruchs (dropout) oder Verschlechterungen bedroht. Die Zeitbegrenzung macht es erforderlich, sehr viel Sorgfalt auf die indikativen und prognostischen Erwägungen bei den einzelnen Gruppenkandidaten zu legen, die Gruppenzusammensetzung genau zu bedenken und eine ausreichende Gruppenvorbereitung zu betreiben sowie das zu wählende Gruppenkonzept (technische Umsetzung) auf die Gruppe (störungsspezifisch?) adäquat umzusetzen und dabei noch die Leiterhaltung exakt zu reflektieren.

9 Die zeitbegrenzte Gruppe in der klinischen Praxis

Wir haben bereits mehrfach festgestellt, dass die zeitbegrenzte Gruppentherapie, also die Kurzzeitgruppentherapie, ein *Kernstück stationärer Psychotherapie* ist. Sie ist im ambulanten Bereich in Deutschland eher noch die Ausnahme, während dies im nordamerikanischen Bereich wegen der ökonomischen Zwänge (Stichwort *Managed Care*) auch im ambulanten Bereich eher zur Regel geworden ist (MacKenzie 1995). Es ist zu befürchten, dass die Kurztherapie-Formen auch hierzulande im ambulanten Bereich stark zunehmen werden; nicht etwa zu befürchten wegen einer mangelnden Wirksamkeit, sondern aufgrund ausschließlich ökonomischer Zwänge.

Kurzgruppentherapie hat eine eindeutige und weitreichende Wirksamkeit, wenn sie – nach geeigneter Indikationsstellung und gründlicher Gruppenvorbereitung – im Konzept maßgeschneidert ist auf eingrenzbare Störungen, Probleme oder Ziele, in der Technik aktiv-strukturierend und fokal, stets den Zeitaspekt berücksichtigend, sich auf die Gruppenziele konzentriert, und unter Berücksichtigung gruppaler, systembedingter Gesetze und Dynamiken die Individuen in der Gruppe im Prozess berücksichtigt und aktiv miteinbezieht. Mit diesem idealtypischen, optimierten Modell stellt die Kurzgruppentherapie in der psychotherapeutischen Versorgungslandschaft die geeignetste Behandlungsoption für ein sehr breites Spektrum an psychischen, psychosomatischen und chronifizierten Erkrankungen (psychiatrisch, körperlich-degenerativen) bereit, die unter den psychotherapeutischen Behandlungsformaten keine Parallele hat. Leider sind die Rahmenbedingungen derzeit noch nicht gegeben, damit diese hoch effiziente und kostengünstige Form von Psychotherapie auch im ambulanten Bereich Verbreitung fände: zu umständliche Antragsverfahren, zu geringe Honorierung bei hohem organisatorischen Aufwand, noch kaum in Kurzzeitgruppentherapie ausgebildete Psychotherapeuten.

Dabei böte die zeitlich limitierte Gruppentherapie grundsätzlich eine zusätzliche, therapeutisch wertvolle Option auch im ambulanten Bereich. Selbstverständlich müsste es Anreize für Gruppentherapeuten geben, homogene und sogar geschlossene Kurzzeitgruppen anzubieten, da die gegenwärtige Praxis umständlicher Kassenantragsstellungen und die Honorierung für Gruppensitzungen völlig inandäquat sind, auf irrationale Grundlagen zurückzuführen und völlig überholt sind (Enke 1998; Hess und Tschuschke 2001; Tschuschke 1999b). Der Aufwand für Kurzgruppentherapie lohnt in der niedergelassenen Privatpraxis aus der finanziellen Perspektive (gegenwärtig) nicht, während diese indikative Option für viele *störungsspezifische Gruppen* mit Interesse an konzentrierter, kurzfristiger Hilfe bereits jetzt eine sehr große Nachfrage sicher hätte (vgl. Kapitel 10). Es gibt eine riesige Zahl psychotherapiebedürftiger Menschen im ambulanten Bereich, für die eine Kurzzeitgruppe die optimale Indikation darstellen würde: somatoforme, funktionelle Störungen, leicht traumatisierte Personen, eingrenzbare Anpassungsstörungen, akute depressive und Angst-Reaktionen, chronisch körperlich Kranke (mit altersbedingten Abbauprozessen; degenerative Erkrankungen) oder Patienten, die unter einer Krebserkrankung leiden bzw. diese überwunden haben (Tschuschke 2003b).

9.1 Stationäre Kurzgruppentherapie

Die stationäre Kurzgruppentherapie ist sehr gut untersucht. Speziell im deutschen Bereich ist stationäre Psychotherapie etabliert und international ohne Vergleich, aus historischen Gründen, wenn man Akut-Kliniken stationärer psychosomatisch-psychotherapeutischer Versorgung und die Reha-Kliniken zur Versorgung chronischer Klientelen zusammen nimmt (Schepank und Tress 1988; Koch und Potreck-Rose 1994). Mehr als die Hälfte aller Betten in stationären psychotherapeutischen, nicht-psychiatrischen Einrichtungen in der gesamten Welt befindet sich in Deutschland, erst recht nach der Wende unter Einbeziehung der Betten in den neuen Bundesländern. Schepank (1988) beschreibt spezifische historische Gründe für die international einzigartige Kultur stationärer psychotherapeutischer und psychosomatischer Einrichtungen.

9.1.1 Psychosomatisch-psychotherapeutische Kliniken

Schepank listet die Gründe für die im deutschsprachigen Bereich einmaligen, zeitlich zusammenfallenden Entstehungsbedingungen für die stationäre Psychotherapie auf (Schepank 1988, S. 15):

1. allgemeiner Wohlstand
2. eine die Verteilung der finanziellen Ressourcen regelnde Sozialgesetzgebung
3. das Aufkommen einer psychoanalytisch orientierten psychodynamischen Theorie und Praxis
4. die eigenständige Etablierung der Psychoanalyse parallel zur traditionellen psychiatrischen Praxis
5. die freiheitlich-demokratische Grundordnung
6. ein sehr weit fortgeschrittener Säkularisierungsprozess

Stationäre Psychotherapie und Psychosomatik folgten zunächst ausschließlich *psychoanalytischer Konzeptualisierung*, da die klassische Schulpsychiatrie die psychoanalytischen Entwicklungen stark bekämpfte und anfeindete (was lange Zeit zur Universitätsferne der Psychoanalyse beitrug) (Schepank 1988). Verhaltenstherapeutische Kliniken entstanden vergleichsweise spät, erst in den 70er und 80er Jahren des letzten Jahrhunderts, da die Verhaltenstherapie anfänglich zunächst in der Anstaltspsychiatrie Fuß fasste (Schepank 1988). Auch die Universitätspsychologie war konservativ und psychoanalysefeindlich. Schepank führt noch 1988 nur vier (in Zahlen: 4!) Lehrstühle an Psychologischen Instituten im deutschsprachigen Bereich an (C3- und C4-Professuren), die von Psychoanalytikern besetzt waren. Im Vergleich dazu verblieben rund 400 Lehrstühle mit Nicht-Psychoanalytikern. Diese Zahlen kontrastieren vollständig mit denen der Lehrstühle in der Psychotherapeutischen und Psychosomatischen Medizin, die sämtlich mit Psychoanalytikern besetzt seien, wie Grawe 1992 kritisiert (Grawe 1992).

Deutlicher könnte kaum gekennzeichnet werden, dass sich die Klinische Psychologie psychoanalysefern, an den Universitäten und nicht im Bereich der psychotherapeutischen Medizin etablierte. Dagegen fand die Psychoanalyse ihre Nische außeruniversitär, in Kliniken und im Rahmen der internistischen Medizin. Der alte und häufig ideologisch ausufernde Streit zwischen Psychoanalyse und Verhaltenstherapie hat hierzulande seine Wurzeln in diesen Hintergründen, was eine Studie wie die von Grawe und Mitarbeitern (Grawe et al. 1994) wohl auch nur in Deutschland und im Rahmen des Ringens um das Therapeuten-Gesetz entstehen lassen konnte, wobei es im Kern der Auseinandersetzungen um den Versuch der Sicherstellung von Gebietsansprüchen von Psychologen und Ärzten im Bereich der psychotherapeutischen Versorgung ging.

Die Forschung zur Wirksamkeit stationärer psychosomatisch-psychotherapeutischer Behandlungen kann in unserem Land mittlerweile auf einen reichhaltigen Fundus an empirischen Fakten zurückblicken (Schepank 1988; Zielke 1994; Vandieken et al. 1998; Ruff und Leikert 1999; Seidler 1999; Tress et al. 2000).

Die Kurzgruppentherapie ist – aufgrund der deutschen Spezifika stationärer Psychosomatik und Psychotherapie – empirisch besonders gut untersucht, und ihre Wirksamkeit ist unzweideutig und nachhaltig für ein breites Spektrum an neurotischen, psychosomatischen und Persönlichkeitsstörungen belegt (Eckert und Biermann-Ratjen 1985; Deter et al. 1986; Janssen 1987; Becker und Senf 1988; Meyer et al. 1988; Rudolf et al. 1988; Bräutigam et al. 1990; Lamprecht und Schmidt 1990; Liedtke et al. 1990; Rudolf 1991; Schmidt 1991; Zielke 1993; Meyer 1994; Bassler 1995; Paar und Janssen 1999; Ruff und Leikert 1999; Seidler 1999; Schreiber-Willnow 2000; Hess 2001).

In jedem Fall waren und sind Kurzzeitgruppen zentraler Behandlungsteil im stationären Rahmen (Strauß et al. 1996); allerdings findet stationäre Psychotherapie stets in einem *therapeutischen Milieu*, gemeinsam mit verschiedenen anderen (psycho)therapeutischen Maßnahmen und unkontrollierbaren informellen Kontakten auf der Station und während des Klinikaufenthaltes auch in anderen ‚therapeutischen' Räumen statt, so dass der je spezifische Anteil der *Gruppen*therapie kaum heraus zu filtern ist.

Vereinzelt liegen sehr aufwändige Prozess-Ergebnis-Studien zur Wirkweise und zum therapeutischen Effekt in stationären Therapiegruppen unterschiedlicher schultheoretischer Ausrichtung vor (Deneke 1982; Eckert und Biermann-Ratjen 1985; Tschuschke 1993; Strauß und Burgmeier-Lohse 1994; Sammet et al. 1998; Seidler 1999; Schreiber-Willnow 2000; Hess 2001). Sie alle belegen erstens signifikante therapeutische Effekte, die in den Studien teilweise katamnestisch kontrolliert wurden. Darüber hinaus konnte verschiedentlich sicher gestellt werden, dass offenbar konzeptkonforme Verbesserungen erzielt werden konnten.

In der stationären analytischen Gruppenpsychotherapie der Heidelberger Psychosomatischen Klinik mit 36 Gruppensitzungen à 60 Minuten (entspricht 24 Sitzungen à 90 Minuten) konnten Zunahmen der Selbstreflexivität und damit einher gehende überwiegende Symptomentlastungen festgestellt werden, ebenfalls eine durchschnittliche Erhöhung des Strukturniveaus (Seidler 1999).

In einer Prozess-Ergebnis-Studie über Patienten in Kurzzeitgruppen in der Rhein-Klinik Bad Honnef mit *Konzentrativer Bewegungstherapie (KBT)* wurden bei den erfolgreichen Patienten der Untersuchung signifikante Körperwahrnehmungs-Veränderungen festgestellt, die mit strukturellen Veränderungen der Persönlichkeit einhergingen und die Wirksamkeit der KBT bestätigen (Schreiber-Willnow 2000).

In eher länger dauernden stationären analytischen und klientenzentrierten Gruppen (hochfrequent, 3½–6 Monate) wurden signifikante Prozess-Ergebnis-Beziehungen gefunden, die ebenfalls auf strukturelle Vebesserungen hinweisen, die mit Therapieerfolg in Beziehung stehen (Tschuschke 1993; Strauß und Burgmeier-Lohse 1994), bzw. vergleichbare Effekte zwischen klientenzentrierter und psychoanalytischer Gruppentherapie (Eckert und Biermann-Ratjen 1985).

Das Problem stets milieutherapeutisch ausgerichteter stationärer psychotherapeutisch-psychosomatischer Behandlungen wird es bleiben, den jeweils spezifischen Beitrag einzelner Therapiekomponenten zu identifizieren. Eher kann man davon ausgehen, dass eine *Geamtbewertung* des jeweiligen stationären Behandlungsangebots empirisch überprüfbar ist. Ein Vergleich zu anderen klinischen Einrichtungen ist allerdings genau so wenig möglich, da jede stationäre Einrichtung ihre jeweilige Komposition an therapeutischen Angeboten wiederum individuell vornimmt. Wirksamkeitsvergleiche sind also weder zwischen Therapieformaten, -konzepten, klinischen Einrichtungen, Patienten-Klientelen möglich, da alle Einrichtungen hinsichtlich der wichtigsten Kennwerte divergieren: Störungsbildern, indikativen Entscheidungen, Dauer des stationären Aufenthalts, Frequenz (Intensität) der Anwendung eines einzelnen Behandlungsmoduls, Kombination der Behandlungsangebote, Qualifikation des therapeutischen Personals, schultheoretischer Grundorientierung der Einrichtung u.a. mehr.

Was benötigt wird, sind naturalistische Studien über einzelne Kurzgruppenbehandlungskonzepte im ambulanten Bereich, da hier in aller Regel keinerlei Kombination mit anderen Behandlungsmodulen erfolgt, um den differenziellen Wert einzelner Ansätze bei vergleichbarem Patieten-Klientel zu überprüfen.

9.1.2 Rehabilitations-Kliniken

Die Bundesrepublik Deutschland verfügt über ein qualitativ und quantitativ im internationalen Vergleich einzigartig ausgestattetes medizinisches Rehabilitationssystem (Koch und Potreck-Rose 1994; Koch und Bengel 2000). Dieses System wird von den Rentenversicherungsträgern finanziert, wenn durch Krankheit bedingte Gesundheitsstörungen länger oder dauerhaft zu erwarten sind bzw. bereits chronifiziert sind (Voges 1999). Hierzu gehört auch die psychosoziale Rehabilitation, die mit stationären psychosomatisch-psychotherapeutischen Mitteln arbeitet. Die bislang vorwiegende Orientierung am Erhalt der Erwerbsfähigkeit („Arbeit vor Rente") ist also abzugrenzen von den psychosomatisch-psychotherapeutischen Kliniken mit eher akut psychisch bzw. psychosomatisch erkrankter Klientel, die sich von den Krankenkassen finanzieren.

> Um die Zahlenverhältnisse zu verdeutlichen: Bereits 1993 waren die Zahlen (rapide steigend) der Betten im Akut-Bereich bei ca. 3.500 und im Reha-Bereich bei ca. 8.800 (Koch und Potreck-Rose 1994, S. 198).
>
> Rechtlich ist eine strikte Trennung oder Abgrenzung der beiden Systeme möglich, medizinisch aber nur bedingt, da beide Bereiche sehr vergleichbare medizinisch-wissenschaftliche Grundlagen haben.
>
> „Entscheidend für eine Abgrenzung ist, welche Behandlungsziele in der jeweiligen Phase des Krankheitsgeschehens dominieren. Indikationsdifferenzierungen liegen in Krankheitsschwere, Chronifizierungs-

grad, Multimorbidität und sozialmedizinischer Problematik vor. Chronifizierte Patienten stellen einen spezifischen Indikationsbereich der Rehabilitationsmedizin dar ..." (Paar 1999, S. 60)

Es dürfte also vermutlich ein besonderer Unterschied im behandelten Klientel beider Behandlungssettings vorliegen: die Patienten im Reha-Bereich sind wahrscheinlich wesentlich chronifizierter und womöglich unmotivierter, so dass eine ‚wahre Rehabilitation', also Wiederherstellung des alten Zustands, kaum mehr erreichbar sein dürfte (Paar 1999); oft geht es gar nur um die Klärung der Frage, trotz Behinderung und Einschränkung weiter im Erwerbsprozess tätig zu sein oder Verrentung anzustreben.

Lange Zeit fehlende Evaluationen rehabilitativer Maßnahmen wurden in den letzten Jahren vor allem durch die Forschungsgruppe um Uwe Koch von der Universitätsklinik Hamburg-Eppendorf (zuvor Lehrstuhl für Rehabilitationspsychologie an der Universität Freiburg) nunmehr verstärkt auf den Weg gebracht (Koch und Potreck-Rose 1994; Bengel und Koch 2000; Koch und Bengel 2000; Schulz 2002).

Die Kurzgruppentherapie spielt, wie in der Akut-Psychosomatik, eine überragende Rolle in psychosomatischen Rehabilitationskliniken. Auch hier ist allerdings aufgrund der milieu-therapeutischen Behandlungsansätze mit zahlreichen, konzeptuell verschiedenen Behandlungs-Module nicht isolierbar, welche spezifischen Beiträge zur klinischen Verbesserung die spezifische Kurzgruppentherapie für sich genommen erzielt, auch wenn in einzelnen Untersuchungen Prä-Post-Vergleiche vorgenommen wurden.

Bekannt geworden ist die so genannte *Zauberberg-Studie*, die in der psychosomatischen *Reha-Klinik Schömberg* im Schwarzwald an 364 Patienten durchgeführt wurde (Lamprecht et al. 1987; Bernhard 1988; Lamprecht und Schmidt 1990; Schmidt 1991). Die Effekte wurden, katamnestisch (12 Monate) über ökonomische Parameter wie Arztbesuche, Krankschreibungstage, Krankenhausaufenthalte und Medikamentenverbrauch (allerdings per Selbstauskunft der Patienten) gut abgesichert. Die Studie weist nach, dass psychosomatische Rehabilitation sehr wirksam ist, selbst wenn die von den Rentenversicherungsträgern „geschickten" Patienten (Rentenantragsteller?) gegen die Patienten gerechnet werden, die sich selbstständig um eine rehabilitative Maßnahme bemüht hatten. Welches Spektrum an psychotherapeutischen Maßnahmen allerdings zum Einsatz kam, kann man an der folgenden Liste (Auszug) ermessen (Gruppen sind kursiv gesetzt) (Bernhard 1988, S. 74):

Therapieangebote
- Einzelanalyse
- *Gruppenanalyse*
- *Psychodrama*
- *Ehepaar- und Familiensitzungen*

Stationsgruppe
Nonverbale Verfahren (in Gruppen?)
- Gestaltungstherapie
- Tonarbeiten
- *Konzentrative Bewegungstherapie*
- Musiktherapie

Sporttherapie (in Gruppen?)
- *Gruppenwandern*
- Schwimmübungen
- Verschiedene Gymnastikarten

Balneophysikalische Maßnahmen

Am Beispiel der *Schömberg-Klinik* kann man verdeutlichen, dass die meisten psychotherapeutischen Maßnahmen im engeren Sinne, aber auch viele (wenn nicht ebenfalls die meisten) der übrigen therapeutischen Maßnahmen im Gruppenformat, in Schömberg über acht Wochen, also in Kurzzeitgruppen stattfinden.

In der *Bad Hersfelder Klinik am Hainberg* wurde die stationäre analytische Kurzzeitgruppentherapie probeweise auf geschlossenes Format umgestellt (vgl. Kapitel 7.2). Der klinische Eindruck war der einer intensiveren Gruppenarbeit mit größerer Kohäsion und mehr Möglichkeiten der Bearbeitung von Trennung und Verlust, während die empirische Belegung des Vorteils der geschlossen durchgeführten Gruppe (an einer Gruppe vorgenommen), anstelle der üblichen halboffenen Gruppe, noch sehr schmal ausfiel (Günther und Lindner 1999; Lindner et al. 2001).

Paar und Kriebel von der *Gelderland-Klinik* wendeten gleichfalls ein psychodynamisch modifiziertes Gruppenkonzept bei ihrer Konzipierung einer Kurzgruppentherapie für Patienten mit somatoformen Störungen an (Paar und Kriebel 1996). Unter der Berücksichtigung, dass die Wirkfaktoren der Gruppenpsychotherapie Zeit benötigen und aufeinander aufbauen, modifizierten sie psychoanalytische Gruppenkonzepte dahingehend, dass mehr Gewicht auf *kognitive* Arbeit gelegt wurde, mit dem Ziel, über ein Verständnis der Somatisierung von Emotionen sich der Affektwahrnehmung und dem Affektausdruck zu nähern. Die Vergleichsergebnisse zwischen der Untergruppe der somatisierenden und den übrigen Patienten sind nicht deutlich und beziehen sich auf eine sehr kleine Stichprobe, so dass keine Aussage möglich ist: ob die zu geringe Stichprobe ausschlaggebend war, die eingesetzten Methoden (MMPI z.B.) oder der neu gewählte Behandlungsansatz Sinn machen.

Die *Psychosomatische Fachklinik St. Franziska-Stift Bad Kreuznach* hat in einem sehr differenzierten klinischen Behandlungskonzept die Möglichkeit, im Rahmen einer 7-tägigen Aufnahme-Karenz zu eruieren, welche Reha-Ziele aufgestellt und damit welche psychotherapeutische Indikation (verhaltensmedizinische Therapie versus psychoanalytische Psychosomatik und Psychotherapie) gefällt werden sollte (Rüddel 1998). In eine Zwischenauswertung konnten die Daten von 375 Patienten (inkl. 12-monatiger Katamnese) einbezogen werden. Die Behandlungsdauer betrug im Schnitt um die 50 Tage und erbrachte eine sehr hohe Effektstärke um ca. ES = 1.20, für eine stationäre Kurzzeitbehandlung ein bemerkenswerter Wert! Bedeutsame Unterschiede zwischen den beiden Behandlungsarmen Verhaltensmedizin und psychoanalytische Psychosomatik gab es nicht. Der Autor vermutet auch hier, dass das altbekannte *Äquivalenz-Paradox* sich wiederum bestätigt hat und die unspezifischen Settingvariablen sowie die sorgfältige Indikationsphase ihren Beitrag zum Ergebnis geleistet hätten. Natürlich waren auch hier die Gruppenbehandlungen zentrales psychotherapeutisches Behandlungs-Modul.

Am Beispiel der Bad Kreuznacher Klinik kann verdeutlicht werden, welchen enormen klinischen Nutzen ein stationäres Setting gewinnen kann, wenn man sich erstens Zeit nimmt (7 Tage Aufnahme-Karenz), weil man zweitens in dieser Zeit sehr differenzierte Überlegungen zu indikativen und prognostischen Erwägungen anstellt. Der Effekt bestätigt das Konzept: ein besseres *Matching* von Patienten mit Behandlungsmodalität ist einer der Punkte für erfolgreiche psychotherapeutische Interventionen (Piper et al. 2002). Eine zusätzliche Erklärung könnte noch heran gezogen werden, die der im Zuge des geeigneten Matchings zwischen Patient und Therapieform auch fein abgestimmte, unbemerkte Übernahme der Sicht des Therapeuten durch den Patienten, damit Heilungseffekte optimierend (Eckert und Biermann-Ratjen 1990). Hinzu tritt in Bad Kreuznach eine bemerkenswerte Offenheit gegenüber empirischer Begleitforschung.

Ein weiterer verhaltensmedizinischer Kurzgruppenansatz im Rahmen rehabilitations-bezogener Bemühungen wurde von Kröner-Herwig für Tinnitus-Patienten vorgestellt (Kröner-Herwig et al. 1994; Kröner-Herwig 1996). Das Tinnitus-Bewältigungstraining in Gruppen erwies sich anderen Maßnahmen (Yoga, Edukation/Selbsthilfe, musikfördernde Selbstentspannung) als hoch signifikant überlegen.

9.1.3 Psychiatrische Kliniken

Kurzgruppentherapie spielt in der stationären psychiatrischen Einrichtung eine große Rolle (Yalom 1983). Das Störungs- und Krankheitsspektrum ist sehr groß, entsprechend kommen unterschiedliche therapeutische Maßnahmen, medikamentöse und psychotherapeutische, zum Einsatz (Berger 1999; Möller 2000). Die einzelnen therapeutischen Verfahren und Kurzgruppenansätze sind so heterogen und spezifisch für Subtypen von Erkrankungen, dass sie hier nicht erschöpfend behandelt behandelt werden können. Die wichtigsten psychischen und psychiatrischen Erkrankungen und die Einsatzmöglichkeiten von Kurzgruppentherapie werden ausführlich im Kapitel 10 betrachtet.

Das Ausmaß und die Intensität psychiatrischer Erkrankungen sind in der Regel so nachhaltig, dass die psychotherapeutische Strategie sehr zu modifizieren ist.

> „Verglichen mit ambulanten Patienten weisen stationäre Patienten eine größere Beeinträchtigung in ihren Ich-Funktionen auf; sie sind mit diesen beeinträchtigten Ich-Funktionen stärker behindert in ihrer Beziehung zur Realität, zu ihren Affekten und ihrer Impuls-Kontrolle sowie in ihren Fähigkeiten, positiv getönte Beziehungen mit anderen aufrecht zu erhalten. Stationäre Patienten zeigen außerdem primitivere Abwehr-Operationen wie z.B. Projektion und Spaltung." (Brabender 1993, S. 610)

Speziell Gruppentherapie hat sich für diese Patienten als hilfreich erwiesen, da therapeutische Gruppen vielfältige Stützungen, Anregung der Überprüfung eigener Annahmen und soziales Übungsfeld für neue Verhaltensweisen offerieren. Diese Erfahrungen führten immer mehr dazu, Patienten entsprechend ihrem psychischen Funktionsniveau therapeutischen Gruppen zuzuweisen, anstatt nur diagnose-spezifische Gruppen durchzuführen. So sprechen Patienten auf niedrigem Ich-Niveau in hochstrukturierten Gruppen nachgewiesenermaßen besser an als in weniger strukturierten, während Borderline-Patienten (unterstellt sie operieren auf höherem Ich-Niveau) aus geringer strukturierten Gruppen Nutzen ziehen (Brabender 1993).

Kurzgruppentherapie kann im psychiatrischen Setting nur auf eine Erleichterung der Symptomatik hinarbeiten, sie ist natürlich nicht so effektiv und nicht so schnell wirksam wie psychopharmakologische, Biofeedback- oder Entspannungs-Maßnahmen (Yalom 1983). Im Rahmen von zeitlich begrenzten Möglichkeiten kann es nur das Ziel sein, über Gruppeninterventionen *realistische* Ziele anzustreben, und das ist „... die problematischen Verhaltensweisen des Patienten auf eine Weise zu mindern, so dass er/sie wieder außerhalb des Hospitals funktionieren kann" (Maxmen 1978, S. 53).

Eine größere Umfrage unter psychiatrischen Einrichtungen der Bundesrepublik Deutschland im Jahre 1994 untersuchte die Verbreitung gruppentherapeutischer Behandlungen.

> Eine mit Unterstützung des *Gruppenreferats der Deutschen Gesellschaft für Psychiatrie, Psychotherapie und Nervenheilkunde (DGPPN)* in Zusammenarbeit mit dem *Deutschen Arbeitskreis für Gruppenpsychotherapie und Gruppendynamik (DAGG)* im Jahre 1994 durchgeführte Erhebung unter 263 psychiatrischen Einrichtungen in der Bundesrepublik Deutschland sollte die Verbreitung von gruppentherapeutischen Angeboten in der Psychiatrie untersuchen (Mattke et al. 1996). Der auswertbare Rücklauf von n = 77 (d.s. 29,3%) war dürftig und ist demnach nicht repräsentativ. Es lässt sich darüber spekulieren, ob nicht eher jene

klinischen Einrichtungen an der Umfrage teilgenommen haben, die eine besonders elaborierte Gruppentherapie-Praxis aufweisen können.

Wenn man das gruppentherapeutische Profil der 77 klinischen Einrichtungen allein betrachtet, dann scheint die Gruppentherapie *das* psychotherapeutische Medium in der Psychiatrie zu sein. Die zentralen verbalen und nichtverbalen Gruppenformate sind im Folgenden in ihrer prozentualen Häufigkeit dargestellt.

Verbale Gruppenverfahren (Mehrfachnennungen möglich)
- übende Aktionsgruppen   94,8%
- problem-/konfliktorientierte Gruppen   90,9%
- analytische/tiefenpsychologische Gruppen   75,3%
- verhaltenstherapeutische Gruppen   55,8%
- klientenzentrierte Gruppen   35,1%
- Psychodrama-Gruppen   14,3%
- Gestalttherapeutische Gruppen   10,4%
- andere   32,5%

Nichtverbale Gruppenverfahren (Mehrfachnennungen möglich)
- Kunsttherapie   83,1%
- Musiktherapie   70,1%
- Tanztherapie   61,0%
- KBT/Bewegungstherapie   19,5%
- Gestaltungstherapie   10,4%
- Autogenes Training/Muskelentspannung/Yoga   9,1%
- andere   28,6%

Es verwundert etwas, wie ausgeprägt schulspezifische Konzepte, vor allem, analytische bzw. tiefenpsychologische Gruppen, vertreten zu sein scheinen. Demnach würden in drei von vier Kliniken psychodynamische Gruppenkonzepte praktiziert. Es bleibt die Frage ungeklärt, wie differenziert oder nicht eher als ‚allgemeine Orientierung' diese Form von Gruppenarbeit mit einem psychiatrischen Klientel zur Anwendung gelangt. Unterstellt, dass diese 77 antwortenden Kliniken das bessere Profil an gruppentherapeutischen Kompetenzen aufweisen als das Gros der nicht antwortenden Einrichtungen und an den hier dargestellten Ergebnissen insgesamt Abstriche zu machen wären, so verbleibt dennoch unter dem Strich eine relativ eindrucksvolle Bilanz. Erstens gibt es wohl ein sehr breites Spektrum und einen intensiven Einsatz von gruppentherapeutischen Behandlungsformen in der Psychiatrie, und zweitens sind die maßgeblichen schultheoretischen Orientierungen (psychodynamische, verhaltenstherapeutische, klientenzentrierte) sehr stark vertreten. Darüber hinaus lässt sich festhalten, dass nonverbale therapeutische Verfahren zum größten Teil ebenfalls im Gruppenformat zum Einsatz kommen (Kunst-, Musiktherapie).

9.1.4 Psychiatrische Tageskliniken

Tageskliniken behandeln psychiatrische Patientenklientelen, deren Störung zwar eine akute psychiatrische Hilfe erforderlich macht, die dennoch so weit funktionsfähig bleiben, dass sie nicht stationär betreut werden müssen, sondern über Nacht wieder in ihre gewohnte häusliche Umgebung entlassen werden können. Verwandt, aber nicht identisch mit unserem Tagesklinik-Ansatz sind in Nordamerika die so genannten *Day Treatment*-Programme, die eher tagesstrukturierende, sozialintegrative Funktionen haben, mit dem Ziel der Rehabilitation und gesellschaftlicher Reintegration. Eher unserem Ansatz entsprechen dort die *Day Care*-Ansätze.

Die psychiatrische Tagesklinik in Deutschland erfüllt eine wichtige Funktion im psychiatrischen Versorgungsspektrum. Sie stellt häufig eine Verbindung zwischen vollstationärer und ambulanter Behandlung dar (Deister 2000). Sehr viele psychisch Kranke werden dort versorgt; gleichwohl existiert fast überhaupt keine Forschung über die Wirkungen der verschiedenen Behandlungsangebote. Eine erste Umfrage des existierenden Behandlungsspektrums in der Bundesrepublik Deutschland wurde von der Hannoveraner Arbeitsgruppe von Klaus-Peter Seidler 1997 vorgenommen (Seidler et al. 2002). Demnach gibt es ein sehr breites Angebotsspektrum, das sich in sozialpsychiatrische ausgerichtete – und darin mit z.T. sehr differenzierten psychotherapeutischen Angeboten aufwartend – und eher klassisch psychiatrische Einrichtungen aufspaltet.

Eine sehr neue Umfrage aus dem Jahr 2002 wurde an 340 tagesklinische Einrichtungen im gesamten Bundesgebiet vorgenommen; der Rücklauf mit 242 auswertbaren Fragebögen (= 71,2%) war ausgezeichnet und erlaubt repräsentative Aussagen (46 Fragebögen = 19,0% aus den neuen Bundesländern und 196 Fragebögen = 81% aus den alten Bundesländern) (Günther 2002). Neben auch hier einem großen Spektrum an bereit stehenden Einzeltherapien imponiert ein sehr breites Gruppenangebot, das noch ausdifferenzierter ist als in der 1994er Umfrage an vollstationären psychiatrischen Einrichtungen (Mattke et al. 1996) und reicht von psychodynamischen, klientenzentrierten, verhaltenstherapeutischen und interpersonellen Gruppenangeboten über körper- und bewegungstherapeutische Gruppen bis hin zu Außenaktivitätsgruppen. Am meisten jedoch sind ergotherapeutische Gruppen vertreten (Günther 2002). Das Angebotsspektrum der einzelnen tagesklinischen Einrichtungen ist z.T. derart breit, mit hohen Wochenstunden angegeben, das, angesichts der sehr knappen Personalressourcen in den befragten Einrichtungen eher von einer Angebotspalette auszugehen ist, die prinzipiell bereit gestellt wird (oder werden könnte), aber mangels personeller Unterdeckung kaum real umsetzbar sein dürfte. Gruppenangebote stehen hier überraschenderweise etwas hinter Einzelangeboten zurück.

Forschung an der Wirksamkeit gruppentherapeutischer Behandlungsangebote von Tageskliniken („day treatment") ist bislang nur im nordamerikanischen Raum vorgenommen worden (Joyce 2001). Die methodischen Schwächen dieser Studien verbieten meistens eine Interpretation, da die Stichprobengrößen zu gering sind, Ergebnismaße nicht standardisiert waren, keine Follow-Up-Untersuchungen stattfanden, wenig Kontrolle so relevanter Variablen wie psychiatrische Diagnose, Randomisierung, Medikation und Behandlungsdurchführung erfolgten (Joyce 2001).

Anhand der besten dieser Untersuchungen kann das vorläufige Fazit gezogen werden, dass im Wesentlichen *schizophrene Patienten* in den teilstationären Settings therapeutisch versorgt werden, häufig rezidivierende Erkrankungen. Für *nicht-schizophrene psychiatrische Patienten* wird offenbar ein begrenzter Zeitraum zur Verfügung gestellt, meist Gruppentherapien, bewusst Einzelbehandlungen vermeidend, um einer chronischen Abhängigkeit entgegen zu arbeiten. Die gesichertsten Forschungsergebnisse zu solchen Tagesbehandlungsprogrammen im Rahmen teilstationärer Einrichtungen liegen von der Forschungsgruppe in Edmonton/ Westkanada vor (Piper et al. 1996).

In einem 18-wöchigen, psychodynamisch orientierten Tagesklinik-Programm wurden 120 Patienten mit affektiven und Persönlichkeitsstörungen (alle hatten DSM-III-R-Achse I-Diagnosen, 60% wiesen zusätzlich eine Achse II-Diagnose auf) ganz überwiegend in Kurzzeitgruppen behandelt. Die Patienten wurden randomisiert (unmittelbare Behandlung vs. Warteliste-Kontrollgruppe). Die Gruppen arbeiteten unstrukturiert und einsichtsorientiert (psychodynamisch) bzw. strukturierter und den Erwerb von Fertigkeiten fördernd. In 17 Ergebnismaßen wurde der theapeutische Erfolg kontrolliert und auf einer 8 Monate-Basis katamnestisch überprüft (Piper et al. 1996).

Die durchschnittliche Effektstärke erreichte einen Verbesserungswert, der um 87% die durchschnittliche Verbesserungsquote beim unbehandelten Patienten überstieg (Joyce 2001). Die Studie verdeutlichte, dass so genannte „schwierig" in Gruppen zu behandelnde Patienten wie Borderline-Patienten und schizoide Patienten durchaus therapeutische Fortschritte erzielen konnten. Die gleichzeitige Behandlung solcher Patienten mit Patienten anderer Diagnosen in derselben Gruppe scheint das *Container-Konzept* der therapeutischen Gruppe zu bestätigen (Joyce 2001).

9.2 Ambulante Kurzgruppentherapie

Kurzgruppentherapie ist elementarer Bestandteil jeglicher psychosomatischen, psychiatrisch-psychotherapeutischen Behandlung im stationären Bereich. Im bundesdeutschen Bereich ist die Kurzgruppentherapie im ambulanten Setting bislang eine Rarität. Dies dürfte ausschließlich an den unzulänglichen und unsinnigen, weil ökonomisch wie von indikativen Erwägungen her gesehen, absurden Richtlinien der ambulanten Psychotherapieregelung liegen (Enke 1998; Hess und Tschuschke 2001; Tschuschke 2001c). Statt die ökonomischere Variante ambulanter psychotherapeutischer Versorgung zu fördern, wird auf Kosten der Gruppenpsychotherapie die Einzelpsychotherapie gefördert (über eine relativ gesehen wesentlich bessere Honorierung), obwohl sie vergleichsweise teurer ist als Gruppentherapie und keinesfalls wirksamer (Tschuschke 1999c).

Die relativ geringe Honorierung für Gruppenbehandlungen stellt, neben dem umständlichen Antragsverfahren für Gruppentherapeuten, das Hindernis für eine breitere Versorgung mit einem psychotherapeutischen Ansatz hierzulande dar, auf Kosten der Versichertengemeinschaft und der Allgemeinbevölkerung. Problemen, die aufgrund einer zusehends im sozialen Leben entstandenen Isolierung und Unsolidarität entstehen, eben interpersonelle Schwierigkeiten und Persönlichkeitsstörungen, wird mit Einzeltherapie begegnet, statt mit Gruppenbehandlung, die für diese Schwierigkeiten die natürliche Umgebung einer therapeutischen Korrektur böten.

Gruppenpsychotherapie-Angebote sind aus den genannten Gründen generell nurmehr gering im ambulanten Behandlungsbereich vertreten, sie werden fast nur noch von Idealisten vorgenommen, die den Wert der therapeutischen Gruppe für ihre Behandlungspraxis schätzen gelernt haben. Dagegen ist die Situation im stationären Bereich exakt umgekehrt: hier ist Gruppenbehandlung die Behandlung der Wahl, aus ökonomischen wie aus therapeutischen Gründen.

Dabei könnte das Setting der ambulanten Kurzzeitgruppentherapie sehr gute psychotherapeutische Versorgung in einem Behandlungsraum mit großem Versorgungsbedarf leisten, wenn es nur dieses Angebot gäbe. Wie gesagt, verhindern bislang die Rahmenbedingungen die Verbreitung ambulanter kurzgruppentherapeutischer Praxis für eine sehr große Variabilität an Störungsbildern. Viele psychische Störungsbilder könnten genau so gut in Kurzzeitgruppen optimiert behandelt werden wie psychosomatische und somatopsychische, wenn nur die Regeln der Kurzzeitgruppen-Durchführung sorgfältig beachtet würden (vgl. Kapitel 7 und 8): Entwicklung eines fokalen Behandlungskonzepts – sorgfältige Patientenauswahl (Indikationskriterien) und Gruppenzusammensetzung – aktive Leitung unter dem Aspekt der begrenzt zur Verfügung stehenden Zeit. Vielen Patienten mit akuten oder chronischen Problemen wäre im Rahmen der Kurzzeittherapiegruppe bevorzugt (Vorzug vor Einzelbehandlung oder Langzeitgruppentherapie) zu helfen, wenn sich ein Behandlungsfokus finden ließe und klinische indikative Überlegungen Berücksichtigung fänden. Damit ist mitnichten gegen die Langzeitgruppentherapie argumentiert, sie hat ihre Daseinsberechtigung für geschätzte 10–20% (exakte Zahlen sind nicht verfügbar) des Patienten-Gesamt-Spektrums. In Ermangelung bestehender ambulanter Kurzzeitangebote dürften wahrscheinlich viele Patienten in zu langen und ihrem Problem unangepassten Behandlungsformen oder sogar stationär (mit erhöhtem Kostenaufwand) psychotherapeutisch behandelt werden. Das Ergebnis sind unnötige Kosten und eventuelle Chronifizierungen, die dann wieder neue Kosten aufwerfen etc.

Zuweilen wird das Argument verwendet, dass niedergelassene Gruppentherapeuten gar nicht die erforderliche Zahl von Patienten in einem vertretbaren Zeitraum finden könnten, die für eine geschlossene, homogen arbeitende Kurzzeitgruppe benötigt werden. Das mag für einige sehr ländliche Gebiete Gültigkeit haben, dürfte aber nicht die Regel sein. Wo ein derartiges Angebot besteht, wird eine sehr große Nachfrage entstehen, das spricht sich herum. Zumal hier keine artifizielle Nachfrage geschaffen würde, sondern eine absolute Versorgungslücke im ambulanten Bereich besteht, die andernorts – weil in andere Behandlungsfelder verschoben – wesentlich mehr volkswirtschaftliche Kosten verschlingt.

Dass ambulante Kurzgruppenpsychotherapie sehr effektiv sein kann, wenn die schon öfters erwähnten erforderlichen indikativen und vorbereitenden Maßnahmen seitens des Gruppentherapeuten sorgfältig ergriffen werden, zeigen zwei Untersuchungen aus Kanada und Deutschland (Piper et al. 1992; Piper 1995; Tschuschke et al. 2003). Die kanadische Studie untersuchte 94 Patienten in 16 Kurzzeitgruppen (initial startete die Untersuchung mit 109 Patienten, vollständige Daten liegen für 94 vor) mit einem Warteliste-Kontroll-Design (randomisierte Zuweisung). Die Patienten der Warteliste wurden zeitversetzt behandelt. Alle Patienten litten unter einer pathologischen Trauerreaktion, die fast sieben Jahre im Schnitt bestand (zwischen 0,2 und 19,2 Jahren).

> Als Verlusterlebnisse waren in 29% der Fälle Tod eines wichtigen Menschen, in 12% der Fälle Scheidung/Trennung von einem Partner und in 59% der Fälle beide Verlusterlebnisse in kurzer Zeit zu nennen. Die Patienten erhielten 15 Sitzungen Gruppenpsychotherapie nach psychodynamischem Konzept (Übertragungsdeutungen mit einschließend). Das diagnostische Spektrum entsprechend dem DSM-III-R umfasste 45% Major Depression, 16% Anpassungsstörung, 10% Disthymie und 9% Angststörungen als Achse I-Störungen und 14% erhielten ebenfalls eine Achse II-Diagnose (Persönlichkeitsstörung).

Die Behandlungseffekte wurden mittels 16 unterschiedlicher, anerkannter Verfahren erfasst. In 10 der 16 Outcome-Maße zeigten sich hochsignifikante Verbesserungen: z.B. im Globalen Gestörtheits-Index der SCL-90-R (GSI), in Depression (Beck-Skala), im Selbstwerterleben, in geringerem Vermeidungsverhalten, größerer Lebenszufriedenheit, Erreichung persönlicher Ziele, im interpersonellen und im sexuellen Bereich (Piper et al. 1992). Diese Ergebnisse hatten auch katamnestisch Bestand. Die durchschnittliche Effektstärke der Studie betrug ES = 0,67, ein für die Kürze der Behandlung guter Wert.

In dieser Studie erwiesen sich eine homogene Gruppenzusammensetzung (pathologische Trauerreaktion als Fokus) sowie das geschlossene Gruppenformat als sehr therapieförderlich. Weiterhin ist an der kanadischen Studie sehr interessant, dass weitere Forschungen (auch Prozess-Forschungen) zu spezifischen Patienten-Merkmalen betrieben wurden. Die Verfahren *Psychological Mindedness Assessment Procedure (PMAP)* sowie *Quality of Object Relations Scale (QORS)* (vgl. Kapitel 7.1) wurden auf ihren prognostischen Wert hin betrachtet. Beide Verfahren erlauben eine Verbesserung der Prognose. Patienten mit höheren Werten in beiden Skalen (vor Behandlungsbeginn eingeschätzt) beenden die Gruppentherapie hochsignifikant mehr als Patienten mit niedrigeren Werten, die eher die Gruppen vorzeitig beendeten. Auch sagen beide Verfahren die Fähigkeit von Gruppenpatienten voraus, von einem psychodynamischen Gruppenkonzept profitieren zu können, weil diese Patienten in der Lage sind, psychodynamische Gruppenarbeit zu *realisieren*. Konkret: Patienten mit höheren Skalen-Werten in PMAP und QORS waren in der Lage, Arbeit an Selbstaspekten während der Sitzungen vorzunehmen, sich zu öffnen, zu reflektieren und Einsichten zu gewinnen (Piper et al. 1992; Piper und McCallum 2000; Piper 1995).

Diese Variablen gezielt während diagnostischer Eingangsphasen vor Behandlungen überprüft, gestatten eine profundere Voraussage indikativer und prognostischer Einschätzungen als dies übliche diagnostische Beurteilungen und Erwägungen zu leisten im Stande sind. Patienten mit niedrigeren Werten in diesen Verfahren profitieren eher von strukturierenden Gruppenverfahren und nicht sehr wahrscheinlich von einsichtsorientierten, psychodynamischen Gruppen. Entsprechend war die vorzeitige Dropout-Rate bei den „Respondern" wesentlich geringer ausgeprägt: Über 30% der Patienten mit geringeren Werten in PMAP brachen die Gruppenbehandlung vorzeitig ab, während dies für nur 9% derjenigen mit höheren Werten der Fall war. Diese Ergebnisse werfen ein deutliches Licht auf die Bedeutung eines günstigen Matchings von Patient und Therapie (Piper et al. 2002).

Die deutsche Studie zur ambulanten Kurzzeitgruppenpsychotherapie wurde mit 54 Patienten mit somatoformen Störungsbildern (somatoforme autonome Funktionsstörung, generelle somatoforme Störung) in sechs Gruppen mit je 20 Sitzungen durchgeführt (Tschuschke et al. 2003). Es handelte sich um in der Regel sehr chronifizierte funktionelle Störungen mit zwischen mindestens zwei Jahren und 20 Jahren Dauer. Alle Patienten hatten eine ausgedehnte Odyssee durch Arzt- und Facharztpraxen hinter sich mit wiederholten, aufwändigen diagnostischen Maßnahmen bis hin zur Kernspintomografie, alle ohne positiven Befund.

Die Studie war ein Kooperationsprojekt der Klinik für Psychosomatische Medizin und Psychotherapie der Universität Düsseldorf (Ärztlicher

Direktor: Prof. Dr. Dr. Wolfgang Tress) und der Arbeitsgruppe Medizinische Psychologie der Universität zu Köln (Leiter: Prof. Dr. Volker Tschuschke). Eine Förderung erfolgte über Mittel der Universität Düsseldorf für zwei Jahre. Mehr als 240 Patienten wurden über kooperierende niedergelassene Ärzte, Reportagen über die Studie in der lokalen Düsseldorfer Tageszeitung sowie in einem überregionalen Frauenmagazin für eine Teilnahme interessiert. Die diagnostische Abklärung war sehr sorgfältig; alle Patienten wurden von verschiedenen psychologischen oder ärztlichen Psychotherapeuten in Einzelgesprächen gesehen, anschließend im Team ausführlich besprochen. Das diagnostische Vorgehen erfolgte mit der ICD-10 sowie dem *Fragebogen Somatoforme Störungen (SOMS)* (Rief und Hiller 1997). Patienten mit einer überwiegenden Angststörung wie auch alle übrigen Patienten, sofern Behandlungsbedarf festgestellt wurde, wurden an psychotherapeutisch tätige Kollegen/innen weiter vermittelt. Ebenso Patienten, die nicht bereit waren, an der wissenschaftlichen Beforschung der Gruppen teilzunehmen (Sitzungen wurden videoaufgezeichnet, Sitzungsbögen erhoben, Prä-Post- und Katmanese-Erfolgsmessungen umfangreicher Art wurden vorgenommen). Sechs Gruppen wurden von zwei Gruppentherapeuten (51 Jahre männlich, führte vier Gruppen durch, 36 Jahre weiblich, führte zwei Gruppen durch) geleitet, die ersten vier Gruppen starteten initial mit je zehn Gruppenmitgliedern, die letzten beiden Gruppen konnten nur noch mit sechs bzw. acht Gruppenmitgliedern beginnen. Die Geschlechtsverteilung war für die ersten vier Gruppen paritätisch: je fünf von jedem Geschlecht. Die beiden letzten Gruppen konnten wegen zu geringer Terilnehmer-Zahl nur unbalanciert gestartet werden, nur je ein Mann in jeder Gruppe. Die Therapeuten hatten beide eine abgeschlossene psychoanalytische Einzel- und Gruppenausbildung (die Therapeutin befand sich noch in Gruppenausbildung). Erfolgsmessungen basierten auf sieben Outcome-Verfahren, die ausführlicher an anderer Stelle beschrieben sind (Tschuschke et al. 2001). Zur Durchführung des Gruppenkurzkonzeptes war ein Manual erstellt worden (Tschuschke et al. 1998), gelegentlich wurde Supervision (Einwegscheibe) durchgeführt. Ziel der Behandlung war die Arbeit an der Affektwahrnehmung, die versucht wurde, durch therapeutische Interventionen am Erlebnis realer interaktiver Gruppenprozesse festzumachen.

Die Indikation für eine Kurzgruppentherapie mit somatoformen Störungsbildern wurde sehr genau überprüft (ICD-10, SOMS, Erstgespräche verschiedener Kliniker, die Therapeuten sahen in der Regel ihre Gruppenpatienten in zwei Erstgesprächen, Teambesprechungen), die Motivation der Patienten wurde sehr genau überpüft, an einer *kurzzeitigen* psychotherapeutischen Intervention und dann auch im *Gruppenformat* teilzunehmen. Hinzu traten jeweils differenzierte Überlegungen zur jeweiligen Gruppenzusammensetzung (wer mit wem bei welchem Therapeuten?) und jeweils zwei vorbereitende Gruppensitzungen (vgl. zur Gruppenvorbereitung Kapitel 7.3), die mit einem unterzeichneten Behandlungskontrakt abschlossen (vgl. Kapitel 7.5).

Aus diesen sorgfältigen vorbereitenden Maßnahmen leiten wir die für diese Patienten-Klientel äußerst ungewöhnlich niedrige Abbruchrate von 3 von 54 (5.6%) teilnehmenden Patienten ab (interessanterweise fanden alle Abbrüche in derselben Gruppe statt).

Die durchschnittlichen Effektstärken (ES) liegen deutlich höher (ES = 1,52) als bei der kanadischen Studie. Alle Therapieergebnisse wurden mit einjähriger Katamnese überprüft (persönliche Einladung, Interview mit unabhängigem Kliniker und Testdurchführungen), eher stabilisierten sich die Therapieerfolge ein Jahr nach Behandlungsende noch ($ES_{\text{prä-post}}$ = 1,13; $ES_{\text{prä-12 Monate}}$ = 1,52). Ca. ein Drittel der Patienten sprach sehr gut auf die Behandlung an und benötigte keine weitere Behandlung. Ebenfalls ungefähr ein Drittel der Patienten wies einen mittleren Erfolg auf; einige von waren nun motiviert, sich noch mehr psychotherapeutischer Behandlung zu unterziehen (ihnen wurden anderweitig Einzel- oder Gruppenplätze vermittelt), einige glaubten, nun sich alleine weiter helfen zu können. Ein weiteres Drittel profitierte nicht von der Behandlung, einige davon schienen sich sogar schlechter zu fühlen. Auch ihnen wurde weitere psychotherapeutische Behandlung vermittelt bzw. angeboten.

Die ausgewerteten Sitzungsbögen weisen ein Muster auf, nachdem die Nutzen aus der Kurzgruppenmaßnahme ziehenden Patienten in den ersten Gruppensitzungen bereits eine bessere emotionale Bezogenheit zur Gruppe (*Stuttgarter Bogen – SB*) hatten und die Gruppe auch in guter Arbeitsfähigkeit (*Gruppenklima-Bogen – GCQ*) erlebte (zu den Sitzungsbögen siehe Anhang). Hier zeigt sich ein Muster an Nutzungsfähigkeit therapeutischer Gruppen, das offenbar Gruppentherapieerfolg ähnlich prognostiziert wie die Verfahren PMAP und QORS.

Beide Studien unterstreichen, dass Patienten mit sehr chronifizierten Störungsbildern in Kurzzeitgruppen ausreichend gut behandelt werden können, wenn auf Indikation, Gruppenzusammenstellung und Gruppenvorbereitung großer Wert gelegt wird. Hinzu kommen Merkmale, die offenbar eine Gruppenfähigkeit belegen, was prognostisch von höchster Relevanz ist und bei Gruppenzusammensetzungen in Zukunft genutzt werden sollte, besonders bei Kurzzeitgruppen.

Es scheint leichter, im Rahmen universitärer Forschung solche Studien mit ausreichend Patienten einer bestimmten Störung realisieren zu können als in einer niedergelassenen Praxis. Dies stimmt einesteils sicherlich; andererseits würde ein Angebot dieser Art im ambulanten Bereich einer niedergelassenen Praxis mit Sicherheit in aller Regel einen bereits bestehenden Nachfragebedarf decken, der derzeit woanders Versorgung sucht (stationär, in Langzeiteinzelbehandlung oder Langzeitgruppenbehandlung). Es dürfte möglich sein, eine Kooperation mit ärztlichen Praxen und nahe gelegenen Krankenhäusern zustande zu bringen, außerdem würde sich mit der Zeit eine solche Versorgung herumsprechen.

9.3 Zeitbegrenzte Gruppen in Weiterbildung und Supervision

Weiterbildungsgruppen

Psychotherapeutische Weiterbildungen finden sämtlich immer auch in Gruppen statt. Selbst die Ausbildung zum Einzeltherapeuten führt stets über irgendeine Form von Selbsterfahrungsgruppen. Hierüber ist allerdings keine systematische Forschung bekannt.

Die Ausbildung zum Gruppentherapeuten findet in Klein- und Großgruppen statt (Haag 2001). Die Ausbildungssituation bringt offenbar Probleme in die Gruppenarbeit hinein (Realraum), die die eigentlich freie, geschützte Arbeit in einer therapeutischen Gruppe nachhaltig beeinträchtigt. Verunsicherungen und gewisse Konfusionen werden durch die Tatsache bewirkt, dass sich die Ausbildungsteilnehmer während ihrer Ausbildung immer wieder in verschiedenen psychologischen Räumen und Rollen (in der Großgruppe, den Theorie- und Supervisonsseminaren, bei informellen Kontakten, der Selbsterfahrungsgruppe usw.) begegnen (Haag 2001). Es stellt sich dabei natürlich die Frage, welchen Nutzen die Gruppenteilnehmer eigentlich aus dermaßen „kontamininierten" Gruppenräumen noch entnehmen können auf dem Sozialisationsweg zum Gruppentherapeuten? Zweifellos wird sich das Bild einbrennen, dass Gruppen „gefährliche" Räume darstellen, in denen es unklar ist, wie weit man sich öffnen kann und inwieweit man „bestraft" bzw. früher geäußertes Material gegen einen verwendet wird? Kein gutes Modell für angehende Gruppentherapeuten, ihren späteren Patienten das Gefühl von Sicherheit zu vermitteln, sich im geschützten Raum der Gruppe öffnen zu können.

Im Kapitel 8.1 ist ausführlicher beschrieben, welche Prozesse sich in Kurzzeit-Weiterbildungsgruppen zum Gruppentherapeuten (Selbsterfahrungs- und themengebundene Gruppen) einstellen und für den Lernerfolg bedeutsam sind (Tschuschke 2002b; Tschuschke und Greene 2002). Demnach wird auch in Weiterbildungsgruppen – wie in Patientengruppen – die Bedeutung der direktiven, strukturierenden Gruppenleitung evident. Die knappe Zeit verbietet einen laissez-faire-Stil der Leitung. Im Gegenteil sind straffe Leitung und klare Zieldefinition unverzichtbar. Gruppen benötigen die aufgabenorientierte Gruppenleitung, wenn sie nicht viel Zeit für Regression und Bearbeitung archaischer, unbewusster Prozesse wie in analytischen Langzeitgruppen haben.

Das als produktiv empfundene Arbeitsklima der Gruppe hängt offensichtlich direkt von der kompetenten und glaubwürdigen Gruppenleitung ab (Tschuschke 2002b; Tschuschke und Greene 2002). Selbst konflikthafte Sitzungen sind möglich – und offenbar produktiv, wenn die Gruppenleitung als kompetent erlebt wird und man sich sicher fühlt. Im Gegensatz dazu scheinen konflikthafte Sitzungen dann gefährlich für das Gesamtunternehmen zu werden, wenn die Gruppenleitung nicht zugleich ausreichend idealisiert und als nicht genügend kompetent erlebt wird.

Zwischen *Selbsterfahrungsgruppen* und *thematisch orientierten Weiterbildungsgruppen* ergab sich ein deutlicher Unterschied im Gruppenklima der ersten beiden Sitzungen (von vier Marathon-Sitzungen zu je drei Stunden). Thematisch arbeitende Gruppen (z.B. mit Themen wie Ko-Leitung von Gruppen, Geschlechtsaspekte in Gruppen, spezifische Gruppenkonzepte therapeutischer Schulen u.ä.) wiesen in der ersten Sitzung signifikant größeres Vermeidungsverhalten auf als Selbsterfahrungsgruppen. Auch war das Konfliktniveau in den ersten beiden Sitzungen hochsignifikant niedriger als in den Selbsterfahrungsgruppen, während das Arbeitsklima in den Selbsterfahrungsgruppen in der ersten Sitzung ebenfalls signifikant besser erlebt wurde als in den themengebundenen Gruppen (Tschuschke und Greene 2002). Dies alles bedeutet vermutlich, dass ein anderes interaktives, dynamisches Klima durch die untershiedlichen Foki in die Gruppen getragen wurde. Die Selbsterfahrungsgruppen haben die direkte persönliche und interpersonale Arbeit zum Ziel, während die Themengruppen weniger die direkten interpersonalen Konflikte und Ängste thematisieren, sondern sich um ein „sachliches" Thema scharen. Interessant hierbei ist, dass die Themengruppen von der ersten zur zweiten Sitzung hin einen dramatischen Zuwachs an Konflikthaftigkeit erfuhren; aber anscheinend ohne dass dies zu einer Bearbeitung hätte führen können.

Supervision

Die Gruppensupervision führt Personen aus dem gleichen (oder sogar demselben) beruflichen Umfeld zusammen, wobei nicht der Ausgangsberuf, sondern die gemeinsamen Merkmale der Tätigkeit entscheidend sind (Fengler 2002).

> „Die Gruppensupervision entlastet den Supervisor davon, für jeden vorgetragenen Fall selbst den Hauptimpuls zur Klärung zu liefern. Information, Aspektreichtum und Korrekturhinweise in großer Zahl kommen aus dem Kreise der Supervisanden, die auch Realismus und Verschrobenheit von Ideen meist gut zu beurteilen vermögen. Der Supervisor hat hier verstärkt die Arbeitsfähigkeit der Gruppe sicher zu stellen." (Fengler 2002, S. 531)

Systematische, empirische Erkenntnisse über geschlossene *Kurzzeitgruppen-Supervisionen* liegen grundsätzlich nicht vor. Es wäre hochspannend, Untersuchungen über die Entwicklung einer solchen Gruppe über die Zeit vorzunehmen, um zu sehen, wie die Lösung der jeweiligen Aufgabe, zu deren Zweck die Gruppe zusammen kommt, vorangetrieben werden kann unter Berücksichtigung der Klärung der Binnendynamik der eigenen interpersonalen Konflikte. In dem Zusammenhang wäre ebenfalls wichtig, günstige Gruppenleitung durch den Supervisor zu evaluieren, da die Anforderungen an eine Gruppensupervision, wenn sie Teams ein und derselben Klinik, Station oder Einrichtung betreut, gänzlich anderer Natur sind durch die Berücksichtigung des dynamischen Umfeldes, der strukturellen organisatorischen Rahmenbedingungen, unter denen die Gruppensupervision stattfindet (etwa mit Schwestern einer Krankenhausstation oder Psychotherapeuten einer Klinikstation) (Mattke 2001). Die Schwierigkeiten der Verwobenheit von Teamkonflikten mit strukturellen (leitungsbedingten) Konflikten innerhalb derselben Einrichtung (Wunsch nach organisatorischer Veränderung) werden von König eingehend diskutiert (König 2000).

Fengler beschreibt aus praktischer Anschauung heraus „gute Gruppensupervisoren" ganz ähnlich, wie wir sie als Gruppenleiter in der gruppentherapeutischen Weiterbildung von angehenden Gruppenpsychotherapeuten gefunden haben (s.o. und Kapitel 8.1) (Fengler 1996) (vgl. Tabelle 11).

Interessanterweise sind die meisten davon auch bei Gruppentherapeuten-Weiterbildung bei denjenigen Gruppenleitern gefunden worden, deren Gruppen den besten Lernerfolg angaben. Bei dieser kleinen Gegenüberstellung wird eine große Überschneidung an Ge-

Tabelle 11. Günstige Merkmale von Gruppensupervisoren versus günstige Merkmale von Gruppentherapeuten

Bei Fengler beschriebene günstige Gruppen-Supervisoren-Merkmale (Fengler 1996)	Günstige Gruppenleiter-Merkmale in Gruppentherapeuten-Weiterbildung (Tschuschke 2002b) (Ränge von 30 in Klammern)
– kompetent,	kompetent (11)
– glaub- und vertrauenswürdig,	offen (11)
– unterstützend,	unterstützend (13), ermutigend (7)
– klar in Erwartungen und Feedback,	entschieden (2)
– zugewandt,	hilfreich (10)
– aktiv,	engagiert (5)
– fähig zur Motivklärung,	wahrnehmend (13)
– fördernd,	hilfreich (10)
– konkret,	nicht vage (3)
– einfühlsam,	empathisch (16)
– einfallsreich	einfallsreich (4)

meinsamkeiten deutlich, obgleich es sich um zwei sehr verschiedene Settings mit unterschiedlichen Zielstellungen zu handeln scheint.

Es darf vielleicht die Spekulation erlaubt sein, ob es sich bei Prozessen in kleinen sozialen Gruppen mit einer aufgabenorientierten Leitung nicht stets um die gleichen Erwartungs- und Interaktionsmuster handelt, relativ unabhängig davon, ob es sich nun um Supervision oder Weiterbildung handelt? *Der interpersonale Erwartungsraum ist stets der gleiche: Die Gruppe benötigt der kompetenten, entschiedenen, aber glaubwürdigen Leitung, um sich einerseits wohl bzw. sicher zu fühlen und andererseits dann das Empfinden zu haben, der Zweck des Zusammenkommens wird erfüllt bzw. das Gruppenziel wird erreicht.*

Ein interessantes Beispiel für die Teamsupervision einer Organisation gibt Bardé, der in einem bemerkenswerten Engagement Teilnehmer an einem Einsatz dieser Organisation (Berufsfeuerwehr in einer süddeutschen Großstadt) war und so durch direkte Beteiligung und Gruppenakzeptanz strukturelle Konflikte dieser Organisation bis hin zur oberen Management-Ebene aufdecken und weitgehend bearbeitbar- und lösbar machen konnte (Bardé 1998). Die Akzeptanz durch das zu supervidierende Team gelang offenbar durch die Bereitwilligkeit des Supervisors, sich in die Gruppe zu integrieren (Teilnahme am Dienst der Feuerwache) und von ihr aufgenommen zu werden (Glaubhaftigkeit).

10 Spezielle Patientenpopulationen in zeitbegrenzten Therapiegruppen

Dieses Kapitel wird sich mit den häufig vorkommenden psychischen Störungsbildern im Hinblick auf die *Behandelbarkeit in psychotherapeutischen Kurzzeitgruppen* befassen. Dabei ist es nicht die Absicht, einen allumfassenden und erschöpfenden Überblick über differenzierbare diagnostische Subkategorien zu geben. Dies würde erstens den Rahmen dieses Buches sprengen; der gewichtigere Grund aber ist zweitens, dass es bislang wenige empirische Studien zur Kurzzeitgruppentherapie mit psychischen Störungen gibt, und falls doch, dann kaum methodisch anspruchvollere, die interpretierbar wären. Aus diesem Grunde wird versucht, vorliegende anspruchsvollere Untersuchungen kurz anzusprechen. Dieses Manko mangelnder Empirie teilt sich die Forschung zur Kurzzeitgruppenpsychotherapie mit demjenigen der Forschung im Bereich der Gruppenpsychotherapie und den Defiziten der Psychotherapieforschung im Allgemeinen.

Es gibt die Schwierigkeit eindeutiger diagnostischer Abgrenzung der einzelnen Störungsbilder. Dies gilt im Grunde für das gesamte Kapitel 10, wo *diagnostisch homogene* Störungsbilder behandelt werden. Sehr oft gibt es multiple Störungen mit zweiter und dritter Diagnose, eine sehr hohe Komorbidität, die bei vielen Formen der Angststörungen sogar zwischen 40% und 65% z.B. der agoraphoben Störungen bzw. sogar bis zu 91% diskutiert wird (Roth und Fonagy 1996)!

Im Grunde muss man von einer *Komorbidität als Regel* psychischer Störungen, mindestens der schwereren Störungen, die ja in der Regel stationär behandelt werden, ausgehen. Dies aber wirft ein anderes Licht auf die Frage neuerdings aufkommender Forderungen nach einer störungsspezifischen psychotherapeutischen Behandlung (vgl. Kapitel 7.4). Dieser Aspekt wird abschließend noch einmal zu diskutieren sein.

Der Aufbau der einzelnen Unterkapitel folgt einem einheitlichen Muster. Zunächst werden kurz einleitende Bemerkungen zum jeweiligen Störungsbild gemacht, die auf den neuesten Stand des Verständnisses der jeweiligen Störung rekurrieren. Dann werden Überlegungen zur Anwendung von Kurzgruppentherapie im Zusammenhang mit dem gegebenen Störungsbild angestellt, schließlich werden interpretierbare Studien zur Kurzgruppentherapie – sofern vorhanden – vorgestellt, die grundsätzliche therapeutische Orientierung des Ansatzes sowie die wichtigsten Ergebnisse werden abschließend in einer kurzen Bewertung des Ansatzes mit weiteren Anmerkungen diskutiert.

10.1 Posttraumatische Belastungsstörungen (PTSD)

Kurzgruppenpsychotherapie wird in letzter Zeit vergleichsweise häufig bei *PTSD* (deutsch: *PTBS – Posttraumatische Belastungsstörung*; die englische Abkürzung wird im Folgenden wegen der Vereinheitlichung in der Literatur beibehalten) eingesetzt. Sie wird sogar als Behandlung der Wahl sowohl für akut wie für chronisch traumatisierte Patienten angesehen (van der Kolk et al. 1996). Historisch gesehen begann der Aufschwung der Gruppenpsychotherapie mit der Behandlung von in Kriegen traumatisierten Soldaten (2. Weltkrieg Bion und Foulkes in Großbritannien, Vietnam-Veteranen in den USA) (Shalev et al. 1996).

Die *Vorteile gegenüber der Einzeltherapie* scheinen mannigfältig zu sein. Traumatisierte Personen isolieren sich von anderen und andere isolieren sich von ihnen. Häufig spielt die Umgebung die Auswirkungen eines Traumas, erlebt von anderen, herunter, man vermeidet selbst Gefühle von Schmerz, Hoffnungslosigkeit, Furcht und/oder Sorgen über die eigene Kompliziertheit, Abwehr der möglichen eigenen Abgründe, wenn man mit den Greueln konfrontiert wird, die Menschen einander antun können (Nicholas und Forrester 1999). Misstrauen, Vereinsamung, Isolation, Hoffnungslosigkeit, gemeinsam mit zurückgenommenem Affekt, mangelnder emotionaler Kontrolle, Irritierbarkeit und Depression sind die hauptsächlichen psychologischen Probleme, die PTSD-Patienten erleben müssen (Shalev et al. 1996). Gruppentherapie kann diesen Patienten ein Gefühl des verstanden Seins geben, ein Gefühl von Gegenseitigkeit sowie die Möglichkeit einer vorsichtigen Explorierung von Sicherheit und Vertrauen, die durch das frühere interpersonale Trauma erschüttert wurden (van der Kolk et al. 1996; Klein und Schermer 2000).

Eine volle Exploration von Ambivalenz und Enttäuschung ist in der Einzeltherapie schwierig, besonders für Patienten, für die eine Konfrontation mit mächtigen Erwachsenen mit Ängsten vor Vernichtung verbunden ist. Die Unterstützung, die sie in der Einzeltherapie von ihrem Therapeuten erfahren, kann ihre Passivität weiterhin fördern und den Patienten von einer Auseinandersetzung mit Rivalität, Unabhängigkeit und Aggression abhalten (van der Kolk 1993a). Gruppen dagegen ermöglichen die Übernahme flexibler Rollen, mit alternativen Positionen im Hinblick auf Passivität, Aktivität und gegenseitiger Unterstützung.

Die Auswirkungen traumatischen Stresses bringen es mit sich, dass es ein großes Bedürfnis nach Aufgehobenheit und Wiederherstellung zerstörter Beziehungen gibt, oft mit großer Angst und Ambivalenz gekoppelt, je nach der Form und Situation der Traumatisierung. Hier kommt die therapeutische Gruppe den Bedürfnissen von PTSD-Patienten meist sehr entgegen.

Diagnostische Unsicherheiten und häufige Komorbidität belasten die Indikationsstellung zur Gruppentherapie. Es wird diskutiert, ob nicht gerade die Gruppensituation eine Retraumatisierung (verstärkte Flashbacks) mit sich bringen könne, z.B. bei Borderline-Patienten, bei denen ein PTSD und dissoziative Störung diagnostiziert wurden (Cloitre und Koenen 2001). Interessanterweise diskutiert Bessel van der Kolk diese Risiken überhaupt nicht im Zusammenhang mit Gruppenpsychotherapie, sondern plädiert für Gruppen- vor Einzelbehandlung (van der Kolk 1993a; 1993b; van der Kolk et al. 1996). Hofmann diskutiert das so genannte *Komorbiditätskleeblatt der Traumafolgeerkrankungen* aus *Angststörungen, depressiven Störungen, somatoformen Störungen, dissoziativen Störungen*. Mit all diesen Störungsbildern habe die PTSD-Störung Gemeinsamkeiten und Überschneidungen (Hofmann 1999). Dies sei der Grund für die vielfachen Komorbiditäten, die bei PTSD-Patienten gefunden würden, was die diagnostische Abklärung und Differenzierung so schwierig gestalte. Das Wichtigste aber sei grundsätzlich, die Traumatisierung überhaupt zu erkennen und nicht nur das an der Oberfläche erkennbare Symptom als Leitlinie für die Diagnostik zu verwenden.

> „... der Schlüssel zu einem dauerhaften Therapieerfolg liegt darin, die zugrunde liegende *Traumastörung* festzustellen, *in der Diagnose zu benennen* ..." (Hofmann 1999, S. 74)

Die Diagnose einer PTSD hat natürlich enorme Konsequenzen für das therapeutische Vorgehen, für indikative und kontraindikative Erwägungen. Schwer dissoziative Patienten, meist solche mit *dissoziativer Identitätsstörung*, sieht Hofmann als in der Regel in früher Kindheit traumatisiert, die am besten mit traumaspezifischer Therapie zu behandeln seien, etwa *EMDR (Eye Movement Desensitization and Reprocessing)*, die Psychotrauma als psychophysiologischen Prozess begreift und entsprechend behandelt (Hofmann 1999).

Van der Kolk unterscheidet drei verschiedene *Gruppentherapieansätze* (van der Kolk 1993a; van der Kolk et al. 1996).

1. Traumafokussierte (homogene) Kurzzeitgruppen (wenige Sitzungen)
    - *Akute Krisenintervention* mit Personen, die durch dasselbe Erlebnis traumatisiert wurden (z.B. eine Naturkatastrophe,

Zeugen eines Mordes oder einer Entführung, eines größeren Unglücks)
- *homogene Gruppen* für Patienten mit vergleichbarem Trauma in der Vergangenheit (z.B. sexueller Missbrauch in der Kindheit)
- Selbsthilfegruppen

2. Zeitbegrenzte homogene Gruppen (10–12 Sitzungen)
   - Bearbeitung von Gefühlen der *Vereinsamung* und *Scham* über die eigene Unfähigkeit, die Wiederholung der traumatischen Erinnerung nicht in den Griff zu bekommen
3. Heterogene Langzeitgruppen
   - Für Patienten, deren Reaktionen auf frühere Traumatisierungen inzwischen in das Gesamt der Persönlichkeit integriert worden sind, und deren abgewehrte Aspekte des Traumas sich in ihren interpersonalen Bezügen mit Partnern, Kindern, Kollegen wiederholen

Alle diese Gruppenformate haben gemeinsam, dass sie einen „sicheren Platz" offerieren, in dem mitgeteilte Geheimnisse aufgehoben und ihr Ausdruck möglich sind, in dem die Gruppenmitglieder ihren traumatischen Erinnerungen Stimme verleihen, darüber reden und die Auswirkungen auf ihr Leben reflektieren können (van der Kolk et al. 1996). Gruppen durchbrechen auf einmalige Weise die soziale Isolierung Betroffener, auf diese Weise die Scham vermindernd, die die soziale Isolierung mit hervorgerufen hat (van der Kolk 1993a; 1993b).

Das Rational der Kurzzeitgruppen ist für die Gruppe mit akut Traumatisierten (1) (van der Kolk 1993a):

1. einen (vor physischer Gewalt) Sicherheit bietenden Raum zu offerieren
2. die Wiedererlangung eines Gefühls von Gemeinsamkeit und Zugehörigkeit
3. herauszufinden, was genau geschehen ist
4. damit zu beginnen, der Bedeutung des Erlebens eine Stimme, Ausdruck zu geben

Für die zeitbegrenzte Kurzzeitgruppe (2) führt van der Kolk an (van der Kolk 1993a):

1. Überwindung von Einsamkeit
2. Überwindung von Scham
3. Versuch der gemeinsamen Verarbeitung von Eindrücken

Bei dieser Art von Gruppe ist die Gefahr groß, dass die Wiedererinnerung zu Flasbacks führt und zu heftigsten Dynamiken in der Gruppe führt, die unbewusst Gruppenleiter und andere Gruppenmitglieder als Opfer, Vergewaltiger oder Retter mit einbezieht (van der Kolk

1993a, S. 557). Es wird empfohlen, dass Patienten über eine nun gute soziale Unterstützung und ggf. einen Einzeltherapeuten verfügen. Van der Kolk betont in diesem Zusammenhang die Wichtigkeit des *therapeutischen Kontrakts* (der alles regelt wie z.B. Teilnahme, Zeitraum, Ort, Kontakte außerhalb der Gruppe und zwischen den Gruppenmitgliedern, Beziehung zum Einzeltherapeuten) (siehe auch Kapitel (7.5), klarer *Grenzen der Gruppe* (siehe 8.2.1) nach außen, festgelegter Ziele etc.).

Die heterogen zusammen gesetzte Langzeitgruppe (Ansatz 3) arbeitet deshalb mit gemischter Zusammensetzung und langfristig, weil die Traumatisierung längst so tief in die Persönlichkeit eingesickert ist, dass dies zu massiven Persönlichkeitsdeformationen geführt hat, die sich strukturell auf die interpersonalen Beziehungen des Patienten negativ auswirken – für die betroffene Person wie für die Umgebung. Häufig im Gefolge einer vorangegangenen Einzeltherapie, kann die Gruppe mit Patienten mit anderen (nicht PTSD-)Problemen die kognitiven Verzerrungen traumatisierter Patienten per konfrontierendem Feedback einer Bearbeitung zuführen, können Ärger- und Affektintoleranzen, Scham-, Schuldgefühle und das Gefühl, betrogen zu werden offen sichtbar als mit dem Erlangen gratifizierender kooperativer Beziehungen mit anderen interferierend rekonstruiert und bewusst gemacht werden (van der Kolk 1993a, S. 557).

Nicholas und Forrester empfehlen einen Behandlungsansatz bei sexuell und physisch missbrauchten Patienten in *Gruppen mit heterogener Zusammensetzung*. Sie gehen von dem Problem der Stigmatisierung und der Isolierung aus, deren gemeinsame Wurzel *Scham* sei (Nicholas und Forrester 1999). Komplizierend käme hinzu, dass diese Patienten auch noch dazu neigten, sich selbst Scham und Stigma der Vergewaltiger zu eigen zu machen, Verantwortung für den Missbrauch zu übernehmen, in dem unbewussten Streben, Gefühle der Kontrolle über das Unkontrollierbare zu erreichen.

Solche Gruppen könnten prinzipiell als *Kurzzeit-* oder *Langzeitgruppen* durchgeführt werden. Heterogene Kurzzeit- oder Langzeitgruppen seien vergleichbar effektiv wie homogene Kurzzeit- oder Langzeitgruppen!

Homogene Kurzzeitgruppen (6–20 Sitzungen) seien erfolgreich bei einer Reihe von klinischen Problemen durchgeführt worden (Essstörungen, Panikstörungen, Alkoholproblemen). Bei Traumapatienten würden diese Gruppen Psychoedukation enthalten zum Umgang mit dissoziativen Episoden, Flashbacks, Panikattacken oder Wut. Die homogene Gruppenzusammensetzung führe sehr schnell zu erhöhter *Kohäsion*, was speziell für den Traumapatienten ein sichereres Gefühl mit sich bringe, was eine schnellere *Selbstöffnung* bezüglich traumatischer Erlebnisse fördere, ein Faktor von vitaler Bedeutung für Prävention und Behandlung bei PTSD. In der homogenen Gruppe

"... die Vergangenheit öffentlich machen, ist ein essenzielles Element der Überwindung von Scham ...; der Nutzen eines erstmaligen Teilens eigener Erfahrungen mit anderen, die das gleiche Trauma erlitten haben, kann nicht überbewertet werden." (van der Kolk 1993b, S. 556)

Homogene Langzeitgruppen halten Nicholas und Forrester sogar für kontraindiziert (Nicholas und Forrester 1999), weil sie mit der Zeit die Interaktion eher auf einem oberflächlichen Niveau hielten als heterogene Gruppen. Sie böten auch weniger Gelegenheiten für intensive Realitätsprüfungen und Erkundigung von Übertragungsphänomenen (Klein 1993), die eigentlich zu einer vitalen Bearbeitung eigener grundlegender Ansichten über sich selbst und andere führen könnten. Dies aber sei in der heterogenen Gruppe genau der Fall. Auch sollten PTSD-Patienten, die ihre akute Seite unter Kontrolle hätten, ihre mittlerweile charakterlichen Verbiegungen bearbeiten können. Dies könne gut in heterogenen Langzeitgruppen der Fall sein, wo ausgedehnte Idealisierungen des Therapeuten und Abhängigkeit von ihm, die Neigung, mit anderen Gruppenmitgliedern verschmelzen zu wollen, die Vermeidung von intragruppalem Konflikt und Aggression sowie die „Verbündung gegen die böse Welt"-Mentalität bearbeitbar würden (Nicholas und Forrester 1999).

Während verfügbare Studien noch bis 1997 weitgehend in deskriptiver, klinischer Form vorlagen (Shalev et al. 1996; Rose und Bisson 1998), liegen mittlerweile doch einige empirische Arbeiten zur Wirkung gruppentherapeutischer und speziell kurzgruppentherapeutischer Interventionen vor.

Die Mehrheit empirischer Überprüfungen von Kurzgruppen-Formaten liegen vor mit weiblichen Trauma-Überlebern. Vielversprechende Gruppen-Ansätze umfassen Affekt-Management-Gruppen, emotionsfokussierte Gruppen, psychoedukative Gruppen und feministische Gruppenansätze. Die meisten Studien entbehren jedoch eines randomisierten Kontroll-Designs und einer systematischen PTSD-Diagnoseerhebung (Solomon und Johnson 2002). Dennoch legten die signifikanten Ergebnisse die Wirksamkeit dieser Behandlungsansätze nahe, wie die Autorinnen meinen.

Die Frage, ob sich PTSD-Symptome während einer so genannten *Trauma fokussierenden Gruppentherapie (TGFT)* verschlechtern, ging eine Studie mit 78 Kriegsveteranen im stationären Setting nach (Ruzek et al. 2001; Foy et al. 2002). Obwohl dies für einige der Patienten der Fall war, zeigte sich keine signifikante Zunahme an PTSD-Symptomen zwischen Beginn und Beendigung der Gruppenbehandlung (24 Sitzungen in 8 Wochen). Wurde also mit Konfrontation keine Verschlechterung erzielt, so wurde allerdings auch keine Verbesserung erreicht, was die Überlegung aufwarf, ob die Orientierung alleine an den Symptomen ausreichend für die Studie war. Die therapeutische Vorgehensweise wird detailliert beschrieben.

Ein anderer Kurzgruppenansatz basiert auf einem Konzept zum *Affektmanagement* (Wolfsdorf und Zlotnick 2001) (Tabelle 12). Die Autorinnen gehen von PTSD als einem Syndrom aus traumabezogenen Reizen und emotionalem Vermeidungsverhalten (Vermeidung von Kontakten, Situationen, Gedanken, die an das Trauma erinnern könnten, eingeschränktem Affektspektrum) aus, hinzu komme Hyperarousal (Hyperventilation, übermäßige Bereitschaft zum Erschrecken). Weiterhin seien bedeutsame Störungen in der Handhabung und Toleranz von stressvollen Emotionen und wichtige Aspekten interpersonaler Funktionen wie Vertrauen, Sicherheit und Ehrlichkeit betroffen. Das Dilemma bestehe aus der Erkenntnis, dass ein früher Fokus auf den traumatischen Erlebnissen zu einer Retraumatisierung und zu einer Dekompensation führen könne (Herman 1992). Genau so gebe es aber die gemeinsame Auffassung aller Experten, dass Vermeidungen von traumatisierendem Material mit der Zeit ironischerweise die Symptome schlechter werden ließe, wie Herman und van der Kolk feststellten. Kliniker seien also mit einem *Dilemma* konfrontiert (Wolfsdorf und Zlotnick 2001).

> „Der kritische Punkt ist, wie man am besten die Expositionszeit gegenüber traumatisierendem Material und den entsprechenden Gefühlen mit dem Rückhalt solcher Gefühle ausbalanciert (Roth und Newman 1991; Herman 1992; van der Kolk 1996)." (Wolfsdorf und Zlotnick 2001, S. 172)

Der kognitiv-behaviorale Gruppenansatz von Wolfsdorf und Zlotnick benötigt 15 Sitzungen, bei denen dem Sicherheitsgefühl der Patientinnen zunächst verstärkt Rechnung getragen wird. Einer Dekompensation soll vorgebaut werden. Idealerweise wird die Gruppe von zwei weiblichen Ko-Therapeutinnen geleitet, die sehr aktive Haltung realisieren. Es wird didaktisch begonnen, wichtige Informationen werden zunächst vermittelt, Hausaufgaben mit auf den Weg gegeben. Die dynamische Innteraktion und das Engagement bei anderen in der Gruppe wird explizit als nicht primäres Ziel der Gruppenarbeit ausgegeben, stattdessen wird betont, dass die Gruppenorientierung beim Individuum und seiner Verbesserung liege. Tabelle 12 listet die 15 Sitzungen mit ihrem Programm auf.

48 Frauen wurden bezüglich der Effekte dieser Gruppenbehandlung empirisch untersucht. Komplexe PTSD-Bewertungen wurden vorgenommen. Es zeigten sich signifikante Verbesserungen in den PTSD-Symptomen, in Depression und in Dissoziation im Vergleich zur unbehandelten Wartelisten-Kontrollgruppe (Zlotnick et al. 1997).

Ein anderer kognitiv-behavioraler Ansatz untersuchte 29 Frauen in fünf Gruppen im Alter zwischen 18 und 65 Jahren, die Opfer von Gewaltverbrechen, physischen oder sexuellen Missbrauchs oder anderer traumatisierender Ereignisse in Kindheit oder Jugend geworden waren (Lubin et al. 1998). Der Gruppenansatz war psychoedukativ orientiert und umfasste 16 Sitzungen zu je 90 Minuten. Die

Tabelle 12. Affekt-Management-Gruppen – Sitzungsabfolge (Wolfsdorf und Zlotnick 2001)

Sitzungs-Nummer	Sitzungsthemen
1	Posttraumatische Belastungsstörung
2	Schlafprobleme
3	Dissoziierung
4	Identifikation von Gefühlen
5	Modell für die Beschreibung von Emotionen
6	Ablenkungs-Strategien
7	Selbststützende Fertigkeiten
8	Verbesserung des Augenblicks – Teil I
9	Verbesserung des Augenblicks – Teil II
10	Verbesserung des Augenblicks – Teil III
11	Ein Krisenplan
12	Falsche Annahmen
13	Falsches Denken
14	Ärger-Management-Fertigkeiten
15	Überblick und Abschluss

Ko-Leiterinnen strukturierten die Sitzungen, indem sie die ersten 15 Minuten mit psychoedukativem Briefing begannen, gefolgt von einer interaktiven Diskussion für ca. eine Stunde, abgeschlossen dann von einer Zusammenfassung mit edukativem Grundton. Nach den 16 Sitzungen zeigten die Teilnehmerinnen signifikante Verminderungen in allen drei Clustern von PTSD-Symptomen (Flashbacks, Vermeidungsverhalten, Hyperarousal) und in Depression sowie tendenzielle Verbesserungen in allgemeinen psychiatrischen und dissoziativen Symptomen. Alle Verbesserungen waren noch zum 6 Monate-Follow-up erhalten.

Auch kognitiv-behavioral konzipiert war ein Kurzgruppen-Programm mit PTSD-Patienten bezüglich der Verminderung von Albträumen und Schlaflosigkeit (Krakow et al. 2001). 62 Patienten absolvierten eine Kurzgruppentherapie von je 10 Sitzungen, die probeweise Imaginationen, Reizkontrolle und Schlafentzug für das Schlafstörungsproblem als Verfahren umfasste. Erfolgreiche Patienten mit signifikanten Verbesserungen in PTSD-Symptomen reduzierten ihre Schlafstörungen und das Auftreten von Albträumen im Vergleich zu nicht erfolgreichen Patienten, bei denen das nicht der Fall war.

83 Patienten mit PTSD-Symptomen aufgrund von Misshandlungen oder Vernachlässigung in der Kindheit wurden in 12 Gruppensitzungen ebenfalls mit kognitiv-behavioralem Ansatz behandelt (Wallis 2002). Fünf Sitzungen wurden für psychoedukative Inhalte verwendet. Die anderen Sitzungen waren für Diskussionen und Verarbeitung

des psychoedukativen Inputs reserviert, Bedürfnissen und Sorgen, die bei der Verbindungs-Herstellung zwischen Trauma und gegenwärtigen Problemen und Funktionen auftraten.

In sieben von 10 Skalen des *Trauma Symptom Inventorys (TSI)* berichteten die Teilnehmer signifikante Reduzierungen sowie für alle drei Gesamtskalen (Trauma, Selbst, Dysphorie), wenn sie mit den Wartelisten-Kontrollen verglichen wurden.

Es zeigt sich, dass offenbar gut ausgearbeitete Kurzgruppenkonzepte aus dem kognitiv-behavioralen Bereich vorliegen, die unterschiedlich traumatisierten Patienten bedeutsam helfen können. Dabei fällt die empirische Abstinenz psychodynamischer Studien auf, zu denen bislang lediglich klinisch-theoretische Einlassungen zu finden sind (Lindy 1996).

10.2 Somatoforme (funktionelle) Störungsbilder

Die heute so genannten *dissoziativen* und *somatoformen Störungen* gehen historisch vermutlich zu einem großen Teil auf die früher so genannte *Hysterie* oder *hysterische Neurose* zurück (Morschitzky 2000). Unter dieser 1980 durch das DSM-III geprägten und 1992 vom ICD-10 übernommenen Bezeichnung werden verstanden (Morschitzky 2000):

- körperliche Symptome ohne organische Ursachen
- hartnäckiges Bestehen der Betroffenen auf medizinischen Untersuchungen
- Ablehnung, die Möglichkeit einer psychischen Ursache überhaupt zu diskutieren
- eine auf Enttäuschung und Verärgerung hinaus laufende Arzt-Patient-Beziehung
- Aufmerksamkeit suchendes (histrionisches) Verhalten

> „Somatoforme Störungen treten nach repräsentativen Untersuchungen in der Bevölkerung relativ häufig auf, so dass diese allein für die Diagnostik nicht ausreichend sind. Nicht zuletzt die Symptomatik allein, sondern das damit verbundene erhebliche subjektive Leiden und die damit einher gehende Beeinträchtigung im sozialen, beruflichen oder familiären Bereich sowie die Bewertung, Verarbeitung und Bewältigung der aktuellen Symptome bestimmen in entscheidender Weise, ob die Betroffenen eine ständige Krankenrolle einnehmen und andauernd medizinische Einrichtungen aufsuchen." (Morschitzky 2000, S. 58)

Man muss die somatoformen Störungsbilder heutzutage vor einem gesellschaftlichen Hintergrund betrachten. Zeitgeschichtliche Veränderungen bringen ihre eigenen Krankheitsbilder bzw. Ausdrucksformen und -weisen mit sich, die auf tieferen allgemeinen Überzeugungen und Wertvorstellungen, (unbewussten) Beunruhigungen im Bezug auf Gesundheit und Körper, basieren (Shorter 1992). Gesellschaftlich bereit gestellte „Deutungsmodelle" führen demnach zur Präsentation körperlicher Beschwerden, verbunden mit dem Versuch, die bei beiden Interaktionspartnern (und der Gesellschaft als Drittem im Hintergrund) vorhandenen Deutungsmodelle miteinander abzugleichen (Roelcke 1996). Körperliche Krankheitssymptome also als kommunikatives und beziehungsregulierendes Mittel.

Das ist sicherlich nur ein Teil und nicht die ganze Wahrheit. Der fast sintflutartige Anstieg („Explosion") funktioneller Störungsbilder und Syndrome umfasst – wie sollte es anders sein? – wieder einmal ein diagnostisch zusammen gebündeltes Konglomerat unterschiedlichster Subkrankheitsbilder, die einander alle ähneln, denen aber womöglich nur die körperliche Präsentation – ohne somatischen Befund – gemeinsam ist, die aber sehr verschiedene Ursachen und Störungsausmaße haben (Küchenhoff 1998; Rief und Hiller 1998; Henningsen und Jakobsen 2002).

Die Komorbidität somatoformer Störungen – z.B. mit Persönlichkeitsstörungen – ist z.T. ganz erheblich (Leibbrand et al. 1998). Das Spektrum von psychischen Störungsbildern, das sich unter dem „Schirm" *somatoforme Störung* versammelt, ist ungeheuer breit: es werden leichte histrionische, konversionsneurotische Störungen ebenso diskutiert wie schwere Borderline-Störungen oder schwere Somatisierer, bei denen eine chronifizierte Traumatisierung im Sinne eines PTSD zugrunde liege, Schwierigkeiten bzw. Unfähigkeiten, Affektkorrelate im Körper wahrzunehmen oder mangelnde psychische Ausbildung einer Körperrepräsentanz, oder schließlich defizitäre Persönlichkeitsstrukturen aufgrund von mangelhaften Objektbeziehungsverinnerlichungen (Küchenhoff 1998; Morschitzky 2000; Hentschel 2002; Waller und Scheidt 2002).

Es dürfte richtig sein, dass alle Krankheits- und Störungsbilder im medizinischen Bereich stets ihren soziographischen Hintergrund haben, quasi als allgemeinsten Nenner. Ein Großteil der Patienten in Allgemeinpraxen, die geschätzten Zahlen bewegen sich zwischen 20% und 60% (Rynearson und Melson 1984; Lidbeck 1997; Rief und Hiller 1998), hat keine körpermedizinisch fassbare Erkrankung, beharrt jedoch darauf, körperlich krank zu sein. Immense Kosten werden durch komplexe, vielfache Diagnostiken im medizinischen Versorgungssystem aufgeworfen (Egle 1998), ohne dass dies zu einer Hilfe für die Patienten würde, eher im Gegenteil ist die Chronifizierung die Regel, zumal dieses Cluster von Patienten zum ganz überwiegenden Teil die Option psychologisch-psychotherapeutischer Hilfe weit von sich weist. Rief und Hiller erwähnen, dass bis zu 10% aller im US-medizinischen System entstehenden Kosten (Anfang der 90er Jahre, heute wohl wesentlich mehr, waren dies ca. 20 Milliarden US $ pro Jahr!) für die Behandlung körperlicher Symptome ausgegeben würden, für die keine somatische Erkrankung zu finden sei (Rief und Hiller 1992)!

Der kanadische Medizinhistoriker Edward Shorter ist bekannt für seine kenntnisreichen, scharfsinnigen Analysen des heutigen Medizinsystems. Er vermutet gesellschaftliche Entwicklungen als treibenden Hintergrund vielfältiger heutiger Störungsbilder.

„Die psychosomatischen Symptome der 90er Jahre unterscheiden sich nicht wesentlich von denen der 20er Jahre des letzten Jahrhunderts. Heute wie damals sind Schmerzen und Erschöpfung die häufigsten physischen Beschwerden. Aber es gibt zwei fundamentale Unterschiede zwischen den psychosomatischen Patienten der 90er und jenen der 20er Jahre. Leidende sind heute allgemein sensibler gegenüber den Signalen ihres Körpers, und sie sind eher bereit, diese Symptome einem geläufigen „Verständnis" zuzuordnen – einer konkreten Diagnose einer organischen Erkrankung. Viele heutige Patienten haben den unerschütterlichen Glauben gewonnen, dass ihre Symptome Zeichen einer bestimmten Erkrankung sind, eine Überzeugung, die auch durch weitere medizinische Untersuchungen unverändert bleibt.

Die Zunahme an Krankheitszuschreibungen stammt – aus der Arzt-Patienten-Perspektive – aus dem Verlust an medizinischer Autorität und einer korrespondierenden Einflusszunahme der Medien, die Individuen zu den verschiedensten festgefügten Überzeugungen bewegen. Von einer kulturellen Perspektive her betrachtet, stammen diese neuen Muster aus dem „postmodernen" Verlust familiärer Bindungen. Wenn die psychosomatischen Probleme des 19. Jahrhunderts aus einer exzessiven Intimität des familiären Psychodramas stammten (z.B. die Hysterien; d. Autor), dann sind diejenigen des späten 20. Jahrhunderts das Ergebnis eines gegensätzlichen Phänomens: einem Verlust persönlich enger Bindungen und einem Defizit an Intimität. Diese Veränderungen des späten 20. Jahrhunderts hatten den Effekt, Menschen sensibler für ihre körperlichen Signale zu machen als sie es jemals zuvor waren, und Menschen dazu zu motivieren, ihre Aufmerksamkeit von internen Dämonen auf externe Gifte zu verlagern." (Shorter 1992, S. 295)

Die imponierende Zahl dieser Patienten in Allgemein- und Facharztpraxen lässt sich sicherlich teilweise mit den Beobachtungen und Schlussfolgerungen Shorters in Einklang bringen. Für einen Großteil dieser Patienten scheinen aber sehr defizitäre Störungen und Irritationen in elementarsten Beziehungserfahrungen dem Leiden zugrunde zu liegen, deren gesellschaftliche Hintergründe tatsächlich zu weiten Spekulationen Anlass geben können: Trotz größten materiellen Wohstands treten offenbar basale Beziehungsstörungen in den modernen westlichen Gesellschaften auf, deren Auswirkungen sich in frühkindlich erworbenen defizitären Strukturmerkmalen niederschlagen, die vermutlich Ausgangspunkt für unzählige, sich später manifestierende psychische und psychosomatische Störungen und Erkrankungen sind (womit Shorter bestätigt wäre). Die Hypothesen zur frühkindlichen Bindungserfahrung in diesem Zusammenhang gehen in diese Richtung (Waller und Scheidt 2002).

Bei diesen womöglich sehr tief verankerten und persönlichkeitsstrukturell eingewobenen Persönlichkeitsmerkmalen muss natürlich die Frage aufgeworfen – und vielleicht beantwortet – werden, ob eine psychotherapeutische Hilfe überhaupt möglich ist. Eine teilweise Antwort finden wir ja bereits in der enormen therapierefraktären Haltung der allermeisten dieser Patienten: sie lehnen ein psychosomatisches Verständnis ihrer Krankheit rundum ab. Ein Beharren eines behandelnden Arztes auf der psychosomatischen Hypothese hat oft genug zur Folge, dass die Patienten enttäuscht den Arzt wechseln. Hinzu kommt, dass viele Ärzte entweder nichts von Psychosomatik halten oder verstehen. Sie leben in vielen Fällen ja auch nicht schlecht von diesen Patienten. *Hier liegt eine der Hauptursachen des mittlerweile nicht mehr finanzierbaren medizinischen Versorgungssystems, neben der horrenden Geldvernichtung im bürokratischen Bereich der Krankenkassen und des bürokratischen, kostenintensiven Systems der Kassenärztlichen Vereinigungen in der Bundesrepublik Deutschland.*

Dennoch ist es möglich, mittels psychotherapeutischer Maßnahmen vielen der betroffenen Patienten zu helfen. Es stellt sich nur die Frage: welches sind denn diejenigen Patienten, die bereit sind, auf dem Wege einer Psychotherapie ihrem körperlichen Leiden ein Ende zu bereiten? Ist es nur die Spitze des Eisbergs, die in psychotherapeutische Behandlung gelangt und die dann auch Nutzen daraus zieht? Wären die anderen niemals zu bewegen, von einem ausschließlichen körperlichen Krankheitsverständnis abzukommen und den Blick auf psychische Gründe zu lenken? Fragen, die einer Beantwortung näher gebracht werden können, wenn man einen genaueren Blick auf die sozialen und psychischen Verursachungs-Hypothesen wirft, die in den einzelnen Forschungsprojekten entwickelt wurden.

10.2.1 Somatoforme Schmerzstörungen

Bei mehr als der Hälfte aller Patienten mit *chronischem Schmerz* lässt sich eine weitgehende oder teilweise psychische Verursachung der Schmerzen annehmen (Egle 1998).

Die Verursachungen suchen verhaltenstherapeutische Forschungs- und Behandlungsansätze auf unterschiedlichen Ebenen, da die Beschwerdebilder unter dem Störungsbegriff „somatoforme Störungen" ein „multiples Syndrom" darstellten, das man als „multireferenzielles Geschehen" auffassen müsse (Rief 1995, S. 167ff):

- Afferenzen der viscerozeptiven, propriozeptiven, nocizeptiven Systeme (wahrnehmungspsychologische Aspekte; psychophysiologische und -biologische Aspekte; *Alexithymie*)

- assoziative, kognitive und evaluative Prozesse mit Kategorisierungen, Vergleichsurteilen, Kausaldeutungen und Schlussfolgerungen (persönlichkeitspsychologische Aspekte)
- Selbstbeobachtung, selektive Interoception und Fehlinterpretation von Körpervorgängen
- Verbalisierung mit semantischen Entscheidungen u.a. hinsichtlich Formulierungen, Terminologie und Quantoren von Häufigkeit, Intensität und Dauer sowie Modi der Lokalisation und der speziellen Qualität, Verlaufsgestalt, Verkettung und, ggf., mit speziellem Ausdrucksverhalten während der Beschwerdenschilderung

Die Auffassung einer Genese dieser Störungen als individuelle und soziale Lerngeschichte wird in allen Punkten deutlich. Verstärkte Sensibilisierung für eigentlich autonom ablaufende Körperprozesse, aufgrund welcher motivationaler Grundlagen auch immer, führen zu Wahrnehmungssensibilisierungen und im Wege einer negativen Spirale zu immer mehr Reaktionsbereitschaft (Rief und Hiller 1992). Hinzu treten das Ganze verstärkende, kognitiv bewertende Instanzen, die zu fehlgeleiteten Überzeugungen und zu sich selbst erfüllenden Prophezeiungen führen und interpersonelle Kontakte, zum Beispiel im Arzt-Patient-Kontakt, auf subtile Weise beeinflussen, um so zu einer sozialen Bestätigung der eigenen Auffassung zu gelangen, was wiederum zur so genannten *iatrogenen Fixierung* beiträgt etc.

Psychodynamische Überlegungen gehen von einem *Konversionsmechanismus* oder einem *narzisstischen Mechanismus* aus (Egle 1998).

Dem *Konversionsmechanimus* liege die klassische Auffassung unbewusster Konflikte zugrunde, die durch ein körpersprachlich dargestelltes Symptom entlastet werden sollten. Hier wäre also der kommunikative Charakter der Störung festzumachen, während zugleich unterschiedliche, unerträgliche Gefühle durch Schmerz abgewehrt würden (Egle 1998, S. 93 f):

1. Symptomgebundene Darstellung erlebter Traumatisierungen in der Kindheit (emotionale Deprivation, Misshandlungen, Missbrauch, Leistungsüberforderung).
2. Entlastung von Schuldgefühlen, die im Zusammenhang stehen mit aggressiven Impulsen (vor dem früheren familiären Hintergrund), die abgewehrt werden mussten.
3. Entlastung von *schmerzhaften Affekten*, vor allem angsthaften und depressiven Verstimmungen., auch von Leere- und Sinnlosigkeitsgefühlen.
4. Erhaltung eines bedrohten *sozialen Bezugs.* Schmerz symbolisiert das Fortbestehen einer Beziehung – und wird ja auch als beziehungsstiftend eingesetzt, etwa in der Arzt-Patient-Beziehung oder als sekundärer Krankheitsgewinn.

Der *narzisstische Mechanismus* lässt sich verstehen als Kompensationsversuch einer defizitären Persönlichkeitsstruktur. Schmerzen füllten das empfundene Vakuum aus (*psycho-prothetische Funktion*) (Egle 1998), so werde eine psychische Dekompensation verhindert. Zugrunde lägen „unverarbeitete infantile Unverletzlichkeitsphantasien mit besonders hohen Leitungs- und Erfolgsidealen" (Egle 1998, S. 94). Die ‚Brüchigkeit' des Selbstwertgefühls der Person werde in plötzlichen Ereignissen, Unfällen z.B., besonders deutlich: Hilf- und Hoffnungslosigkeitsgefühle infantiler Art würden reaktiviert.

Aber es lässt sich bei dieser Untergruppe von Patienten auch die Überlegung anstellen, ob diese „Unfallpersonen" über die körperliche Beschädigung und die damit verbundenen Schmerzen nicht gerade etwas erreichen, was ihnen bei ihrer defizitären Persönlichkeit Halt gibt, nämlich, wie Egle dies ausdrückt:

> „Schmerz stellt damit unbewusst einen Zugewinn an schmerzhafter Ordnungsstruktur dar. Diese psychodynamische Vorstellung lässt sich auch durch die Beobachtung bei schwer gestörten Borderline-Persönlichkeiten belegen, welche oft zu aktiven Selbstverletzungen mit Rasierklingen, Messern oder Zigaretten neigen." (Egle 1998, S. 94).

Ein komplexes verhaltenstherapeutisches Behandlungskonzept mit vielen Modulen, die flexibel angeordnet werden können, wurde von der Arbeitsgruppe Winfried Rief, Wolfgang Hiller und Manfred Fichter von der *Klinik Roseneck am Chiemsee* für die verschiedenen somatoformen Störungsbilder entwickelt (Rief und Hiller 1992; 1998; Rief 1995).

Die *Mainzer Arbeitsgruppe* um Sven-Olaf Hoffmann, Ulrich T. Egle und Ralf Nickel hat einen pschodynamischen *kurzgruppentherapeutischen* Behandlungsansatz für somatoforme Schmerzstörungen entwickelt (Egle et al. 1992; Nickel und Egle 1999; 2001).

Der ambulante Gruppenbehandlungsansatz umfasst allerdings 40 Sitzungen und liegt damit etwas über dem Rahmen üblicher Kurzgruppentherapien. Dennoch sind viele Elemente kurzgruppentherapeutischer Vorgehensweise in diesem Konzept enthalten.

Das Format ist *geschlossen* (siehe Kapitel 7.2) und erfüllt damit wichtige Voraussetzungen für eine schnelle Arbeitsfähigkeit via Kohäsion. Es nehmen zwischen 7 und 9 Patienten je Gruppe teil. Die Behandlung kann unterteilt werden in vier Phasen (Nickel und Egle 1999):

1. Diagnostische Vorphase (2–4 Gespräche)
2. Informations- und Motivationsphase (5–8 Sitzungen)
3. Arbeitsphase (20–25 Sitzungen)
4. Transferphase (10–12 Sitzungen)

Wenn man die vorbereitenden informierenden Gespräche und die „Motivationsphase" im Rahmen indikativer und die Gruppe vorbereitender Maßnahmen auffassen und von der „eigentlichen" Gruppenarbeit abtrennen würde, dann würden ähnliche Zeitgrößen (und Zahl an Sitzungen) resultieren wie beim *Düsseldorf-Kölner Projekt* mit *Kurzgruppentherapie bei somatoformen Störungen* (Tschuschke et al. 2003) (vgl. Kapitel 9.2). Die dortigen Sitzungsumfänge könnte man in ähnlichen Größenordnungen ansiedeln: Drei bis fünf Sitzungen diagnostischer Erstgespräche, zwei vorbereitende Gruppensitzungen, dann 20 Gruppensitzungen, zwei Nachgepräche.

Das Mainzer Gruppenkonzept basiert wesentlich auf den Wirkfaktoren interpersonaler Gruppenpsychotherapie (Yalom 1996; Tschuschke 2001f) (siehe auch Kapitel 4.2). Zentral wird zusätzlich jedoch von einer anzuzielenden *Schmerz-Affekt-Differenzierung* ausgegangen, über die Patienten mit somatoformen Störungen aufgrund einer mangelnden Symbolisierungsfähigkeit nicht verfügten (Nickel und Egle 1999). Dieses Konzept wird derzeit noch empirisch auf seine Wirksamkeit überprüft (Nickel und Egle 2001).

In einer Untersuchung im Rahmen einer kognitiv-behavioralen Kurzgruppentherapie mit acht Sitzungen wurden 25 Patienten mit chronischen Gesichtsschmerzen von einer erfahrenen Schwester (supervidiert von einem Psychiater) in einer Klinik behandelt (Harrison et al. 1997). Sowohl Depression-Scores (*HAD*) wie auch Schmerz-Scores (*VAS*) und Coping-Strategien waren 6 Wochen nach Beendigung der Gruppentherapie signifikant verbessert.

10.2.2 Somatoforme (funktionelle) Störungen

Konzepte zur Kurzgruppentherapie somatoformer Störungen (*somatoform disorder – SD*) wurden mittlerweile von verschiedenen Arbeitsgruppen realisiert. Die Ergebnisse sind durchweg positiv, auch oder gerade wenn berücksichtigt werden muss, dass ziemlich unterschiedliche somatisierende Patienten in den einzelnen Settings behandelt wurden.

Ein hoch intensiver stationärer psychodynamischer Ansatz wurde in Seattle erfolgreich erprobt (Rynearson und Melson 1984). Patienten erhalten während eines 3-wöchigen stationären Aufenthaltes sieben Stunden Gruppentherapie am Tag, 5 Tage in der Woche (!). D.h. es handelt sich um eine hochfrequente Gruppentherapie (keine Marathonsitzungen im eigentlichen Sinne); wenn man die üblichen Doppelstunden berücksichtigt, wären das immer noch 4.7 Sitzungen am Tag, insgesamt also rund 70 Sitzungen komprimiert in drei Wochen. Eine Kurzzeitgruppe, die jedoch mit einem Äquivalent von 70 Sitzungen dennoch keine Kurzzeitgruppe in unserem Sinne ist.

Dieses Therapieformat erwies sich als außerordentlich effektiv und effizient. Die Autoren berichten von signifikanten Verbesserungen in 16 von 18 Symptombereichen des *Cornell Index*, auch noch nach zwei Jahren! Zugleich wurden in diesem Zeitraum die medizinischen

Kosten, die die behandelten Patienten im medizinischen Versorgungssystem verursachten, dramatisch gesenkt.

> Für 42 Patienten waren vollständige Daten verfügbar. Demnach hatten diese 42 Patienten im Jahr vor der stationären Gruppentherapie medizinische Kosten verursacht in Höhe von durchschnittlich 1.776 US $, erheblich über dem nationalen Durchschnitt von Erwachsenen der USA zwischen 20 und 40 Jahren Alter zu jener Zeit. Die durchschnittlichen medizinischen Kosten derselben Patienten im zweiten Jahr nach der stationären Gruppenbehandlung lagen bei durchschnittlich 372 US $, was dem nationalen Durchschnitt angenähert war. Auch war die Dropout-Rate extrem niedrig mit 3%, interessanterweise ähnlich der in der Düsseldorf-Kölner-Studie gefundenen Zahl. Die Autoren heben die ökonomischen Vorteile der Gruppenbehandlung besonders hervor. Die durchschnittlichen Kosten des Programms beliefen sich auf 600 US $ pro Woche, also 24 US $ pro Stunde. Dies sei weniger als die Honorierung für eine Stunde Einzeltherapie – und Einzeltherapie wurde als weitgehend ineffektiv für SD-Patienten von den Autoren bezeichnet.

Die Vorteile der Gruppentherapie gegenüber der Einzeltherapie heben die Autoren der Studie hervor: das Erleben des Leidens der anderen in der Gruppe lockere die eigene Verkrampfung und erhöhe die Stresstoleranz (Wirkfaktoren *Hoffnung* und *Universalität des Leidens*), offene Anteilnahme und Sorge für andere in der Gruppe (Wirkfaktor *Altruismus*), Entwicklung einer Kameraderie, die ermutige (Wirkfaktor *Kohäsion*), intensiven Austausch von Gefühlen (Wirkfaktor *Katharsis*).

Unsere eigene Studie im ambulanten Bereich (Tschuschke et al. 2001; 2003) (vgl. die ausführlichere Beschreibung im Kapitel 9.2) erbrachte ebenfalls zufrieden stellende Ergebnisse. Die Patienten kamen durch überweisende niedergelassene Allgemein-Mediziner und über Zeitungsberichte über das Projekt. Es erfolgten sorgfältige diagnostische Eingrenzungen auf auschließlich Somatisierungsstörung (F 45.0), undifferenzierte somatoforme (F 45.1) und somatoforme autonome Funktionsstörungen (F 45.3) (*ausgeschlossen* wurden Schmerz-, Konversions- oder hypochondrische Störungen oder Neurasthenie). Neben ICD-10 wurde auch der SOMS (Rief 1997) eingesetzt, wobei auf die Erfüllung beider Diagnosen (ICD-10 *und* DSM-IV) geachtet wurde.

Die gute Klärung von Motivation und ausführliche Erwägungen zur Gruppenzusammensetzung und eine Gruppenvorbereitung von zwei Sitzungen nebst Therapiekontrakt führten wahrscheinlich zu der für diese Patientenklientel extrem niedrigen Dropout-Rate von nur 5.6%. 20 Sitzungen wurden durchgeführt, pro Woche eine Sitzung zu 90 Minuten Länge. Das Konzept wurde neu überarbeitet, involviert Elemente des *Göttinger Modells*, des *Foulkesschen* Ansatzes, des *interpersonalen* Gruppenansatzes (vgl. Kapitel 6.2.1) und schließt spezifische Aspekte der somatoformen Problematik aus psychodynamischer Perspektive mit ein, speziell die *Affekt-Warhnehmungs-Defizit-Hypothese* (Egle et al. 1992; Egle 1998; Küchenhoff 1998; Nickel und Egle 1999) mit ein (Tschuschke et al. 1998). Der letztgenannte Aspekt legt in diesem Gruppenansatz den Schwerpunkt auf die Identifikation für die von Gruppenmitgliedern unbemerkten eigenen affektiven Erregungen durch interaktive Gruppenprozesse und deren Bewusstmachung (maladaptive interpersonale Schleifen, Bewusstmachung der Funktionen derselben, *Feedback*, Metaebene, *Katharsis* etc.).

Katamnestische Nachuntersuchungen 12 Monate nach Beendigung der Gruppen bestätigten die erreichten Therapieerfolge (Tschuschke et al. 2003). Die Ergebnisse zeigen signifikante Unterschiede zu Wartelisten-Kontrollen; außerdem zeigen sich hochsignifikante Beziehungen zwischen dem detailliert untersuchten Therapieprozess und dem Therapie-Ergebnis für erfolgreiche versus nicht erfolgreiche Patienten. Alle Patienten erhielten keinerlei zusätzliche therapeutische Maßnahmen zur Gruppentherapie.

Die meisten verfügbaren Studien zur Kurgruppentherapie bei somatoformen Störungsbilder liegen wiederum für *kognitiv-behaviorale Gruppenkonzepte* vor.

Eine randomisierte, kontrollierte Studie mit kognitiv-behavioralem Ansatz untersuchte bei 70, vorwiegend weiblichen Patienten die Wirkungen von einer Kurzgruppentherapie, die jeweils für acht Sitzungen über einen Zeitraum von vier Monaten angeboten wurde (Kashner et al. 1995). Die Teilnahme fiel im Schnitt extrem kurz aus (Mittel von 2.2 Sitzungen, wobei 23 Patienten an mehr als 3 oder 4 Sitzungen teilnahmen). Diese geringe Compliance wird von den Autoren auf den enormen Widerstand von SD-Patienten gegenüber der Arbeit an zugrunde liegenden psychischen Problemen zurückgeführt. Dennoch sind die Verbesserungen frappierend gut ausgefallen. Je mehr Sitzungen teilgenommen wurde, um so besser fiel das Ergebnis aus. Jede Sitzung begann mit einer didaktischen Präsentation, gefolgt von einer kurzen Gruppendiskussion, um die Kommunikation in der Gruppe zu stimulieren. Danach wurde eine Übung durchgeführt, um die Kohäsion zu vergrößern. Dies wurde gefolgt von einer nächsten Gruppendiskussion, in der die Gefühle vertieft und exploriert wurden. Jede Sitzung schloss mit der Vorstellung des nächsten Tagesordnungspunktes in der nächsten Sitzung.

Die therapeutisch-klinischen Ergebnisse wurden anhand von vier Skalen zur allgemeinen (*Physical Functioning, General Health*) und psychischen Gesundheit (*Mental Health, Social Functioning*) gemessen (die Effektstärken erreichten respektable Werte zwischen 0,27 (soziale Funktionen), 0,69 (physische Funktionen), 0,98 (allgemeine Gesundheit) und 1,51 (psychische Gesundheit). Die ökonomischen Einsparungen durch diese Gruppenmaßnahme wurden ebenfalls überprüft wie bei der o.e. Untersuchung von Rynearson und Melson.

> „Die Gruppentherapieintervention reduzierte außerdem die pro Jahr verursachten Gesundheitskosten um 513 US $ für die SD-Patienten. Die direkt durch die Gruppenmaßnahme entstandenen Kosten für die 8 Sitzungen betrugen 832 US $ (26 US $ pro Therapeut/Stunde [entspricht 50 000 US $ Jahreseinkommen] x 2 Stunden/Sitzung x 2 Gruppenleiter x 8 Sitzungen). Falls 10 Patienten zugewiesen werden, betragen die Kosten für diese Überweisung 83 US $. Unter diesen Umständen betragen die Netto-Einsparungen mit der Gruppentherapie 430 US $ pro überwiesenem Patient (513 US $ – 83 US $)." (Kashner et al. 1995, S. 468)

Eine weitere Kurzgruppenstudie mit kognitiv-behavioralem Ansatz bezog Stress-Management und Entspannung mit ein (Lidbeck 1997). In nur acht ambulanten Sitzungen wurden 50 Patienten (8 Männer, 42 Frauen) mit einem Durchschittsalter von 45 Jahren mit multiplen somatoformen Beschwerden behandelt (46% = 23 Patienten/innen waren polisymptomatisch). Die Sitzungen der randomisierten, kontrollierten Studie wurden wöchentlich über zwei Monate durchgeführt und die Effekte zum Follow-up-Messpunkt 6 Monate nach Beendigung der Gruppentherapie kontrolliert. Folgende Effekte ergaben sich beim Follow-up im Vergleich zur unbehandelten Kontrollgruppe: Soziale Probleme (*SPQ*) (n.s.), Krankheitsverhalten (*IBQ*) ($p < 0,01$), Hypochondrie-Score (*Whitley-Index*) ($p < 0,05$), Angst- und Depressions-Scores (*HAD*) (n.s.), Schlafstörungen (*SDI*) (n.s.), Gebrauch von Medikamenten ($p < 0,05$), Zufriedenheit mit dem Behandlungsprogramm (95% gaben zumindest etwas Nutzen oder mehr an).

Die Studie zeigt, dass zwar einige Erfolge erzielt werden konnten, dass allerdings angezielte psychische Bereiche nicht beeinflusst werden konnten. Dies mag an der sehr schwierigen Klientel gelegen haben, die ein breites Spektrum erheblicher Chronifizierung darstellte, an der zu geringen Therapie-Dosis von nur acht Sitzungen, oder zugleich an dem vielleicht nicht ausreichenden therapeutischen Konzept (Entspannung und Stress-Management allein dürften bei dieser chronifizierten Patientenklientel [durchschnittliche Dauer der Beschwerden 8,3 Jahre] mit erheblich polisymptomatischen Beschwerden nicht ausreichende psychotherapeutische Instrumente sein).

Stationäre kognitiv-behaviorale Kurzgruppentherapie vom psychoedukativen Typus wird mit acht Sitzungen in der *Psychosomatischen Fachklinik Bad Dürkheim* erfolgreich für chronifizierte somatoforme Störungen durchgeführt (Leidig und von Pein 1994). Die Ziele der hoch strukturierten Sitzungen sind

- Reflexion der bisherigen Krankenkarriere
- Veränderung monokausaler Laientheorien in Richtung sozio-psychobiologischer Theorien
- Veränderung der „Beziehung zum Syptom"
- Motivierung zum Training von „Gesundheitsverhalten"

10.3 Essstörungen

Im Verständnis der beiden komplexen Essstörungen *Anorexia Nervosa (AN)* und *Bulimia Nervosa (BN)* wurden in den letzten 15 Jahren bedeutsame Fortschritte erzielt (Harper-Guiffre 1992). Beide Formen wurden als klar trennbare Syndrome erkannt, obwohl sie sehr viele Überlappungen zu besitzen scheinen. Die Ähnlichkeiten beziehen sich auf den als sehr stark erlebten sozialen Druck zur Einhaltung von kontrolliertem Essen (Diät halten), Ausübung von körperlicher Aktivität (Sport treiben) sowie die kulturelle Besessenheit vom Schlankheitsideal, die insgesamt eine große Zahl junger Frauen vulnerabel mache für die Entwicklung einer Essstörung (Harper-Guiffre 1992). Interessanterweise handelt es sich um Störungen, die in den westlichen Kulturen zu 90–96% junge Frauen und Mädchen, meist aus gehobener Sozialschicht, ab dem Alter von 12 Jahren bei der AN (Einsetzen der Menarche) und in den späten Teenagerjahren bei der BN und kaum Jungen trifft. Zu den diagnostisch relevanten und die beiden Störungen unterscheidenden Kriterien sei auf die Glossare der ICD-10 (Dilling et al. 1991) und des DSM-IV verwiesen (American Psychiatric Association 1994). Es wird eine starke Zunahme beider Störungsbilder innerhalb der letzten 20 Jahre festgestellt (Harper-Guiffre 1992).

Die *Dynamik der Entwicklung der AN* beginnt typischerweise mit dem Wunsch abzunehmen, es wird eine Diät begonnen. Der Unterschied zu üblichen Diäten ist, dass sie zwanghaft fortgesetzt wird im Kampf um eine immer dünnere Körpersilhouette. Ein Triumph der *Kontrolle* und *Beherrschung* des eigenen Körpers und seiner Triebhaftigkeit resultiert. Die weit verbreitete Unzufriedenheit mit dem eigenen Körper mündet regelmäßig in eine *Körperbildstörung*.

> „Mit der Zeit werden die Interessen der anorektischen Patientin sich dem Punkt nähern, wo sich die Aktivitäten ausschließlich um Diät, Besessenheit von Nahrungsmitteln und körperliche Betätigung drehen. Wie mit anderen hungernden Menschen, bilden AN-Patientinnen depressive Stimmungslagen aus, haben Konzentrationsschwierigkeitn, Schlafstörungen, zwanghaftes Verhalten und zeigen einen graduellen Rückzug aus sozialen Situationen in eine zunehmend isolierte Existenz. Es entwickelt sich ein Desinteresse an der Aufrechterhaltung von Freundschaften. Sexuelle Interessen und Rendezvous (falls es sie überhaupt gegeben hat) werden typischerweise beendet." (Harper-Guiffre 1992, S. 8).

Bei der BN handelt es sich eine unausweichliche, sehr starke Triebhaftigkeit, sich zu überessen, was von Versuchen gefolgt ist, die „fett machenden" Effekte der Fressanfälle (*binge eating*) zu bekämpfen (Harper-Guiffre 1992). Diese kompensierenden Maßnahmen umfassen selbstinduziertes Erbrechen, Missbrauch von Laxantien, Diuretika oder Schlankheitspillen, restriktives Fasten oder Diät halten sowie ausgedehnte körperliche Betätigung. BN tritt üblicherweise im jungen Erwachsenenalter auf, in den späten Teenagerjahren oder in den frühen 20ern. Die Patientinnen befinden sich meist im normalen Gewichtsbereich – mit leichter Tendenz zum Zunehmen und zu Übergewicht, was es auch so schwer macht, die Störung von außen zu erkennen. Es wird von ca. 30% bis 50% mit vorangegangener AN-Episode berichtet (Roth und Fonagy 1996)! Typisch ist eine höhere Schulbildung, Single-Dasein, soziale Mobilität und die Herkunft aus einer intakten, sozial gut gestellten Familie mit mehr als einem Kind (Harper-Guiffre 1992). Die Verbreitung unter der weiblichen Studentenschaft wird mit Zahlen zwischen 54% und 86% (!) in verschiedenen Studien angegeben (Harper-Guiffre 1992). Bei jungen Männern wird nur ein Range zwischen 0 und 5% berichtet; interessanterweise zunehmend ab dem Zeitpunkt, ab dem ein modisches androgynes Männerbild gesellschaftlich propagiert wurde.

Die psychopathologische Seite wird als besessen von Gewichtswerten und Körperform angegeben; Sehnsucht nach „Schlanksein" und die Furcht vor dem „Fettsein" sind die beherrschenden Gedanken. Es bestehe eine Neigung zu Depressivität, Körperbildstörung, Angst, mangelnder Impulskontrolle, niedrigem Selbstwertgefühl und hohen Selbsterwartungen. Außerdem eine sozial unzureichende Anpassung, mit einer Überbesetzung von Aspekten der Sex-Rolle, hohem Bedürfnis nach Anerkennung, Hypersensitivität gegenüber der Meinung anderer von der eigenen Person sowie Schwierigkeiten bei der Erkennung und beim Ausdruck von Gefühlszuständen (Harper-Guiffre 1992).

Gruppentherapie wird als zwar die geeignetste Form psychotherapeutischer Behandlung angegeben, sie sei aber auch „notorisch" schwierig mit dieser Patienten-Klientel durchzuführen (MacKenzie und Harper-Guiffre 1992). Essstörungen zählen zu den psychischen Störungsbildern, für die eine *Kurzzeitbehandlung*, wissenschaftlich gesehen, offenbar nicht sehr empfehlenswert ist (Roth und Fonagy 1996). Insofern überrascht es auch wenig, wenn hauptsächlich Studien über längere Gruppeninterventionen in der Literatur gefunden werden können (s.u.). Die grundsätzliche Wirksamkeit von Gruppentherapie bei BN wurde in einer Metaanalyse, die 35 kontrollierte Studien umfasst, nachhaltig dokumentiert (Jacobi et al. 1991).

Die Schwierigkeit der Therapie essgestörter Patientinnen liege in der Natur der Erkrankung, wie MacKenzie und Harper-Guiffre ausführen. Es sei typisch bei diesen Störungsbildern, dass die Patientinnen nach außen hin eine hilfreiche, freundliche und kooperierende Haltung einnähmen, während sie verdeckt eine Anpassung an die Erfordernisse der Realität sabotierten. Sie seien Meisterinnen in der Handhabung elterlicher Beziehungsgestaltung zum Vorteile ihrer Pathologie (MacKenzie und Harper-Guiffre 1992). Sie forderten aktiv oder passiv Rolle und Autorität des Therapeuten heraus. All die genannten Aspekte tauchten während der Gruppensitzungen auf, erleichtert und gefördert durch den Druck des Gruppensystems. Gruppenleiter seien gut beraten, ausreichendes Wissen über Essstörungen und Erfahrung mit interpersonell geführten Gruppen mitzubringen. MacKenzie und Harper-Guiffre empfehlen dringend, dass Therapeuten, die solche Gruppen durchführen, *systematische Supervision* erhalten sollten, ungeachtet ihres Erfahrungshintergrundes.

Gewöhnlich wird eine Mixtur aus unterschiedlichen Therapieformen angeboten, meist wurde Familientherapie mit angewendet. Studien zeigen, dass Familientherapie nur dann günstig zu sein scheint, wenn die Patientinnen unter 18 Jahre alt sind, danach schnitt Einzeltherapie bereits besser ab (Roth und Fonagy 1996). Auch wird gemeinhin die stationäre Behandlung der ambulanten Behandlung gegenüber bevorzugt. Allerdings ist die Rezidiv-Rate hoch. Eine Studie erbrachte diesbezüglich differenzierte Ergebnisse. Demnach erreichten stationäre Behandelte größere therapeutische Erfolge zum Entlassungs-Zeitpunkt als eine vergleichbare Patientinnen-Gruppe bei Beendigung der ambulanten Behandlung; der Rückfall war jedoch bei den statioär Behandelten größer als bei den ambulant behandelten Patientinnen zur Follow-up-Messung ein Jahr nach Behandlungsende (Crisp et al. 1991).

Verschiedene Behandlungsformen haben sich sämtlich als hilfreich erwiesen: Einzeltherapie, Familientherapie, Ernährungsanweisungen, psychodynamische Gruppentherapie). Überraschend ist, dass *behaviorale* und *kognitiv-behaviorale Therapieformen* (*CBT*) kaum empirische Evidenzen bei der Behandlung dieses Krankheitsbildes erbracht haben (Roth und Fonagy 1996). Expositions- und Reaktionsverhinderungs-Strategien hätten wenig bis keinen Nutzen erbracht, während Ernährungserziehung, diesbezügliche Ratschläge und Kontrolle des Essverhaltens als wichtige Komponenten wirksamer Behandlung erschienen (Roth und Fonagy 1996). Kognitiv-behaviorale Therapieformen würden in Kombination mit diesen genannten Maßnahmen besser abschneiden, obwohl auch hier nur ein Drittel der behandelten Patientinnen symptomfrei blieb.

Andere Therapieverfahren wie *Interpersonelle Therapie* (Gruppe und Einzel), *Supportiv-Expressive Therapie,* und „kognitiv-analytische Therapie" seien vergleichbar wirksam wie CBT oder sogar leicht überlegen. Grundsätzlich seien *längere Behandlungen* mit besseren Ergebnissen verbunden (gültig für AN wie für BN).

Gruppentherapie mit AN-Patientinnen ist grundsätzlich schwirig. Obwohl es ein Charakteristikum von AN-Patientinnen ist, interpersonale Schwierigkeiten zu haben und die Neigung zeigen, sich zu vereinzeln – weshalb gerade die Gruppentherapie indiziert ist! – ist die Handhabung einer therapeutischen Gruppe voller Anorektikerinnen (störungsspezifische Gruppe) problematisch. Die allgemeine Besessenheit um alles, was mit Essen zu tun hat, kann dazu führen, dass es kein anderes Thema in der Gruppe gibt. Tatsächlich kann es sogar zu einem absurden Wettstreit kommen, wer das dünnste Gruppenmitglied ist (Hall 1985). Solche desaströsen Entwicklungen könnten mit einer optimierten Patientinnen-Auswahl (und Gruppenzusammensetzung), einem geeigneten Therapiekonzept und einem/r souveränen Gruppenleiter/in, der/die erfahren sei, vermieden werden.

Psychoanalytische Einzelbehandlung wird als nicht indiziert angesehen und einem unmodifizierten analytischen Gruppenkonzept werden auch keine Lorbeerkränze geflochten (Hall 1985). Die vielleicht größte empirische Studie zur Behandlung von stationär behandelten Essstörungen in psychodynamisch arbeitenden Kliniken erbrachte ebenfalls keinen überragenden Effektivitäts-Nachweis dieser Behandlungsformen (Kächele et al. 2001).

Es scheint, dass analytische Konzepte durchaus zum Verständnis der Dynamik der Störung beizutragen scheinen, dass eine typisch analytische, technische Umsetzung allerdings nicht ausreichend für die Therapie von AN-Patientinnen ist, sondern dass eine nichtkonfrontative, warmherzige, individuell addressierende Leiterhaltung wichtig sei, die graduelle interpersonalen Austausch ermutigt (Hall 1985).

Zur Gruppenbehandlung von AN-Patientinnen liegen sehr wenige Studien vor (Crisp et al. 1991; Zander und Ratzke 2001). Dies sieht für BN anders aus.

Ein Programm zur intensiven ambulanten Kurzgruppentherapie mit BN-Patientinnen wurde von Mitchell und Mitarbeitern in Minnesota auf der Basis eines *behavioralen Ansatzes mit kognitiven und operanten Komponenten* vorgestellt (Mitchell et al. 1985, S. 244f).

1. Informationen über Bulimie und ihre Konsequenzen.
2. Selbstbeobachtungstechniken werden eingesetzt.
3. Starke Betonung auf der Notwendigkeit der Bedingungsanalyse (welche Reize gehen dem bulimischen Verhalten voraus?).
4. Direktiver Therapieansatz für Verhaltensänderung ist erforderlich.
5. Unterrichtung der Patientinnen darüber, wie sie die dem Problemverhalten vorausgehenden Auslöser beeinflussen können, um Fressanfälle zu vermeiden.
6. Patientinnen wird die Notwendigkeit des Erwerbs angemessener Fertigkeiten nahe gebracht.
7. Patientinnen werden darin unterrichtet, die Konsequenzen ihres Verhaltens zu verändern, um adaptive Essgewohnheiten zu verstärken.
8. Ein Teil des Programms ist reserviert für die notwendige Arbeit an der Veränderung der Kognitionen.

Das Programm dauert etwa zwei Monate und geht über 17 Gruppensitzungen. Beginnend mit 10 Patientinnen, werden in der ersten Woche fünf Sitzungen, in der zweiten Woche vier Sitzungen, in der dritten und vierten Woche je drei Sitzungen und in der fünften Woche zwei Sitzungen zu je 90 Minuten durchgeführt. Die Wirksamkeit dieses Ansatzes wurde anhand von 104 Patientinnen zum Behandlungsende (längerfristige Daten lagen nicht vor) empirisch überprüft. Über 70 % der Patientinnen berichteten über entweder ein völliges Ausbleiben des Erbrechens oder höchstens einem bis drei „Ausrutschern" während des gesamten Behandlungsprogramms, während 11 % mehr als vier angaben. Die Untersuchung des Körpergewichts erbrachte für 66 % Gewichtsverlust (im Schnitt 1,6 kg) und 31 % eine Gewichtszunahme (durchschnittlich 1,3 kg).

Gruppentherapie wird auch von anderen Autoren als besonders hilfreich bei BN beschrieben (Johnson und Connors 1987). Diese Arbeitsgruppe verwendete ein sehr kurzes Programm für einen *behavioral-psychoedukativen kurzgruppentherapeutischen Ansatz* von 12 ambulanten Sitzungen. Die Gruppen wurden jeweils mit 10 Patientinnen in zwei wöchentlichen Sitzungen von zwei Ko-Leiterinnen behandelt (Johnson und Connors 1987, S. 200ff). Die Studie ist wissenschaftlich gut begleitet worden, auch wenn kein randomisiertes Kontroll-Design (RCT) verwendet wurde. Zu einem 10-Wochen-Follow-up waren 15 % aller Patientinnen symptomfrei und 40 % hatten ihre Fressanfall-Erbrechens-Häufigkeiten um mindestens 50 % reduziert. Weitere Verbesserungen konnten katamnestisch in den zwei folgenden Jahren festgestellt werden.

Die Erfahrungen mit *Langzeitgruppen* (halboffen), basierend auf dem gleichen Konzept, werden von den Autoren als problematisch geschildert. Zunehmend entwickele sich ein harter Kern von sich nicht wesentlich verbessernden Patientinnen in der Gruppe, die folglich auch nicht die Gruppe verließen. Unter diesem Gesichtspunkt werde das psychologische Gruppenklima zunehmend hoffnungslos und verzweifelt. Hier zeigt sich die Problematik von homogen zusammen gesetzten Langzeitgruppen, speziell bei Essstörungen.

Dem stehen Erfahrungen in anderen Projekten gegenüber, bei denen festgestellt werden konnte, dass die Therapien mehr Effekte erzielen, je länger sie zeitlich dauern und desto mehr Sitzungen erfolgen (Roth und Fonagy 1996; McKisack und Waller 1997).

Kombinierte Behandlungsansätze scheinen die besten Ergebnisse zu erzielen, speziell kognitiv-behaviorale Ansätze in Verbindung mit psychoedukativen Komponenten (Davis und Olmsted 1992; Davis et al. 1997). Aus der Multideterminiertheit von BN – psychologische, biologische, soziokulturelle Faktoren sowohl bei der Entstehung wie bei der Aufrechterhaltung der Störung – ergebe sich die Notwendigkeit eines multideterminierten Behandlungsmodells. Davis und seine Mitarbeiter legen ihrem Behandlungsansatz ein *Pyramidenmodell* der Pathologie der Essstörungen zugrunde. Aus einem grundlegenden Defizit im Selbst-Konzept der Patientin resultiere eine Körperbildstörung, die zu Diät-Anstrengungen und einem biologischen

Chaos führe. Jede Pathologie folge in dieser Reihenfolge aus der vorherigen. Der hochstrukturierte Kurzgruppenansatz von Davis und Kollegen schloss zwischen 6 und 18 (!) Patientinnen pro Gruppe ein und hatte einen Umfang zwischen nur fünf und acht Sitzungen (Davis und Olmsted 1992, S. 77f). Ein mündlicher Therapie-Kontrakt wurde ebenfalls eingesetzt.

1. *Sitzung 1:* Übersicht über die Essstörungen
   - Orientierung in der Gruppe
   - Kernpunkte der Essstörungen
   - Essstörungen und emotionaler Stress
   - Physische Komplikationen
   - Zum fluktuierenden Verlauf der Essstörungen
2. *Sitzung 2:* Die Multideterminiertheit und selbsterhaltende Natur der Essstörungen
   - Disponierende, vorangehende und aufrechterhaltende Faktoren
   - Wo fange ich an?
3. *Sitzung 3:* Die Regulierung des Körpergewichts und die Konsequenzen des Hungerns
   - Wirkungen von Hungern
   - Wahrnehmung von Hunger
4. *Sitzung 4:* Entwicklung einer gesunden Beziehung zur Nahrung
   - Der nicht hungernde Weg
   - Coping-Strategien für die erste Zeit ohne Hungern (‚Washout Phase')
5. *Sitzung 5:* Einstellungen zum Gewicht, zum Aussehen und zum Hungern als Voraussetzungen für die Genesung
   - Fressanfälle als Coping-Strategien
   - Problemlösestrategien
   - Infragestellung problematischer Ansichten
6. *Sitzung 6:* Entwicklung einer gesunden Beziehung zu deinem Körper
   - Gewöhnliche Körperbild-Probleme
   - Bewusstmachung des Körpers als Objekt der Verschiebung
   - Ausbrechen aus dem Teufelskreis
7. *Sitzung 7:* Die Straße zur Erholung
   - In dieser Sitzung werden alle Erfahrungen zusammen gebracht.

Die therapeutische Haltung benötige einen strukturierten Leitfaden oder Strategien des weiteren Vorgehens, damit keine im Chaos mündenden Dialoge mit den Patientinnen geführt würden, etwa in der folgenden Art:

a) Kognitiv-behaviorale Psychotherapie ist dazu bestimmt, den/die Patienten/in zu unterrichten, sein/ihr eigenes Denken zu beobachten und diesbezüglich das Bewusstsein zu schärfen.

b) Dem/r Patienten/in wird in der Therapie geholfen, die Verbindung zwischen seinen/ihren dysfunktionalen Überzeugungen und seinem/ihren maladaptiven affektiven und Verhaltenskonsequenzen zu erkennen.
c) In der Essenz involviert die CB-Therapie die Unterrichtung von Patienten bei der Untersuchung der Stimmigkeit ihrer Überzeugungen auf einer Moment-zu-Moment-Basis.
d) CBT ermutigt den/die Patienten/in, realistischere Interpretationen zu verwenden, basierend auf akkumulierter Evidenz.
e) Das ultimative Ziel ist die Modifikation der zugrunde liegenden Überzeugungen im Sinne von A.T. Beck.

Der Stellenwert von *psychoedukativen Kurzzeitgruppen* allein wurde in einem randomisierten, kontrollierten Design vom selben Team an anderer Stelle untersucht (Davis et al. 1997). Eine Gruppe von 40 BN-Patientinnen absolvierte eine psychoedukative Gruppe (PE) mit fünf Sitzungen. Eine andere mit 41 BN-Patientinnen komplettierte 12 Sitzungen, fünf Sitzungen PE und anschließend sieben Sitzungen prozessorientierte (interaktiv-dynamische) (PP) Gruppe, die konventionelle kognitiv-behaviorale Elemente umfasste. Beide Verfahren kamen zu vergleichbaren Effekten. Die Autoren kamen zu dem Schluss, dass die zusätzlichen sieben Sitzungen kognitiv-behavioraler Gruppentherapie keine therapeutische Verbesserung gegenüber der ausschließlich psychoedukativen Gruppe mit nur fünf Sitzungen erbrachte. Dieses Ergebnis deckt sich demnach mit den Schlussfolgerungen von Roth und Fonagy (1996), die in CBT allein keinen spezifischen Nutzen bei Essstörungen sehen.

Ebenfalls nicht überzeugend fällt ein Vergleich zwischen *CBT-Gruppen* bei Patientinnen mit Fressanfällen und *Selbsthilfegruppen* aus (Peterson et al. 1998). Drei verschiedene CBT-Kurzgruppenansätze (1 Gruppe von Therapeut geleitet, n = 16; eine Gruppe wurde als teilweise Selbsthilfegruppe geführt, indem ein Film gesehen wurde, gefolgt von einer therapeutengeleiteten Debatte, n = 19; sowie eine Selbsthilfegruppe n = 15) und eine Wartelisten-Kontrollgruppe wurden miteinander verglichen. Es zeigten sich keine Unterschiede zwischen den drei Bedingungen, lediglich im Vergleich zur Wartelisten-Kontrollgruppe.

Psychodynamisch-interaktionelle Gruppenansätze werden bei Harper-Guiffre et al. beschrieben (Harper-Guiffre et al. 1992). Sie betonen die Beachtung des Faktors möglicher komorbider Persönlichkeitsstörung bei den Essstörungen. Tatsächlich kommen gerade bei Essstörungen häufig Persönlichkeitsstörungen vor. Es sei aber nicht die Frage eines Ausschlusses von der Gruppenbehandlung, sondern, *wieviele* dieser Patientinnen mit einer zusätzlichen Diagnose in eine Gruppe aufgenommen werden könnten *und mit welchem Gestörtheitsniveau*, speziell bei einem weniger strukturierten, interaktiv-einsichtsfördernden Gruppenkonzept.

Ein originelles Konzept wurde bei einem konzeptuellen Mischansatz bei BN verfolgt. In einem Kurzgruppenformat von nur 12 ambulanten Sitzungen integrierte dieses Modell kognitiv-behaviorale Therapie (VBT), Psychoedukation (PE), Interpersonelle Therapie (IPT) und Beziehungsarbeit (RT) miteinander (Riess 2002). Die ersten drei Sitzungen begann mit dem edukativen Teil (PE). Es folgten 4 Sitzungen (4.–7. Sitzungen) CBT; die interpersonelle (IPT) und beziehungsbezogene Arbeit (RT) schlossen sich in den Sitzungen 8–12 an. Von 40 untersuchten Patientinnen stiegen vier vorzeitig aus und 36 schlossen die Therapie ab. Fressanfälle reduzierten sich signifikant zum Monat nach Beendigung der Therapie (p < .001). Die initial leicht erhöhten Depressions-Scores fielen signifikant ab im *BDI* (p < .001). Leider liegen keine Daten zu katamnestischen Nachuntersuchungen bei diesem konzeptuell interessanten Mischansatz vor.

Ein anderer interessanter Ansatz berichtet von gleichzeitiger Behandlung von AN- und BN-Patientinnen in denselben Gruppen (Zander und Ratzke 2001). Das Konzept fußt auf einem *systemischen Verständnis*, indem der sozial-kommunikative Aspekt der Essstörung mit der Umgebung konzeptuell berücksichtigt wird. Die Behandlungsdauer umfasst allerdings 12 Monate mit ca. 50 Sitzungen, wöchentlich eine Sitzung zu 90 Minuten mit 8–12 Teilnehmerinnen, es handelt sich also nicht mehr um eine Kurzgruppentherapie. Einen ähnlich kombinierten Ansatz verfolgten Gerlinghoff und Mitarbeiter mit AN- und BN-Patientinnen mit guten Erfolgen im Rahmen tagesklinischer Behandlung (Gerlinghoff et al. 1997).

Das therapeutische Vorgehen mit Essgestörten in Körperbild-Gruppen wird in dem Buch von Harper-Guiffre und MacKenzie ausführlich dargestellt (Jasper und Maddocks 1992).

10.4 Persönlichkeitsstörungen

Mehrheitlich sind die folgenden Ausführungen einer kürzlich erschienenen Übersichtsarbeit zu den Einsatzmöglichkeiten von Gruppenpsychotherapie bei Persönlichkeitsstörungen (Tschuschke und Weber 2002) entnommen, an erforderlichen Stellen aber aktualisiert, verändert oder ergänzt worden.

Persönlichkeitsstörungen sind zugleich große Herausforderungen wie oftmals frustrane Erfahrungen für Psychotherapeuten. Diese durchaus sehr heterogene Patientengruppe ist bislang vergleichsweise wenig systematisch beforscht worden (Fiedler 1995; Piper et al. 1996). Dies liegt zum einen an den diagnostischen Ungereimtheiten (Pilkonis et al. 1997; Hoffmann und Eckhardt-Henn 1999) der traditionellen Klassifikationssysteme DSM (American Psychiatric Association 1994) und ICD (Dilling et al. 1991), zum anderen sicherlich an der Heterogenität der einzelnen Störungsbilder, die es entsprechend schwer machen, ein einheitliches theoretisches Verständnis der jeweiligen Störung zu entwickeln, was – die Klassifikationsprobleme erklärt und – naturgemäß zu nachfolgenden Problemen bei der Indikationsstellung für die bestgeeignete psychotherapeutische Behandlungsform führt.

Dass Persönlichkeitsstörungen auch zu den ökonomisch kostspieligsten Patienten-Klientelen (psychische wie auch somatische Erkrankungen) gehören (Pilkonis et al. 1997), obwohl z.B. Borderline-Störungen grundsätzlich von psychotherapeutischen Behandlungen mehr oder weniger profitieren können (Lazar und Gabbard 1997; Kernberg et al. 2000), macht Persönlichkeitsstörungen über die klinisch-technischen Komplikationen ihrer Behandlung hinaus zu einer zunehmend interessanter werdenden Zielgruppe empirischer Forschungen. Hinzu kommt noch die sehr beachtliche *lifetime*-Prävalenz für das Auftreten einer klinisch relevanten Persönlichkeitsstörung von 11% (Bohus et al. 1999) bzw. zwischen 7–24% in der Bevölkerung (Zimmerman und Coryell 1989; Roth und Fonagy 1996; Pilkonis et al. 1997). Die klinisch beobachteten Prävalenzraten liegen in ambulanten Poliklinik-Bereichen zwischen 30% und 40% und in der stationären Psychiatrie zwischen 40% und 50% (Bohus et al. 1999). Allein Borderline-Diagnosen lassen sich bei 15–25% aller psychiatrischen Patienten finden (Dulz 1999).

> Das unbefriedigende empirische Defizit an aussagekräftigen Studien (Tress et al. 2002) mag an der bereits angesprochenen Heterogenität der nosologisch gefassten Untergruppierungen der beschriebenen Störungsbilder liegen. Es dürfte zugleich auch in der häufig beschriebenen mangelnden Compliance mit der Behandlung begründet liegen – was Auswirkungen auf Forschungsergebnisse (Studien-Dropouts) hat – in Defiziten der Psychotherapieforschung, speziell in ihren Schwierigkeiten, sich in sehr zeitaufwändiger Weise der Prozessforschung internaler Veränderungen der Organisation der interpersonellen Haltung – „mit anderen Worten, der Struktur der Persönlichkeitsstörungen" – zuzuwenden (Piper et al. 1996, S. 117). Es dürfte weiterhin auch an den begrenzten Möglichkeiten der Psychotherapie überhaupt liegen, die sie im Falle von Persönlichkeitsstörungen zu gewärtigen hat. In bislang nicht bekanntem Ausmaße scheinen genetische Faktoren bei Persönlichkeitsstörungen eine Rolle zu spielen (Bronisch 2001). Zudem belegen zunehmend neurobiologische Studien den Zusammenhang zwischen gestörter Informationsverarbeitung und nachfolgend unzureichenden Bahnungs- und Reifungsprozessen –, die stark mit Emotionsverarbeitung verbunden sind und unter dem Einfluss des limbischen Systems (in Verbindung mit Thalamus und Basalganglien), stehen (Bronisch 2001). Daraus resultieren u.a. emotionale und Verhaltensstörungen aufgrund frühkindlich traumatisierender bzw. schwer belastender Erlebnisse (van der Kolk et al. 1997). Der letztgenannte Sachverhalt wird bislang speziell bei einigen der Borderline-Störungen gehäuft festgestellt, was im Zusammenhang mit Posttraumatischen Belastungs-

störungen (PTSD) zur Diagnose einer dissoziativen Störung und ungünstigeren Effekten gerade im Rahmen von gruppentherapeutischen Settings führen könnte (Cloitre und Koenen 2001). Die neuropsychologische Perspektive gerät dabei immer mehr in den Blickpunkt, z.B. als *biosoziale Sichtweise*, die, über das zusammen Wirken biologischer und psychosozialer Sichtweisen bei der Entwicklung von Persönlichkeitsstörungen (Bohus et al. 1999), neuropsychologische Entwicklungsstadien postuliert, die die teilweise Resistenz einzelner Störungsbilder gegenüber spezifischen psychotherapeutischen Ansätzen verstehbarer macht (Millon und Davis 1996). Die Herausforderung für die Psychotherapie ist und bleibt auch hier, gerade bei den Persönlichkeitsstörungen, Kriterien (Prädiktoren) zu entwickeln, die es erlauben, spezifischere Indikationen für bestimmte psychotherapeutisch-psychiatrische Behandlungskonzepte treffen zu können. Mehr denn je erweist sich am Beispiel der Persönlichkeitsstörungen, dass psychotherapeutische Maßnahmen auf die jeweilige Störung spezifisch auszurichten sind (Piper et al. 2002).

Cluster von Persönlichkeitsstörungen

Die Achse II des DSM-IV (American Psychiatric Association 1994) bzw. die Klasse 6 der ICD-10 (Dilling et al. 1991) beschreiben – teilweise übereinstimmend – unterschiedliche Störungsbilder im Bereich Persönlichkeitsstörung (klassisch gesehen die „abnormen Persönlichkeiten", „Psychopathien") (Hoffmann und Eckhardt-Henn 1999).

Hoffmann und Eckhardt-Henn (1999) stellen den so genannten „leichteren" Persönlichkeitsstörungen (Pst) die „schwereren" gegenüber, soweit der technisch-therapeutische Umgang mit diesen Patienten gemeint ist.

Die „leichteren Persönlichkeitsstörungen" – wenn man überhaupt davon sprechen könne – seien

- die histrionische
- die anankastische (zwanghafte)
- die ängstlich (vermeidende)
- die abhängige, dependente (asthenische) Pst

und unter die „schwereren Persönlichkeitsstörungen" fielen

- die paranoide
- die schizoide
- die dissoziale
- die Borderline-Pst

Allerdings fällt bei dieser Klassifikation die narzisstische (emotional-instabile) Pst heraus.

Das Bedürfnis sowie die Notwendigkeit der Identifikation diesen genannten Pst zugrunde liegender Gemeinsamkeiten sowie der hohe

Grad an Komorbidität zwischen einzelnen Persönlichkeitsstörungen (Bronisch 2000) führte zu drei so genannten *Cluster-Bildungen* (Roth und Fonagy 1996; Bohus et al. 1999; Bronisch 2000):

- *Cluster A („bizarres/exzentrisches Cluster"):* paranoide, schizoide, schizotypische Pst,
- *Cluster B („dramatisches Cluster"):* dissoziale, Borderline-, histrionische, narzisstische Pst,
- *Cluster C („ängstliches Cluster"):* abhängige (dependente), selbstunsichere (vermeidende), zwanghafte (anankastische) Pst.

Effekte der Psychotherapie von Persönlichkeitsstörungen

Selbst schwerste psychische Störungen profitieren letztlich alle von geeigneten psychotherapeutischen Maßnahmen – mehr oder weniger (Kanas 2001). Dies gilt auch für die komplexe Gruppe der Persönlichkeitsstörungen (Lazar und Gabbard 1997; Perry et al. 1999). Bisherige Studien waren zumeist nicht sophistiziert genug – in methodologischer und technischer Hinsicht – um kohärent prognostisch günstige Merkmale für spezifische psychotherapeutische Indikationen zu identifizieren. Es gibt sehr wenige empirische und kaum kontrollierte Studien zu den einzelnen Persönlichkeitsstörungen, am ehesten noch zur emotional-instabilen oder Borderline-Persönlichkeitsstörung (Tress et al. 2002), so dass die positiven Voten für psychotherapeutische Interventionsmaßnahmen noch am ehesten aus klinischen Erfahrungsberichten oder Untersuchungen stammen, die kein kontrollierendes Design verwandten (Higgitt und Fonagy 1993).

Die *Aufrechterhaltung stabiler Funktionen* bei den Patienten ist häufig das Anliegen *supportiver Therapie* jeglicher Couleur wie auch das Anliegen *behavioraler Ansätze*. Dagegen ist die *strukturelle Veränderung* das ambitionierte Ziel von Therapieformen, die sich auf *expressive Techniken* und *interpersonelle Strategien* stützen (Piper et al. 1996).

Psychodynamische Langzeiteinzelbehandlung hat sich z.B. für Borderline-Patienten als wenig bis nicht effektiv herausgestellt (Munroe-Blum und Marziali 1988). Die Gründe hierfür seien die geringe therapeutische Allianzfähigkeit sowie auch in den maladaptiven Projektionen auf die Umwelt zu sehen, die kein Verständnis für die Arbeit an eigenen internen Problemen zuließen. Klinischer Tradition folgend werden in psychodynamischen (Einzel-) Behandlungsansätzen eher Patienten des Clusters C (vermeidende, abhängige, zwanghafte und passiv-aggressive Persönlichkeitsstörungen), nach Hoffmann und Eckhardt-Henn die so genannten ‚leichteren Störungsbilder', behandelt, und dann eher in analytischen (Einzel-) Langzeitbehandlungen denn unzureichend in stationären Kurzzeitbehandlungen (Pattison et al. 1967; Beutler et al. 1984) (Ausnahmen sind offenbar solche stationäre Kurzzeitbehandlungen, die in der Regel stets als Milieu-Therapien vielfältige andere Behandlungsangebote mit einschließen).

Zwar haben sich Kohuts (Kohut 1973; 1977) bzw. Kernbergs theoretische Arbeiten (Kernberg 1977; 1984) optimistisch auf die Behandlung von Patienten des dramatischen, emotionalen Clusters B geworfen (histrionische, narzisstische, antisoziale und Borderline-Störungen), bislang allerdings gibt es zur speziell für Borderline-Patienten entwickelten störungsspezifischen psychodynamischen Behandlung, der *Transference Focused Psychotherapy (TFP)* (Buchheim et al. 1999; Clarkin et al. 1999) noch keine empirisch fundierten Aussagen über ihre Wirksamkeit.

Dem „exzentrischen" Cluster A (paranoide, schizoide, schizotypische Persönlichkeitsstörung) hingegen ist bislang keine spezifische Aufmerksamkeit seitens psychoanalytisch-psychodynamischer Therapie zuteil geworden.

Insgesamt lässt sich kritisch festhalten, dass es kaum kontrollierte Outcome-Studien psychoanalytisch-psychodynamischer Provenienz für die einzelnen Persönlichkeitsstörungen gibt (Tress et al. 2002).

Die Mehrheit der vorliegenden empirischen Untersuchungen zur *Wirksamkeit von behavioralen Therapie-Ansätzen* bei Persönlichkeitsstörungen befasst sich mit den problematischen *Verhaltensweisen*, die mit der Diagnose einer Persönlichkeitsstörung assoziiert sind. Sloane et al. (1975) zeigten, dass behaviorale Kurztherapie so effektiv wie psychodynamische Behandlung und wirksamer als Kontrollgruppen war. Antisoziale, impulsive jugendliche Personen wurden erfolgreicher mit behavioralen Modifikations-Techniken behandelt als mit anderer Einzel- oder Gruppen- und Familienbehandlung, jedoch zeigten die in einzelnen Teilbereichen erzielten Effekte keine Verallgemeinerungen in andere Persönlichkeitsbereiche hinein oder Rezidiv vorbeugende Wirkungen (Shamsie 1981; Burchard und Lane 1982). Spezielle *Fertigkeiten- (Skills-) Trainings* wurden in verschiedenen Studien angewandt. Bei sozial ängstlichen Patienten erwiesen sie sich als wenig effektiv (Marzillier et al. 1976) (andere verhaltenstherapeutische Untersuchungen machten positivere Erfahrungen, siehe weiter unten), wie sie auch bei adoleszenten Straffälligen zwar in Konversationen den Augen-Kontakt verbessern und Unruhe abbauen konnten, aber nur sehr geringe Einwirkungen auf komplexere soziale Phänomene wie Freundlichkeit, soziale Angst oder Arbeitsfähigkeit bewirkten (Spence und Marzillier 1979; 1981).

Komplexere soziale Fertigkeiten konnten allerdings bei persönlichkeitsgestörten stationären Patienten im militärischen Bereich erzielt werden mittels operanter Techniken, die Bestrafungen mit einschlossen, Belohnungsstrategien dagegen umfassten zunehmende Privilegien und Freizeit-Zugewinn (Jones et al. 1977). Ein weiteres operantes Verstärkungsprogramm (nach vorangegangenen Ziel-Festlegungen von Patient und Therapeut hinsichtlich spezifischer, beschäftigungsmäßiger, erzieherischer Ziele; das Brechen von Behandlungsregeln hatte eine Bestrafung durch Zurücksetzung in der Behandlungsstufe zur Folge) mit stationären Persönlichkeitsstörungen bewirkte eine signifikante Zunahme von selbstständiger Lebensführung bei einem 3-Monate-Follow-Up (Dahl und Merskey 1981). Impulsive Persönlichkeitsstörungen wurden erfolgreich durch Selbstsicherheitstrainings, verhaltensbezogene Übungen, Beschäftigungsprogramme und Rollenspiele im Affekt-Management behandelt: aggressives Verhalten konnte signifikant reduziert und angemessenere, selbstsichere Verhaltensweisen konnten erworben werden (Foy et al. 1975; Frederiksen et al. 1976; Fehrenbach und Thelen 1981). Linehans Dialektisch-Behaviorale Therapie verwendet sowohl Einzel- wie Gruppenformat und wurde speziell und mit Erfolg bei Borderline-Patienten zum Einsatz gebracht (Linehan et al. 1991; 1993) (siehe auch weiter unten).

Andere theoretische Behandlungskonzepte kamen eher in *Gruppenbehandlungen* zum Tragen, wie überhaupt zahlreiche Autoren bei persönlichkeitsgestörten Patienten gruppenpsychotherapeutische Behandlungsansätze eindeutig über einzeltherapeutische favorisieren (Rosen et al. 1976; Horwitz 1980; Wong 1980; Goodpastor et al. 1983; Stone und Rutan 1984; Budman und Gurman 1988; Munroe-Blum und Marziali 1988; Leszcz 1989; Clarkin et al. 1991; Klein et al. 1991; Budman et al. 1996; Bohus et al. 1999; Renneberg und Fydrich 1999; Dammann et al. 2000; Eckert und Biermann-Ratjen 2000; König und Kreische 2000).

Der gruppenpsychotherapeutische Behandlungsansatz bei Persönlichkeitsstörungen

In der Literatur besteht Übereinstimmung speziell bezüglich der *interpersonellen, sozialen Gestörtheit* von Patienten mit einer im Sinne der ICD-10 bzw. des DSM IV diagnostizierten Persönlichkeitsstörung (Langenbach et al. 1999; Streeck 2000; Tress et al. 2002). Therapeutische Gruppen stellen generell das geeignetste psychotherapeutische Setting für Persönlichkeitsstörungen bereit, weil in der Mehr-Personen-Situation auf vielfältige Weise die sich interpersonell manifestierenden Schwierigkeiten in der Gruppeninteraktion quasi vor den Augen Aller – mithin auch denen des jeweils betroffenen Patienten – ausagiert werden (Yalom 1995; Leszcz und Malat 2001). Dies ermöglicht *diagnostische Prozesse*, d.h. der üblichen Verleugnung und projektiven Haltung der Patienten kann coram publico therapeutisch begegnet werden, den Patienten kann über Feedback und adäquate Konfrontation die Maladaptivität ihres jeweiligen Verhaltens bewusst gemacht werden. Interaktiv sich über verschiedene Interaktionspartner ergebende maladaptive Schleifen können zurück verfolgt und transparent gemacht werden, um so dem Betroffenen sein intrapsychisches Misstrauen und seine Wut verständlich zu machen (Langenbach et al. 1999; Leszcz und Malat 2001).

Speziell das gruppenpsychotherapeutische Setting bietet *Wirkfaktoren*, die in Einzelbehandlungen nicht auftreten können und die in vielfältigen empirischen Studien bestätigt worden sind (Tschuschke 2001) (vgl. Kapitel 4.2).

Patienten mit unterschiedlichen Persönlichkeitsstörungen (narzisstische, abhängige, histrionische, Borderline-Persönlichkeitsstörungen) konnten in diagnostisch gemischt zusammen gesetzten *stationären analytischen Langzeitgruppen* erfolgreich behandelt werden (überprüft zum Follow-Up nach 18 Monaten) (Tschuschke 1993; Tschuschke und Dies 1994; Tschuschke 1999d). Dabei konnten die spezifischen Wirkbeiträge von *Kohäsion, Feedback, Rekapitulation der Primärfamilie* und *Verhaltensänderungen* empirisch nachgewiesen werden (Tschuschke und Dies 1994; 1997; Tschuschke et al. 1996). Darüber hinaus erwies sich ein weiterer Wirkfaktor als unverzichtbar wichtig im Gruppenprozess, der als *Selbstöffnung* beschrieben ist und im Prinzip auch in Einzelbehandlungen auftreten, aber in Gruppen wahrscheinlich katalysatorischen Effekt erzielen kann aufgrund des Überwindens der Scham-Schwelle (Hilgers 1997; Tschuschke 1999d). Therapeutische Prozesse können somit für persönlichkeitsgestörte Individuen in Gruppen realisiert werden, die sonst einzeltherapeutisch nicht erreichbar sind.

Wie sieht es mit der *Kurzgruppentherapie* bei Persönlichkeitsstörungen aus?

Gruppenpsychotherapeutische Evidenz der Behandlung unterschiedlicher Störungsbilder

Cluster A

Mit Patienten dieses Clusters („odd-eccentric") tut sich offensichtlich jeder psychotherapeutische Ansatz schwer.

Schizoide Persönlichkeitsstörung (ICD-10: F 60.1 – DSM IV: 301.20)

Zur schizoiden Persönlichkeitsstörung liegen weder von psychoanalytischer noch von verhaltenstherapeutischer Seite empirische Studien vor (Tress et al. 2002), obwohl für rund 2% bis 8% der Bevölkerung hier eine *lifetime-Prävalenz* gegeben ist (Roth und Fonagy 1996). Klinische Erfahrungsberichte votieren eher für eine Gruppen- denn für eine Einzelbehandlung (Leszcz 1989; Hoffmann und Eckhardt-Henn 1999; Dammann et al. 2000). Die Auffassungen sind allerdings recht kontrovers: zwar werden eher vorzeitige Gruppenabbrüche von schizoiden Patienten beobachtet und Versuche sich in der Gruppe abzugrenzen (Bohus et al. 1999), obwohl gerade für diese Patienten das soziale Übungsfeld der therapeutischen Gruppe als günstiges Indikations-Kriterium gewertet wird (Horwitz 1987; Leszcz 1989). Das Störungsbild behindert auf fatale Weise die Compliance mit dem psychotherapeutischen Ansatz, der gerade für diese Patienten am hilfreichsten sein könnte.

Paranoide Persönlichkeitsstörung (ICD-10: F 60.0 – DSM IV: 301.00)

Diese Gruppe von Persönlichkeitsstörungen ist kaum beforscht, was aufgrund der sehr misstrauischen Grundhaltung auch nicht verwundert. Psychodynamische Studien liegen nicht vor, während einzelne verhaltenstherapeutische Untersuchungen – mit bescheidenem Erfolg – unternommen wurden (Tress et al. 2002). Die ganz speziellen Probleme paranoider Persönlichkeiten betreffen den interpersonalen Sektor, weshalb sie gerade für gruppenpsychotherapeutische Behandlungsmaßnahmen besonders geeignet wären, in deren Rahmen sie über Schulung von Rollenübernahmen eine andere subjektive Perspektive übernehmen könnten (Bohus et al. 1999). Die initial hohe Abbruchquote dieser Patienten in Gruppen verweist auf die Notwendigkeit sorgfältiger Gruppenvorbereitung, u.U. erst nach vorangegangener Einzelbehandlung (Bohus et al. 1999).

Cluster B

Für Patienten dieser nosologischen Klasse („dramatic-irratic") liegen die meisten empirischen Studien, speziell für die Borderline-Störungen, vor (Roth und Fonagy 1996; Tress et al. 2002) (siehe Kapitel 10.4.1). Das grundlegende Thema von Personen mit einer Cluster B-Persönlichkeitsstörung ist ein allgemeines Defizit an Einfühlung in bzw. Interesse an Anderen (Kraus und Reynolds 2001).

Dissoziale Persönlichkeitsstörung (ICD-10: F 60.2 – DSM IV: 301.7)

Es gibt einige Studien zur Wirkung von Gruppenpsychotherapie bei dieser Persönlichkeitsstörung, die gleichwohl beschränkte Effekte zeitigten. Die Fremdbestimmung zur Inanspruchnahme psychotherapeutischer Hilfe – zumeist über strafgerichtliche Auflagen, im Rahmen von Maßnahmen des Strafvollzugs – macht es, neben einer fehlenden oder völlig inadäquaten inneren moralischen Instanz, ungemein schwierig, diese Patienten zu einer Mitarbeit in der Therapie zu bewegen (Klein et al. 1991; Bohus et al. 1999). Die entsprechend bescheidenen Therapieergebnisse dürften auf die genannten Gründe wie auch auf einen vermutlich hohen Hereditätsfaktor zurück zu führen sein (Bohus et al. 1999).

Ambulante Gruppenpsychotherapie scheint – wie psychodynamische Therapie generell – kontraindiziert zu sein (Piper et al. 1996). *Homogene Gruppenzusammensetzung* innerhalb von *stationären Einrichtungen* und *therapeutischen Wohngemeinschaften* dagegen scheinen positive Effekte erzielen zu können (Carney 1972), wobei verhaltenstherapeutische Methoden und der Einsatz von Rollenmodellen indiziert erscheinen (Julian und Kilman 1979). Kognitiv-behaviorale Therapien erzielen bei Kindern und Jugendlichen relativ günstige Effekte (Kazdin 1988), wobei Gruppeninterventionen die Möglichkeit der Moralentwicklung bei delinquenten Jungen in einer kontrollierten Studie nachweisen (Niles 1986). Zur Frage der Notwendigkeit – und Sinnhaftigkeit – einer therapeutisch konzeptualisierten Moral-, Schuld- und Schamfähigkeitsentwicklung bei erwachsenen dissozialen Persönlichkeitsstörungen wird dagegen eine eher skeptische Haltung eingenommen (Bohus et al. 1999). Gruppenähnliche Therapieformen wie Paar- oder Familientherapien haben eine gewisse Wirksamkeit ergeben, wie auch Milieu-Therapien im stationären Rahmen und therapeutische Gemeinschaften (Kraus und Reynolds 2001).

Histrionische Persönlichkeitsstörung
(ICD-10: F 60.4 – DSM IV: 301.50)

Klassischerweise fanden Behandlungen hysterischer Neurosen in analytischen bzw. psychodynamischen Einzelbehandlungen statt (Kraus und Reynolds 2001; Tress et al. 2002). Es gibt kaum eine Studie über die Behandlung von Patienten der vergleichsweise neueren Kategorie der „histrionischen Persönlichkeitsstörung" in therapeutischen Gruppen, obwohl gerade die bei dieser Störung typischen interpersonell maladaptiven Muster gerade eine Gruppenbehandlung als besonders indiziert erscheinen (Bohus et al. 1999). Eine behaviorale Gruppenstudie allerdings weist die stationäre Behandlung histrionischen Verhaltens (Manipulierungsneigungen, Ausagieren etc.) durch individual-spezifische Belohnungsstrategien, Gruppenunterstützung bei kontingenter Verstärkung, Belohnung des Ausdrucks von selbstsicherem, interpersonellem Verhalten als erfolgreich aus (18 Monate-Katamnese) (Cass et al. 1972).

Cluster C

Abhängige/asthenische Persönlichkeitsstörung
(ICD-10: F 60.7 – DSM IV: 301.6)

Für diese Gruppe von Pst-Patienten werden einige vielversprechende Studien-Ergebnisse berichtet (Tress et al. 2002). Gruppenbehandlung mit diesen Störungsbildern bringt einige therapeutische Möglichkeiten mit sich, indem die „magischen" Erwartungen der ausgeprägt abhängig-passiven Gruppenmitglieder durch sozialen Druck im Rahmen von Gruppen konfrontiert und „umgedreht" werden können von regressiven Haltungen in sozial adaptivere mit dem Erwerb von Eigeninitiative (Montgomery 1971). Klein et al. (1991) betonen allerdings die potenziellen Risiken bei Anwesenheit anderer Persönlichkeitsstörungsbilder – etwa eher aggressiv reagierender wie antisozialer Persönlichkeiten – indem die passiv-hilflose Haltung der abhängigen Pst-Patienten in anderen Patienten aggressive Tendenzen wecken könnten, die diese dann gegen die passiv-abhängigen Patienten ausagieren könnten. Hier kommt es sehr darauf an, eine sinnvolle Gruppenzusammensetzung vorzunehmen, die für alle Beteiligten produktiv werden könnte.

Selbstunsichere/vermeidende Persönlichkeitsstörung
(ICD-10: F 60.6 – DSM IV: 301.82)

Kognitiv-behaviorale psychotherapeutische Behandlungsansätze scheinen für Patienten dieses Störungsbildes sehr gut geeignet zu sein (Roth und Fonagy 1996). Dabei überwiegen offenbar günstige Erfahrungen mit *verhaltenstherapeutischen* Kurzzeitgruppen, bei denen unterschiedliche gruppale Techniken wie Rollenspiele, Video-Feedback über das soziale Verhalten in der Gruppe oder positive Selbstverbalisation im Rahmen von interpersonellen Übungen gemeinsam zum Einsatz kommen (Argyle et al. 1974; Alden 1989; Renneberg et al. 1990; Feske et al. 1996; Renneberg und Fydrich 1999).

Bohus et al. (1999) heben das Skill-Fertigkeiten-Training als wesentliche Technik im Rahmen von Gruppeninterventionen hervor, indem sie insofern von „geführten" Gruppen sprechen, als der/die Gruppenleiter/in potenzielle Misserfolge und Abwertungen innerhalb der Gruppeninteraktionen der Patienten verhindern und verstärkt die sozialen Kompetenz-Erweiterungen im Blick behalten sollte.

Anankastische/zwanghafte Persönlichkeitsstörung
(ICD-10: F 60.5 – DSM IV: 301.4)

Bohus et al. (1999) äußern sich sehr skeptisch im Hinblick auf eine spezifisch gruppenpsychotherapeutische Behandlung dieser Problematik. Die dauernde übemäßige Identifikation mit dem Gruppenleiter sei sehr hinderlich, und Angst und Unsicherheit im öffentlichen Raum einer Gruppe seien sicherlich größer als in der Einzeltherapie. Aber ähnlich wie bei der schizoiden Pst ist die therapeutische Gruppe vermutlich genau das Übungsfeld, das diesen Störungen am ehesten aus ihrer „Einigelung" heraus helfen könnte, die sie sonst für sehr lange Zeit in Einzeltherapien – mangels sozialer Konfrontation – nicht aufzugeben bräuchten.

Kontrollierte Studien zu diesem Pst-Störungsbild liegen praktisch kaum vor, und wenn, dann meist nur in gemischten Diagnosen gemeinsam mit ängstlich-vermeidenden und abhängigen Persönlichkeitsstörungen (Tress et al. 2002). Eine kontrollierte Studie allerdings zeigte vergleichbare Wirkung von Kurzgruppentherapie (24 Sitzungen) wie Einzeltherapie mit Patienten mit zwanghafter Pst (*obsessive compulsive disorder – OCD*) (False-Stewart et al. 1993).

Ein neuartiges Modell behavioraler Gruppenbehandlung von OCD wurde ebenfalls von der Arbeitsgruppe um False-Stewart vorgelegt (False-Stewart und Lucente 1994). Das Programm arbeitet in sieben Stufen mit einigen vorbereiteten Einzelsitzungen und weniger als 20 Gruppensitzungen, ist also als Kurzzeitgruppentherapie einzustufen.

1. Psychodiagnostische Beurteilungen
2. Einschätzung von Symptomart und -schwere
3. pschoedukative Gruppentherapie (5 Sitzungen)
4. Besprechung der Behandlungs-Optionen
5. Entwicklung einer Hierarchie von angstauslösenden Stimuli (erfolgte vor der ersten Gruppensitzung)
6. Behandlung der OCD-Patienten mit Exposition und Reaktionsverhinderung (intensive Behandlungsphase)
7. Erhaltungstherapie – Die Verwendung von „Booster"-(Auffrischungs-)Sitzungen (8 Sitzungen)

Es wird von klinisch guten Erfolgen berichtet, allerdings legen die Autoren keine empirischen Daten vor.

Im Rahmen einer quasi-experimentellen Studie wurden Kurzgruppen mit 17 Patienten in drei diagnostisch *homogen* zusammengesetzten behavioralen Gruppen (GBT) zwanghafter Pst durchgeführt und mit 19 Patienten in zwei Gruppen, behandelt nach „multipler Familiengruppentherapie" (MFBT), verglichen (Van Noppen et al. 1997). Die GBT-Bedingung wurde mit 10 Sitzungen von je zwei Stunden Dauer und die MFBT-Bedingung mit 12 Gruppensitzungen von je zwei Stunden Dauer durchgeführt. Die empirische Bewertung, kontrolliert ein Jahr nach Therapie-Ende, zeigte in der *Yale-Brown Obsessive Compulsive Scale (YBOCS)* (Goodman et al. 1989), einer 10-Item-Skala, die vom Kliniker ausgefüllt wird, signifikante Verbesserung zum Post- und Follow-up-Zeitpunkt nach einem Jahr. Beide Therapieformen unterschieden sich nicht wesentlich in der Wirkung voneinander, wohl aber waren mehr Patienten unter der MFBT- als in der GBT-Bedingung verbessert. Und beide Therapien schnitten besser ab als längerfristig arbeitende behaviorale Einzeltherapien, wie die Autoren hervorheben.

Diese Studie – und die Arbeit der Gruppe um von False-Stewart – erbrachten das eindrucksvolle Ergebnis, dass sehr kurze Gruppentherapie-Formate (nur 10 oder 12 bzw. unter 20 Sitzungen), maßgeschneidert auf OCD-Patienten, bessere Ergebnisse als behavioral arbeitende längerfristige Einzelbehandlungen erbringen können. Dass die Ergebnisse keine Eintagsfliege waren, belegt die Katamnese ein Jahr später in der Untersuchung von Van Noppen et al. (1997).

10.4.1 Borderline-Störungen

Emotional instabile Persönlichkeitsstörung, Borderline-Typus
(ICD-10: F 60.31 – DSM IV: 301.83)

Für diesen Subtypus der Persönlichkeitsstörung liegen mehrere Studien psychotherapeutischer Wirksamkeit ganz allgemein (Roth und Fonagy 1996) und für gruppenpsychotherapeutische Wirksamkeit im Speziellen vor, darunter eine Reihe von Kurzgruppenansätzen (Munroe-Blum und Marziali 1988; Leszcz 1989; Linehan et al. 1991; 1993; Linehan 1993; Budman et al. 1996; Piper et al. 1996; Bohus et al. 1999; Joyce et al. 1999; Dammann et al. 2000; Eckert und Biermann-Ratjen 2000; König und Kreische 2000).

Die offensichtliche Heterogenität innerhalb dieses Störungsbildes macht es sehr schwer, die gleichfalls sehr unterschiedlich wirksamen Therapieeffekte einzuordnen. Die Borderline-Störung wird psychotherapeutisch eher am ‚leichteren' Ende für therapeutisch günstig beeinflussbar gehalten (Higgitt und Fonagy 1993). Es werden erhebliche konstitutionelle Faktoren diskutiert (Kernberg 1977; 1984), wie aber zugleich auch schwere Traumatisierungen in der Kindheit oder frühen Jugend (Bohus et al. 1999), die dann nicht notwendigerweise für einen Anlagefaktor sprechen würden. Die sehr hohe Komorbidität der Störung (Tress et al. 2002) macht es erforderlich, spezifische (Gruppen-)Behandlungsprogramme zu entwickeln, z.B. bei Suchtpatienten zunächst die Substanz-Abhängigkeits-Probleme zu lösen, ehe an ein eigentliche Psychotherapie der Strukturdefizite gedacht werden sollte (Higgitt und Fonagy 1993). Die *unterschiedlichen Funktionsniveaus von Borderline-Patienten* hat Joyce et al. (1999) dazu bewogen, Sub-Dimensionen des Störungsbildes zu identifizieren, die auch unterschiedlich auf *psychodynamische Langzeitgruppen* im Rahmen eines Abendklinik-Programms ansprachen (Joyce et al. 1999): Vier Dimensionen wurden diskrimanzanalytisch gefunden:

- BPst mit problematischer Depression
- BPst mit wiederkehrender Depression
- BPst mit überwiegend sozialer Angst und
- BPst mit dominierenden Beziehungs-Spannungen

BPst-Patienten der Dimension ‚dominierende Beziehungs-Spannungen' hatten die beste Symptomentlastung, während dies bei Patienten des Clusters ‚problematische Depression' gerade nicht der Fall war. Die günstige Ansprechbarkeit der Borderline-Patienten mit heftigen Beziehungsproblemen führen die Autoren auf die gruppenspezifischen Wirkfaktoren zurück, bei denen die maladpativen transpersonalen Interaktionszyklen, die sich zwischen diesen Patienten und ihrer Umgebung auftun, gerade im interpersonalen Kontext der therapeutischen Gruppenarbeit spezifisch adressiert und die Patienten konfrontiert werden könnten, was zu einem besseren Verständnis auf Seiten der Patienten führe.

Die Patienten der beiden anderen Dimensionen (‚wiederkehrende Depression' und ‚soziale Angst') hatten dagegen intrapsychisch wenig Entlastung. Die Autoren schließen aus ihrer methodisch sehr anspruchsvollen Studie – die auch Prozessbewertungen mit einbezog, dass die unzureichend differenzierte nosologische Kategorie der so genannten Borderline-Störungen sehr unterschiedliche Sub-Gruppen umfasst, die konzeptuell unterschiedlich angegangen werden müssten. Diese Auffassung stimmt mit den Analysen anderer Autoren überein (Hurt et al. 1990), die drei Sub-Cluster der Borderline-Persönlichkeitsstörung fanden:

- Identitäts-Cluster
- Affekt-Cluster und
- Impuls-Cluster

> Die ICD-10 berücksichtigt bereits zwei Untertypen der *emotional instabilen Persönlichkeitsstörung*, indem sie den *impulsiven Typus (ICD-10: F 60.30)* vom *Borderline Typus* Untertypen der *emotional instabilen Persönlichkeitsstörung (ICD-10: F 60.31)* scheidet. Hiermit wurde offensichtlich versucht, dem „Geschlechtsbias" vorzubeugen (Fiedler 1995) (drei Viertel aller Borderline-Patienten sind weiblichen Geschlechts, hingegen werden pathologische Impulsivität und Aggressivität hauptsächlich bei männlichen Personen beobachtet).

Psychodynamische und interaktionelle Gruppenbehandlungsansätze haben sich als relativ effektiv erwiesen, besonders *stationäre* oder *teilstationäre Langzeitgruppenbehandlungen* (Tschuschke 1993; Tschuschke und Dies 1994; McCallum et al. 1997; Bateman und Fonagy 1999; Joyce et al. 1999; Seidler 1999), aber auch unter dem Aspekt zeitlicher Limitierung (Munroe-Blum und Marziali 1995; Budman et al. 1996a; 1996b).

Behaviorale Gruppenansätze bei Borderline-Persönlichkeitsstörungen basieren naturgemäß stets auf einer Kombination von Einzel- und Gruppentherapieelementen (Wong 1980; Linehan et al. 1991; 1993; Linehan 1993; 1996). Speziell die *Dialektisch-Behaviorale Therapie der Borderline-Persönlichkeitsstörung* stellt eine empirisch gut validierte Form effektiver Borderline-Therapie dar (Linehan 1993; 1996). Zugrunde liegt ein kognitiv-behavioraler Ansatz, der Problemlösestrategien, Fertigkeiten-Trainings, Kontingenz-Management und kognitive Umstrukturierung im Rahmen von Einzel- und Gruppensettings integriert. Es handelt sich um den wohl bislang empirisch am besten belegten Therapieansatz bei diesem Störungsbild. Die Kritik an der DBT betrifft vor allem die vermutete ausbleibende langfristige „Inkorporation", die intrapsychisch-strukturell ausbleibende Assimilierung des Gelernten, einfach weil kein Verständnis entwickelt würde auf Seiten des/der Patienten/in für seine (ihre) affektiv-impulsive Reaktion auf Umweltreize, sondern lediglich – qua Lernvorgang – adaptive Coping-Fertigkeiten erworben würden, die allerdings kein Verständnis der tieferen Schwierigkeiten mit dem fragmentierten Selbst vermitteln würden (Springer und Silk 1996).

Ein anderes *behaviorales Kurzgruppenmodell* wurde von einer Arbeitsgruppe in Iowa erst kürzlich vorgestellt (Blum et al. 2002). Das *STEPPS* ist ein behavioraler Gruppenansatz, der auf systemischer Basis arbeitet (*Systems Training for Emotional Predictability and Problem Solving*) und kognitiv-behaviorale mit Fertigkeiten-Techniken auf einer systemtheoretischen Basis verbindet (liegt in manualisierter Form vor). D.h., es werden Familienmitglieder, wichtige andere Personen des Patienten in die Therapie mit einbezogen. 20 Sitzungen mit je einer Sitzung pro Woche verfolgen wöchentlich gesetzte Ziele zu erreichen. Daten liegen bisher von 52 Patienten vor. Demnach liegen auf verschiedenen Messebenen signifikant verbesserte Werte nach Abschluss der Behandlung vor.

Ein weiterer, Erfolg versprechender, Gruppenansatz zur Behandlung der Borderline-Störung berücksichtigt genau jene vulnerablen, fragmentierten Selbst-Aspekte der Borderline-Problematik. Er kam in einer Studie zur modifizierten *Klientenzentrierten Gruppenpsychotherapie*, die störungsspezifische Handlungsregeln bei der Behandlung von Borderline-Patienten verwendete, zum Einsatz (Eckert und Biermann-Ratjen 2000; Eckert et al. 2000). Anhand des *DIB (Diagnostisches Interview für Borderline-Patienten)* (Zanarini et al. 1989) konnten signifikante Abnahmen der Borderline-Symptomatik (Borderline-spezifisches Erleben und Verhalten) nach 100 ambulant durchgeführten Gruppensitzungen (2 / Woche) bei gemischter Gruppenzusammensetzung (maximal 3 Borderline-Patienten bei 7–10 Gruppenmitgliedern) in *geschlossen konzipierten Gruppen* erzielt werden, die bei der katamnestischen Nachuntersuchung fast vier Jahre nach der Behandlung sogar noch weitere Verbesserungen erreichten (für nur noch zwei der initial 14 Patienten konnte noch eine Borderline-Diagnose festgestellt werden). Die Ergebnisse sind hochsignifikant und durch die katamnestische Nachuntersuchung eindrucksvoll untermauert, nur die Stichprobengröße von nur 14 Patienten mit dieser Diagnose limitiert die Verallgemeinerbarkeit der Schlussfolgerungen. Der Stellenwert der *Geschlossenheit der Gruppe* für das günstige Therapieergebnis kann nicht beurteilt werden, da dies nicht gesondert untersucht wurde. Es lässt sich jedoch vermuten, dass die Autoren der Studie die bessere Gruppenentwicklung und damit die schnellere Wirksamkeit der verschiedenen Wirkfaktoren bei ihrer Konzeptualisierung im Auge hatten (vgl. zum Gruppenformat und zu den Wirkfaktoren Kapitel 7.2 und 4.2).

Die vermuteten *Vorteile von Gruppenbehandlungen der Borderline-Persönlichkeitsstörungen* gegenüber einzeltherapeutischen Ansätzen liegen in verschiedenen Teilaspekten, die – zusammen genommen und integriert – der Pathologie der Störung quasi auf fast ideale Weise therapeutisch gerecht werden (Munroe-Blum und Marziali 1988; Marziali et al. 1997; Dammann et al. 2000; König und Kreische 2000). Die „Puffer-Wirkung" anderer Gruppenmitglieder ermöglicht demnach die Einnahme einer Beobachter-Rolle, eine Rückzugs- und Schutzposition, die dem Bedürfnis zur Regulierung der Nähe-/Distanz-Probleme dieser Patienten entgegen kommt (König und Kreische 2000). Die Gruppe verringert die Übertragungs-Dichte, es können multiple Ziele für ein emotionales Engagement ermöglicht werden, Regressionsneigungen kann entgegen gewirkt werden bzw. sie werden durch die haltende Gruppe abgefedert, die Multipersonalität der Gruppe ermöglicht multiple Übertragungsmöglichkeiten, Feedbackprozesse befördern emotionale und kognitive Korrekturen per Einsicht in eigene maladaptive interpersonelle Muster (Munroe-Blum 1992; Dammann et al. 2000). Ein weiterer Aspekt, der bei Munroe-Blum erwähnt wird, ließ sich in stationären Gruppen mit persönlichkeitsgestörten Patienten empirisch bestätigen, nämlich dass die eigentlich wirksamen therapeutischen Veränderungspotenziale (über disvalidierendes Feedback) vorwiegend von den anderen Gruppenmitgliedern (den „peers") und weniger von den Therapeuten (Gruppenleitern) initiiert werden (Battegay und Kläui 1986; Tschuschke und Dies 1997).

An die technische Operationalisierung der Gruppenleitung mit Borderline-Patienten wird hohe Anforderung gestellt (Klein et al. 1991; König und Kreische 2000; Kibel 2001). Die Leitung sollte zugleich supportiv, aktiv, strukturierend, dennoch nicht überkontrollierend sein (König und Kreische 2000), die Realitäts-Konfrontation über Feedback-Prozesse ermöglicht die Korrektur von Wahrnehmungsverzerrungen (Projektionen und projektiven Identifizierungen) (Yalom 1995; Leszcz und Malat 2001).

Eine *parallel zur Gruppe erfolgende Behandlung in Einzeltherapie* wird von verschiedenen Autoren empfohlen (Horwitz 1987; Leszcz 1989; Klein et al. 1991; Rutan und Stone 1993; Bardikoff 1997) (das Wechselspiel von Einzel- und Gruppentherapie ist real und mit Erfolg umgesetzt in der DBT von Linehan). Die dahinter stehende Philosophie berücksichtigt die Möglichkeit, durch den Gruppendruck (forciert erfahrenes Feedback) aufgebaute Nöte des individuellen Patienten intensiv durcharbeiten zu können, anstatt die erfahrenen Aspekte zu leugnen, abzuspalten oder zu projizieren – oder gar per vorzeitiger Gruppenbeendigung (Dropout-Problem) auszuagieren, eine zusätzliche Unterstützung durch den Einzeltherapeuten macht das Ertragen von Konfrontation erträglicher, die Spaltungsneigungen können eher beim ihm untergebracht werden usw. (Leszcz 1989).

Die *Abgrenzung Dissoziativer Persönlichkeitsstörungen (ICD-10: F 44)* von *Borderline-* und *Multiplen Persönlichkeitsstörungen (ICD-10: F 44.81* – im *DSM IV: 300.14: Dissoziative Identitätsstörung*) bzw. die *Überlappung* oder sogar *Identität* dieser Störungsbilder ist in letzter Zeit ein Thema intensiver Kontroversen (Dulz 2000). Theoretischen und empirischen Argumenten für identische *Ursachen* der bislang separat gefassten Störungsbilder – die frühkindliche schwere Traumatisierung durch physischen oder sexuellen Missbrauch (Murray 1994; Flatten et al. 2001; Gast 2001) sei allen drei Störungsbildern in hohem Maße das gemeinsame Merkmal – stehen konträre Auffassungen aufgrund empirischer Untersuchungen entgegen (Fossati et al. 1999; Heffernan und Cloitre 2000). Die Unterscheidung ist deshalb wichtig, weil Patienten mit einer komplexen PTSD-Diagnose nicht selten bei genauerer Diagnostik ein dissoziatives Störungsbild zeigen, zu dessen Gruppenbehandlung keine explizite Studie vorliegt (die Konfrontation in therapeutischen Gruppen könnte Re-Traumatisierungen durch andere Mitpatienten bewirken [über Flashbacks]). Es könnte sein, dass bislang viele traumatisierte Patienten/innen mit einer dissoziativen bzw. multiplen Persönlichkeitsstörung unter dem Label ‚Borderline' behandelt und unerkannt Eingang in Studien gefunden haben, was die teilweise unbefriedigenden Ergebnisse von Studien erklären könnte (van der Kolk 1997).

10.4.2 Narzisstische Störungen

Narzisstische Persönlichkeitsstörung
(ICD-10: F 60.8 – DSM IV: 301.81)

Zu dieser in relativ geringerer Prävalenz auftretenden Persönlichkeitsstörung (0–1,3%) (Roth und Fonagy 1996; Bohus et al. 1999) gibt es sehr spärlich empirische Studien (Tress et al. 2002). Klinisch sehr umfangreiche Erfahrungen sprechen aber offensichtlich durchaus für die Möglichkeit, narzisstische Patienten in homogen zusammen gesetzten psychodynamischen Gruppen erfolgreich zu behandeln (Horwitz 1980; 1987; Kibel 2001). Es gibt allerdings sehr zu beachtende indikative Kriterien pro oder contra Gruppenbehandlung (Horwitz 1987), die zugleich spiegelbildlich Pro- und Contra-Indikationen für die Einzelbehandlung darstellen. Indikatoren *pro Gruppenbehandlung* sind demzufolge

- eine mangelnde Toleranz für eine dyadische Therapiebeziehung
- unkontrollierte Übertragungs-Regressionen in der Einzelbehandlung

- unspezifische Ich-Schwäche
- schwache affektive Kontakthaltungen („hoch narzisstischer Kokon")

Contra Gruppenindikation seien

- ein Defizit an Leistungsfähigkeit und Entwicklungsfortschritts-Wahrscheinlichkeit
- überwältigende Affekte und Angst
- paranoide Neigungen sowie
- ein extrem ausgeprägter Narzissmus

Horwitz (1987) votiert als beste Lösung für eine Ko-Behandlung dieser Patienten (gleichzeitig im Einzel- wie im Gruppensetting). Es liegen keinerlei Evaluationen zu homogenen Kurzzeitgruppen mit diesem Störungsbild vor.

Resümee zur Gruppenpsychotherapie mit persönlichkeitsgestörten Patienten

Ein vorläufiges Fazit bezüglich der Möglichkeiten therapeutischer Gruppenarbeit mit Patienten mit einer Persönlichkeitsstörung kann aus verschiedenen Gründen nicht pauschal erfolgen. Zunächst gibt es überhaupt ein großes *Defizit an interpretierbaren, methodisch anspruchsvollen* (kontrollierten wie naturalistischen) *Studien* zu konstatieren. Selbst in den paar wenigen anspruchsvolleren Studien wurden häufig gemischte Pst-Diagnosen behandelt, so dass meistens die empirische Basis für spezifische diagnostische Untergruppen zu schmal ist.

Die diagnostischen Glossare ICD-10 und DSM-IV befinden sich derzeit immer noch in einem unbefriedigenden Stadium der *Unklarheit über differenzialdiagnostische Abgrenzungen* und Klärungen von nach wie vor symptomatisch und syndromatisch großen *Überlappungen*, die es ungemein erschweren, ein einheitliches Bild der Möglichkeit der Behandelbarkeit einzelner Störungsbilder zu gewinnen (ein deutliches Beispiel sind die dissoziativen Störungsbilder, ihre noch ungeklärte Zugehörigkeit zum Borderline-Störungsbild bzw. ihre Abgrenzung davon sowie das Borderline-Störungsbild selbst). Die kritische Durchsicht der Behandlungseffekte der einzelnen Pst-Störungsbilder legt die Vermutung nahe, dass sich unter ähnlichen Phänomenen – und daher gleich diagnostizierten Störungen – ganz unterschiedliche pathologische Entitäten verbergen könnten. Die außerdem festzustellende ungemein *große Komorbidität einzelner Störungsbilder* mit anderen Persönlichkeitsstörungen bzw. mit affektiven Störungen (Tress et al. 2002) verdeutlicht die Schwierigkeit, ein kohärentes Bild effektiver Behandelbarkeit zu gewinnen.

Dennoch lässt sich aufgrund der vorgenommenen Sichtung gruppenpsychotherapeutischer Behandlungen von Persönlichkeitsstörungen feststellen, dass es *deutliche Tendenzen für einzelne Störungsbilder* gibt. Störungen des Clusters B – speziell Borderline-Störungen „am besser funktionierenden Ende", aber vermutlich auch narzisstische und histrionische Störungsbilder – scheinen *speziell in gruppenpsychotherapeutischen Settings* zu profitieren, dagegen weniger bis gar nicht in Einzeltherapien. Psychodynamische, behaviorale, interpersonelle und klientenzentrierte Gruppenkonzepte erscheinen dabei gleichermaßen effektiv zu sein. Vor allem aber liegen gut überprüfte *behaviorale Kurzgruppenkonzepte* zur störungsspezifischen Gruppenbehandlung von Borderline-Störungen und zur zwanghaften Pst vor.

Auch körperzentrierte Gruppenverfahren bewirken offenbar strukturelle Veränderungen in der Persönlichkeit von Pst-Patienten (Schreiber-Willnow 2000). Selbstunsichere (Cluster C) und dissoziale Patienten (Cluster B) scheinen teilweise (dissoziale Pst) bzw. recht gut (selbstunsichere Pst) von verhaltenstherapeutischen Gruppeninterventionen profitieren zu können. Dagegen stehen allgemein eher ungünstige Erfahrungen von Gruppenbehandlungen mit schizoiden, paranoiden (Cluster A) und anankastisch-zwanghaften Patienten (Cluster C), für die theoretisch das gruppale Setting am ehesten indiziert scheint, sich praktisch aber bislang als wenig ergiebig erwies.

Länge und Dauer einer Behandlung von Persönlichkeitsstörungen spielen gleichfalls eine nicht zu unterschätzende Rolle. *Längerfristige analytische Gruppenbehandlungen in hoher Frequenz* erbringen anscheinend durchaus günstige strukturelle Veränderungen in der Persönlichkeit der Patienten. Die Erhöhung von Strukturniveaus anhand von stationärer analytischer Gruppenpsychotherapie konnte bei persönlichkeitsgestörten Patienten unterschiedlicher diagnostischer Gruppierungen ebenso nachgewiesen werden (Seidler 1999) wie bei vergleichbaren Patienten in einem ähnlichen Setting benigne Ausdifferenzierungen intrapsychischer Objekt- und Selbstrepräsentanzen mit dauerhaftem Therapieerfolg verknüpft waren (Catina und Tschuschke 1993; Tschuschke 1993). Es erwiesen sich hier gleichermaßen gruppale Wirkfaktoren als spezifisch hilfreich (Tschuschke 1999d) wie offenbar – analog zu den Ergebnissen des *Edmonton Day-Treatment-Programms* – psychologische Kapazitäten, die die Patienten mit in die Gruppenbehandlung brachten, prognostische Relevanz hatten im Hinblick auf die Nutzung gruppentherapeutischer Wirkfaktoren, völlig ungeachtet der spezifischen Form des Störungsbildes der Persönlichkeit (Tschuschke 1993).

Die Behandlung von Pst in *Kurzzeitgruppen* könnte eine Behandlungsoption sein, bestimmten, sonst für Psychotherapie kaum zugänglichen Patienten eine Erfahrung zu verschaffen, dass ihnen weiter geholfen werden kann, ohne dass sie sich – was für die meisten

Pst-Patienten ein ausgesprochenes Problem ist – sich therapeutisch langfristig binden zu müssen. Für diese Patienten wäre eine mehrfache Kurzgruppentherapie-Behandlung, in unregelmäßigen Zeitabständen die bestmögliche Indikation, diese Patienten überhaupt psychotherapeutisch zu erreichen, um sie ggf. irgendwann im eigentlichen Sinne therapiefähig zu haben für eine längere, tiefgehende und abschließende Behandlung.

Die *Homogenität (vs. Heterogenität) der Gruppenzusammensetzung ausschließlich mit Persönlichkeitsstörungs-Diagnosen (bzw. sogar mit homogenen Diagnosen)* ist ein weiteres Thema von großer Kontroverse. Argumenten gegen eine homogene Zusammensetzung (Leszcz 1989; Klein et al. 1991) stehen Befürworter einer homogenen Gruppenzusammensetzung gegenüber (Budman et al. 1996b; König und Kreische 2000). Die Vor- und Nachteile scheinen sich die Waage zu halten, zumindest so lange, bis empirische Studien mehr Klarheit bringen. Wie für die Psychotherapieforschung ganz allgemein lässt sich auch für die verfügbaren Studien zur Gruppenpsychotherapie mit Persönlichkeitsstörungen festhalten, dass interessanterweise insbesondere dann differenzielle Ergebnisse feststellbar sind, wenn hoher methodischer Aufwand betrieben wird (Piper et al. 1996; Schreiber-Willnow 2000; Seidler 1999; Tschuschke 1993). Dies allerdings ist nur sehr selten der Fall. Entsprechend leidet der Forschungsstand unter diesem Defizit. Es verbleibt prinzipiell die Möglichkeit, dass vorhandene (gruppen)psychotherapeutische und kurzgruppentherapeutische Konzepte für bestimmte Störungsbilder die beste Indikation darstellen, nur ist dies bislang nicht ausreichend untersucht worden. Andererseits kann es genau so sein, dass neue, maßgeschneiderte Behandlungsformen und -kombinationen in der Behandlung von Persönlichkeitsstörungen weiter führen würden.

Es scheint so zu sein, dass ein bestimmter Typus von Pst-Patienten besonders für die Behandlung in *Kurzzeitgruppen* geeignet ist (Budman et al. 1996a). Übereinstimmend mit Kibel unterstreichen Budman et al. (1996a) die *Homogenität der Gruppenzusammensetzung* als wichtigstes Kriterium für Kurzzeitgruppen mit Pst, aber nicht unbedingt das der so genannten Störungsspezifität im landläufigen Sinne, was die Debatte um die Homogenität wiederum in einem anderen Licht erscheinen lässt. Homogenität bei Kurzzeitgruppen, ja, aber welche? Kibel (1991) beleuchtet einen Punkt prognostisch hoher Relevanz, der bislang noch zu wenig erkannt worden ist, das optimierte Matching zwischen Patienten-Fertigkeiten bzw. psychischem Funktionsniveau und Therapieform (siehe auch Piper et al. 2002).

> „... eine Zusammenfassung, orientiert an Funktion und Chronifizierung der Erkrankung ist hilfreicher ... Patienten auf einem vergleichbaren Funktionsniveau können sich miteinander identifizieren. Dies ist die Basis für Gruppenkohäsion. Die formale Diagnose ist es nicht." (Kibel 1991, S. 4).

Ein anderer innovativer Ansatz ist der von Simon H. Budman von der Bostoner Arbeitsgruppe des *Harvard Mental Health Plans*.

Budman und Mitarbeiter (1996a,b) haben ein *Kurzgruppenprojekt* für Pst-Patienten entwickelt, das ursprünglich mit 18 Monaten Dauer bei wöchentlich einer Sitzung begann. Die Gruppen wurden *geschlossen* geführt, bei *diagnostisch gemischter Zusammensetzung*. Die Erfahrungen mit dieser Art ambulanter Gruppe zeigten jedoch, dass diese Patienten-Klientel mit einer solch langfristigen Einlassung wenig anfangen konnte. Das zeitliche Format wurde mit der Zeit in eines von sechs Monaten Dauer umgewandelt, d.h. man kann von ca. 20–25 Sitzungen ausgehen. In diesem Zusammenhang und aufgrund der vorangegangenen Erfahrungen mit der Dropout-Rate wurde die Geschlossenheit der Gruppe nicht mehr grundsätzlich aufrecht erhalten. Aussteigende Gruppenmitglieder können durch neue ersetzt werden. Dennoch bleibt die Gesamtdauer der Gruppe auf sechs Monate festgelegt. Diese Zeitbegrenzung ist inhärentes technisches Konzept der Kurzzeitgruppe und ermöglicht die Reflexion von Endlichkeit, auch des Lebens selbst, wie sie Budman und Mitarbeiter betonen (Budman et al. 1996a, S. 337).

> „... hierdurch auch hervorhebend, dass es keine Zeit geben wird für die Arbeit an der Veränderung als genau jetzt. Zugleich sollen die Zeitgrenzen die Patienten anspornen ... Wir waren wiederholt beeindruckt von den Fähigkeiten der Gruppenmitglieder, sich selbst anzuspornen im Hinblick auf lang erwartete Aktionen, wenn das Gruppenende sich näherte." (Budman et al. 1996a, S. 337).

Nach einer guten Gruppenvorbereitung wird in den Gruppensitzungen folgendes grundlegend psychodynamisch-interpersonelle Konzept – mit behavioralen Einsprengseln – umgesetzt (Budman et al. 1996a):

- Interpersonaler Fokus
- aktive Therapeuten-Haltung
- Betonung auf Gruppeninteraktion und ablaufenden Prozessen
- Verwendung der limitierten Zeit im Konzept
- Zentrierung auf Stärken, Ziele und Ressourcen der Patienten

Dieses Konzept wurde von der Budman-Arbeitsgruppe sehr ausführlich empirisch unter die Lupe genommen, auch wenn kein RCT realisiert werden konnte.

Von 49 Patienten liegen vollständige Daten auf der alten 18 Monate-Basis vor, die sehr ausführlich, nach unterschiedlichen Perspektiven (Outcome-Batterie) begleitend untersucht wurden (Budman et al. 1996b). Jede Gruppe war diagnostisch gemischt zusammengesetzt, mit zwei Borderline-, zwei oder drei zwanghaften und zwei oder mehr ängstlich-vermeidenden Pst.

> Die Outcome-Batterie bestand aus zahlreichen Instrumenten (Literatur bei Budman et al. 1996b: *SCL-90-R, Inventory of Interpersonal Problems*

– IIP, SAS-SR – Social Adjustment Scale-Self Report, Defense Style Questionnaire – DSQ, People in Your Life Scale – PiYL, Coopersmith Self-Esteem Scale – SE, 50 Bipolar Self-Rating Scales – 50 BSRS, Patient Evaluation of Treatment – PET, Target Problem Measure, Global Assessment Scale – GAS).

Von den 49 Patienten stiegen 25 (51%) vorzeitig aus der Gruppe aus, Borderline-Patienten mehr als andere Diagnosen. Signifikante Ergebnisse wurden in folgenden Instrumenten gefunden: SCL 90-R, IIP, SE, GAS, 50-BSRS, SAS-SR, PET und Target Problems. Die diagnostischen Pst-Kriterien wurden durchschnittlich ebenfalls signifikant reduziert (p < .01).

Als *allgemeines Fazit* ließe sich vielleicht hervorheben, dass *pragmatische Mischmodelle* mit unterschiedlichen schultheoretischen Anleihen, eine sorgfältige Auswahl und eine Gruppenzusammensetzung, die auf das therapeutische Konzept zugeschnitten ist, die Durchführung einer Gruppenvorbereitung schließlich und ein häufig bis fast immer anzutreffendes *geschlossenes Gruppenformat* die besten Voraussetzungen für wirksame Kurzgruppenpsychotherapie darstellen – nicht nur mit Pst-Patienten.

10.5 Angststörungen

Angststörungen gehören mit einer Lifetime-Prävalenz von um die 25% zu den häufigsten psychischen Erkrankungen (Boerner 2000a). Die diagnostischen Probleme beginnen mit meist körperlichen Symptomen und Beschwerden, die fehlgedeutet und in ihrer psychologischen Grundlage gerne abgewehrt werden. Das Chronifizierungsrisiko ist also besonders hoch und für einzelne Unterformen von Angststörungen von zunehmend schlechterer psychotherapeutischer Prognose begleitet. Das besonders hohe Ausmaß an *Komorbidität* der einzelnen Angststörungen untereinander und auch mit anderen Störungsbildern – Roth und Fonagy zitieren Studien, die zwischen 40% und 63% bzw. sogar bis zu 91% an Persönlichkeitsstörungen als weiterer Diagnose sprechen (Roth und Fonagy 1996) – speziell depressiven Störungen, kompliziert Erkennung und Behandlung (Morschitzky 1998; Boerner 2000a).

Tabellen 13 und 14 fassen die wichtigsten Angstformen nach ICD-10 und DSM-IV zusammen.

Die Uneinheitlichkeiten der diagnostischen Klassifikationssysteme werden am Beispiel der Agoraphobie (griechisch für „Platzangst", Angst vor bestimmten Orten oder Situationen) deutlich. Während in der ICD-10 die Panikstörung der Agoraphobie untergeordnet wird, ist es im DSM-IV genau umgekehrt.

Im Folgenden werden einige empirisch validierte Kurzgruppentherapie-Konzepte vorgestellt. Dabei ist es nicht möglich, für jede der in

Tabelle 13. Diagnostische Kriterien der Angststörungen (ICD-10)

F 40	**Phobische Störung**
F 40.0	Agoraphobie
F 40.00	ohne Panikstörung
F 40.01	mit Panikstörung
F 40.1	soziale Phobie
F 40.2	spezifische Phobie
F 40.8	andere phobische Störung
F 40.9	nicht näher bezeichnete phobische Störung
F 41	**Andere Angststörungen**
F 41.0	Panikstörung
F 41.1	Generalisierte Angststörung
F 41.2	Angst und depressive Stimmung gemischt
F 41.3	andere gemischte Angststörung
F 41.8	andere näher bezeichnete Angststörung
F 41.9	nicht näher bezeichnete Angststörung
F 43.0	akute Belastungsstörung

Tabelle 14. Diagnostische Kriterien der Angststörungen (DSM-IV)

300.01	Panikstörung ohne Agoraphobie
300.21	Panikstörung mit Agoraphobie
300.22	Agoraphobie ohne Panikstörung in der Vorgeschichte
300.29	spezifische Phobie (vormals einfache Phobie)
300.23	soziale Phobie (Soziale Angststörung)
300.3	Zwangsstörung
309.81	Posttraumatische Belastungsstörung
308.3	akute Belastungsstörung
300.02	Generalisierte Angststörung
293.89	Angststörung aufgrund eines medizinischen Krankheitsfaktors
300.00	nicht näher bezeichnete Angststörung

den diagnostischen Glossaren aufgeführten Unterformen empirisch gestützte Konzepte vorzustellen. Dies ist aus Gründen der hohen Komorbidität bereits kaum möglich, zudem gibt es nicht für jede diagnostische Angstform ausreichende Studien.

Das Feld der Angststörungen ist insgesamt erfreulicherweise gut mit interpretierbaren Studien und Metaanalysen ausgestattet, die darüber hinaus auch noch zu recht einheitlichen Ergebnissen gelangen (Roth und Fonagy 1996). Am besten untersucht sind die *phobischen Störungsbilder,* die den größten Teil der Erkrankungsformen einnehmen, häufig gemischt mit einer *Panikstörung.* Zu ihnen gibt es die meisten Untersuchungen.

Die typischen agoraphobischen Angstmuster zentrieren sich um katastrophisierendes Denken, das im Kontext von einer ganzen Reihe von assoziierten Facetten auftritt, die interaktiv zu einem voll entfalteten Syndrom aufblühen (Belfer et al. 1995):

1. Prämorbide Trennungsangst
2. eine familiäre Bereitschaft für plötzliches hohes Angsterleben (Punkte 1 und 2 können evtl. eine biologische Komponente enthalten oder sind sozialen Ursprungs)
3. niedrige Niveaus realer oder selbst eingeschätzter Selbstsicherheit und Selbstkompetenz
4. Schwierigkeiten bei der Erkennung von Antezendenten unangenehmer Empfindungen
5. hohe Niveaus an sozialer Angst
6. auf Abhängigkeit basierende Beziehungen und Dominanz durch andere
7. Unzufriedenheit mit wichtigen Beziehungen, seien es Partnerschaft oder Ursprungsfamilie
8. chronische Vermeidung sowie Verleugnung von Konflikten,
9. Beginn der Symptomatik im Kontext eines zentralen interpersonalen Konflikts

Es wird deutlich, dass die meisten der Facetten dieser Form der Angststörung *soziale Aspekte* involvieren: interpersonale Regulierungsprobleme im Zusammenhang mit Abgrenzung, Nähe-Distanz-Handhabung, Konfliktlösung mit anderen Menschen, die sämtlich mit einem schwachen Selbst in Verbindung zu stehen scheinen. Die therapeutische Situation in der Gruppe ist mit ihrem interpersonalen Aufforderungs- und Herausforderungscharakter genau die adäquate Indikation für diese Form der Angststörungen. Für Patienten mit sozialer Phobie und sozialen Schwierigkeiten wurde bereits in den 70er Jahren ein verhaltenstherapeutisches Behandlungsmodell für Gruppenanwendung entwickelt und vorgelegt (Ullrich de Muynck und Ullrich 1978; Ullrich und Ullrich de Muynck 1995). Ein weiteres Programm wurde in deutscher Sprache vorgelegt (Manual, Materialien, Diskette), das im Rahmen eines Gruppentrainings soziale Kompetenz zum Einsatz in Therapie, Prävention und Rehabilitation bringt (Hinsch und Pfingsten 1998).

Verhaltenstherapeutische Behandlungstechniken (Entspannungs-, Expositionstechniken, kognitive Techniken) stellen die bewährtesten Interventionsformen für Phobien und Panikstörungen bereit (Chambless et al. 1986; Roth und Fonagy 1996; Taylor 1996). Bereits in den 70er Jahren publizierte die Hamburger Arbeitsgruppe um Iver Hand

Daten über die Wirksamkeit von Reizüberflutungstherapie bei Agoraphobikern in Gruppen (Hand et al. 1974).

Seitdem hat es einen Paradigma-Wechsel in der Verhaltenstherapie gegeben und die bewährten behavioralen Techniken werden zunehmend mehr mit kognitiven Techniken kombiniert (Tschuschke 1999a). *Kognitiv-behaviorale Kurzgruppentherapien (CBGT)* sind mittlerweile als sehr gut untersuchte und empirisch validierte, wirksame Behandlungsmöglichkeiten ausgewiesen (Heimberg et al. 1985; 1990; Evans et al. 1991; Heimberg et al. 1993; Heimberg et al. 1994; Shear und Beidel 1998).

Ein 14 Gruppensitzungen umfassendes *CGBT-Konzept* mit je 90 Minuten Dauer verwendete in der Behandlung von *Patienten mit sozialer Phobie* in den ersten zwei Sitzungen strukturierte Übungen, um kognitive Umstrukturierungs-Fertigkeiten zu erlernen sowie eine Identifikation negativer Kognitionen (automatische Annahmen) zu erreichen (Heimberg et al. 1994). Es ergaben sich zum Behandlungsende und nach sechs Monaten Follow-up nach Behandlungsende signifikante Reduzierungen in sozialer Angst, genereller Angst und in Furcht vor negativen Bewertungen (Heimberg et al. 1985). Weitere Studien mit randomisierten Vergleichsuntersuchungen zwischen edukativ-supportiver Gruppentherapie (ES) und CBGT in 12 zweistündigen Gruppensitzungen erbrachte für die 49 Patienten der Studie eine signifikante klinische Besserungsquote für 81% der CBGT- und 47% der ES-Patienten. Diese signifikanten Unterschiede wurden auch für die katamnestische Nachuntersuchung sechs Monate später beibehalten.

Kognitiv-behaviorale Kurzgruppenpsychotherapie mit agoraphobischen und sozialphobischen Patienten erbringt signifikant bessere Ergebnisse als psychoedukative Maßnahmen. Dieses Ergebnis steht dem mit Essstörungspatientinnen diametral gegenüber (siehe Kapitel 10.3). Dort schnitten psychoedukative Gruppen besser ab – ob mit oder ohne kognitiv-behaviorale Behandlungsbestandteile. Bei den Angststörungen ist die kognitiv-behaviorale Komponente mit ihrer Kombination aus angstkonfrontierenden und kognitiv umstrukturierenden Modulen offenbar unverzichtbar wichtiger Therapie-Baustein, während psychoedukative Elemente vielleicht ergänzenden, aber keinesfalls substituierenden Charakter hätten.

Weitere CBGT-Behandlungsmodelle wurden in randomisiert-kontrollierten Studien als sehr wirksam bestätigt. Ein ultrakurzes *Konzept für agoraphobische Patienten mit Panikattacken* arbeitet sogar in einem intensiven Behandlungsprogramm von nur zwei Tagen, quasi als Crash-Kurs (Evans et al. 1991). 74 Patienten wurden in verschiedenen dieser Gruppen behandelt und 23 in einer Wartelisten-Kontrollgruppe begleituntersucht. Messungen auf verschiedenen Ebenen (*Fear Questionnaire – FQ, Fear Survey Schedule – FSS, Maudsley Personality Inventory – MPI, Hostility and Direction of Hostility Ques-*

tionnaire – HDHQ, klinische Einschätzung, Lit. dort) bestätigten die hochsignifikante Überlegenheit der Intervention: 85% der Patienten waren nach dieser Kurzgruppentherapie entweder symptomfrei oder ihre Symptome hatten sich reduziert, was mit dem Follow-up ein Jahr nach Behandlungsende bestätigt wurde.

Zwei kognitiv-behaviorale Kurzgruppen-Methoden wurden in ihrer differenziellen Wirksamkeit bei Patienten mit sozialer Phobie eingesetzt (Shear und Beidel 1998). *CBGT* wurde in 12 bis 15 Sitzungen zu je 2 $^1/_2$ Stunden Dauer mit zwei Ko-Therapeuten durchgeführt (einer weiblichen, einem männlichen Leiter/in) mit üblicherweise sechs Patienten in einer Gruppe. Die Expositionsübungen wurden in der Gruppe vorgenommen. Die andere Form (*Social Effectiveness Therapy – SET*) verwendete 28 Sitzungen über 16 Wochen. Diese Form arbeitet an den sozialen Fertigkeits-Defiziten der Patienten, kombiniert individuelle Exposition mit Gruppenübungen zum Training sozialer Fertigkeiten (skills). Während CBGT auf die Korrekturen kognitiver Fehler baut, verwendet SET im Training erworbene Fertigkeiten in Ergänzung zu Expositionsübungen zur Verbesserung der sozialen Kompetenz. Leider liegen keine Daten für eine Vergleichsstudie vor.

Ein weiteres Modell, das sowohl für *Kurzzeit- wie für Langzeittherapiegruppen* entwickelt wurde, zielt eine effektive *Gruppenbehandlung von agoraphoischen Patienten mit zusätzlichen Panikattacken* an (Belfer et al. 1995). Die Gruppen treffen sich jeweils wöchentlich für eine zwei Stunden-Sitzung (bzw. 2 $^1/_2$ Stunden), wobei jede Sitzung in verschiedene Abschnitte aufgeteilt ist (B–D):

A. Gruppenvorbereitung
    A.1 Hierarchie-Bildung von Angstsituationen
    A.2 Durchsicht des Gruppenkontrakts
    A.3 Eingepflanzte Normen
B. Abschnitt 1: In der Behandlungspraxis (ca. ein Drittel der Sitzung)
    B.1 Durchsicht der Hausaufgaben/der vergangenen Woche
    B.2 Fertigkeiten-Training
    B.3 Hierarchie-Überprüfung
    B.4 Freie interaktive, verbale Äußerungsmöglichkeit
    B.5 Plan für die in vivo-Exposition
C. Abschnitt 2: In vivo (ca. eine Hälfte der Sitzung)
    C.1 In vivo-Expositionen
    C.2 Fertigkeiten-Übungen
D. Abschnitt 3: In der Behandlungspraxis
    D.1 Rekapitulation der in vivo-Expositionen
    D.2 Hausarbeits-Vertrag

Die zeitbegrenzte Version wird für 12–16 Wochen vorgeschlagen, durchzuführen im *geschlossenen Format*. Dagegen sollte die Langzeit-Version in einem halboffenen Format durchgeführt werden.

Ein deutsches Modell der Angstbehandlung in Kurzzeitgruppen (phobische Störungen, Panikstörungen sowie generalisierte Angststörungen) versucht die seltene Integration von klassisch verhaltenstherapeutischen Techniken mit psychodramatischen Methoden (Schneider und und Faber 2002). In 20 so genannten Bausteinen (Sitzungen) zu je 90 Minuten Dauer werden höchstens 12 Gruppenmitglieder von zwei Ko-Therapeuten in neun Monaten behandelt (14-tägige Sitzungen). Die Gruppen treffen sich in der psychotherapeutischen Praxis und gehen zum Expositionstraining nach draußen. Die Sitzungsabfolge des so genannten *Integrativen gruppentherapeutischen Angstbewältigungstrainings (IGA)* ist wie folgt:

1./2. Sitzungen	Schnuppersitzungen. Baustein *Information*
3. Sitzung	Baustein *Erregungskontrolle*
4./5./6. Sitzungen	Baustein *Kognitive Umstrukturierung*
7./8./9. Sitzungen	Baustein *Exposition I*
10./11./12./13. Sitzungen	Baustein *Genese*
14./15. Sitzungen	Baustein *Exposition II*
16./17./18. Sitzungen	Baustein *Selbstsicherheit und Selbstwert*
19./20. Sitzungen	Baustein *Bilanz und Abschied*

Empirische Erfolgskontrolle wurde auf einer deskriptiven Basis vorgenommen, indem einzelne Patienten über ihre Erfahrung mit diesem Therapieprogramm befragt wurden. Hierzu wurde eine Skala von +3 bis –3 den Patienten zur Selbsteinschätzung vorgelegt. Berechnungen werden nicht berichtet.

Psychodynamische Studien zu homogenen Kurzzeit-Angstgruppen liegen außer klinischen Berichten nicht vor (Boerner 2000b). Angstpatienten mit unterschiedlichen Diagnosen wurden in verschiedenen empirisch gut untersuchten *Langzeitgruppen mit heterogener Gruppenzusammensetzung* untersucht. Dort konnten diese Patienten durchaus sehr gute Therapieergebnisse erzielen (ebenfalls katamnestisch überprüft) (Tschuschke 1993; Strauß und Burgmeier-Lohse 1994; Seidler 1999). Bislang steht der Nachweis einer wirksamen psychodynamischen Kurzgruppenpsychotherapie für diese Patientengruppe aus, wie empirische Evidenz psychoanalytischer Behandlungen in diesem Bereich allgemein sehr unzufrieden stellend ist (Roth und Fonagy 1996). Ein interessanter Versuch mit kombinierter Behandlung (verhaltenstherapeutische und psychodynamische Therapien) von agoraphobischen Patienten im stationären Setting wurde von der Mainzer Arbeitsgruppe um Hoffmann vorgelegt (Hoffmann et al. 2000). Gruppen- und Einzeltherapien wurden ebenfalls kombiniert in jedem Behandlungsarm. Die kombinierte Behandlung war der alleinigen psychodynamischen hoch überlegen, was die Effektstärken angeht, allerdings verbietet die zu geringe Stichprobenzahl verallgemeinerbare Schlussfolgerungen zu diesem Zeitpunkt. Dies wäre ein weiterer Hinweis auf die wahrscheinlich klare Überlegenheit kognitiv-behavioraler Kurztherapie-Konzepte gegenüber psychodynamisch-psychoanalytischen bei Angststörungen. Die Frage einer weiter optimierten Angstbehandlung per Kombinierung unterschiedlicher Behandlungs-Konzepte (Hoffmann et al. 2000; Schneider und Faber 2002), in jedem Falle unter Einbeziehung zentraler verhaltenstherapeutischer Elemente, harrt noch der empirischen Überprüfung.

10.6 Affektive Störungen

Affektive Störungen, also Erkrankungen des „Gemüts", der Gefühle, gehören, neben den Angststörungen, zu den am weitesten verbreiteten psychischen Erkrankungen. Hierunter werden alle möglichen Formen von *Depression* gefasst (siehe Tabelle 15). Die lebenslange Prävalenz wird um die 17% (Roth und Fonagy 1996) bzw. zwischen 15% und 30% beziffert (Berger 1999a). Das Spektrum affektiver bzw. depressiver Erkrankungsformen ist sehr breit gefächert und reicht von so genannten *endogenen Psychosen („manisch-depressives Irresein",* eine Bezeichnung von Kraepelin) (Berger 1999a) bis zu leichteren dysthymischen Zuständen, allesamt im DSM-IV unter *Mood Disorders (Stimmungserkrankungen)* und in der ICD-10 unter *Affektiven Störungen* zusammengefasst (Berger 1999a).

Tabelle 15 gibt einen Überblick über die diagnostischen Kategorien in der ICD-10 und im DSM-IV.

Die Gruppentherapie bipolarer Störungen wird im Kapitel 10.7.2 behandelt, so dass bezüglich der Gruppen-Behandlungsmöglichkeiten dieser Patienten-Gruppe auf diesen Abschnitt verwiesen wird.

Bei vielen der depressiven Erkrankungsformen ist *eine medikamentöse (pharmakotherapeutische) Basis-Behandlung,* in Kombination mit psychotherapeutischen Methoden, unumgänglich (Berger 1999a). Es handelt sich um verschiedene Gruppen von Antidepressiva: *tri- und tetrazyklische Antidepressiva* (mit sedativem Effekt), *spezifische Serotonin-Wiederaufnahmehemmer* (haben keinen sedativen Effekt, schnelle Wirkung, weniger Toxizität), *Monoaminooxidase (MAO)-Hemmer* (bei Angstkomorbidität), *atypische Antidepressiva* (sedierende und schlafanstoßende Wirkung) (Berger 1999a; Möller 2000).

Psychopharmaka wurden in kontrollierten Studien bei schwereren depressiven Erkrankungen alleinigen psychotherapeutischen Interventionen gegenüber als leicht überlegen gefunden, bei weniger schweren Erkrankungen nicht (Roth und Fonagy 1996; Berger 1999a). Es gibt inzwischen ausreichend Studien, die belegen, dass Psychotherapie in Kombination mit Antidepressiva oder sogar alleine gegeben, signifikant eine Reduktion von Rezidiv-Raten bei Depressionen bewirken kann, aber auch nur dann, wenn die Depressionen nicht zu schwer sind und die Psychotherapie auf hohem professionellen Standard erbracht wird (Roth und Fonagy 1996).

Affektive Störungen

Tabelle 15. Diagnostische Kriterien der wichtigsten Affektiven Störungen. Gegenüberstellung von ICD-10 und DSM-IV

ICD-10		DSM-IV	
F 30	Manische Episode	DSM-IV: 296.x	Bipolar I Störung (Einz. manische Episode)
F 31	Bipolare affektive Störungen	DSM-IV: 296.4x	
F 31.0	gegenwärtige hypomanische Episode	DSM-IV: 296.40	Bipolar I Störung (letzte Episode hypoman)
F 31.1	gegenwärtige manische Episode o. psychot. Sympt.	DSM-IV: 296.4x	Bipolar I Störung (letzte Episode manisch)
F 31.2	gegenwärtige manische Episode m. psychot. Sympt.	DSM-IV: 296.4x	Bipolar I Störung (letzte Episode manisch)
F 31.3	gegenwärtige mittelgr. o. leichte depress. Episode	DSM-IV: 296.5x	Bipolar I Störung (letzte Episode depressiv)
F 31.4	gegenw. schwere depress. Episode o. psychot. Sympt.	DSM-IV: 296.5x	Bipolar I Störung (letzte Episode depressiv)
F 31.5	gegenw. schwere depress. Episode m. psychot. Sympt.	DSM-IV: 296.5x	Bipolar I Störung (letzte Episode depressiv)
F 31.9	nicht näher bezeichnete bipolare affektive Störung	DSM-IV: 296.7	Bipolar I Störung (letzte Episode unspezif.)
F 32	Depressive Episode	DSM-IV: 296.2x	Major Depression (Einzelne Episode)
F 32.0	leichte depressive Episode		
F 32.1	mittelgradige depressive Episode		
F 32.2	schwere depressive Episode o. psychotische Symptome		
F 32.3	schwere depressive Episode m. psychotischen Symptomen		
F 32.8	andere depressive Störungen		
F 32.9	Nicht näher bezeichnete depressive Störung	DSM-IV: 311	Nicht näher bezeichnete depressive Störung
F 33	Rezidivierende depressive Störungen	DSM-IV: 296.3x	Major Depression (Rezidivierend)
F 34	Anhaltende affektive Störungen	DSM-IV: 300.x	Dysthyme Störung
F 34.0	Zyklothymia	DSM-IV: 301.13	Zyklothyme Störung
F 34.1	Dysthymia	DSM-IV: 300.4	Dysthyme Störung

Bei den affektiven Erkrankungsformen ist die Kurzzeittherapie, auch die Kurzgruppentherapie, von eingeschränktem Erfolg für die Überwindung und ein rezidivfreies Überleben der Erkrankung. Es zeigt sich ganz mehrheitlich, dass längere psychotherapeutische Maßnahmen von besserem Erfolg gekennzeichnet sind. Das heißt nun nicht, dass kurzgruppentherapeutische Maßnahmen speziell im stationären Bereich nicht hilfreich oder nicht indiziert wären. Dem ist keineswegs so, wie noch zu zeigen sein wird. Es ist nur wichtig, sich klarzumachen, dass eine *realistische Erwartungshaltung* eingenommen, die Ziele kurzgruppentherapeutischer Behandlungen im Hinblick auf Erreichbarkeit formuliert, und auf anschließende psychotherapeutische Maßnahmen hingearbeitet und -motiviert werden sollte.

Die bekannteste psychotherapeutische Depressionsstudie dürfte wohl das *Treatment of Depression Collaborative Research Program* des *National Institute of Mental Health (NIMH)* in den USA sein, das fast 20 Jahre von der Planung bis zur Realisation und den umfangreichen Datenberechnungen in Anspruch genommen hat (Elkin 1994; Ogles et al. 1995; Roth und Fonagy 1996).

> Vier verschiedene Bedingungen wurden in einer randomisiert-kontrollierten Multicenter-Studie (239 Patienten) miteinander bei depressiven Erkrankungen verglichen: kognitiv-behaviorale Einzeltherapie (*CBT*), interpersonale Einzeltherapie (*IPT*), Vergabe des Antidepressivums Imipramin inklusive klinischem Management (wöchentl. Gespräch über Medikation und Krankheitsverlauf) (*IMI-CM*), und schließlich eine Placebo-Gruppe inklusive klinischem Mangement (*PLA-CM*). Patienten, die vollständig an der Studie teilnahmen, erhielten zwischen 12 und 15 Sitzungen (bzw. Kontakten) Therapie. Katamnestische Nachuntersuchungen wurden nach 6, 12 und 18 Monaten nach Behandlungsende durchgeführt. CBT und IPT waren zur Behandlung von Depression entwickelt und als effektive psychotherapeutische Verfahren bei Depression ausgewiesen und sollten gegen die Standardtherapie Imipramin getestet werden.
>
> Aufwändige Berechnungen, Reanalysen der Daten von anderer Seite usw. erbrachten insgesamt schließlich kaum Unterschiede zwischen allen Bedingungen, was im Hinblick auf die Placebo-Gruppe sehr überraschte. Weitere differenziertere Berechnungen wiesen dann nach, dass für leichtere depressive Erkrankungen keine signifikanten Unterschiede zwischen allen vier Bedingungen erkennbar waren, dass aber die schwerer depressiv Erkrankten verbesserte Werte in der *Hamilton Rating Scale of Depression (HRSD)* in der IPT- und in der Imipramin-Gruppe erzielten im Vergleich zur Placebo-Kontrollgruppe. Letzte Auswertungen schließlich (Elkin et al. 1995), die Berechnungen mit mehr statistischer Power vornahmen, erbrachten den Nachweis, dass sowohl in HRSD- wie auch in BDI-Scores (Beck-Depressions-Skala) das schwerer depressive Subsample der Studie mehr von der IPT-Therapie oder von Imipramin profitierte, dass diese beiden Wirkungen sich nicht gegenseitig übertrafen, und dass beide Methoden signifikant der CBT- und der Placebo-Bedingung überlegen waren. Überraschend war, dass CBT nicht effektiver als Placebo war.

Die größte Überraschung war, dass die vermeintlich sehr wirksame kognitiv-behaviorale Therapie nicht wirksamer war als eine Plcaebo-Bedingung. An mangelnder Therapeuten-Kompetenz kann es nicht gelegen haben. Alle Therapeuten der Studie waren bestens ausgebildet und wurden auf manualgetreue Behandlungsrealisation hin supervidiert. Nun ist eine persönliche Betreuung von schwer depressiven Patienten im Rahmen der PLA-CM-Bedingung „nicht keine Therapie", sondern besitzt Elemente jeglicher Psychotherapie. Somit ist sicherlich eine einschränkende Interpretation vorzunehmen. Dennoch sind IMI-CM- und IPT-Bedingungen der CBT deutlich überlegen, wenn man die schwerer erkrankten Patienten allein betrachtet.

Es dürfte wohl klar sein, dass 12 psychotherapeutische Sitzungen (in einzelnen Fällen bis zu 15 Sitzungen) für schwerer depressive Patienten nicht ausreichend sind! Diese Patientengruppe war zu über 60% chronisch depressiv erkrankt bei Behandlungsbeginn. Man kann sicher keine Wunderdinge in kürzerer Zeit bei solch schweren psychischen Errkankungen mit derart hohem Chronifizierungsgrad erwarten. Dass psychotherapeutische Maßnahmen dennoch sehr wirksam sein können, auch in vergleichsweise sehr kurzer Zeit, beweist die Interpersonale Therapie (IPT) (tendenzell sogar noch wirksamer als die pharmakotherapeutische Vergabe von Imipramin [IMI-CM-Bedingung], $p < .08$).

Auf der anderen Seite deuten die Ergebnisse darauf hin, dass kurztherapeutische Interventionen bei leichteren Formen von Depressionen durchaus effektiv sein können.

Die NIMH-Studie basierte auf Einzeltherapien. Somit kann keine Aussage darüber gemacht werden, ob kurz*gruppen*therapeutische Interventionen mit den Verfahren CBT und IPT bessere Wirkungen erzielt hätten oder nicht. Offenbar sind die kognitiven Therapiekonzepte, auch wenn dieser Nachweis bei der NIMH-Studie nicht gelang, in manchen anderen Studien als wirksam ausgewiesen, wenn sie als *kurzgruppentherapeutische* Behandlungsform zur Anwendung kamen (Bright et al. 1999; Ravindran et al. 1999). In 10 (Bright et al. 1999) Sitzungen wurden depressive Patienten mit zwei Verfahren behandelt (einmal professionelle und einmal paraprofessionelle Therapeuten): *CBGT* und *MSG (Mutual Supportive Group)*, ein interpersonelles Verfahren. Beide Therapieformen waren vergleichbar wirksam, mehr Patienten der professionellen Therapeuten jedoch lagen nach 10 Sitzungen in einem nicht mehr depressiven Score-Bereich (der BDI-Skala) als Patienten der paraprofessionellen Therapeuten.

Die Studie von Ravindran et al. verglich ein CBGT-Konzept mit einem Antidepressivum, jeweils allein und in Kombination sowie gegen eine Placebo-Gruppe bei dysthymen Patienten (Ravindran et al. 1999). Die wirksamste Form war die Kombination aus Antidepressivum plus CBGT.

Während Berger (1999a) psychodynamische Therapieverfahren bei depressiven Patienten als häufig kontraindiziert ansieht, indem aufdeckende Arbeit an unbewussten Konflikten eher zu Labilisierungen und damit zu einer *Intensivierung der Depression* führen würde, befürwortet Brook eine Arbeit auch an unbewussten Prozessen, die im Rahmen interaktioneller Gruppentherapie zwangsläufig aufträten, außer in rein medikamentösen Gruppen, die nur die Compliance mit der Medikamenteneinnahme förderten (Brook 1993).

Kombinationen aus psychoedukativen und kognitiv-behavioralen Behandlungs-Komponenten werden auch bei den affektiven Störungsbildern für Kurzgruppen empfohlen (Schaub 1999; Schaub et al. 1999), die eine inhaltliche Aufklärung über die Therapiemaßnahmen beinhalteten und damit die Compliance mit der medikamentösen Behandlung förderten.

Die *behaviorale Depressionstherapie* nach Lewinsohn (Lewinsohn et al. 1984; Hoberman und Lewinsohn 1985) ist ein empirisch umfangreich evaluiertes und belegtes Kurzgruppentherapie-Konzept (Grawe et al. 1994), das meistens bis zu 10 Sitzungen und selten über 16 Sitzungen umfasst. Der Ansatz basiert auf ausschließlich behavioralen Elementen, mit dem Schwerpunkt auf positiver Verstärkung, da Lewinsohn von der Beobachtung geleitet war, dass depressive Patienten an einen Mangel an positiven Erlebnissen im Vorfeld der Erkrankung litten, die ihre Wurzeln in einem Mangel an sozialen Fertigkeiten hätten. 17 Studien mit 754 Patienten lägen vor, die die Wirksamkeit der behavioralen Depressionstherapie belegten (Grawe et al. 1994).

Die *Interpersonelle Psychotherapie (IPT)* – die in der NIMH-Depressionsstudie am besten abgeschnitten hatte (s.o.) – liegt ebenfalls als Gruppenbehandlung vor und wurde stationär bei depressiven Patienten eingesetzt (Wahl 1994). Das Verfahren wurde in 18 Sitzungen als *geschlossene Gruppe* durchgeführt und erwies sich als wirkungsvoll symptomvermindernd wie auch in der Stabilisierung der Gesamtpersönlichkeit.

Fazit zur Kurzzeitdepressionstherapie

Kürzere psychotherapeutische Behandlungen sind weniger effektiv bei Depressionen (Roth und Fonagy 1996)! Psychopharmaka sind im Durchschnitt mindestens so effektiv wie Psychotherapie. Das Problem hierbei ist, dass es keine kontrollierten Langzeittherapie-Studien und keinen Langzeit-Follow-up gibt, die uns darüber Auskunft geben würden, ob die psychotherapeutische Intervention nicht doch den pharmakotherapeutischen überlegen ist.

Kurzzeittherapien, auch Kurzzeitgruppentherapien sind dann besonders effektiv, wenn sie mit gezielterer Indikation (welche Methode für wen?), homogener Gruppenzusammensetzung und sehr erfahrenem/r Therapeuten/in arbeiten. Schwerer depressive Patienten werden am besten mit medikamentöser Therapie *plus* optimierter Therapie (wie gerade zuvor beschrieben) behandelt.

Tabelle 16. Metaanalyse psychotherapeutischer Verfahren bei depressiven Erkrankungen (Depression Guidelines Panel 1993)

Therapie	Generelle Effizienz	Anzahl an analysierten Studien
Behaviorale Therapie alleine	55,3%	10
Kurze psychodynamische Therapie	34,8%	6
Kognitive Therapie alleine	46,6%	12
Interpersonelle Therapie alleine	52,3%	1
Alle Therapien	50,0%	29

Die psychotherapeutischen Methoden im Vergleich betrachtet erbringen bei depressiven Erkrankungen durchaus Unterschiede (vgl. Tabelle 16), wie eine Metaanalyse über 29 Studien zeigt (Depression Guidelines Panel 1993). Es wurde nicht nach Einzel- oder Gruppentherapie unterschieden.

Demnach sind die behaviorale und die Interpersonelle Therapie (IPT) die wirksamsten, allerdings liegen für die IPT nur die Daten der NIMH-Studie vor (es handelt sich nicht um Effektstärken, sondern um erwartete Wahrscheinlichkeiten für Ansprechen auf die jeweilige Therapieform). Deutlich mehr Studien gibt es für die behaviorale und die kognitive Therapie (CT). Etwas weniger günstig schneiden die psychodynamischen Kurzzeittherapien ab. Verglichen mit allen anderen Therapieverfahren schnitten sie mit 7,8% weniger effektiv ab. Die Zahl von sechs Studien ist als empirische Basis allerdings vergleichsweise gering.

10.6.1 Pathologische Trauerreaktion

Kurzgruppentherapie mit Patienten, die unter einer so genannten *pathologischen Trauerreaktion* leiden, stellen den Versuch dar, im Rahmen einer *homogenen Gruppenzusammensetzung* in befristeter Zeit das Phänomen prolongierter Trauer psychotherapeutisch bearbeitbar zu machen. Das Konzept einer „pathologischen" Trauerreaktion stammt aus psychoanalytischem Verständnis und bezieht sich auf unnormale Reaktionsweisen auf erfahrene Verluste. Darunter werden sehr ähnliche Begriffe verstanden wie pathologische Trauer, unbewältigte Trauer, morbide Trauerreaktion, komplizierte und atypische Trauerreaktion (Piper et al. 1992). Andere Autoren haben, konsistent mit Freuds Unterscheidung zwischen Trauer und Melancholie (Freud 1917/17), starke Ambivalenzen gegenüber der verlorenen Person und einem niedrigen Selbstwert als charakteristisch angeführt. Bei diesen depressiv anmutenden Patienten werden starke Konflikte bezüglich der Aspekte Nähe versus Isolierung und Unabhängigkeit versus Abhängigkeit im Kontext von Verlusten gefunden (Piper 1995).

Dieser auf der Basis psychodynamischer Überlegungen und Konzepten entwickelte Kurzgruppentherapie-Ansatz wurde in Edmonton/Kanada von der Forschungsgruppe um William E. Piper, Hassan F.A. Azim und Mary McCallum entwickelt. Er will bei diesen Patienten durch Einsicht in ihre Schwierigkeiten – und wie diese mit ihren ungelösten intrapsychischen Konflikten in Beziehung stehen – einen Prozess der Verarbeitung initiieren, der sich jenseits der zeitbegrenzten Behandlung fortsetzt.

Hauptziele der Therapie sind:

1. Verminderung der Intensität von Symptomen, die mit dem Verlust in Verbindung stehen.
2. Größere Toleranz ambivalenter Gefühle gegenüber der verlorenen Person.
3. Einsicht in lange bestehende Konflikte, die zu unzufrieden stellenden Beziehungen beigetragen haben.
4. Angepasste Schritte in Richtung des Erreichens zufrieden stellender Beziehungen und Leistungsfähigkeit in anderen Bereichen.

Störungsspezifische bzw. *homogene* Gruppen werden also bei diesem Modell nicht an den psychiatrischen Diagnosen festgemacht, sondern anhand der präsentierten Symptome *und* der ätiologischen Grundlagen derselben, in diesem Fall jene einer depressive Raktion mit zugrunde liegender pathologischer Trauerreaktion aufgrund eines unverarbeiteten Verlusts. Die Patienten wissen in der Regel nicht um ihr Problem und die Grundlagen ihrer Depression. Es ist Aufgabe des Klinikers, hier zu richtigen diagnostischen Entscheidungen zu gelangen, indem man die ätiologischen Aspekte herausfiltert und sich nicht nur an der Phänomenologie der Störung orientiert.

Die Edmonton-Studie zur psychodynamischen Kurzgruppenpsychotherapie bei unverarbeiteten Verlusterlebnissen zählt zu den am besten beforschten und validierten Kurzgruppentherapien überhaupt (Piper et al. 1992; 1996; 2002; Piper 1995). Forscherische Kompetenz und ausgezeichnete Kooperation zwischen Klinikern (15 Therapeuten) und Forschern gingen in Edmonton in den 80er und weit in die 90er Jahre eine perfekte Synthese ein. Die Studien mit 109 Patienten in 15 Therapiegruppen wurden nicht nur im Kontrolldesign (Wartelisten-Kontrollen), sondern auch über detaillierte Prozess-Ergebnis-Forschungen mit katamnestischen Nachuntersuchungen vorgenommen. Alle videoaufgezeichneten Sitzungen wurden nach Wirkfaktoren der Arbeit in der Gruppe und ihrer Beziehung zum Therapieergebnis analysiert. Ausgiebige Voruntersuchungen mit neu entwickelten Verfahren (*psychologische Sensibilität – PMAP* und die *Qualität der Objektbeziehung – QORS*, vgl. Kapitel 7.1) wurden auf ihre prognostische Bedeutung für Therapieverlauf und -ergebnis hin untersucht. Die Gruppen wurden fernerhin sehr gut vorbereitet und zusammengesetzt. Therapeuten-Verhalten war manual-konform und wurde supervidiert.

> Das durchschnittliche Alter der Patienten war 36,8 Jahre (Streuung zwischen 18 und 57 Jahren). Homogenes Indikations-Kriterium für die Gruppen war pathologische Trauerreaktion, in 29% der Fälle war es der Tod einer wichtigen Person, in 12% Trennung oder Scheidung und in 59% der Fälle kamen beide Ereignisse zusammen (sowohl Trennung/ Scheidung wie auch Verlust einer wichtigen Person durch Tod). Die durchschnittlich vergangene Zeit seit dem Verlusterlebnis betrug 6.8 Jahre (Streuung zwischen 0,2 und 19,2 Jahren, SD = 5,3 Jahre). 73,8% aller Patienten erhielten eine Achse I-Störung im DSM-III-R. Als Diagnosen ergaben sich: Major Depression 54,2%, Anpassungsstörung 16%, Dysthymie 8,4% und Angststörung 9%. 55,1% der Patienten erhielten zusätzlich eine Achse II-Diagnose, die meisten davon vermeidende Persönlichkeitsstörung (26,2%), abhängige Pst (13,1%), Borderline-Pst (9,3%) und zwanghafte Pst (4,7%).
> 16 Outcome-Instrumente kamen zum Einsatz. In 10 dieser Verfahren ergaben sich signifikante bis hochsignifikante Effekte: im sexuellen Bereich (*SAS*), bei den aktuellen interpersonellen Bezügen, globaler Symptomatik (*GSI*), Depression (*BDI*), Aufdringlichkeit, Vermeidungsverhalten, Selbstwert, Lebenszufriedenheit, persönlichen Zielen, durch Therapeut formulierte Ziele. Die durchschnittliche Effektstärke betrug ES = 0,67 (Piper et al. 1992; Ogrodniczuk et al. 2002).

Die Studie hat zudem den Vorteil, zwei unterschiedliche Kurzgruppenverfahren miteinander verglichen zu haben: eine *psychodynamisch-interpretativ arbeitende Kurzgruppentherapie* (mit Übertragungsdeutungen) und eine eher *supportive Kurzgruppentherapie*. Es ist zu vermuten, dass sich in den beiden Konzepten in etwa die deutsche Version des *Göttinger Modells* wieder findet (vgl. auch Kapitel 6.2.1): die „tiefenpsychologisch fundierte" würde vermutlich dort der „psychodynamisch-interpretativen" und die „psychoanalytisch-interaktionelle" der „supportiven" entsprechen. Hoch interessant ist die Tatsache, dass die kanadischen Kollegen untersucht haben, welche Patienten mit welchen Persönlichkeitsmerkmalen aus welcher Form der Kurzgruppentherapie größeren Nutzen gezogen haben. Patienten mit besseren objektalen Repräsentanzen (QORS) zogen mehr Nutzen aus der interpretativen Gruppenform (also vermutlich tiefenpsychologisch fundierten Form), während Patienten mit niedrigeren Werten in der QORS (geringere Qualität der Objektbeziehungen im Vorfeld der Therapie) aus der strukturierteren, supportiven Gruppenform Nutzen zogen (vermutlich der psychoanalytisch-interaktionellen Form).

Dieses Ergebnis würde empirisch die Grundannahmen des Göttinger Modells bestätigen: Patienten mit schwächeren Strukturen profitieren um so mehr aus Kurzgruppentherapien, je mehr diese von der Gruppenleitung strukturiert werden.

Darüber hinaus ergab sich eine Fülle weiterer klinisch bedeutsamer Ergebnisse. Patienten mit höheren Werten in PMAP und QORS profitierten generell mehr aus den Gruppentherapien, sie beendeten signifikant weniger die Gruppen durch vorzeitigen Ausstieg; d.h. umgekehrt, dass Patienten mit niedrigeren Werten in beiden Verfahren signifikant häufiger die Gruppenteilnahme abbrachen (Dropout-Problem, vgl. auch Kapitel 8.7). Patienten mit besseren interpersonellen Möglichkeiten (QORS) und Wahrnehmungen (PMAP) waren zudem in der Lage, in den Gruppen psychodynamische Arbeit zu realisieren! D.h., sie konnten an ihren Problemen im psychodynamischen Sinne arbeiten, indem sie Selbstaspekte (Wirkfaktor Selbstöffnung) aktiv in die Gruppe einbringen und darüber arbeiten konnten (Piper und McCallum 1990). Patienten mit der Fähigkeit, sich affektiv (kathartisch) zu öffnen und auszudrücken (positive Affekte), profitierten mehr von der Gruppentherapie. Der Ausdruck negativer Affekte war ebenfalls wichtig, und zwar im Zuge der Arbeit an den Selbstaspekten (McCallum et al. 1993).

Insgesamt erbrachte die Studie wertvolle Hinweise, welche prädiktiven Faktoren im Vorfeld einer Gruppenindikation und -zusammenstellung von Bedeutung sind – und im diagnostischen Entscheidungsprozess berücksichtigt werden sollten, weil sie den Therapieerfolg im Hinblick auf die Spezifität des Kurzgruppentherapie-Konzepts (höher strukturiert versus geringer strukturiert) vorauszusagen gestatten. Ein sehr bedeutsamer Hinweis darauf, dass nicht allen Patienten ein und dasselbe Konzept übergestülpt werden kann, sondern Patienten-Persönlichkeit und Funktionsmerkmale derselben mit einem angemessenen Therapiekonzept zu verbinden sind (Stichwort „Matching von Patient und Therapie") (Piper et al. 2002).

Therapeutisches Vorgehen am Beispiel eines Ausschnitts aus einer frühen Sitzung der Kurzgruppentherapie bei komplizierter (pathologischer) Trauerreaktion (aus Piper 1995, S. 48f) soll anhand eines Beispiels verdeutlicht werden.

Im Folgenden wird eine Sequenz der 90-minütigen Kurzgruppentherapie-Sitzung (12 Sitzungen insgesamt) wiedergegeben, um die *aktive Rolle des Therapeuten* zu verdeutlichen, damit interpersonale Arbeit und Interpretationen und Klärungen der ablaufenden interpersonalen Prozesse in der Gruppe in Gang gesetzt werden. Relevant sind die *Hier-und-Jetzt-Prozesse* in der Gruppe, die *Übertragungsaspekte* mit einschließen.

> Die Gruppenleiterin hatte gerade die Aufmerksamkeit der Gruppe auf die Abwesenheit eines Gruppenmitglieds (Ellen) gelenkt und spekuliert, ob die Gruppe – wegen des bisherigen nicht Thematisierens der Abwesenheit von Ellen – sich etwa verantwortlich fühlen oder Schuldgefühle empfinden könnte.

Affektive Störungen

Sarah: [unterbrechend] Ich denke, dass es einfach zuviel für Ellen war, all das zu hören, so wie es mir ging, wenn ich über meine Mutter sprach. Sie war wirklich richtig sauer, kann man sagen, nicht? Aber sie konnte nichts sagen. Und als sie anfing zu weinen, da dachte ich, ja, nun, ... ich dachte, Sie [die Therapeutin] hätten was tun können, sie vielleicht beruhigen, damit sie sich nicht so schlecht fühlte.

Kyle: Oder vielleicht hätten Sie [die Therapeutin] sie nach der Sitzung ansprechen können und es nicht einfach um 10:30 Uhr beenden sollen?

Sarah: Ja, darüber habe ich mich auch gewundert, wissen Sie.

Alice: [unterbrechend] Nun, ich denke, Sie [die Therapeutin] würden keine Gruppen machen, wenn Sie nicht ..., ja, irgendwie... sie muss doch wissen, was du machen musst, wisst ihr, du musst eben mit deinem Leben klar kommen.

Margaret: Ja, aber ich glaube, Ellen war überwältigt von dem, was sie sagte. Wisst ihr, ich war irgendwie verärgert und habe vielleicht zuviel gesagt.

Michel: Ich glaube nicht, dass es einen Unterschied macht, wie man über Helen (sic!) denkt. Ja, also, ich bin sauer auf meine Frau, nicht auf jemand anderen.

Margaret: Ja, ich fühle mich auch verärgert oder frustriert durch Sie [die Therapeutin], weil ... wie soll man sich über jemand ärgern, den man verloren hat, wenn man ihn noch nicht einmal richtig kennen gelernt hat?

Lois: Ich denke, wir müssen lernen, nicht mehr über die Vergangenheit zu grübeln, aber wie kann man solche Gefühle stoppen?

Therapeutin: Es gibt hier also einige gemischte Gefühle über mich. Es gibt Enttäuschung darüber, dass ich mich nicht mehr um Ellen gekümmert habe, sie nicht beruhigt habe; dass ich erwähnt habe, dass Sie vielleicht Gefühle wegen ihrer heutigen Abwesenheit haben könnten. Und es gibt die Hoffnung, dass ich doch weiß, was ich hier tun muss, dass ich Ihnen helfen kann.

Die Therapeutin entschied sich, nachdem sie gehört hatte, wie die Gruppe auf ihren Kommentar über das fehlende Gruppenmitglied reagiert hatte, die konflikthaften Gefühle der Gruppe (Enttäuschung, Hoffnung) über sie [die Therapeutin], anzusprechen. Dies war in Übereinstimmung mit dem therapeutischen Ansatz, gegenseitige konflikthafte Gefühle (Schuld, Ärger) zu untersuchen (z.b. über Ellen oder über Menschen in ihrem Leben, die sie verloren hatten) zu untersuchen.

Zwei zusätzliche technische Aspekte leiten die Therapeutin an: konsistent den Fokus auf den Gemeinsamkeiten der Patienten zu halten und den Einsatz struktureller Begrenzungen. *Gemeinsamkeiten* ist das was die Patienten teilen. Diese schließen die erfahrenen Verlusterlebnisse, Symptomatologie/Dysfunktionen, lang andauernde Konflikte mit ein. Die Gemeinsamkeiten gestatten der Therapeutin, wirksam alle einzubeziehen durch Gruppeninterpretationen. *Strukturelle Begrenzung* beziehen sich auf das Gruppenformat und die Zeitbegrenzung der Gruppe.

Das folgende Beispiel demonstriert, wie sogar bereits in der ersten Sitzung die Therapeutin die Gruppe an die Zeitbegrenzung und die Konsequenzen daraus erinnern könnte. Diese Intervention erfolgte, nachdem anfängliche erste Einlassungen einzelner Gruppenmitglieder nachzulassen schienen.

Therapeutin: Es scheint jetzt etwas Widerwillen zu geben, über die kurzen Einführungen, die Sie gemacht haben, hinaus zu gehen. Ich frage mich, ob das mit der schwierigen Herausforderung für Sie zu tun hat, sich zu öffnen und mit den anderen Ihre Erfahrungen mit Verlusten zu teilen, wenn Sie alle wissen, dass Sie in nur 12 Wochen einander wieder verlieren werden.

10.7 Psychosen

Patienten, die unter einer Psychose leiden, haben Schwierigkeiten damit, Realität und Fantasie auseinander zu halten. Es resultieren *Denkstörungen* und *affektive Störungen* (Kanas 2001). Psychotherapeutische Maßnahmen, die in Ergänzung zu medikamentöser Therapie erfolgen, müssen grundsätzlich auf Bewältigungsstrategien abheben und per psychoedukativer Interventionsformen über den Nutzen medikamentöser Therapie informieren, um die Compliance-Raten zu erhöhen. Es ist außerdem darauf zu achten, dass möglicherweise schädigende Techniken in der psychotherapeutischen Maßnahme konzeptuell ausgeschlossen werden.

10.7.1 Schizophrene Störungen

Eine *ressourcenorientierte* Sichtweise ist bei der Behandlung der Schizophrenie wohl der wichtigste Unterschied zur klassischen psychopathologischen Einordnung von Patienten (Olbrich et al. 1999). Insofern wird für die traditionellen psychodynamischen Verfahren der Einzel- und Gruppentherapien bei Schizophrenen auch keine empirische Unterstützung der Wirksamkeit gefunden, eher das Gegenteil (Kanas 1986; 2001; Olbrich et al. 1999). Modifizierte psychodynamische Verfahren, auch für die Gruppenform, werden jedoch von Schwarz in der Behandlung schizophrener Patienten verteidigt (Schwarz 2000). Er führt Studien von Battegay und von Marschall sowie eigene Untersuchungen an (Battegay und von Marschall 1982; Schwarz und Matussek 1990). Es handelte sich entweder um heterogen oder homogen zusammengesetzte – beides mit vergleichbarem Erfolg möglich – Gruppen, die allerdings *jahrelange Laufzeit* hatten und nicht im Rahmen von kontrollierten Studien untersucht worden waren. Insofern besteht ein extremes Defizit bei psychodynamischen Verfahren, in randomisiert-kontrollierten Studien ihre Wirksamkeit nachzuweisen. Dennoch gibt es ein paar empirische Studien zur Wirksamkeit kurzgruppentherapeutischer Behandlungen sowohl mit schizophrenen wie mit bipolaren Störungsbildern, sogar Prozess-Outcome-Studien, allerdings leider keine kontrollierten Untersuchungen (siehe weiter unten).

Die besten empirischen Fundierungen gibt es bei schizophrenen Patienten für Gruppenangebote aus dem verhaltenstherapeutischen Spektrum (Brenner et al. 2000). Speziell *Trainingsprogramme zur (Wieder)Erlangung sozialer Fertigkeiten* sind Metaanalysen über kontrollierte Studien zufolge sehr wirksam (Dobson et al. 1995; Penn und Mueser 1996; Vauth und Rüsch 2001). Es handelt sich um Gruppentherapie-Programme. Ein solches Trainings-Modul ist Abb. 6 zu entnehmen.

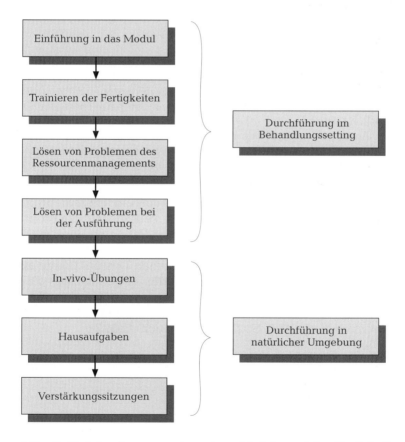

Abb. 6. Trainingskomponenten eines Moduls sozialer Fertigkeiten für an Schizophrenie Erkrankte (nach Liberman et al. 1986) (zit. n. Brenner et al. 2000, S. 271)

Diese Programme setzen sich aus unterschiedlichen, aufeinander folgenden Trainingseinheiten zusammen, die aufeinander aufbauen. Jedes Modul ist siebenstufig aufgebaut (Brenner et al. 2000). Das Konzept von Liberman stellt ein *Langzeit-Rehabilitations-Programm* dar, das über drei Monate geht, mit einem Zeitbedarf pro Modul von zwei 90-minütigen Sitzungen pro Woche über ca. drei Monate, also ca. 24 Sitzungen (Olbrich et al. 1999).

Den Fertigkeiten-Trainings-Programmen sind folgende Basiskomponenten gemeinsam (Olbrich et al. 1999, S. 451):

- Aufbau aktiver Änderungserwartung und kognitive Vorstrukturierung der Lernsituation durch Unterweisung durch den Therapeuten: Elemente und Vorteile des Zielverhaltens.
- Herausarbeiten der Teilschritte der Zielhandlung in der Gruppe mit anschließender Modelldarbietung durch Therapeut und Ko-Therapeut: Lenkung der Aufmerksamkeit auf die kritischen Handlungsaspekte als Voraussetzung für die Endkodierung des Zielverhaltens.
- Gemeinsame Rekapitulation der Teilschritte der Zielhandlung und des Handlungsziels durch die Gruppe (Prinzip des „cognitive rehearsal"). Realisieren des Zielverhaltens durch den Patienten selbst im Rollenspiel mit dem Ko-Therapeuten (Prinzip des „behavioral rehearsal").
- Spezifische und konkret verhaltensbezogene Rückmeldung an den Patienten möglichst unmittelbar, Fokussieren auf wenige zentrale Aspekte, zunächst positiv, dann erst korrigierend durch Ko-Therapeut und schließlich Gruppe.
- Erneutes Durchspielen der Trainingssituation im Rollenspiel durch den Patienten, um schrittweise Korrekturvorschläge umzusetzen.
- Spezifische Übungen für die außertherapeutische Situation zur Förderung der Generalisierung der aufgebauten Kompetenzen.

Die Arbeitsgruppe um Brenner hat auch ein Therapieprogramm zur *Remediation kognitiver Dysfunktionen* entwickelt, ein Programm, das bei den typischen Denkstörungen der Patienten ansetzt (Brenner et al. 1994). Ausgehend von der Annahme einer sich spiralförmig aufschaukelnden Wechselwirkung zwischen Dysfunktionen auf der kognitivem Ebene und Defiziten auf der Ebene sozialer Fertigkeiten arbeitet das Programm *Integrierte Psychologisches Therapieprogramm (IPT)* mit fünf hierarchisch angeordneten Unterprogrammen (Brenner et al. 2000, S. 273) (siehe auch Abb. 7):

- „kognitive Differenzierung"
- „soziale Wahrnehmung"
- „verbale Kommunikation"
- „soziale Fertigkeiten"
- „interpersonales Problemlösen"

Zum IPT liege mittlerweile eine größere Zahl kontrollierter Wirksamkeitsstudien vor, wie Brenner et al. (2000) berichten. Eine Studie mit 18 Monate Katamnese erbrachte nicht nur bedeutsam verbesserte

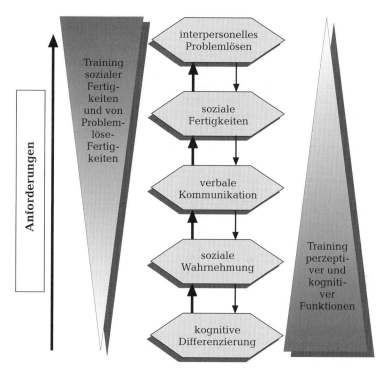

Abb. 7. Schematische Darstellung des „Integrierten Psychologischen Therapieprogramms" (IPT) (Brenner et al. 2000, S. 274)

soziale Fertigkeiten, sondern auch eine geringere Hospitalisierungsrate (Brenner et al. 1987). Die Dauerhaftigkeit der Therapieeffekte (Reduzierung der Symptomatik, Rückfall, Dauerhaftigkeit der sozialen Fertigkeiten) bleibe jedoch aufgrund widersprüchlicher Ergebnisse derzeit noch ungeklärt (Brenner et al. 2000).

Vielfach wird sehr eklektisch gearbeitet, indem Versatzstücke aus schultheoretischen Bausteinen mit pragmatischen, in der alltäglichen psychiatrischen Praxis bewährten Bausteinen miteinander verknüpft werden. Das Motto kann nur sein: was hilft ist richtig. Die meiste Arbeit mit Schizophrenen erfolgt in Gruppen: sei es die Großgruppe, die Kleingruppe oder die Angehörigengruppe (Vejmola-Gätzi 1997).

Freyberger berichtet von der Bedeutung störungsspezifischer Ansätze bei der Behandlung von Schizophrenien. So seien speziell *kognitiv-behaviorale Ansätze* mit Case-Management und supportiven Behandlungsansätzen verglichen worden, wobei erhebliche Symptomeffekte, aber nur in wenig chronifizierten Stichproben Unterschiede in Rezdivraten und Compliance gefunden worden seien (Freyberger 2001).

Interaktionell-psychodynamische Gruppentherapie mit an Schizophrenie Erkrankten wurde ausgiebig im *Veterans Administration Hospital in San Francisco* betrieben, mit Anbindung an die *University of San Francisco (UCSF)* (Kanas und Barr 1982; Kanas et al. 1988; 1989; Kanas 2001). Das Behandlungskonzept wird von Kanas als „integrativ" bezeichnet, indem den Bedürfnissen nach einer sicheren Umgebung, der regressionsverhindernden Struktur des Gruppensettings, einer Vermittlung von Wegen der Bewältigung (Coping) sowie der Vermittlung von interpersonellen Ressourcen Rechnung getragen werde (Kanas 2001). Insofern scheint dieser Ansatz, trotz eines anderen Labels, sehr ähnlich dem der oben beschriebenen Fertigkeiten-Trainings zu sein. Diese Gruppen werden aufgrund der häufigeren Neueinweisungen *offen* geführt. Die Dauer der Sitzung ist 45 Minuten mit je Woche drei Sitzungen. Tägliche Gruppen seien auch sehr hilfreich, falls dies personell möglich sei. Die Gruppen werden mit mindestens drei bis zu maximal acht Patienten pro Gruppe geführt, ideal wären fünf bis sieben Patienten. Im ambulanten Setting würden diese Gruppen am besten *geschlossen* durchgeführt Ein Ko-Therapie-Ansatz sei bevorzugt, da diese Gruppen häufig chaotisch werden könnten. Die technische Handhabung habe einer sehr klaren, direktiven und konkreten Vorgehensweise zu folgen (Kanas 2001).

Insgesamt müsse man derzeit davon ausgehen, dass sich die in randomisierten kontrollierten Studien gewonnenen Ergebnisse auf hoch selegierte Teilstichproben bzw. artifizielle Settings bezögen und sich damit nicht ohne weiteres auf die klinische Praxis übertragen ließen (Freyberger 2001).

10.7.2 Bipolare Störungen

Kurzzeitgruppen mit Patienten mit bipolaren Erkrankungen sind bisher kaum beforscht. Gruppenpsychotherapie ist nicht indiziert für Patienten in einer akut manischen Phase, wohl aber für hypomanische, depressive und euthymische Patienten im ambulanten Behandlungssetting (Kanas 2001). Integrative Behandlungsansätze aus psychoedukativen, psychodynamischen und interpersonalen Gruppenkonzepten wurde in ambulanten Gruppen mit diesen Patienten erfolgreich durchgeführt. Das Vorgehen wird als vollständig unterschiedlich zu dem mit schizophrenen Patienten beschrieben; vor allem sollten, im Unterschied zu Schizophrenen-Gruppen, die Medikationsfragen in die Therapie mit einbezogen werden (Dosis, Effekte, Nebenwirkungen). Auch könnten Übertragungsdeutungen eingesetzt werden und punktuelle Regressionen während der Sitzungen seien auch technisch sinnvoll und möglich, speziell da der Wirkfaktor *Einsicht* ein wichtiges therapeutisches Ziel bei diesen Patienten sei (Kanas 2001).

Die wichtigsten Ziele für bipolare Erkrankungen seien in der Gruppentherapie (Kanas 2001):

1. Mehr über die Erkrankung zu lernen
2. das Erlernen von Bewältigungsstrategien
3. Einsicht und Verbesserungen in Beziehungen

Die Gruppen seien *homogen* zusammengesetzt, die Sitzungen dauerten 60–90 Minuten, zwischen acht und 12 Patienten könnten in einer Gruppe zusammengefasst werden. Ko-Therapie sei die Norm! Es sei erforderlich, sich wechselseitig zu unterstützen während der Sitzungen, die starken Gegenübertragungsgefühle müssten nach der Sitzung auffang- und bearbeitbar sein, es sei wichtig, modelladäquate interpersonale Interaktionen auszuführen, die für die Patienten wichtig seien usw. Eine erste empirische Evaluation erbrachte sehr zufrieden stellende Ergebnisse (Kanas und Cox 1998).

Insgesamt muss ein ganz eklatantes Defizit an verfügbaren Studien beklagt werden. Es gebe nur eine kontrollierte Studie, die aber durch methodische Schwächen kaum interpretierbar sei, wie dies im Übrigen für die gesamte psychologisch-psychotherapeutische Forschung bei diesem Erkrankungsbild gelte (Roth und Fonagy 1996).

10.8 Kurzzeitgruppen mit Alkoholkranken

Das gesamte Suchtspektrum kann an dieser Stelle nicht im Hinblick auf vorliegende Behandlungs-Modelle und deren Wirksamkeit behandelt werden. Stattdessen soll eine Beschränkung auf Studien über Abhängigkeit von Alkohol und deren kurzgruppentherapeutische Behandlungs-Möglichkeiten erfolgen.

Die folgenden einleitenden Anmerkungen zur Substanz-Abhängigkeit haben allerdings allgemeingültigen Charakter und gelten im Prinzip auch für andere Substanzen als Alkohol, etwa Drogen und Medikamente.

Je mehr über die Neurobiologie der Abhängigkeitserkrankungen geforscht worden ist, desto mehr Verständnis stellte sich ein bezüglich der psychosozialen Faktoren, die bei der Ätiologie und Epidemiologie dieser Erkrankungen eine Rolle spielen wie auch der psychologischen und psychotherapeutischen Verfahren, die eine Rolle spielen bei der Bewältigung der Erkrankung (Brook 2001).

„... es wurde mit der Zeit immer klarer, dass eine entstehende Abhängigkeit (phänotypisch) das Ergebnis einer Interaktion zwischen *genetischen Pädispositionen* (genotypisch), bestimmter *psychosozialer Umgebungs-Risiko-Faktoren* und psychopharmakologischer *Wirkungen der Substanz* selbst ist. Um die aversiven Wirkungen von Drogen auf das Gehirn wie auf das Verhalten auf individueller, familialer und sozialer

Ebene zu bekämpfen, wurden wirksame Präventionen und Behandlungs-Maßnahmen erforderlich. Da nun die Entwicklung von Substanz-Missbrauch gewöhnlich in einem breiten Spektrum gruppaler Verbände erfolgt (Familie, Schule, Peer-Gruppen und ähnlichen), ist es auch angemessen, den Einsatz von Gruppen bei der Behandlung einzusetzen, um diese Erkrankungen behandeln zu können, die eine solch schreckliche Bürde für Individuen, ihre Familien und die Gesellschaft insgesamt darstellen." (Brook 2001, S. 5f).

Die Adoleszenz wird als *die* vulnerable Entwicklungsphase für eine „Karriere" als Substanzabhängiger angesehen. Persönlichkeits- und behaviorale Risiken für Substanzgebrauch und -missbrauch liegen nach Brook im Suchen nach Kicks oder Sensationen, in Unkonventionalität, antisozialem oder rebellierendem Verhalten, in geringem Selbstwert, schlechter Kontrolle von Emotionen und Affekten, speziell bei Risikoverhaltensweisen oder Gewalttätigkeit. Die genannten Merkmale hätten einen additiven oder synergetischen Effekt für die Wahrscheinlichkeit, dass ein Adoleszenter in Drogen- oder Alkohol-Probleme hineingezogen werde.

Die Schwierigkeit der Bewertung psychotherapeutischer Interventionsmaßnahmen bei Substanz-Missbrauch ergibt sich u.a. aus der *hohen Komorbiditätsrate*, die bei 20–40% bei den Männern liege (Mann 2000). An erster Stelle lägen Depressions-, an zweiter Angststörungen und an dritter Persönlichkeitsstörungen. Unter letzteren imponiere vor allem die *antisoziale Persönlichkeitsstörung*. Umgekehrt hätten rund 80% aller Personen mit einer antisozialen Persönlichkeitsstörung auch schwerwiegende Alkoholprobleme, wie Zahlen aus den USA belegten (Mann 2000).

Die Gruppenpsychotherapie wird als die Methode der Wahl bei Substanz-Missbrauch angesehen, wie dies auch bereits bei Brook anklang (Soyka und Preuss 2000; Tretter 2000). Die Geschichte der Abhängigkeitstherapie begann ohne Zweifel mit der Bewegung der *Anonymen Alkoholiker (Alcoholics Anonymous)* in den 30er Jahren des vorigen Jahrhunderts in den USA (Mann und Günthner 1999; Brook 2001), auch einer Gruppenbewegung. Dieser Ansatz arbeitet mit Großgruppen (wenig in Kleingruppen) und ohne professionelle Gruppenleiter. Er ist von einem spirituellem Prinzip getragen und arbeitet mit vollständiger Abstinenz. Die Wirksamkeit wird immer wieder diskutiert, es wird von einzelnen Erfolgen berichtet, der wissenschaftliche Nachweis jedoch ist kaum erbracht (Mann 2000). Vor allem bemängelt Brook die grundlegende Philosophie des Ansatzes, nach der ein Bild des Individuums gepflegt werde, das machtlos der Sucht ausgeliefert sei und auf die Hilfe anderer Menschen/Süchtiger angewiesen bleibe; auf diese Weise fatal die Abhängigkeit der Persönlichkeit des Suchtkranken perpetuierend (Brook 2001).

Die *psychoanalytische Gruppentherapie* Suchtkranker sah die Substanzabhängigkeit zuerst – klassisch analytisch – ausschließlich unter dem Aspekt einer unbewussten psychologischen Problematik oder Erkrankung. Die Symptomatik wurde als abhängig von der Bearbeitung dieser konflikthaften Aspekte angesehen, so dass sie mit der Lösung des Problems auch keine Daseinsberechtigung mehr haben würde. Dieses Mitte des letzten Jahrhunderts übliche Modell erfuhr mangels Erfolgen wesentliche Veränderungen mit der Zeit und entwickelte sich in Richtung einer modifizierten psychodynamischen Gruppentherapie (Khantzian 1997). Kunzke und Kollegen fanden in einem neueren Literatur-Überblick zur Wirksamkeit analytischer bzw. psychodynamischer Gruppenpsychotherapien bei Alkoholproblemen zehn Studien in den vergangenen 25 Jahren, von denen allerdings nur vier methodisch ausreichend und damit relativ interpretierbar seien (Kunzke et al. 2002). Von diesen vier Studien hätten zwei sogar eine Überlegenheit der psychodynamischen Gruppe gegenüber jeweils einem kognitiv-verhaltenstherapeutischen Ansatz gezeigt, allerdings nur für so genannte Typ A-Patienten (leichtere Abhängigkeit). Bei schwereren Abhängigkeiten (Typ B-Patienten) sei es umgekehrt, dort seien behaviorale Gruppenformen erfolgreicher.

Neuere *störungsspezifische psychodynamische Gruppenansätze beim Alkoholismus* betonen die Notwendigkeit einer Aufgabe des ätiopathogenetischen Erklärungsmodells und eine Hinwendung zu einer Integration von Konzepten der Psychotraumatologie, der Bindungstheorie und interpersonell-sozialer Verursachungen, unter Berücksichtigung der Aspekte physiologischer Substanzabhängigkeit (Kunzke und Burtscheidt 2002). Dies befindet sich in Übereinstimmung mit den Ausführungen von Brook (s.o.).

Kognitiv-behaviorale Gruppenansätze verwenden aversive Verfahren, verdeckte Konditionierung, kognitive Therapie, Selbstkontrolltechniken oder Kombinationen mit psychoedukativen Elementen (Mann und Günthner 1999). Es gibt allerdings kaum „reine" Verfahren klassisch schultheoretischer Entwürfe bei der Alkoholismus-Therapie, sondern eher eine „eklektische Breitbandtherpaie" (Mann und Günthner 1999, S. 364), wie sich dies ja auch bei den neueren Entwicklungen psychodynamischer Gruppentherapie auf diesem Feld zeigt (s.o.). Insofern sind auf diesem Gebiet hergebrachte Therapievergleiche (horse races) so unangebracht wie irreführend.

Gruppenpsychotherapeutische Ansätze lassen sich grob in *konflikt-, beziehungs- und interaktionell orientierte Gruppverfahren* (darunter psychodynamische, klientenzentrierte und interpersonelle Verfahren) sowie *störungsspezifische, methoden- und zielorientierte Gruppenverfahren* (psychoedukative, Social Skills-, Rückfallprophylaxe-, Motivationstraining- und Entspannungstrainingverfahren sowie kognitive und Selbstmanagement-Therapien) und schließlich *humanistische Ansätze* (Gestalt- oder Psychodrama-Therapie) unterteilen (Fiedler 1996; Weber und Tschuschke 2002).

Erfolgreiche Behandlungseinrichtungen seien durch folgende Merkmale gekennzeichnet, wie Mann und Günthner ausführen:

- Es erfolgt eine Selektion prognostisch günstiger Patienten.
- Das Modell der therapeutischen Gemeinschaft wird verfolgt.
- Ehepartner und Bezugspersonen werden aktiv einbezogen.
- Eine aktive Nachsorge und Nachbetreuung am Ende der stationären Therapie wird im Sinne einer Kontinuität der Betreuung angestrebt.

Punkt 1 bestätigt für dieses Patienten-Klientel im Besonderen, was im Grunde für alle in Gruppen zu behandelnden Patienten Gültigkeit hat: der Erfolg steht und fällt mit einer ausgiebigen diagnostischen Erhebungsphase, in der Indikation und Prognostik höchste Priorität besitzen (vgl. Kapitel 7.1). Weiterhin wird die Wichtigkeit eines sozialen (damit gruppalen) Charakters jeglicher psychotherapeutischen Hilfe betont. Schließlich wird die hohe Bedeutung der Einbeziehung von Ehepartner und Bezugspersonen in die Therapie hervorgehoben, ein Faktor, der auch in anderen Gruppenstudien bereits empirische Untermauerung fand (Weyrheter et al. 1998).

Ein erfolgreiches *integratives Kurzgruppentherapie*-Projekt in Schweden untersuchte die Effekte einer Intervention von acht Sitzungen. Patienten wurden in acht Gruppen von jeweils 90 Minuten Dauer in acht Wochen ambulanter Gruppentherapie behandelt. Alle Patienten erfüllten das Kriterium einer Alkoholabhängigkeit (DSM-III). Vor Eintritt in die Psychotherapie (n = 53) war eine Alkoholentzugsmaßnahme durchgeführt worden, für 35 Patienten liegen vollständige Daten inkl. Follow-up vor. Die Daten konnten mit denen von 300 Patienten einer psychotherapeutisch unbehandelten Gruppe verglichen werden (Sandahl und Rönnberg 1990).

Das gruppentherapeutische Programm integrierte psychoedukative, behaviorale, kognitive Elemente miteinander, alle Gruppentherapeuten waren ausgebildet in kognitver und behavioraler Therapie. Die Maßnahme wurde gegenüber den Patienten als „Kurs" und nicht als „Psychotherapie" ausgegeben. Die Sitzungen hatten folgende Inhalte:

1. Einführung der Gruppenleiter über die Kursstruktur, Regeln, Vertraulichkeit.
2. Risiko-Situationen für Alkoholkonsum, Rückfallrisiko. Auflisten de Risiko-Situationen für jedes Gruppenmitglied.
3. Coping mit Risiko-Situationen, mit Konsequenzen des Trinkens usw.
4. Coping mit Konsequenzen des Trinkens usw.
5. Diskussion bezüglich der individuellen Ziele.
6. Kurzzeit- und Langzeit-Alternativen zum Trinkverhalten, Rollenspiele.

7. Feedback und Diskussionen.
8. Feedback von den Auswertungsunterlagen, Kurs-Evaluierung, Pläne für Booster-Sitzungen und Follow-up.

Keiner der 35 Patienten hatte zum Follow-up einen Rückfall in alte Trinkgewohnheiten, der, verglichen mit den Werten vor der Behandlung, eine Verschlechterung gewesen wäre. Alle Unterschiede zur Vergleichsgruppe waren signifikant. Es zeigte sich allerdings ein Trend (zu schmale Datenbasis), dass jene Patienten, die Nutzen aus der Behandlung zogen, eine kürzere Zeitspanne Alkohol-Missbrauchs aufwiesen als jene Patienten, die in ihre alten Muster zurück fielen bzw. als die Therapie-Dropouts. Die erfolgreichen Teilnehmer führten ihren Erfolg auf die Ermutigung durch die Gruppenleiter, ihre Entschiedenheit und das Lernen über Risiko-Situationen sowie verbesserte Bewältigungsstrategien zurück.

Es wird aus vielen Darstellungen nicht deutlich erkennbar, wie lange genau die gruppentherapeutischen Maßnahmen und mit wieviel Sitzungen exakt die einzelnen Behandlungsansätze in klinisch-stationären oder ambulanten Settings arbeiten, ein Manko der Fachliteratur, in der sehr häufig nicht einmal gekennzeichnet wird, ob die psychotherapeutische Maßnahme, die empirisch untersucht wird, in Einzel- oder in Gruppentherapien erfolgt. Dies gilt leider auch für die verfügbare Literatur zur Gruppentherapie bei Alkoholerkrankungen. Insofern kann zur empirischen Evidenz der *Kurzgruppentherapie* bei Alkoholerkrankungen wenig ausgesagt werden. Immerhin stellen Roth und Fonagy fest, dass es *wenig empirische Evidenz für die Behandlung durch Langzeitbehandlungen* bei Alkoholproblemen gebe (Roth und Fonagy 1996).

Insgesamt haben selbst die besten psychologisch-psychotherapeutischen Behandlungen eine relativ ungünstige Prognose (Roth und Fonagy 1996). Chronifiziertere Patienten hätten eine noch deutlich schlechtere Prognose im Bezug auf Ansprechen auf eine psychotherapeutische Behandlung wie auch auf das Endergebnis. Die Abkehr von stationären, intensiven Maßnahmen der Behandlung und die Hinwendung zu kürzeren therapeutischen Interventionen, die den sozialen Kontext des Trinkers direkt adressierten, sei zu erklären durch die in den letzten 25 Jahren gewachsene Erkenntnis über die Bedeutung sozialer Faktoren. Psychodynamische Therapien, Stressmanagement und kognitive Therapien seien als erste therapeutische Maßnahmen *inadäquat*. Falls überhaupt, seien diese Behandlungsformen in wesentlich späteren Abschnitten und dann eher bei der Behandlung komorbider Störungen indiziert.

Demgegenüber hätten sich behaviorale Maßnahmen, soziale Fertigkeiten-Trainings, Paartherapien, gemeindepsychologische Ansätze und familiär orientierte Therapien eher empirisch bewährt (Roth und Fonagy 1996).

10.9 Kurzzeitgruppen für chronisch körperlich Erkrankte

Der Beginn einer schwereren oder chronisch verlaufenden körperlichen Erkrankung bedeutet immer auch den Verlust an Kontrolle über den eigenen Körper, einhergehend mit einem erhöhten Vulnerabilitätsgefühl und einem Verlust des Selbstwertgefühls (Ulman 1993). Das Leben mit einer Krankheit verändert die Sichtweisen von sich selbst, der Umgebung, der Beziehung zur Zukunft und der Beziehung zu anderen.

> „Medizinische Maßnahmen behandeln die physischen Aspekte der Erkrankung. Psychologische Interventionen werden benötigt, um die Unterbrechungen des Selbstwertgefühls und die Gefühle von Kontrollverlust zu behandeln, die einher gehen mit der Erkrankung. Gruppenpsychotherapie bietet eine Möglichkeit für körperlich Kranke, mit anderen zusammenzukommen in einem unterstützenden Setting, um mit den Auswirkungen der Krankheit umgehen zu lernen." (Ulman 1993, S. 460)

Das wesentliche zu beachtende Element von Gruppenarbeit mir körperlich kranken Menschen ist, zu beachten, dass diese Patienten (in aller Regel) *nicht* in die Gruppe kommen, um sich mit ihren emotionalen Problemen auseinander zu setzen, sondern mit ihrer Krankheit. Insofern ist es meistens nicht hilfreich, eine „psychologische" oder „psychotherapeutische" Gruppe anzubieten. Das schreckt eher ab, weil der zunächst sehr berechtigte Einwand gebracht wird, man sei doch nicht psychisch krank oder verrückt. Die Betroffenen wollen mit ihrer körperlichen Erkrankung ernst genommen werden, und tatsächlich ist grundsätzlich das Primat der körperlichen Erkrankung zu beachten. Die Hypothese einer psychogen verursachten körperlichen Erkrankung, z.B. einer Krebserkrankung, ist heutzutage nicht mehr haltbar (Schwarz 1994; Tschuschke 2002a).

Es geht bei allen psychologischen Maßnahmen im Zusammenhang mit schweren chronischen somatischen Erkrankungen grundsätzlich um Unterstützungsmaßnahmen zum Erwerb von Bewältigungskompetenz (Coping) bezüglich der Erkrankung und ihrer Folgen. Dies umfasst psychologische Interventionen im Zusammenhang mit Diagnostik, erforderlichen medizinischen Behandlungsmaßnahmen, Rehabilitationsmaßnahmen oder der Langzeitverarbeitung.

Gruppen sind auf diesem Feld quasi ideale Instrumente psychologischer Hilfe, weil sie genau die Wirkfaktoren enthalten, die in Einzelbetreuungen nicht zu finden sind: die Gemeinschaft anderer Betroffener, das Gefühl, nicht alleine zu sein, Kommunikation mit anderen zu haben, Anregungen von Schicksalsgenossen zu erhalten, sich getragen zu fühlen und sich als Teil eines Ganzen dazugehörig zu erleben, nicht isoliert zu sein, sich leichter konfrontieren zu lassen von Schicksalsgenossen als von gesunden Ärzten und Therapeuten etc.

Dass Gruppen sehr hilfreich sein können bei schweren körperlichen Erkrankungen, zeigt diesbezüglich relevante Literatur durchgängig (Spiegel et al. 1989; Fawzy et al. 1993; Spiegel 1993; Ulman 1993; Tschuschke 1996c; Spira 1997; Fawzy und Fawzy 2000; Spiegel und Classen 2000). Die günstigen Wirkungen betreffen z.B. bei Krebspatienten eine verbesserte Lebensqualität, Verringerung von Stress, Angst und Depression, verbessertes Coping und Überwindung sozialer Isolierung. Die Verbesserung der Überlebenschance z.B. bei einer Krebserkrankung ist derzeit noch umstritten (Tschuschke 2003b).

Langenmayr und Schöttes berichten von einem ambitionierten Gruppenprojekt mit Multiple Sklerose-Kranken (Langenmayr und Schöttes 2000). Allerdings scheint es sich eher um eine ambulante Langzeitgruppentherapie gehandelt zu haben (konkrete Sitzungszahlen werden leider nicht genannt), die Dauer „des gesamten Projekts" wird mit 15 Monaten angegeben. Wöchentlich haben Gruppensitzungen mit unterschiedlichen konzeptuellen Orientierungen (Psychodrama, klientenzentrierter Gruppenansatz) mit insgesamt 46 MS-Kranken und 24 in der unbehandelten Kontrollgruppe stattgefunden (keine Randomisierung, Patienten, die eine Gruppentherapie ablehnten). Die Auswertungen imponieren durch breite und sehr aufwändige statistische Berechnungen, die Interpretierbarkeit der Ergebnisse allerdings – wie die Autoren selbst mehrfach erwähnen – ist aufgrund methodischer Einschränkungen kaum gewährleistet (keine Vergleichbarkeit beider Gruppen [die Interventionsgruppe war ängstlicher], was angesichts der Problematik und der ethischen Versorgungssituation der Patienten auch nicht verwundert). Die Studie ist aus deskriptiven Gründen interessant. Sie zeigt, dass wahrscheinlich Nutzen aus einer gruppentherapeutischen Intervention bei dieser komplizierten Erkrankung auf verschiedenen Ebenen erzielbar ist (Stimmung, Befinden im körperlichen Bereich). Klinisch unumgänglich erscheinende Einschränkungen verhindern häufig wissenschaftlich adäquate Studien mit Patienten-Gruppen, die in Zukunft besser versorgt werden könnten, wenn es methodisch akzeptable Studien gäbe. Hier schließt sich der circulus vitiosus.

In einer randomisiert-kontrollierten Studie (n = 74 Patienten) wurden kurgruppentherapeutische Interventionen (psychoedukativ) von nur sechs Wochen Dauer bei Patienten mit einem malignen Melanom durchgeführt, bei einer Sitzung pro Woche von je 90 Minuten. Die Kurzgruppentherapie bewirkte bei den Patienten, die die zusätzliche Kurzgruppentherapie erhielten (n = 37), im Vergleich zur psychologisch unbehandelten Kontrollgruppe (n = 37) signifikante Verbesserungen im aktiven Coping, signifikante Verbesserungen im affektiven Bereich (Angst, Verwirrung, Depression, Müdigkeit, Stimmung) und eine signifikant verbesserte Immunaktivität des Körpers (Fawzy et al. 1993; Fawzy und Fawzy 2000). Das frappante Ergebnis dieser Studie war, dass zum Follow-up fünf Jahre nach Beendigung der Therapie von der unbehandelten Kontrollgruppe (n = 37) 12 Patienten verstorben waren und drei Patienten lokale Rezidive entwickelt hatten, während von den Patienten der Kurzzeitgruppentherapie drei Patienten verstorben waren und sechs Patienten ein Rezidiv entwickelt hatten; der Unterschied war hoch signifikant (p < 0,008).

Diese Studie verband auf ideale Weise psychologische und relevante somatische Faktoren (inkl. Immunparametern) zur Überprüfung der Auswirkungen der psychologisch-psychotherapeutischen Maßnahme auf den weiteren Krankheitsverlauf. Darüber hinaus hat die Studie ein methodisch anspruchsvolles RCT-Design mit adäquatem Follow-up. Insofern lassen sich die Ergebnisse auch in ihren Zusammenhängen interpretieren. Es sind aber wesentlich mehr solcher Studien erforderlich, möglichst mit noch größeren Stichprobenumfängen und noch längeren Follow-up-Zeiten, um verbindlichere Aussagen zu den komplexen Zusammenhängen zwischen körperlichem Krankheits- und Genesungsprozess auf der einen und psychosozialer Intervention auf der anderen Seite zu machen.

Spiegel und Classen haben ein Gruppentherapie-Programm entwickelt, das *Supportive-Expressive Group Therapy-Program*, das grundsätzlich auch als Kurzgruppen-Programm einsetzbar ist (Spiegel und Classen 2000). Das Konzept wurde aufgrund unterschiedlicher Studien mit Brustkrebspatientinnen entwickelt, ist aber grundsätzlich auch bei anderen onkologischen Erkrankungen einsetzbar. Es basiert auf sieben Prinzipien:

1. Verbindung herstellen
2. Ausdruck von Gefühlen
3. Entgiftung von Tod und Sterben
4. Neubewertung von Lebensprinzipien
5. Die Verbesserung der Untersützung durch Freunde und Angehörige
6. Verbesserung der Arzt-Patient-Beziehung
7. Verbesserung der Bewältigungsstrategien

Für andere körperliche Erkrankungsformen wurden eigene Behandlungsansätze in Gruppen erarbeitet (Ulman 1993).

Als Fazit kann man nur darüber spekulieren, welche Aufgaben Kurzzeitgruppen im Zusammenhang mit schweren und chronischen körperlichen Erkrankungen erfüllen sollten und könnten. Das gesamte Spektrum an Möglichkeiten ist auch hier zu breit als dass eine einfache Antwort gegeben werden könnte. Es hängt schlicht von den Zielen, der Indikationsfrage, der Erkrankung, dem Grad der Chronifizierung und dem Ausmaß der Bedrohung, der körperlichen Einschränkung, der Prognose und vielem mehr ab. Methodisch anspruchsvolle Studien sind sehr rar und haben nur vereinzelte Krankheitsbilder untersucht, dazu in unterschiedlichen Stadien der Erkrankung. Eine generelle Antwort kann es derzeit nicht geben.

Es lässt sich nur spekulieren, ob Kurzzeitgruppen nicht eher für sehr eng umschriebene Ziele und Maßnahmen eingesetzt werden sollten, etwa als Krisenintervention, und Langzeitgruppen für eine langfristig mögliche Verarbeitung und Adaptation an Krankheit, Einschränkung, neue Perspektiven, zur Akzeptanz unvermeidlicher Einschränkungen und Perspektiven. Kurzzeitgruppen wären auch denkbar – aufgrund ihres fokalen Charakters – für schnell erforderliche Entscheidungsprozesse im Zusammenhang mit invasiven medizinischen Eingriffen, etwa eine bevorstehende Stammzelltransplantation. Eigene Studien belegen die extrem hohen Belastungen und Ambivalenzen von Leukämie-Patienten im Vorfeld von Transplantationen (Tschuschke et al. 1994; 1999; 2001). Hier scheinen die Weichen gestellt zu werden für Resignation oder kämpferische Einstellung. Auch die Studie von Fawzy et al. (1993) deutet darauf hin, dass im aktuellen Umfeld von invasiven körpermedizinischen Eingriffen (chirurgische Maßnahmen, Bestrahlung, Chemotherapie bei malignem Melanom) kurzfristige gruppentherapeutische Interventionen den „Schalter auf verbessertes Coping umlegen" können, was dann verbessertes Langzeitüberleben zur Folge hatte.

10.10 Kinder- und Jugendlichen-Kurzgruppen

Psychische Störungen und Erkrankungen bei Kindern und Jugendlichen sind multifaktoriell bedingt. Dies führt zu der Notwendigkeit eines mehrdimensionalen Vorgehens in Therapie und Rehabilitation. Gleichzeitig wurden therapeutische Aktivitäten mehr und mehr vom Individuum zur Familie und zum sozialen Umfeld hin verlagert (Remschmidt et al. 2000). Man unterscheidet verschiedene Strukturierungsgrade bei Gruppenbehandlungsansätzen, vom hoch strukturierten Gruppen*training* über Gruppen*arbeit* bis hin zur eigentlichen Gruppen*psychotherapie* (Lehmkuhl 2001).

Es gibt eine erstaunlich reichhaltige, klinische, gruppentherapeutische Szene für psychische Störungsbilder im Kindesalter, allerdings offenbar eher in Nordamerika als bei uns (Schamess 1993). Erstaunlich deshalb, weil ein so elaboriertes breites Spektrum an sophistizierten Behandlungskonzepten bislang praktisch nicht empirisch evaluiert wurde und auch hierzulande praktisch kaum zum Einsatz gekommen zu sein scheint. Schamess berichtet von einer seit Mitte der 80er Jahre prosperierenden Gruppentherapie-Kultur für Kinder im Alter von 4 Jahren bis durch die Latenz hindurch in die Adoleszenz hinein. Ursprünglich ausgehend von einer entwicklungsbezogenen Perspektive, die psychopathologische Störungen im Blick hatte und darauf ihre Behandlungen ausrichtete, habe es seit den 80er Jahren eine Art Paradigma-Wechsel gegeben, indem eine Abkehr vom *Entwicklungs-Paradigma* hin zum *Trauma-Paradigma* erfolgt sei. Schamess kritisiert diese neue „Mode" mit dem Argument, so gesehen könnte man die meisten Kindheits-Störungsbilder in der Terminologie traumatischer Verursachung betrachten.

Die Implikationen für die Praxis waren demnach der Wechsel von eher längerfristig arbeitenden zu Kurzzeitgruppen. Diese hoch konzentrierten Gruppen helfen Kindern mit spezifisch als traumatisch erlebten Erfahrungen und ihren Folgen umzugehen. Einige dieser Gruppen seien außerdem homogen zusammen gesetzt im Hinblick auf Persönlichkeitsorganisation der einzelnen Gruppenmitglieder. Traumafokussierte Gruppentherapie für Kinder offeriert ein hilfreiches klinisches Rational für die Organisation eines breiten Spektrums an aufgabenorientierten, zeitbegrenzten Kinder-Gruppen mit psychoedukativer Struktur, nicht zuletzt hilfreich für den Anfänger (Schamess 1993).

Es werden *Aktivitäts-, Spieltherapie-* und *interpretative Therapiegruppen* unterschieden (Schamess 1993; Lehmkuhl 2001). Diagnostisch *homogen* zusammen gesetzte Spiel- und Aktivitätsgruppen arbeiten z.B. mit Kindern mit Borderline- oder schizoider Persönlichkeitsstörung, Kindern mit Kontaktschwierigkeiten, die ihre Probleme auf eine Art und Weise ausagieren, die zu Schulschwänzen und zu dissozialen Verhaltensweisen führen würden, und nicht zuletzt mit psychotischen Kindern (Schamess 1993).

Gruppenpsychotherapie im eigentlichen Sinne wird zunehmend im Rahmen von Kurzzeitgruppen durchgeführt, die traumafokussiert, in *homogener Zusammensetzung*, arbeitet. Z.B. arbeiten diese Gruppen mit Fokus auf Trennung, Verlust durch Scheidung der Eltern, auf Bewältigung schwerer Erkrankungen, Behinderungen von Elternteilen oder Tod eines Elternteils, elterlichem Alkoholismus, psychiatrischer Hospitalisierung eines Geschwisters, sexuellem Missbrauch und Inzesterlebnissen (Schamess 1993). Diese Gruppen sind zeitbegrenzt (zwischen sechs und 16 Sitzungen), sind ausbalanciert nach Störung oder entwicklungsbezogener Diagnose und werden möglichst von einem weiblichen und männlichen Ko-Therapeuten-Team geleitet. Es können geschlechtshomogene Gruppen (bei Missbrauch) oder -heterogene Gruppen (bei Elterntrennungen) durchgeführt werden.

Die Leitung dieser Gruppen muss eine Reihe von Rollen übernehmen können: aktiver Leiter, Experte für psychologische Dysfunktionen, Erzieher für Anpassungen an die Folgen der Traumatisierung und protektives symbolisches Elternteil. Diese in ihrer Natur psychoedukativen Gruppen machen es erforderlich, dass die Gruppenleiter (1) nicht-verbales Verhalten und symbolische Kommunikation in akzeptable Verbalisierung zwecks Bearbeitung in der Gruppe überführen und dass sie (2) schmerzhafte Affekte auffangen und in eine annehmbare Ausdrucksform normalisieren können und dass sie (3) regressive und destruktive Verhaltensweisen begrenzen oder unterbinden, bevor sie die Arbeitsfähigkeit der Gruppe unterminieren (Schamess 1993).

Die Struktur einer solchen Gruppe wird um kognitive und erfahrungsbezogene Übungen zentriert, die die Therapeuten sequenziell über die Dauer der Gruppe initiieren:

1. Zu Beginn Aspekte des Vertrauens und der Kohäsion
2. verschiedene Verdrängungen und Verschiebungen in symbolische Ausdrücke beleuchten und bewusst machen
3. zunehmend direktere Diskussionen spezifischer traumatisierender Ereignisse initiieren
4. verschiedene Wege einzelner Gruppenmitglieder können das Gefühl von Bewältigung fördern
5. der Abschluss- und Trennungsaspekt muss bearbeitet werden

Diagnostisch heterogene Gruppen arbeiten ebenfalls als Kurzzeitgruppen expressiv, semi-strukturiert, symptomatisch und *entwicklungsbezogen* – eine wichtige Forderung, die im Praktischen oft schwer zu erfüllen ist (Remschmidt 2000). Mit jedem Kind individuell entwickelte Behandlungskontrakte seien hier wichtig. Dieser Ansatz nutze eine Reihe von expressiven Möglichkeiten, indem jede Sitzung in drei Abschnitte unterteilt werde: (1) Zeit für gemeinsamen Gruppenkreis, (2) Spiele, die Aktivitäten beinhalteten, (3) die gemeinsame Einnahme eines familienähnlichen Snacks (kleine Mahlzeit), (4) eine Periode strukturierten, ausdrucksbetonten Spielens und (5) einen Abschnitt unstrukturierten, ausdrucksintensiven Spielens. Für die Gruppenleitung sei es so leichter möglich, das Angstniveau wie auch die Regression in der Gruppe handzuhaben und über den Gesamtkurs von 12 Sitzungen die eigene Aktivität und Strukturierung langsam zurückzufahren.

Diese klinisch plausibel klingenden Behandlungsansätze sind, wie gesagt, bei Kindergruppen leider noch nicht empirisch untersucht, ihre Wirksamkeit ist damit noch nicht belegt.

Bei adoleszenten Patienten sieht die Situation bereits ganz anders aus (Dagley et al. 1994; Tschuschke 1996b). Hier liegt bereits ein Fundus an empirisch evaluierten gruppentherapeutischen Interventionen für unterschiedliche Problemkreise vor (Lehmkuhl und Lehmkuhl 1982; Kymissis 1993; Dagley et al. 1994; Tschuschke 1996b).

Zu behavioral-kognitiven Kurzzeitgruppen liegt eine kontrollierte Gruppenstudie über 66 depressive Adoleszente vor, die *supportive Gruppentherapie* gegenüber *Social Skills-Gruppen* als überlegen ausweist (Fine et al. 1991), was zu der Empfehlung führte, dass soziale Fertigkeiten bei Depression von Adoleszenten allein nicht hinreichend seien (Beeferman und Orvaschel 1994).

Zu störungsspezifischen Gruppen bei traumatisierten Adoleszenten werden verschiedene erfolgreiche Modelle berichtet, die alle in kontrollierten Studien untersucht wurden: durch Mord an einer wichtigen Bezugsperson traumatisierte Adoleszente (Arbeit an der Trauerreaktion) (Salloum et al. 2001; Celano und Rothbaum 2002), drogenabhängige Jugendliche im Rahmen eines kognitiv-behavioralen Kurzgruppenansatzes (Booth und Kwiatkowski 1999), Opfer von sexuellem Missbrauch (psychoedukativer Kurzgruppenansatz) (Celano und Rothbaum 2002; Trowell et al. 2002) oder durch Erdbeben traumatisierte Jugendliche (Celano und Rothbaum 2002).

Insgesamt lässt sich abschließend als Fazit konstatieren, dass eine ganze Reihe vielversprechender Kurzgruppenmodelle für Kinder praktiziert zu werden scheint, ohne dass eine empirische Substanzierung dieser Praxis erfolgt wäre, so dass abschließend keine Bewertung vorgenommen werden kann. Die Frage stellt sich, warum hier keine Studien vorliegen, die interpretierbar wären? Roth und Fonagy nennen die unsichere Datenlage aufgrund subjektiver, möglicherweise verfälschender Datenquellen: Eltern, Lehrer und Kinder korrelierten in ihren Auskünften nur schwach miteinander, was die Validität der Daten sehr in Zweifel ziehe. Auch benötigten gute Studien hohen methodischen Aufwand: die Einbeziehung von Lehrern, der Schule, der Eltern oder der gesamten Familie, woran es häufig scheitere. Die hinzu tretende Komorbidität – auch auf Seiten der originären sozialen Umgebung – komplizierten die Situation enorm. Nicht zuletzt seien aufgrund ethischer Rücksichten kaum randomisierte-kontrollierte Studien möglich (Roth und Fonagy 1996).

Anders sieht es im Adoleszenten-Bereich aus. Hier gibt es einige kontrollierte Studien bei homogen zusammen gesetzten Kurzzeitgruppen, die allesamt erfolgreich bei unterschiedlich traumatisierten Adoleszenten helfen. Zumeist handelt es sich um kognitiv-behaviorale Gruppenansätze. Auch gibt es Beispiele für die Wirksamkeit interpersonell arbeitender homogener Kurzzeitgruppen bei depressiven Jugendlichen. Bei all diesen wirksamen Gruppen-Konzepten kommt es wohl entscheidend auf die gute Indikation an (ähnlicher psychischer Level), Störungshomogenität, gute Gruppenzusammensetzung und maßgeschneiderte technische Grundhaltung.

10.11 Kurzgruppentherapie für alte Menschen

Gruppentherapie mit älteren Menschen tendiert dazu, eher länger zu dauern als kurzfristig zu arbeiten. *Psychodynamisch-analytische Gruppen* arbeiten meist als slow-open Gruppen, mithin ohne fest gelegten zeitlichen Rahmen für die individuellen Gruppenteilnehmer (Schneider und Heuft 2001). Diese Gruppen sind in der Regel heterogen zusammen gesetzt und umfassen das gesamte psychiatrische Krankheitsspektrum: Depression, Angst, Persönlichkeitsstörungen, Suizidalität, reaktive Anpassungsstörungen nach Verlust, seniler Demenz, chronischer Schizophrenie, schizoaffektiver Psychosen usw. (Schneider und Heuft 2001, S. 313). Für diese Gruppen liegen deskriptive Ergebnisdarstellungen, aber keine empirischen Daten vor.

Kognitiv-behaviorale Gruppenansätze dagegen sind auch in diesem Bereich wieder weitgehend durch kontrollierte Studien bestätigt, besonders im Hinblick auf Reduzierung von Depressivität (Schneider und Heuft 2001). Das Zeitspektrum dieser Gruppen, in denen das gesamte methodische Spektrum kognitiv-verhaltenstherapeutischer Verfahren zum Einsatz kommen kann, liegt zwischen 12 Sitzungen und über 60 Sitzungen (Schneider und Heuft 2001). Als Kontraindikation werden lediglich starke Beeinträchtigungen im kognitiven oder motorischen Bereich bzw. einer allgemeinen physischen Schwäche angesehen.

Dass Kurzzeitgruppen selbst bei gerontopsychiatrischen Patienten wirksam sein können, darauf deuten die Ergebnisse einer unkontrollierten Gruppentherapie mit nur 18 Sitzungen hin (Haude und Netz 2001). Hier wurden die Patienten einer gesamten geschlossenen Station in gemischter Zusammensetzung (22 Patienten, schizophrene, paranoide, psychoreaktive, Suchterkrankungen, affektive Psychosen) in pro Woche drei Gruppensitzungen gemeinsam behandelt, 60 Minuten je Sitzung. Meistens nahmen 10 bis 15 Patienten an der Gruppe teil (je nach Allgemeinzustand). Die Gruppe arbeitet ohne thematischen Schwerpunkt. Konzeptuell wird angestrebt, dass ein Ausdruck von Gedanken und Gefühlen ermöglicht wird. Im Übrigen sollen die von Yalom zur stationären Gruppentherapie erarbeiteten Prinzipien Anwendung finden (Yalom 1983). Ein empirischer Hinweis auf die Wirksamkeit dieses Ansatzes sehen die Autoren darin, dass die Zahl der Fixierungen drastisch auf zwei nach der Gruppentherapie gesunken war. Im Vergleich dazu lag die Zahl der Fixierungen vor der Gruppenmaßnahme in einem vergleichbaren Zeitraum bei 13.

Die *Gruppenleiter-Aktivität* von Gruppentherapien mit älteren Menschen wird im Vergleich zu normalen Erwachsenen-Gruppen als sehr anders beschrieben. Am Beispiel von depressiven älteren Menschen wird dies exemplifiziert (Abraham et al. 1991, S. 637f):

- Gruppenleiter von Gruppen mit Älteren müssen aktiver sein: Information geben, Fragen beantworten usw.
- Leiter müssen viel Unterstützung gewähren, Ermutigungen geben, Empathie für die speziellen individuellen Nöte der Patienten
- ältere Menschen sind beherrscht von den Themen Verlust und Tod, Leiter benötigen sowohl die Reife wie die professionelle Erfahrung, mit diesen Themen umgehen zu können
- Gruppenleiter müssen geduldig mit den physischen Problemen und Behinderungen der Patienten sein

- therapeutische Gruppenarebit wird für die Teilnehmer der Gruppe wahrscheinlich eine neue Erfahrung sein, psychologische Unterstützung zum Vertrauenserwerb wird nötig sein
- Gruppenmitglieder können evtl. ihr Alter oder ihre Krankheit als Ausrede für das Versäumen von Gruppensitzungen vorbringen. Das Auftreten dieses Verhaltens kann verringert werden durch die Thematisierung der physischen Beschwerden, die häufig ein Zeichen depressiver Zustände sind
- Die Leiter benötigen vitale Energie! Besonders in den Anfangsstadien der Gruppe
- Gruppenleiter müssen sich mit dem Altersprozess auskennen, normale und abnormale Alterszeichen erkennen können und die Fähigkeit haben, problematische von nicht problematischen Aspekten zu unterscheiden

Ferner müssten Gruppenleiter vor allem sein:

- geduldig
- ausdauernd
- fexibel

Alles in allem keine leichte Aufgabe, eher könnte man davon sprechen, dass sich bei älteren psychiatrischen Patienten in der Gruppe die Anforderungen für Gruppenleiter potenzieren, was besondere persönliche und professionelle Qualifikationen erforderlich macht.

Kognitiv-behaviorale Gruppentherapien für depressive Ältere arbeiten entsprechend dem kognitiven Ansatz von Beck mit der Identifizierung folgender kognitiver Fehler (Abraham et al. 1991):

- Übergeneralisierung
- Katastrophisierungen
- Überbewertung der eigenen Bedeutung
- Verallgemeinerungen auf andere
- Vermeintliches Gedanken lesen können bei anderen
- Selbstbeschuldigungen
- Unrealistische Erwartungen (an sich, an andere)

10.12 Kurzgruppentherapie für Migranten

Die Zahl zugewanderter Mitbürger wächst in allen westeuropäischen Ländern fast kontinuierlich. Die psychiatrische Versorgung dieser multikulturell zusammen gesetzten heterogenen Bevölkerungsgruppe bereitet zunehmend ernste Schwierigkeiten, weil meist die Sprachbarriere, aber auch kulturell-religiöse, unterschiedliche Auffassungen und Menschenbilder die Behandlung psychiatrischer und psychischer Störungsbilder erschweren oder unmöglich machen.

Hinzu kommen für diese Gruppen wenig oder nicht ausgebildete Psychiater und Psychotherapeuten.

Einen innovativen Kurzgruppenansatz in der psychosomatischen Rehabilitation haben Rodewig und Glier vorgelegt, der auch empirisch begleitet wurde, zu dem aber derzeit noch keine abschließenden Daten vorliegen (Rodewig und Glier 2001). Am Beispiel türkischer Migranten werden Überlegungen und Vorarbeiten dargestellt, wie der geringe Informationsstand im Bezug auf bio-psycho-soziale Zusammenhänge, das von unserem deutschen Verständnis ganz differerierende Kollektivselbstbild, die gesellschaftlichen Verhältnisse als die eigene Krankheit bestimmende Größe, Krankheit als göttliche Strafe und die größer erlebte soziale Kontrolle im therapeutischen Konzept Berücksichtigung finden müssen (Rodewig und Glier 2001).

Die Durchführung der stationären Kurzzeitgruppen erfolgte homogen im Hinblick auf den Erfahrungshintergrund (gemeinsame Migrationserfahrung, gemeinsame Herkunft, ähnliche Sozialisationsbedingungen, vergleichbares Bildungsniveau). Die Autoren unterscheiden drei verschiedene gruppentherapeutisch-technische Interventionsstrategien:

- störungsspezifische Gruppe
- suggestive Techniken in der Gruppe
- themenzentrierte interaktionelle Gruppe

Eine weitere wichtige Anmerkung wird noch gesondert hervor gehoben: die therapeutische Berücksichtigung der *niedrigen Schamgrenze* dieser Patienten. Zu weiteren Details (inklusive Literaturverweisen auf weitere diesbezügliche Literaturquellen) wird auf die Arbeit von Rodewig und Glier verwiesen.

11 Integration und Ausblick

Mit der Kurzgruppentherapie können Patienten erreicht werden (die Probleme mit Beziehungsaufnahme haben, Bindungsunfähigkeit aufweisen oder eine längere Beziehungsaufnahme und zeitliche Bindung wie bei einer Langzeitbehandlungen erforderlich, abwehren), die bisher psychotherapeutisch nicht erreichbar waren. Kurzzeittherapie und Kurzzeitgruppentherapie stellen keinen Ersatz für erforderliche psychotherapeutische Langzeitbehandlungen dar. Sie erweitern aber das psychotherapeutische Angebots- und Versorgungs-Spektrum, weil Kurztherapien *keine* „verkürzten" Langzeittherapien sind, sondern eigenständige Konzeptualisierungen, die eigene Techniken und Gruppenzusammensetzungen verwenden und Patienten-Gruppierungen erreichen können, die in Langzeittherapien nicht angemessen behandelt werden könnten oder gar nicht erreichbar wären.

Von Zeit zu Zeit, in unregelmäßigen Abständen, öfter einmal oder immer wieder einmal ist Kurzgruppentherapie für bestimmte Patienten und Störungsbilder vermutlich *die* beste, weil allein hilfreiche und wirksame Form psychotherapeutischer Behandlung. Für diese Annahme gibt es derzeit keinen empirischen Beleg, er ist auch kaum zu erbringen.

„Erfolg" in psychotherapeutischer Behandlung ist sehr unterschiedlich zu bewerten. Was für leichter gestörte Patienten ein Erfolg sein kann, Verlust der Symptomatik und vollständige Rehabilitation zu alter Funktionsfähigkeit, ist für schwerer und chronisch gestörte Patienten keine Ebene, auf der sich ein Erfolg ihrer psychiatrischen oder psychotherapeutischen Behandlung messen ließe. Für diese Patienten kann es ein Erfolg sein, weiter leben zu können. Therapie bedeutet für sie womöglich lebenserhaltende Strukturierung („holding function"), Begleitung und Fürsorge, nicht Symptomverlust oder Rehabilitation. Hier ist ein Umdenken erforderlich. Weder kann man alle Patienten „über einen Kamm scheren", noch sind reine Effektstärken, Dosis-Wirkungsbeziehungen oder Signifikanzen für viele unserer psychisch chronisch kranken oder eingeschränkten Mitmenschen als absolutes Erfolgskriterium psychotherapeutischer oder psychiatrischer Intervention zu werten. So wie es keine vollständige Gesundung bei chronischen körperlichen Erkrankungen gibt, so wenig gibt es sie bei bestimmten chronifizierten, hoch defizitären psychischen Strukturen von einigen Menschen. Eine Gesellschaft, die sich als human bezeichnet und ein aufgeklärtes, demokratisches Ideal auf ihre Fahnen schreibt, muss sich der Beantwortung der Frage stellen, wie sie es mit denjenigen ihrer Mitglieder handhaben will, die mit chronischen, degenerativen körperlichen oder psychischen Einschränkungen für den Rest ihres Lebens werden leben müssen. Sie wird die Frage eindeutig beantworten müssen, ob psychotherapeutisch-psychiatrische Interventionsmaßnahmen nur am Effizienz-Kriterium gemessen werden sollen.

Kurzgruppentherapie stellt in vielen Behandlungsfeldern Möglichkeiten der punktuellen Behandlung und Begleitung vieler sonst psychiatrisch-psychotherapeutisch nicht zu erreichender Patienten dar. Sie kann lebenserhaltend sein für viele Störungen, weil sie erhaltende, stützende Funktion übernehmen kann für diejenigen, die sich aufgrund persönlichkeitsstruktureller Defizite eine psychotherapeutische Behandlung im engeren Sinne nicht einlassen könnten. Und weil sie flexibler und kostengünstiger sind als längere Therapien, die nicht hilfreich sind, weil eine intensive kontinuierliche Arbeit für die jeweilige Person nicht möglich oder zu dem Zeitpunkt nicht sinnvoll wäre. Erfolg wäre hier die Möglichkeit, das Leben weitgehend selbstbestimmt weiter leben zu können.

Kurzgruppen bieten das breiteste Spektrum psychologisch-psychiatrisch-psychotherapeutischer Behandlungsmöglichkeiten an, das von strukturierten über psychoedukativen bis hin zu wenig strukturierten interpersonal und konfliktorientiert arbeitenden psychodynamischen Gruppen reicht. Patienten mit hohem Strukturniveau können eingegrenzte und zeitlich überschaubare Probleme und Schwierigkeiten oder pathologische Regressionen aufgrund erlebter Lebenskrisen in zufrieden stellendem Ausmaß in Kurzgruppenbehandlung endgültig lösen. Erfolg wäre bei dieser Gruppe die Kurierung im Sinne einer vollständigen Rehabilitation.

Kurgruppentherapie ist ökonomisch, sie ist in vielen Bereichen als empirisch validiert anzusehen, und sie beinhaltet als charakteristischstes Merkmal die Zeitbegrenztheit. Letzteres wird in der Kurzgruppentherapie therapeutisch eingesetzt als Hebel für die Auseinandersetzung mit Endlichkeit, mit den Themen Abschied, Verlust und Separierung, die *die* Themen jeglicher Psychotherapie überhaupt sind. In diesem Sinne ist die therapeutische Kurzgruppe ein Vehikel für die forcierte psychotherapeutische Arbeit an der Individuation, der Reifung der Persönlichkeit schlechthin.

12 Anhang

Im Anhang sind einige gängige Messverfahren für den begleitenden Einsatz im klinischen Gruppenalltag aufgeführt. Sie erlauben entweder die Erfassung von in Gruppen erreichten therapeutischen Wirkungen (Ergebnis- bzw. Outcome-Verfahren) bzw. prozessbegleitende Diagnostik des Erlebens von Gruppensitzungen oder des Gruppenleiters bzw. der Bindungsfähigkeit von Gruppenmitgliedern im Verlauf der Gruppenzugehörigkeit (Prozess-Verfahren).

Auf die Originalquellen der einzelnen Verfahren sowie weiter führende Literatur weisen Literaturangaben hin.

Inhaltsverzeichnis

1. Therapie-Kontrakt (Muster)
2. Ergebnis-(Outcome-) und diagnostische Verfahren
   - 2.1 Therapie-Ziele – Patient
   - 2.2 Zielerreichungs-Skalierung – Therapeut
   - 2.3 Globaleinschätzung des psychischen Funktionsniveaus (GAF, Achse V, DSM IV)
   - 2.4 Lernerfahrungs-Bogen für Gruppenleiter-Weiterbildung
   - 2.5 Psychological Mindedness Assessment Procedure (PMAP)
   - 2.6 Skala zur Qualität der Objektbeziehungen (QORS)
3. Prozess-Messverfahren
   - 3.1 Gruppenklima-Bogen (GCQ-S)
   - 3.2 Stuttgarter Bogen (SB)
   - 3.3 Gruppenleiter-Bogen (GLB)
   - 3.4 Leiter-Adjektiv-Liste (LAM)

1. Therapie-Kontrakt

Therapiekontrakt (Beispiel)

Ich bestätige hiermit, dass ich an der Gruppenpsychotherapie von Frau / Herrn . . . . teilnehmen werde und dass über nachfolgend genannte Punkte Einigung hergestellt wurde:

- *Teilnahme:* Die Gruppensitzungen sollen regelmäßig und vollständig (siehe Terminplan) besucht werden. Sitzungen sollten grundsätzlich nicht versäumt werden. Im Falle akuter Erkrankung oder unvorhergesehener sehr wichtiger Gründe kann eine Sitzung ausnahmsweise versäumt werden, dies ist dann spätestens 24 Stunden vor dem Sitzungstermin dem Gruppenleiter XY telefonisch bekannt zu geben (Tel.: . . . .).

- *Sitzungsausfall:* Sitzungen sollten grundsätzlich nicht versäumt werden. Da es sich um eine zeitlich begrenzte Maßnahme handelt, wäre ein Ausfall von einer oder sogar mehreren Sitzungen sehr hinderlich für eine Veränderung im Sinne der Therapie, würde den eigenen Prozess unterbrechen und den der gesamten Gruppe ungünstig beeinträchtigen. Gruppensitzungen haben während der Dauer der Gruppe (Monat Jahr – Monat – Jahr) Vorrang vor privaten Terminen!

  Unterbrechungen durch Ferien-, Urlaubszeiten und Feiertage werden für die Zeit der vorgesehenen Dauer der Gruppe vor Beginn der Gruppe mit allen Teilnehmern einvernehmlich festgelegt. Individuelle Ferienplanungen außerhalb dieser Regelung sollten unterbleiben, da es sich um eine Heilbehandlung im therapeutischen Sinne handelt, für die eine kontinuierliche Teilnahme erforderlich ist. Für nicht besuchte Sitzungen wird ein Ausfall-Honorar in Höhe von € 15/Sitzung in Rechnung gestellt, das nicht von den Kassen übernommen wird (bestätigt für psychotherapeutische Praxis durch aktuelle Rechtsprechung).

- *Vorzeitiger Abbruch:* Grundsätzlich kann die Gruppentherapie jederzeit abgebrochen werden, wenn ich zu der persönlichen Überzeugung gelange, dass ich die Therapie – aus welchen Gründen auch immer – abbrechen oder beenden möchte (ohne jegliche finanzielle oder anderweitige Konsequenz). In diesem Falle werde ich aber meine Überlegungen und Pläne in einer Sitzung mit der Gruppe besprechen. Dadurch sollte die Chance erhalten bleiben, eventuell meine Probleme bezüglich einer weiteren Gruppenteilnahme für mich zu klären, um dadurch ggf. eine andere Perspektive zu bekommen. Auch sollte der Gruppe gegenüber hierdurch Fairness hergestellt werden, da sich die Gruppe mein plötzliches, unerklärtes Fernbleiben sonst nicht erklären könnte.

- *Vertrautheit/Schweigepflicht:* Alles, was in der Gruppe angesprochen wird, sollte nicht nach außen gelangen! Nichts in der Gruppe Erfahrenes, Personenbezogenes und Persönliches sollte außerhalb der Gruppe – mit wem auch immer – besprochen werden. Die Gruppenmitglieder müssen sich darauf verlassen können, dass von jedem Beteiligten nach außen über in der Gruppe angesprochene Inhalte, Namen, Personen und Situationen Schweigepflicht und Anonymität bestehen. Ich verpflichte mich aus diesem Grunde, über alle Inhalte und Persönliches, das mir aus der Gruppe zur Kenntnis gelangen wird, Verschwiegenheit zu bewahren.

Über die Modalitäten der Behandlung (Therapie-Konzept) bin ich ausführlich unterrichtet worden und bin damit einverstanden.

Ort, Datum _____

Es handelt sich um ein mögliches Beispiel für einen Gruppenbehandlungs-Kontrakt. Wesentliche Elemente eines Kontrakts sind beschrieben bei: Salvendy JT (2001) Therapeutischer Kontrakt. In: Tschuschke V (Hrsg): Praxis der Gruppenpsychotherapie. Thieme, Stuttgart, S. 79–81.

2. Ergebnis-(Outcome-) und diagnostische Verfahren

Im Folgenden sind ein paar Beispiele für übliche Ergebnis-Messverfahren angegeben. Einen umfassenden Überblick über Ergebnis-Messverfahren in der Psychotherapie erhält man bei

> Brähler, E., Schumacher, J., Strauß, B. (Hrsg.) (2002). Diagnostische Verfahren in der Psychotherapie. Hogrefe, Göttingen.

2.1 Therapie-Ziele (Patient)

Therapie-Ziele[1]

Bitte beschreiben Sie *mindestens drei* Therapie-Ziele (falls gewünscht, auch mehr), die für Sie von größter Bedeutung während der Behandlung sein werden. Versuchen Sie, aktuelles *Problemverhalten* zu beschreiben, nicht nur Ihre Gefühle darüber. Bitte, geben Sie in der letzten Spalte für jedes Problem-Verhalten den *jetzigen Grad der Beeinträchtigung* an, weil ihr Ziel momentan noch nicht erreicht ist (bezogen auf das jeweilige Therapieziel).	**Bewertungs-Skala** 0 = überhaupt nicht 1 = sehr wenig 2 = etwas 3 = ziemlich 4 = stark 5 = äußerst stark
Ziel 1	Hier Grad der Beeinträchtigung angeben (je Ziel eine Zahl, s.o.)
Ziel 2	
Ziel 3	
Weitere Ziele (falls gegeben)	

Name / Chiffre: _____   **Datum** _____

---

[1] Copyright 1996 V. Tschuschke, Medizinische Psychologie der Universität zu Köln

Literatur

Ambühl H, Strauß B (Hrsg.) (1999): Therapieziele. Hogrefe, Göttingen

Anhang

2.2 Zielerreichungs-Skalierung (Therapeut)

Goal Attainment Scaling

Datum ——————
Name/Chiffre d. Pat. ——————
Name d. Raters: ——————

Goal Attainment Scaling	−1 verschlechtert	0 unverändert	+1 leicht gebessert	+2 gut gebessert	+3 optimal gebessert
1. Ziel					
2. Ziel					
3. Ziel					
4. Ziel					
5. Ziel					

Literatur

Kiresuk TJ, Sherman RE (1968) Goal Attainment Scaling: A general method for evaluating comprehensive community mental health programs. Community and Mental Health Journal 4: 443–453

Kordy H, Hannöver W (1999) Zur Evaluation psychotherapeutischer Behandlungen anhand individueller Therapieziele. In: Ambühl H, Stauß B (Hrsg.), Therapieziele. Hogrefe, Göttingen, S. 75–90

Dies RR, MacKenzie KR (1982) CORE Battery. American Group Psychotherapy Association, New York

Anhang

2.3 Globaleinschätzung des psychischen Funktionsniveaus (GAF, Achse V, DSM IV)

Code (Beachte: Benutze auch entsprechende Zwischenwerte, z.B. 45, 68, 72)

100–91 **Hervorragende Leistungsfähigkeit in einem breiten Spektrum von Aktivitäten; Schwierigkeiten im Leben scheinen nie außer Kontrolle zu geraten; wird von anderen wegen einer Vielzahl positiver Qualitäten geschätzt; keine Symptome.**

90–81 **Keine oder nur minimale Symptome** (z.B. leichte Angst vor einer Prüfung), **gute Leistungsfähigkeit in allen Gebieten, interessiert und eingebunden in ein breites Spektrum von Aktivitäten, sozial effektiv im Verhalten, im Allgemeinen zufrieden mit dem Leben, übliche Alltagsprobleme oder -sorgen** (z.B. nur gelegentlicher Streit mit einem Familienmitglied).

80–71 **Wenn Symptome vorliegen, sind diese vorübergehende oder zu erwartende Reaktionen auf psychosoziale Belastungsfaktoren** (z.B. Konzentrationsschwierigkeiten nach einem Familienstreit); **höchstens leichte Beeinträchtigung der sozialen, beruflichen und schulischen Leistungsfähigkeit** (z.B. zeitweises Zurückbleiben in der Schule).

70–61 **Einige leichte Symptome** (z.B. depressive Stimmung oder leichte Schlaflosigkeit) **ODER einige leichte Schwierigkeiten hinsichtlich der sozialen, beruflichen oder schulischen Leistungsfähigkeit** (z.B. gelegentliches Schuleschwänzen oder Diebstahl im Haushalt), **aber im Allgemeinen relativ gute Leistungsfähigkeit, hat einige wichtige zwischenmenschliche Beziehungen.**

60–51 **Mäßig ausgeprägte Symptome** (z.B. Affektabflachung, weitschweifige Sprache, gelegentliche Panikattacken) **ODER mäßig ausgeprägte Schwierigkeiten bezüglich der sozialen, beruflichen oder schulischen Leistungsfähigkeit** (z.B. wenige Freunde, Konflikte mit Arbeitskollegen, Schulkameraden oder Bezugspersonen).

50–41 **Ernste Symptome** (z.B. Suizidgedanken, schwere Zwangsrituale, häufige Ladendiebstähle) **ODER eine ernste Beeinträchtigung der sozialen, beruflichen und schulischen Leistungsfähigkeit** (z.B. keine Freunde; Unfähigkeit, eine Arbeitsstelle zu behalten).

40–31 **Einige Beeinträchtigungen in der Realitätskontrolle oder der Kommunikation** (z.B. Sprache zeitweise unlogisch, unverständlich oder belanglos) **ODER starke Beeinträchtigung in mehreren Bereichen, z.B. Arbeit oder Schule, familiäre Beziehungen, Urteilsvermögen, Denken oder Stimmung** (z.B. ein Mann mit einer Depression vermeidet Freunde, vernachlässigt seine Familie und ist unfähig zu arbeiten; ein Kind schlägt häufig jüngere Kinder, ist zu Hause trotzig und versagt in der Schule).

30–21 **Das Verhalten ist ernsthaft durch Wahnphänomene oder Halluzinationen beeinflusst ODER ernsthafte Beeinträchtigung der Kommunikation und des Urteilsvermögens** (z.B. manchmal inkohärent, handelt grob inadäquat, starkes Eingenommensein von Selbstmordgedanken) **ODER Leistungsunfähigkeit in fast allen Bereichen** (z.B. bleibt den ganzen Tag im Bett, hat keine Arbeit, kein Zuhause und keine Freunde).

20–11 **Selbst- und Fremdgefährdung** (z.B. Selbstmordversuche ohne eindeutige Todesabsicht, häufig gewalttätig, manische Erregung) **ODER ist gelegentlich nicht in der Lage, die geringste persönliche Hygiene aufrechtzuerhalten** (z.B. schmiert mit Kot) ODER grobe Beeinträchtigung der Kommunikation (größtenteils inkohärent oder stumm).

10-1 **Ständige Gefahr, sich oder andere schwer zu verletzen** (z.B. wiederholte Gewaltanwendung) **ODER anhaltende Unfähigkeit, die minimale persönliche Hygiene aufrechtzuerhalten ODER ernsthafter Selbstmordversuch mit eindeutiger Todesabsicht.**

0 Unzureichende Informationen.

Quelle: Diagnostisches und Statistisches Manual Psychischer Störungen (DSM-IV). Deutsche Bearbeitung und Einleitung von Saß H, Wittchen H-U, Zaudig M. Hogrefe, Göttingen 1996, S. 23–24

Anhang

2.4 Lernerfahrungs-Bogen für Gruppenleiter-Weiterbildung

	0 = nichts gelernt 1 = geringfügig etwas gelernt 2 = wenig gelernt 3 = durchschnittlich viel gelernt 4 = ziemlich viel gelernt 5 = sehr viel gelernt

Ich glaube, dass ich als Ergebnis meiner Teilnahme an meiner Institut-Gruppe:

1. mir mehr bewusst über die Gefühle hin, die ich in einer Gruppe erlebe 0 1 2 3 4 5
2. ich mehr darüber gelernt habe, was mir leicht und was mir schwer fällt, in einer Gruppe auszudrücken 0 1 2 3 4 5
3. ich mir mehr darüber bewusst bin, wie ich mit anderen in der Gruppe zurecht komme 0 1 2 3 4 5
4. ich mir mehr darüber im Klaren bin, welche Rollen ich in einer Gruppe einnehme 0 1 2 3 4 5
5. ich nun mehr über grundlegende Prozesse und Dynamiken weiß, die in Gruppe auftreten 0 1 2 3 4 5
6. mehr darüber gelernt habe, wie ich das, was in einer Gruppe abläuft, beeinflussen kann 0 1 2 3 4 5
7. mir mehr bewusst bin, in welcher Beziehung ich zum Gruppenleiter in einer Gruppe stehe 0 1 2 3 4 5
8. als Teilnehmer in einer Gruppe nun mehr über meine eigenen Stärken und Schwächen weiß 0 1 2 3 4 5
9. mir nun mehr darüber bewusst bin, wie es anderen in einer Gruppe geht 0 1 2 3 4 5
10. ich nun eine bessere Vorstellung darüber habe, was andere in einer Gruppe erleben 0 1 2 3 4 5
11. mehr verstehe, warum ich wie ich wie auf bestimmte Leute in einer Gruppe reagiere 0 1 2 3 4 5
12. gelernt habe, wie ich persönlich mehr aus einer Gruppenerfahrung gewinnen kann 0 1 2 3 4 5
13. gelernt habe, wie ich anderen helfen kann, mehr Nutzen aus einer Gruppe zu ziehen 0 1 2 3 4 5
14 einige Vorstellungen gewonnen habe, wie ich als Gruppenleiter meine Technik verbessern kann 0 1 2 3 4 5
15 Verschiedenes gelernt habe, das die Effektivität meiner professionellen Arbeit verbessern wird 0 1 2 3 4 5
16. Meine allgemeine Zufriedenheit mit dem, was ich in der Institut-Gruppe gelernt habe, ist:

schlecht	gering	gemäßigt	durchschnittlich	gut	sehr gut
0	1	2	3	4	5

Bitte geben Sie Ihre Kommentare (auf der Rückseite dieses Fragebogens) an, falls Sie bezüglich Ihre Gruppenerfahrung welche machen wollen.

* Faktor 1 (Selbst-Peer-Lernen): Items 2, 3, 4, 6, 8, 10. Faktor 2 (Profess. Lernen): Items 1, 5, 7, 12, 14, 1.

Form zur Einschätzung des Lernerfolgs (Tschuschke 2001; nach Piper et al. 1984; deutschsprachige Version)

Literatur

Tschuschke V (2001) Lerneffekte in gruppenpsychotherapeutischen Weiterbildungen. In: Tschuschke V (Hrsg.): Praxis der Gruppenpsychotherapie, Thieme, Stuttgart, S. 33–41

2.5 Psychological Mindedness Assessment Procedure (PMAP)

PSYCHOLOGICAL MINDEDNESS ASSESSMENT PROCEDURE (PMAP)*

(Piper, McCallum, Azim 1992; McCallum u. Piper 1996)

Ebene 1: Patient identifiziert ein spezifisches *inneres* Erlebnis der Patientin im Video.

Ebene 2: Patient erkennt die treibende Kraft des *inneren* Erlebens der Patientin im Video.

Ebene 3: Patient identifiziert das Ergebnis eines Triebes, etwa indem er eine *kausale* Verbindung zwischen internem Ereignis und resultierendem Ausdruck herstellt.

Ebene 4: Patient erkennt, dass die motivierende Kraft der Patientin im Video weitgehend außerhalb ihrer Wahrnehmung oder *unbewusst* ist.

Ebene 5: Patient identifiziert *konflikthafte* Komponenten im Erleben der Patientin im Video.

Ebene 6: Patient erkennt ein *kausales Bindeglied*, wo sich der Konflikt als treibende Kraft für einen emotionalen Ausdruck präsentiert.

Ebene 7: Patient erkennt ein kausales Bindeglied zwischen dargestellter Spannung (Furcht, Angst) und einem *dadurch angeregten* Ausdruck.

Ebene 8: Der Patient erkennt, dass bei der Patientin im Video *Abwehrmaßnahmen* zum Tragen kommen.

Ebene 9: Der Patient erkennt, dass die Patientin im Video neben den Abwehrmaßnahmen dennoch durch den Konflikt etwas beeinträchtigt bleibt.

Literatur

Piper WE, McCallum M, Azim HFA (1992): Adaptation To Loss Through Short-Term Group Psychotherapy. New York, Guilford Press

McCallum M, Piper WE (1996): Psychological Mindedness Assessment Procedure (PMAP). In: Strauß B, Eckert J, Tschuschke V (Hrsg.), Methoden der empirischen Gruppentherapieforschung – ein Handbuch. Opladen, Westdeutscher Verlag, S. 87–102

McCallum M, Piper WE (eds.) (1997): Psychological Mindedness. A Contemorary Understanding. Mahaw, NJ, Lawrence Erlbaum Associates

Tschuschke V (1996): Das „Psychological Mindedness-Einschätzungsverfahren (PMAP)". Unveröff. Manual

2.6 Skala zur Qualität der Objektbeziehungen (QORS)

	Quality of Object Relations Scale*
Niveau-Ebene und Wert	Dominante Merkmale
Reif (9)	Die Person ist in der Lage, tragfähige Beziehungen zu genießen, die durch Liebe, Sensibilität und Interesse für Objekte beiderlei Geschlechts gekennzeichnet sind. Es gibt die Fähigkeit zum Trauern und Ertragen scheiternder Beziehungen.
Triangulär (7)	Die Person ist in reale oder fantasierte trianguläre Beziehungen involviert. Das Bemühen um ein Objekt wird motiviert durch den Sieg über ein anderes Objekt. Es besteht ein Interesse an den Objekten.
Kontrollierend (5)	Die Person engagiert sich in ernsthaften Versuchen, Objekte zu kontrollieren und zu besitzen. Beziehungen sind charakterisiert durch Ambivalenz. Versuche, die Person zu kontrollieren, gehen einher mit Entwertung oder Pseudo-Compliance.
Suchend (3)	Die Person ist angetrieben, Ersatz zu finden für ein begehrtes oder verlorenes Objekt. Ersatzlösungen ermöglichen ein kurzfristiges Gefühl von Optimismus und Selbst-Wert, was aber gefolgt wird von Desillusionierung und dem neuerlichen Verlustgefühl.
Primitiv (1)	Die Person reagiert auf wahrgenommene Trennung oder Verlust des Objektes, auf Kritik oder Zurückweisung durch das Objekt mit starker Angst oder massivem Affekt. Es gibt eine pathologische Abhängigkeit vom verlorenen Objekt, das eine Art Identitätscharakter für die Person hat.

aus: Piper, Rosie, Joyce und Azim: Time-Limited Day Treatment For Personality Disorders, American Psychological Association, Washington D.C., 1996

Literatur

Piper WE, McCallumM, Azim HFA (1992): Adaptation To Loss Through Short-Term Group Psychotherapy. New York, Guilford Press

Piper WE, Rosie JS, Joyce AS, Azim HFA (1996): Time-Limited Day Treatment For Personality Disorders: Integration of Research and Practice in a Group Program. Washington DC, American Psychological Association

Piper WE, McCallumM (2000): Auswahl von Patienten für gruppenpsychotherapeutische Behandlungen. Gruppenpsychotherapie und Gruppendynamik 36: 20–60

Anhang

3. Prozess-Messverfahren

3.1 Gruppenklima-Bogen (GCQ-S)

GRUPPENKLIMA-FRAGEBOGEN (GCQ-S)*

Name/Chiffre: _____

Gruppe: _____

Datum/Sitzung: _____

Einschätzungs-Skala

```
0 = überhaupt nicht
1 = eher wenig
2 = etwas
3 = durchschnittlich
4 = ziemlich
5 = stark
6 = sehr viel, extrem
```

Instruktionen:
Lesen Sie die Beschreibung sorgfältig und versuchen Sie, die Gruppe als Ganzes zu sehen. Benutzen Sie die Einschätzungs-Skala als eine Hilfe; kreuzen Sie die Zahl zu jeder Beschreibung an, die am ehesten die Gruppe während der **heutigen** Sitzung beschreibt. Bitte, kreuzen Sie nur EINE Antwort bei jeder Beschreibung an.

1. Die Gruppenmitglieder mochten sich und kümmerten sich umeinander.   0 1 2 3 4 5 6
2. Die Gruppenmitglieder versuchten zu verstehen, warum sie Dinge tun, versuchten darüber nachzudenken.   0 1 2 3 4 5 6
3. Die Gruppenmitglieder vermieden, wichtige Dinge anzusprechen, die zwischen ihnen abliefen.   0 1 2 3 4 5 6
4. Die Gruppenmitglieder spürten, dass das, was in der Gruppe ablief, wichtig war, und dass es echte Teilnahme gab.   0 1 2 3 4 5 6
5. Die Gruppenmitglieder hatten Erwartungen an den Gruppenleiter, dass er ihnen sagte, was sie tun sollten.   0 1 2 3 4 5 6
6. Es gab Spannung und Ärger zwischen den Gruppenmitgliedern.   0 1 2 3 4 5 6
7. Die Gruppenmitglieder waren distanziert und einander fremd.   0 1 2 3 4 5 6
8. Die Gruppenmitglieder bekämpften und konfrontierten einander in ihrem Bemühen, sich auseinanderzusetzen.   0 1 2 3 4 5 6
9. Die Gruppenmitglieder schienen sich so zu verhalten, wie sie glaubten, dass es die Gruppe akzeptieren würde.   0 1 2 3 4 5 6
10. Die Gruppenmitglieder misstrauten sich und lehnten einander ab.   0 1 2 3 4 5 6
11. Die Gruppenmitglieder äußerten private Einzelheiten oder Gefühle.   0 1 2 3 4 5 6
12. Die Gruppenmitglieder wirkten gespannt und ängstlich.   0 1 2 3 4 5 6

Bitte beschreiben Sie hier kurz das Ereignis, das für Sie heute am wichtigsten war. Es könnte etwas sein, dass Sie persönlich berührt hat oder etwas, das zwischen anderen in der Gruppe geschah, dass Sie aber zum Nachdenken über sich selbst anregte. Versuchen Sie zu beschreiben, was für Sie persönlich wichtig war.

Ereignis   *Seine Bedeutung für Sie*

*© 1998 V. Tschuschke, Arbeitsgruppe Medizinische Psychologie der Universität zu Köln

Literatur

MacKenzie KR (1996) Der Gruppenklima-Fragebogen (GCQ-S). In: Strauß B, Eckert J, Tschuschke V (Hrsg): Methoden der empirischen Gruppentherapieforschung – ein Handbuch. Westdeutscher Verlag, Opladen, S. 172–196

Tschuschke V, Hess H, MacKenzie KR (2002) GCQ-S – Gruppenklima-Fragebogen. In: Brähler E, Schumacher J, Strauß B (Hrsg.): Diagnostische Verfahren in der Psychotherapie. Hogrefe, Göttingen

3.2 Stuttgarter Bogen (SB)

Stuttgarter Bogen (SB)

Name/Chiffre: _____

Gruppe: _____

Datum/Sitzung: _____

Instruktion: Bitte, füllen Sie in *jeder* Zeile nur *ein* Kästchen aus, so spontan wie möglich und ohne langes Überlegen.

„Ich fühl(t)e mich heute in der Gruppe ..."

	stark	ziemlich	etwas	etwas	ziemlich	stark	
1. unterlegen	☐	☐	☐	☐	☐	☐	überlegen
2. selbstkontrolliert	☐	☐	☐	☐	☐	☐	impulsiv
3. resigniert	☐	☐	☐	☐	☐	☐	hoffnungsvoll
4. nachdenklich	☐	☐	☐	☐	☐	☐	lebhaft
5. kämpferisch	☐	☐	☐	☐	☐	☐	fliehend
6. geschützt	☐	☐	☐	☐	☐	☐	ausgeliefert
7. zurückhaltend	☐	☐	☐	☐	☐	☐	draufgängerisch
8. behaglich	☐	☐	☐	☐	☐	☐	unbehaglich
9. fremd	☐	☐	☐	☐	☐	☐	vertraut
10. pudelwohl	☐	☐	☐	☐	☐	☐	elend
11. verwirrt	☐	☐	☐	☐	☐	☐	durchblickend
12. unverstanden	☐	☐	☐	☐	☐	☐	verstanden
13. souverän	☐	☐	☐	☐	☐	☐	kindlich-hilflos
14. verunsichert	☐	☐	☐	☐	☐	☐	selbstsicher
15. spontan	☐	☐	☐	☐	☐	☐	zögernd

Haben Sie jede Zeile *einmal* beantwortet? Vielen Dank!

© SB Forschungsstelle für Psychotherapie – Stuttgart
Überarbeitete Version Medizinische Psychologie, Universität Köln 1997

Literatur

Tschuschke V (1996) Der Stuttgarter Bogen (SB). In: Strauß B, Eckert J, Tschuschke V (Hrsg): Methoden der empirischen Gruppentherapieforschung – ein Handbuch. Westdeutscher Verlag, Opladen, S. 218–228

3.3 Gruppenleiter-Bogen (GLB)

Sitzungsbogen für GruppenleiterInnen*

Sitzung: _____

Datum: _____

Gruppe: _____

5	trifft vollständig zu
4	trifft ziemlich zu
3	trifft etwas zu
2	trifft weniger zu
1	trifft überhaupt nicht zu

Bitte relativ spontan *eine* Ankreuzung pro Zeile vornehmen und keine Zeile auslassen.

In der heutigen Sitzung ...

		5	4	3	2	1
1.	... war ich sehr aktiv	☐	☐	☐	☐	☐
2.	... musste ich stark strukturieren	☐	☐	☐	☐	☐
3.	... fühlte ich mich wohl	☐	☐	☐	☐	☐
4.	... war ich manchmal abgelenkt	☐	☐	☐	☐	☐
5.	... war ich zunehmend gelangweilt	☐	☐	☐	☐	☐
6.	... hatte ich ein grundsätzlich optimistisches Gefühl	☐	☐	☐	☐	☐
7.	... fühlte ich mich ohnmächtig	☐	☐	☐	☐	☐
8.	... hatte ich das Gefühl, „alles im Griff" zu haben	☐	☐	☐	☐	☐
9.	... lief es so, wie ich es mir wünschte	☐	☐	☐	☐	☐
10.	... habe ich die Themen, die die Gruppe beschäftigten, verstanden	☐	☐	☐	☐	☐
11.	... habe ich mich als Teil der Gruppe empfunden	☐	☐	☐	☐	☐
12.	... war ich sehr mit mir zufrieden	☐	☐	☐	☐	☐

*Copyright V. Tschuschke, Medizinische Psychologie der Universität Köln

Literatur

Tschuschke V (2003): Der Gruppenleiter-Bogen (GLB). (unveröff. Manuskript)

3.4 Leiter-Adjektiv-Liste (LAM)

Liste zur Einschätzung der Leitermerkmale

Name: _____

Gruppe: _____   Datum: _____

Anweisung: Bitte markieren Sie *eine* Antwort in jeder Reihe mit Ihrer ersten spontanen Reaktion, so wie Sie die Leistung der Gruppenleiterin bzw. des Gruppenleiters in der letzten Gruppensitzung erlebten. Wählen Sie die zutreffende Abstufung zwischen den Beschreibungen links und rechts in jeder Reihe.

In der vergangenen Sitzung war der/die Leiter/in ...

	1	2	3	4	5	6	7	
Ermutigend	1	2	3	4	5	6	7	Nicht ermutigend
Offen	1	2	3	4	5	6	7	Nicht offen
Engagiert	1	2	3	4	5	6	7	Nicht engagiert
Nicht behindernd	1	2	3	4	5	6	7	Behindernd
Nicht kontrollierend	1	2	3	4	5	6	7	Kontrollierend
Einfallsreich	1	2	3	4	5	6	7	Nicht einfallsreich
Inspirierend	1	2	3	4	5	6	7	Nicht inspirierend
Kompetent	1	2	3	4	5	6	7	Nicht kompetent
Liebenswert	1	2	3	4	5	6	7	Nicht liebenswert
Einzigartig	1	2	3	4	5	6	7	Nicht einzigartig
Empathisch	1	2	3	4	5	6	7	Nicht empathisch
Flexibel	1	2	3	4	5	6	7	Nicht flexibel
Nicht defensiv	1	2	3	4	5	6	7	Devensiv
Nicht manipulativ	1	2	3	4	5	6	7	Manipulativ
Sensibel	1	2	3	4	5	6	7	Nicht sensibel
Nicht selbstzentriert	1	2	3	4	5	6	7	Selbstzentriert
Nicht vage	1	2	3	4	5	6	7	Vage
Spontan	1	2	3	4	5	6	7	Nicht spontan
Brillant	1	2	3	4	5	6	7	Nicht brillant
Wahrnehmend	1	2	3	4	5	6	7	Nicht wahrnehmend
Angemessen	1	2	3	4	5	6	7	Nicht angemessen
Kenntnisreich	1	2	3	4	5	6	7	Nicht kenntnisreich
Hilfreich	1	2	3	4	5	6	7	Nicht hilfreich
Entschieden	1	2	3	4	5	6	7	Nicht entschieden
Charismatisch	1	2	3	4	5	6	7	Nicht charismatisch
Akzeptierend	1	2	3	4	5	6	7	Nicht akzeptierend
Unterstützend	1	2	3	4	5	6	7	Nicht unterstützend
Nicht verwirrend	1	2	3	4	5	6	7	Verwirrend
Informativ	1	2	3	4	5	6	7	Nicht infromativ
Konzentriert	1	2	3	4	5	6	7	Nicht konzentriert

Vielen Dank für das vollständige Ausfüllen.
© MacKenzie, Dies, Coché, Rutan, Stone (1987). Deutsche Version: Tschuschke (1998)

Literatur

Tschuschke V (2001) Lerneffekte in gruppenpsychotherapeutischen Weiterbildungen. In: Tschuschke V (Hrsg.): Praxis der Gruppenpsychotherapie, Thieme, Stuttgart, S. 33–41

Tschuschke V, Greene LR (2002) Group therapists' training: What predicts learning? International Journal of Group Psychotherapy 52: 463–482

Überblickende Literatur zu Erhebungsmethoden in der Gruppenpsychotherapie (für klinische oder forscherische Zwecke):

Strauß B, Eckert J, Tschuschke V (Hrsg.) (1996): Methoden der empirischen Gruppentherapieforschung – ein Handbuch. Westdeutscher Verlag, Opladen.

Greene LR (2000) Process analysis of group interaction in therapeutic groups. In: Beck AP, Lewis CM (eds.): The Process of Group Psychotherapy: Systems For Analyzing Change. American Psychological Association, Washington, DC, S. 23–47

Joyce AS, Kwong A (2001): Prozessmessmethoden in der Gruppenpsychotherapie. In: Tschuschke V (Hrsg.): Praxis der Gruppenpsychotherapie, Thieme, Stuttgart, S. 171–178

Literaturverzeichnis

Abraham, I.L., Niles, S.A., Thiel, B.P., Siarkowski, K.I. & Cowling, W.R. (1991). Therapeutic group work with depressed elderly. *Nursing Clinics of North America 26*, 635–650.

Alden, L. (1989). Short-term structured treatment for avoidant personality disorders. *Journal of Consulting and Clinical Psychology 57*, 756–764.

Appelbaum, S. (1975). Parkinson's law in psychotherapy. *International Journal of Psychoanalytic Psychotherapy 4*, 425–435.

Argelander, H. (1972). *Gruppenprozesse – Wege zur Anwendung der Psychoanalyse in Gruppenbehandlung.* Hamburg: Rowohlt.

Argyle, M., Bryant, B.M. & Trower, P. (1974). Social skills training and psychotherapy: a comparative study. *Psychological Medicine 4*, 435–443.

Arlow, J. A. (1986). Psychoanalysis and time. *American Psychoanalytic Association 34*, 507–528.

American Psychiatric Asscoiation (1994). *Diagnostic and Statistical Manual of Mental Disorders* (IVth Edition), Washington, DC: American Psychiatric Association.

Austad, C. S. (1996). *Is Long-Term Psychotherapy Unethical? Toward a Social Ethic in an Era of Managed Care.* San Francisco: Jossey-Bass.

Bales, R. F. & Slater, Ph.E. (1955). Role differentiation in small decision-making groups. In T. Parsons & Bales, R.F. (Eds.) *Family, Socialisation and Interaction Process.* Glencoe: The Free Press.

Bardé, B. (1998). Zum Verhältnis von Supervisionsnachfrage zu Struktur und Prozess sozialer Organisation. *Gruppenpsychotherapie und Gruppendynamik 34*, 199–237.

Bardikoff, A. (1997). Combined treatment approach with borderline patients. In M. Rosenbluth & Yalom, I.D. (Eds.), *Treating Difficult Personality Disorders.* (S. 51–79). San Francisco: Jossey-Bass.

Basch, M. F. (1997). *Kurzpsychotherapie in der Praxis.* München: J. Pfeiffer.

Bassler, M. (1995). Prognosefaktoren für den Erfolg von psychoanalytisch fundierter stationärer Psychotherapie. *Zeitschrift für Psychosomatische Medizin 41*, 77–97.

Bateman, A., Fonagy, P. (1999). Effectiveness of partial hospitalization in the treatment of borderline personality disorder: A randomized controlled trial. *American Journal of Psychiatry 156*, 1563–1569.

Battegay, R. (2000). *Die Gruppe als Schicksal. Gruppenpsychotherapeutische Theorie und Praxis.* Göttingen: Vandenhoeck & Ruprecht.

Battegay, R. & Kläui, Ch. (1986). Analytically oriented group psychotherapy with borderline patients. *Crisis 7*, 94–110.

Battegay, R. & von Marschall, R. (1982). Trends in long-term group psychotherapy with schizophrenics. *Group Analysis 15*, 17–21.

Beck, A. P. (2001). Gruppenrollen und informelle Gruppenleitung in der Gruppenpsychotherapie. In V. Tschuschke (Hrsg.), *Praxis der Gruppenpsychotherapie*. (S. 127–131), Stuttgart: Thieme.

Beck, A. P., Dugo, J.M., Eng, A.M. & Lewis, C.M. (1986). The search for phases in group development: Designing measures of group interaction. In L. S. Greenberg, Pinsoff, W.M. (Eds.), *The Psychotherapeutic Process: A Research Handbook* (S. 615–705), New York: Guilford Press.

Beck, A. P. & Lewis, C.M. (Eds.) (2000). *The Process of Group Psychotherapy. Systems for Analyzing Change*. Washington, DC: American Psychological Association.

Beck, A. T. (1970). *Cognitive Therapy and Emotional Disorders.* New York: International Universities Press.

Becker, E. (1973). *The Denial of Death.* New York: The Free Press.

Becker, H. & Senf, W. (Hrsg.) (1988). *Praxis der stationären Psychotherapie* (2. Auflage). Stuttgart: Thieme.

Beeferman, D. & Orvaschel, H. (1994). Group psychotherapy for depressed adolescents: A critical review. *International Journal of Group Psychotherapy 44*, 463–475.

Belfer, P. L., Munoz, L.S., Schachter, J. & Levendusky, Ph.G. (1995). Cognitive-behavioral group psychotherapy for agoraphobia and panic disorder. *International Journal of Group Psychotherapy 45*, 185–206.

Bell, K. (2001). Charakter, Zeitgefühl und analytische Langzeittherapie. In G. Kruse & Gunkel, St. (Hrsg.), *Psychotherapie in der Zeit – Zeit in der Psychotherapie*. (S. 85–108), Hannover: Hannoversche Ärzte-Verlags-Union.

Bengel, J., Koch, U. (Hrsg.) (2000). *Grundlagen der Rehabilitationswissenschaften. Themen, Strategien und Methoden der Rehabilitationsforschung.* Berlin, Springer.

Benjamin, L. S. (1974). Structural analysis of social behavior. *Psychological Review 81*, 392–425.

Berger, M. (1999). Affektive Erkrankungen. In Berger M. (Hrsg.), *Psychiatrie und Psychotherapie*. (S. 483–566), München: Urban & Schwarzenberg.

Berger, M. (Hrsg.) (1999). *Psychiatrie und Psychotherapie*. München: Urban & Schwarzenberg.

Bernard, H. S. (1994). Difficult patients and challenging situations. In H. S. Bernard & MacKenzie, K.R. (Eds.), *Basics of Group Psychotherapy*. (S. 123–156), New York: Guilford Press.

Bernhard, P. (1988). Stationäre Psychotherapie als Heilverfahren – Psychoanalyse und Rehabilitation. H. Schepank & Tress, W. (Hrsg.), *Die stationäre Psychotherapie und ihr Rahmen*. (S. 71–83), Berlin: Springer.

Bertalanffy, L. v. (1968). *General System Theory: Foundations, Development, Applications.* New York: G. Braziller.

Beutel, M. (2000). Psychodynamische Kurztherapien. Neuere Entwicklungen, Behandlungsverfahren, Wirksamkeit, Indikationsstellung. *Psychotherapeut 45*, 203–213.

Beutler, L. E., Frank, M., Schieber, S.C., Calvert, S. & Gaines, J. (1984).

Comparative effects of group psychotherapies in a short-term inpatient setting: an experience with deterioration effects. *Psychiatry 47*, 66–76.

Biermann-Ratjen, E.-M., Eckert, J. & Schwartz, H.-J. (1997). *Gesprächspsychotherapie. Verändern durch Verstehen* (7. Auflage). Stuttgart: Kohlhammer.

Bion, W. R. (1959). *Experiences in Groups and Other Papers.* New York: Basic Books.

Bloch, S. E. & Crouch, E.C. (1985). *Therapeutic Factors in Group Psychotherapy.* Oxford: Oxford Universities Press.

Blum, N., Pfohl, B., John, D.S., Monahan, P. & Black, D.W. (2002). STEPPS: a cognitive-behavioral systems-based treatment for outpatients with borderline personality disorder – a preliminary report. *Comprehensive Psychiatry 43*, 301–310.

Blumenberg, H. (2001). *Lebenszeit und Weltzeit.* Frankfurt/M.: Suhrkamp.

Boerner, R. J. (2000). Behandlung von Angststörungen. In H. J. Möller (Hrsg.), *Therapie psychiatrischer Erkrankungen* (2. völlig überarb. Auflage) (S. 645–653). Stuttgart: Thieme.

Boerner, R. J. (2000). Grundsätzliches zur Therapie. In H. J. Möller (Hrsg.), *Therapie psychiatrischer Erkrankungen* (2. völlig überarb. Auflage) (S. 653–658). Stuttgart: Thieme.

Bohus, M., Stieglitz, R.-D., Fiedler, P. & Berger, M. (1999). Persönlichkeitsstörungen. In Berger, M. (Hrsg.), *Psychiatrie und Psychotherapie.* (S. 771–845), München: Urban & Schwarzenberg.

Booth, R. E. & Kwiatkowski, C.F. (1999). Substance abuse treatment for highrisk adolescents. *Current Psychiatry Reports 1*, 185–190.

Boss, M. (1999). *Grundriss der Medizin und Psychologie* (3. unveränd. Auflage). Bern: Hans Huber.

Brabender, V. (1988). A closed model of short-term inpatient group psychotherapy. *Hospital and Community Psychiatry 39*, 542–545.

Brabender, V. (1993). Inpatient group psychotherapy. In H. J. Kaplan & Sadock, B.S. (Eds.), *Comprehensive Group Psychotherapy* (3rd ed.) (S. 607–619). Baltimore; Williams & Wilkins.

Brabender, V. & Fallon, A. (1996). Termination in inpatient groups. *International Journal of Group Psychotherapy 46*, 81–98.

Bräutigam, W., Senf, W. & Kordy, H. (1990). Wirkfaktoren psychoanalytischer Therapien aus der Sicht des Heidelberger Katamneseprojekts. In H. Lang (Hrsg.), *Wirkfaktoren der Psychotherapie.* (S. 189–208), Berlin: Springer.

Brenner, H. D., Hodel, B., Kube, B. & Roder, V. (1994). *Integrated Psychological Therapy for Schizophrenic Patients.* Seattle: Hogrefe & Huber.

Brenner, H. D., Pfammatter, M. & Roder, V. (2000). Kognitiv-verhaltenstherapeutische Verfahren bei schizophrenen Erkrankungen. In H.-J. Möller (Hrsg.), *Therapie psychiatrischer Erkrankungen* (2. völlig überarb. Auflage) (S. 269–279). Stuttgart: Thieme.

Brenner, H. D., Roder, V., Hodel, B. & Kienzle, N. (1987). Kognitive Therapie bei Schizophrenen: Problemanalyse und empirische Ergebnisse. *Nervenarzt 58*, 72–83.

Bright, J. I., Baker, K.D. & Neimeyer, R.A. (1999). Professional and paraprofessional group treatments for depression: A comparison of cognitive-behavioral and mutual support interventions. *Journal of Consulting and Clinical Psychology 67*, 491–501.

Brockmann, J., Schlüter, T., Brodbeck, D. & Eckert, J. (2002). Die Effekte psychoanalytisch orientierter und verhaltenstherapeutischer Langzeittherapien. Eine vergleichende Studie aus der Praxis niedergelassener Psychotherapeuten. *Psychotherapeut 47*, 347–355.

Broda, M. & Senf, W. (2000). Qualitätssicherung. In Senf, W. & Broda M. (Hrsg.), *Praxis der Psychotherapie. Ein integratives Lehrbuch: Psychoanalyse, Verhaltenstherapie, Systemische Therapie* (2. neu bearbeitete und erweiterte Auflage) (S. 339–342). Stuttgart: Thieme.

Bronisch, T. (2000). Grundsätzliches zur Therapie der Persönlichkeitsstörungen. Therapie psychiatrischer Erkrankungen. In H.-J. Möller (Hrsg.), *Therapie psychiatrischer Erkrankungen* (2. völlig überarb. Auflage) (S. 1027–1033). Stuttgart, Georg Thieme.

Bronisch, T. (2001). Neurobiologie der Persönlichkeitsstörungen mit Schwerpunkt auf Borderline-Persönlichkeitsstörungen. *Psychotherapie in Psychiatrie, Psychotherapeutischer Medizin und Klinischer Psychologie 6*, 233–246.

Brook, D. W. (1993). Group psychotherapy with anxiety and mood disorders. In H. J. Kaplan, Sadock, B.S. (eds.), *Comprehensive Group Psychotherapy* (3rd ed.) (S. 374–393). Baltimore, Williams & Wilkins.

Brook, D. W. (2001). Introduction to the Special Issue on Group Therapy and Substance Abuse. *International Journal of Group Psychotherapy 51*, 5–10.

Buber, M. (2002). *Das dialogische Prinzip*. Gütersloh: Gütersloher Verlagshaus.

Buchheim, P., Dammann, G., Martius, Ph., Clarkin, J.F. & Kernberg, O.F. (1999). Psychodynamische Therapie der Borderline-Persönlichkeit: ein Manual. *Persönlichkeitsstörungen – Theorie und Therapie 3*, 66–78.

Budman, S. H., Cooley, S., Demby, A., Koppenaal, G., Koslof, J. & Powers, T. (1996). A model of time-effective group psychotherapy for patients with personality disorders: the clinical model. *International Journal of Group Psychotherapy 46*, 329–355.

Budman, S. H., Demby, A., Soldz, S. & Merry, J. (1996). Time-limited group psychotherapy for patients with personality disorders: outcomes and dropouts. *International Journal of Group Psychotherapy 46*, 357–377.

Budman, S. H. & Gurman, A.S. (1988). *Theory and Practice of Brief Therapy*. New York, Guilford Press.

Budman, S. H., Simeone, P.G., Reilly, R. & Demby, A. (1994). Progress in short-term and time-limited group psychotherapy: Evidence and implications. In A. Fuhriman, Burlingame, G.M. (eds.), *Handbook of Group Psychotherapy. An Empirical and Clinical Synthesis* (S. 319–339). New York, John Wiley.

Burchard, J. D. & Lane, T.W. (1982). Crime and delinquency. In A. S. Bellack, Hersen, M. & Kazdin, A.E. (eds.), *International Handbook of Behavior Modification and Therapy* (S. 613–652). New York, Plenum Press.

Burlingame, G. M., MacKenzie, K.R. & Strauß, B. (2001). Zum aktuellen Stand der Gruppenpsychotherapieforschung: I. Allgemeine Effekte von Gruppenpsychotherapien und Effekte störungsspezifischer Gruppenbehandlungen. *Gruppenpsychotherapie und Gruppendynamik 37*, 299–318.

Burlingame, G. M., MacKenzie, K.R. & Strauß, B. (2002). Zum aktuellen Stand der Gruppenpsychotherapieforschung: II. Effekte von Gruppenpsychotherapien als Bestandteil komplexer Behandlungsansätze. *Gruppenpsychotherapie und Gruppendynamik 38*, 5–32.

Carney, F. L. (1972). Some recurring issues in group psychotherapy with criminal patients. *American Journal of Psychotherapy 26,* 34–41.

Cass, D. J., Silvers, F.M. & Abrams, G.M. (1972). Behavioral group treatment of hysterics. *Archives of General Psychiatry 26,* 42–50.

Catina, A. & Tschuschke, V. (1993). A summary of empirical data from the investigation of two psychoanalytic groups by means of repertory grid technique. *Group Analysis 26,* 443–449.

Celano, M. & Rothbaum, B.O. (2002). Psychotherapeutic approaches with survivors of childhood trauma. *Seminars in Clinical Neuropsychiatry 7,* 120–128.

Chambless, D., Goldstein, A., Gallaher, R. & Bright, P. (1986). Integrating behavior therapy and psychotherapy in the treatment of agoraphobia. *Psychotherapy 23,* 150–159.

Clarkin, J. F., Marziali, E. & Munroe-Blum, H. (1991). Group and family treatments for borderline personality disorders. *Hospital and Community Psychiatry 42,* 1038–1043.

Clarkin, J. F., Yeomans, F. & Kernberg, O.F. (1999). *Psychotherapy for Borderline Personality.* New York: Wiley.

Cloitre, M. & Koenen, K.C. (2001). The impact of borderline personality disorder on process group outcome among women with posttraumatic stress disorder related to childhood abuse. *International Journal of Group Psychotherapy 51,* 379–398.

Condrau, G. (1991). *Der Mensch und sein Tod.* Zürich: Kreuz-Verlag.

Crisp, A. H., Norton, K., Gowers, S. Halek, C., Bowyer, C., Yeldham, D., Levett, G. & Bhat, A. (1991). A controlled study of the effect of therapies aimed at adolescent and family psychopathology in anorexia nervosa. *British Journal of Psychiatry 159,* 325–333.

Crouch, E. C., Bloch, S.E. & Wanlass, J. (1994). Therapeutic factors: Interpersonal and intrapersonal. In A. Fuhriman, Burlingame, G.M. (eds.), *Group Psychotherapy. An Empirical and Clinical Synthesis* (S. 269–315). New York, J. Wiley & Sons.

Dagley, J. C., Gazda, G.M., Eppinger, St.J. & Stewart, E.A. (1994). Group psychotherapy research with children, praeadolescents, and adolescents. In A. Fuhriman, Burlingame, G.M. (eds.), *Handbook of Group Psychotherapy. An Empirical and Clinical Synthesis* (S. 340–369). New York, J. Wiley & Sons.

Dahl, G. & Merskey, D.M. (1981). Clinical patterns in a behavior modification unit. Canadian *Journal of Psychiatry 26,* 460–463.

Dammann, G. (2000). Psychoanalytische Therapie bei Persönlichkeitsstörungen – Allgemeines. In W. Senf, Broda, M. (Hrsg.), *Praxis der Psychotherapie. Ein integratives Lehrbuch: Psychoanalyse, Verhaltenstherapie, Systemische Therapie* (2. überarbeitete und erweiterte Auflage) (S. 395–406). Stuttgart, Georg Thieme.

Dammann, G., Clarkin, J.F. & Kächele, H. (2000). Psychotherapieforschung und Borderline-Störung: Resultate und Probleme. In O. F. Kernberg, Dulz, B., Sachsse, U. (Hrsg.), *Handbuch der Borderline-Störung* (S. 701–730). Stuttgart, Schattauer.

Davanloo, H. (1978). *Basic Principles and Techniques in Short-Term Dynamic Psychotherapy.* New York: Spectrum Publications.

Davanloo, H. (1980). *Short-Term Dynamic Psychotherapy.* New York: Jason Aronson.

Davanloo, H. (1995). *Der Schlüssel zum Unbewussten. Die intensive psychodynamische Kurztherapie.* München: J. Pfeiffer.

Davies-Osterkamp, S., Jung, K. & Ott, J. (1992). Therapeutische Faktoren in der psychoanalytisch-interaktionellen und tiefenpsychologisch fundierten Gruppentherapie: Eine empirische Untersuchung. *Psychotherapie, Psychosomatik, medizinische Psychologie 42*, 102–109.

Davies-Osterkamp, S., Jung, K., Ott, J. & Heigl-Evers, A. (1989). Therapeutische Faktoren in zwei Formen psychoanalytisch orientierter Gruppentherapie. Eine empirische Untersuchung an Selbsterfahrungsgruppen. *Gruppenpsychotherapie und Gruppendynamik 25*, 313–328.

Davis, R. & Olmsted, M.P. (1992). Cognitive-behavioral group treatment for bulimia nervosa: Integrating psychoeducation and psychotherapy. In H. Harper-Guiffre, MacKenzie, K.R. (eds.), *Group Psychotherapy for Eating Disorders* (S. 71–103). Washington, DC, American Psychiatric Press.

Davis, R., Olmsted, M.P., Rockert, W., Marques, T. & Dolhanty, J. (1997). Group psychoeduaction for bulimia nervosa with and without additional psychotherapy process sessions. *International Journal of Eating Disorders 22*, 25–34.

DeGrandpre, R. (2002). Der Verlust der Langsamkeit. *Psychologie heute 29*, 44–45.

Deister, A. (2000). Soziotherapeutische Ansätze. Therapie psychiatrischer Erkrankungen. In H.-J. Möller (Hrsg.), *Therapie psychiatrischer Erkrankungen* (2. völlig überarbeitete Auflage) (S. 112–122). Stuttgart, Thieme.

Deneke, F.-W. (1982). *Analytische Gruppenpsychotherapie.* Göttingen: Vandenhoeck & Ruprecht.

Deter, H. C., Sameith, W. & Maroska, U. (1986). Katamneseergebnisse von 64 Patienten 5 Jahre nach der stationären Behandlung. *Zeitschrift für Psychosomatische Medizin 32*, 231–248.

Dies, R. R. (1985). Leadership in short-term group therapy: manipualtion or facilitation? *International Journal of Group Psychotherapy 35*, 435–455.

Dies, R. R. (1992). Models of group psychotherapy: Sifting through confusion. *International Journal of Group Psychotherapy 42*, 1–17.

Dies, R. R. (1994). Therapist variables in group psychotherapy research. In A. Fuhriman, Burlingame, G.M. (eds.), *Handbook of Group Psychotherapy. An Empirical and Clinical Synthesis* (S. 114–154). New York, Wiley & Sons.

Dies, R. R. (2001a). Die Rolle des Therapeuten in der Gruppenpsychotherapie (Teil I) – Vorbereitung der Bedingungen für therapeutische Veränderung. In V. Tschuschke (Hrsg.), *Praxis der Gruppenpsychotherapie* (S. 88–93). Stuttgart, Thieme.

Dies, R. R. (2001b). Die Rolle des Therapeuten in der Gruppenpsychotherapie (Teil II) – Förderung individueller Veränderung. In V. Tschuschke (Hrsg.), *Praxis der Gruppenpsychotherapie* (S. 94–101). Stuttgart, Thieme.

Dobson, D. J. G., McDougall, G., Busheikin, J. & Aldous, J. (1995). Effects of social skills training and social milieu treatment on symptoms of schizophrenia. *Hospital and Community Psychiatry 46*, 376–380.

Dornes, M. (1993). *Der kompetente Säugling.* Frankfurt/M., Fischer.

Dührssen, A. & Jorswieck, E. (1965). Eine empirisch-statistische Untersuchung zur Leistungsfähigkeit psychoanalytischer Behandlung. *Nervenarzt 36*, 161–180.

Dulz, B. (1999). Editorial. *Persönlichkeitsstörungen – Theorie und Therapie 3*, 59.

Dulz, B. & Sachsse, U. (2000). Dissoziative Phänomene: vom Tagtraum über die Multiple Persönlichkeitsstörung zur Dissoziativen Identitätsstörung. In O. F. Kernberg, Dulz, B., Sachsse, U. (Hrsg.), *Handbuch der Borderline-Störungen* (S. 237–257) Stuttgart, Schattauer.

Durkin, H. (1964). *The Group in Depth*. New York: International Universities Press.

Eckert, J. (1996). Indikation und Prognose. In B. Strauß, Eckert, J. & Tschuschke, V. (Hrsg.), *Methoden der empirischen Gruppentherapieforschung – ein Handbuch* (S. 16–29). Opladen, Westdeutscher Verlag.

Eckert, J. (2001). Indikation und Prognose in der Gruppenpsychotherapie. In V. Tschuschke (Hrsg.), *Praxis der Gruppenpsychotherapie* (S. 56–64). Stuttgart, Thieme.

Eckert, J.& Biermann-Ratjen, E.-M. (1985). *Stationäre Gruppenpsychotherapie. Prozesse – Effekte – Vergleiche*. Berlin: Springer.

Eckert, J. & Biermann-Ratjen, E.-M. (1990). Ein heimlicher Wirkfaktor: Die „Theorie" des Therapeuten. In V. Tschuschke & Czogalik, D. (Hrsg.), *Psychotherapie – Welche Effekte verändern? Zur Frage der Wirkmechanismen therapeutischer Prozesse* (S. 272–287). Berlin, Springer.

Eckert, J. & Biermann-Ratjen, E.-M. (2000). Gesprächspsychotherapie nach Rogers – Prinzipien einer klientenzentrierten Behandlung von Patienten mit einer Borderline-Persönlichkeitsstörung. In O. F. Kernberg, Dulz, B. & Sachsse, U. (Hrsg.), *Handbuch der Borderline-Störungen* (S. 595–611). Stuttgart, Schattauer.

Eckert, J., Biermann-Ratjen, E.-M. & Wuchner, M. (2000). Die langfristigen Veränderungen der Borderline-Symptomatik bei Patienten nach klientenzentrierter Gruppenpsychotherapie. *Psychotherapie, Psychosomatik, medizinische Psychologie 50*, 140–146.

Egle, U. T. (1998). Diagnose, Differentialdiagnose und Psychodynamik der somatoformen Schmerzstörung. In G. Rudolf & Henningsen, P. (Hrsg.), *Somatoforme Störungen* (S. 89–102). Stuttgart, Schattauer.

Egle, U. T., Heucher, K., Hoffmann, S.O. & Porsch, U. (1992). Psychoanalytisch orientierte Gruppentherapie mit psychogenen Schmerzpatienten. Ein Beitrag zur Behandlungsmethodik. *Psychotherapie, Psychosomatik, medizinische Psychologie 42*, 79–90.

Elkin, I. (1994). The NIMH Treatment of Depression Collaborative Research Program: where we began and where we are. In A. E. Bergin & Garfield, S.L. (eds.), *Handbook of Psychotherapy and Behavior Change* (4th ed.) (S. 114–139). New York, J. Wiley & Sons.

Elkin, I., Gibbons, R.D., Shea, M.T., Sotsky, S.M., Watkins, J.T., Pilkonis, P.A. & Hedeker, D. (1995). Initial severity and differential treatment outcome in the National Institute of Mental Health Treatment of Depression Collaborative Research Program. *Journal of Consulting and Clinical Psychology 63*, 841–847.

Ellis, A. (1977). *Die rational-emotive Therapie. Das innere Selbstgespräch bei seelischen Problemen und seine Veränderung*. München: Pfeiffer.

Ellis, A. (1982). Rational-emotive group therapy. In G. M. Gazda (ed.), *Basic Approaches To Group Psychotherapy and Group Counseling* (S. 381–412). Springfield/IL, Thomas.

Ellis, A. (1992). Group Rational-Emotive and Cognitive-Behavioral Therapy. *International Journal of Group Psychotherapy 42*, 63–80.

Enke, H. (1998). Überfällige Reformen: Gruppenpsychotherapie in der ambulanten kassenärztlichen Versorgung. *Gruppenpsychotherapie und Gruppendynamik 34*, 65–78.

Ermann, M. (1996). Psychoanalyse und die Therapie der kurzen Zeit. In H. Hennig, Fikentscher, E., Bahrke & U., Rosendahl, W. (Hrsg.), *Kurzzeit-Psychotherapie in Theorie und Praxis* (S. 70–79). Lengerich, Pabst.

Ettin, M. F. (1995). The spirit of Jungian group psychotherapy: from taboo to totem. *International Journal of Group Psychotherapy 45*, 449–470.

Evans, L., Holt, C. & Oei, T.P. (1991). Long term follow-up of agoraphobics treated by brief intensive group cognitive behavioural therapy. *Australian and New Zealand Journal of Psychiatry 25*, 343–349.

Ezriel, H. (1950). A psychoanalytic approach to group treatment. *British Journal of Medical Psychology 23*, 59–74.

Faber, F. R., Dahm, A. & Kallinke, D. (1999). *Kommentar-Psychotherapie-Richtlinien* (5. aktualisierte u. ergänzte Auflage). Neckarsulm, Jungjohann.

False-Stewart, W. & Lucente, St. (1994). Behavioral group therapy with obsessive-compulsives: An overview. *International Journal of Group Psychotherapy 44*, 35–51.

False-Stewart, W., Marks, A.P. & Schafer, J. (1993). A comparison of behavioral group therapy and individual behavior therapy in treating obsessive-compulsive disorder. *Journal of Nervous and Mental Disease 181*, 189–193.

Fawzy, I. F. & Fawzy, N.W. (2000). Psychoedukative Interventionen bei Krebspatienten: Vorgehensweisen und Behandlungsergebnisse. In W. Larbig, Tschuschke, V. (Hrsg.), *Psychoonkologische Interventionen. Therapeutisches Vorgehen und Ergebnisse* (S. 151–181). München, Ernst Reinhardt.

Fawzy, I. F., Fawzy, N.W., Hyun, C., Elashoff, R., Guthrie, D., Fahey, J. & Morton, D. (1993). Malignant melanoma: effects of an early structured psychiatric intervention, coping, and affective state on recurrence and survival six years later. *Archives of General Psychiatry 50*, 681–689.

Fehrenbach, P. A., Thelen, M.H. (1981). Assertive skills training for inappropriately aggressive college males: Effects on assertive and aggressive behaviors. *Journal of Behavior Therapy and Experimental Psychiatry 12*, 213–217.

Fengler, J. (1996). Wege zur Supervision. In W. Pallasch, Mutzeck, W., Reimers, H. (Hrsg.), *Beratung – Training – Supervision*. München, Juventa-Verlag.

Fengler, J. (2002). Supervision. In J. Fengler (Hrsg.), *Handbuch der Suchtbehandlung. Beratung – Therapie – Prävention* (S. 530–536). Landsberg, Ecomed.

Feske, U., Perry, K.J., Chambless, D.L., Renneberg, B. & Goldstein, A.J. (1996). Avoidant personality disorder as a predictor for treatment outcome among generalized social phobics. *Journal of Personality Disorders 10*, 174–184.

Fiedler, P. (1995). *Persönlichkeitsstörungen* (2. überarbeitete u. erweiterte Auflage). Weinheim: Beltz – PsycholgieVerlagsUnion.

Fiedler, P. (1996). *Verhaltenstherapie in und mit Gruppen. Psychologische Psychotherapie in der Praxis*. Weinheim: Beltz.

Fiedler, P. (2001). Verhaltenstherapie in und mit Gruppen. In V. Tschuschke (Hrsg.), *Praxis der Gruppenpsychotherapie* (S. 343–348). Stuttgart, Thieme.

Fine, S., Forth, A., Gilbert, M. & Haley, G. (1991). Group therapy for adolescent depressive disorder: A comparison of social skills and therapeutic support. *Journal of the American Academy of Child and Adolescent Psychiatry 30*, 79–85.

Flatten, G., Hofmann, A., Liebermann, P., Wöller, W., Siol, Th., Petzold, E.R., Galley, N. (2001). *Posttraumatische Belastungsstörung. Leitlinie und Quellentext*. Stuttgart: Schattauer.

Fossati, A., Madeddu, F. & Maffei, C. (1999). Borderline personality disorder and childhood sexual abuse: A meta-analytic study. *Journal of Personality Disorders 13*, 268–280.

Foulkes, S. H. (1975). *Group Analytic Psychotherapy. Method and Principles*. London: Gordon & Breach.

Foulkes, S. H. & Anthony, E.I. (1957). *Group Psychotherapy: The Psycho-Analytic Approach*. London: Penguin Books.

Foy, D. W., Eisler, R.M. & Pinkston, S. (1975). Modeled assertion in a case of exlosive rages. *Journal of Behavior Therapy and Experimental Psychiatry 67*, 135–137.

Foy, D. W., Ruzeck, J.I., Glynn, S.M., Riney, S. & Gusman, F.D. (2002). Trauma focus group therapy for combat-related PTSD: An update. *Journal of Clinical Psychology 58*, 907–918.

Frederiksen, L. W., Jenkins, J.O., Foy, D.W. & Eisler, R.M. (1976). Social skills training to modify abusive verbal outbursts in adults. *Journal of Applied Behavior Analysis 9*, 117–126.

Freud, S. (1912). *Totem und Tabu. GW IX*. Frankfurt/M., S. Fischer.

Freud, S. (1917/17). Introductory lectures on psychoanalysis. In J. Strachey (ed.), *The Standard Edition of the Complete Psychological Works of Sigmund Freud* (15–16, S. 257–269). London, Hogarth Press.

Freud, S. (1918). Wege der psychoanalytischen Therapie. *GW XII* (S. 181–194). Frankfurt/M., S. Fischer.

Freud, S. (1926). Hemmung, Symptom und Angst. *GW XIV* (S. 111–205). Frankfurt/M., S. Fischer.

Freyberger, H. J. (2001). Zur Bedeutung störungsspezifischer vs. allgemeiner Therapieansätze aus der Sicht der Psychotherapie. *Psychotherapie, Psychosomatik, medizinische Psychologie 51*, 413–417.

Fromm, E. (1957). *Escape From Freedom*. New York: Farrar & Rinehart.

Fuehrer, A. & Keys, C. (1988). Group development in self-help groups for college students. *Small Group Behavior 19*, 325–341.

Fuhriman, A. & Burlingame, G.M. (1994). Group psychotherapy: research and practice. In A. Fuhriman, Burlingame, G.M. (eds.), *Handbook of Group Psychotherapy. An Empirical and Clinical Synthesis* (S. 3–40). New York, J. Wiley & Sons.

Garfield, S. L. (1978). Research on client variables in psychotherapy. In S. L. Garfield & Bergin, A.E. (eds.), *Handbook of Psychotherapy and Behavior Change* (4th ed.) (S. 213–256). New York, Wiley.

Gast, U. (2001). Diagnostik und Therapie Dissoziativer (Identitäts-)Störungen. *Psychotherapeut 46*, 289–300.

Geißler, K. A. (1998). Editorial. In B. Adam, Geißler, K.A., Held, M. (Hrsg.), *Die Nonstop-Gesellschaft und ihr Preis. Vom Zeitmißbrauch zur Zeitkultur* (S. 7–10). Stuttgart, S. Hirzel.

Geißler, K. A. (2002). Der Simultant. *Psychologie heute 29*, 30–35.

Geißler, K. A. & Adam, B. (1998). Alles zu jeder Zeit und überall. In B. Adam, Geißler, K.A., Held, M. (Hrsg.), *Die Nonstop-Gesellschaft und ihr Preis. Vom Zeitmißbrauch zur Zeitkultur* (S. 11–29). Stuttgart, S. Hirzel.

Gerlinghoff, M., Backmund, H., Franzen, U., Gorzewski, B. & Fenzel, T. (1997). Strukturiertes tagesklinisches Therapieprogramm für Essstörungen. *Psychotherapie, Psychosomatik, medizinische Psychologie 47*, 12–20.

Gfäller, G. R. (2002). Theoretische Grundlagen und Begriffsrahmen In: G. Lehmkuhl. (Hrsg.), *Theorie und Praxis individualpsychologischer Gruppenpsychotherapie.* (S. 19–37), Göttingen: Vandenhoeck & Ruprecht.

Gibbard, G. & Hartman, J. (1973). Relationship patterns in self-analytic groups. *Behavioral Science 18*, 335–353.

Goodman, W. K., Price, L.H., Rasmussen, S.A. & Mazute, C. (1989). The Yale-Brown Obsessive Compulsive Scale. I. Development, use, and reliability. *Archives of General Psychiatry 46*, 1006–1011.

Goodpastor, W. A., Pitts, W.M., Snyder, S., Sajadi, C. & Gustin, Q.L. (1983). A social learning approach to group psychotherapy for hospitalized DSM-III borderline patients. *Journal of Psychiatric Treatment and Evaluation 5*, 331–335.

Grawe, K. (1980). Einleitung. In K. Grawe (Hrsg.), *Verhaltenstherapie in Gruppen* (. 9–26). München, Urban & Schwarzenberg.

Grawe, K. (1992). Psychotherapieforschung zu Beginn der neunziger Jahre. *Psychologische Rundschau 43*, 132–162.

Grawe, K., Donati, R. & Bernauer, F. (1994). *Psychotherapie im Wandel – Von der Konfession zur Profession.* Göttingen: Hogrefe.

Grawe, K. & Mezenen, U. (1985). Therapeutische Misserfolge im Spiegel der empirischen Psychotherapieforschung. *Psychoanalytische Psychotherapie 4*, 355–377.

Greenberg, J. R. & Mitchell, S.A. (1983). *Object Relations in Psychoanalytic theory.* Cambridge, MA: Harvard University Press.

Günther, A. (2002). Trends und erste Ergebnisse der bundesweiten Befragung „Struktur und Angebotsspektrum ragesklinischer Therapie in der Bundesrepublik Deutschland". 1. Konferenz psychiatrischer Tageskliniken – Zum Wirkspektrum tagesklinischer Therapie, Vortrag Wuppertal 22.–23.11.2002.

Günther, U., Lindner, J. (1999). Die psychoanalytisch begründete Kurzgruppenpsychotherapie unter rehabilitationsbezogenem Fokus. *Gruppenpsychotherapie und Gruppendynamik 35*, 203–221.

Haag, T. (2001). Ausbildung in Gruppenpsychotherapie – Kandidatenperspektive. In V. Tschuschke (Hrsg.), *Praxis der Gruppenpsychotherapie* (S. 27–32). Stuttgart, Thieme.

Hall, A. (1985). Group psychotherapy for Anorexia Nervosa. In D. M. Garner, Garfinkel, P.E. (eds.), *Handbook of Psychotherapy for Anorexia Nervosa and Bulimia* (S. 213–239). New York, Guilford Press.

Hand, I., Lamontagne, Y. & Marks, L. (1974). Group exposure (flooding) in-vivo for agoraphobics. *British Journal of Psychiatry 124*, 588–602.

Harper-Guiffre, H. (1992). Overview of the eating disorders. In H. Harper-Guiffre & MacKenzie, K.R. (eds.), *Group Psychotherapy for Eating Disorders* (S. 3–28). Washington, DC, American Psychiatric Press.

Harper-Guiffre, H., MacKenzie, K.R. & Sivitilli, D. (1992). Interpersonal group psychotherapy. In H. Harper-Guiffre, MacKenzie, K.R. (eds.), *Group Psy-*

chotherapy for Eating Disorders (S. 105–145). Washington, DC, American Psychiatric Press.

Harrison, S., Watson, M. & Feinmann, Ch. (1997). Does short-term group therapy affect unexplained medical symptoms? *Journal of Pschosomatic Research 43*, 399–404.

Härter, M., Steglitz, R.-D. & Berger, M. (1999). Qualitätsmanagement in der psychiatrisch-psychotherapeutischen Versorgung. in M. Berger (Hrsg.), *Psychiatrie und Psychotherapie* (S. 1001–1014). München, Urban & Schwarzenberg.

Hartkamp, N. (1997). Psychoanalytische Therapie: Ergebnisse und Prozesse – Was wissen wir und wonach müssen wir fragen? In V. Tschuschke, Heckrath, C., Tress, W. (Hrsg.), *Zwischen Konfusion und Makulatur. Zum Wert der Berner Psychotherapie-Studie von Grawe, Donati und Bernauer* (S. 106–124). Göttingen, Vandenhoeck & Ruprecht.

Haude, V. & Netz, P. (2001). Erfahrungen mit therapeutischen Gruppen auf einer gerontopsychiatrischen Station. *Gruppenpsychotherapie und Gruppendynamik 37*, 68–78.

Heffernan, K. & Cloitre, M. (2000). A comparison of posttraumatic stress disorder with and without borderline personality disorder among women with a history of childhood sexual abuse. *Journal of Nervous and Mental Disease 188*, 589–595.

Heidegger, M. (1977). *Sein und Zeit.* Frankfurt/M.: Klostermann.

Heigl-Evers, A. (1978). *Konzepte der analytischen Gruppenpsychotherapie.* Göttingen: Vandenhoeck & Ruprecht.

Heigl-Evers, A., Heigl, F. & Ott, J. (1993). Abriss der Psychoanalyse und der analytischen Psychotherapie. In A. Heigl-Evers, Heigl, F., Ott, J. (Hrsg.), *Lehrbuch der Psychotherapie* (S. 1–307). Stuttgart, Gustav Fischer.

Heigl-Evers, A. & Ott, J. (1995). *Die psychoanalytisch-interaktionelle Methode.* Göttingen: Vandenhoeck & Ruprecht.

Heigl-Evers, A. & Ott, J. (1996). Die psychoanalytisch-interarkionelle Methode. Ein Behandlungsangebot für strukturell gestörte Patienten. *Psychotherapeut 41*, 77–83.

Heigl-Evers, A. & Ott, J. (2001). Entwicklung und Konzepte der psychoanalytischen Gruppenpsychotherapie. In V. Tschuschke (Hrsg.), *Praxis der Gruppenpsychotherapie* (S. 328–334). Stuttgart, Thieme.

Heimberg, R. G., Becker, R.E., Goldfinger, K. et al. (1985). Treatment of social phobia by exposure, cognitive restructering, and homework assignments. *Journal of Nervous and Mental Disease 173*, 172–179.

Heimberg, R. G., Dodge, C.S., Hope, D.A. et al. (1990). Cognitive behavioral treatment of social phobia: comparison to a credible placebo control. *Cognitive Therapy and Research 14*, 1–23.

Heimberg, R. G. & Juster, H.R. (1994). Treatment of social phobia in cognitive-behavioral groups. *Journal of Clinical Psychiatry 55*, 38–46.

Heimberg, R. G., Salzman, D.G., Holt, C.S. et al. (1993). Cognitive behavioral group treatment for social phobia: effectiveness at five-year follow-up. *Cognitive Therapy and Research 17*, 325–339.

Heinzel, R. (2001). Behandlungsökonomische Aspekte der Gruppenpsychotherapie. In V. Tschuschke (Hrsg.), *Praxis der Gruppenpsychotherapie* (S. 195–200). Stuttgart, Thieme.

Held, M. & Nutzinger, H.G. (1998). Pausenlose Beschleunigung. Die ökonomische Logik der Entwicklung zur Nonstop-Gesellschaft. In B. Adam, Geißler, K.A., Held, M. (Hrsg.), *Die Nonstop-Gesellschaft und ihr Preis. Vom Zeitmißbrauch zur Zeitkultur* (S. 31–43). Stuttgart, S. Hirzel.

Helmchen, H. (1998). Ethische Implikationen von Psychotherapie. *Nervenarzt 69*, 78–80.

Hennig, H. & Fikentscher, E. (1996). Kurzzeittherapie – Tribut an den Zeitgeist oder Indikationskonsequenz? In H. Hennig, Fikentscher, E., Bahrke, U., Rosendahl, W. (Hrsg.), *Kurzzeit-Psychotherapie in Theorie und Praxis* (S. 20–29). Lengerich, Pabst Science Publishers.

Henningsen, P. & Jakobsen, Th. (2002). Diagnosen und Ursachenzuschreibungen bei somatoformen und angrenzenden psychischen Störungen. *Psychodynamische Psychotherapie 1*, 203–211.

Henningsen, P. & Rudolf, G. (2000). Zur Bedeutung der Evidence-Based Medicine für die Psychotherapeutische Medizin. *Psychotherapie, Psychosomatik, medizinische Psychologie 50*, 366–375.

Hentschel, H.-J. (2002). Somatoforme Störungen. Zur Problematik der Veränderung von Körpersymptomen. *Psychotherapeut 47*, 152–156.

Herman, J. L. (1992). *Trauma and Recovery.* New York, Basic Books.

Hess, H. (2001). Zur Effektivität intendiert dynamisch geführter Gruppen. In C. Seidler & Misselwitz, I. (Hrsg.), *Die Intendierte Dynamische Gruppenpsychotherapie.* (S. 216–224). Göttingen, Vandenhoeck & Ruprecht.

Hess, H. & Tschuschke, V. (2001). Ambulante Gruppenpsychotherapie. In V. Tschuschke (Hrsg.), *Praxis der Gruppenpsychotherapie* (S. 216–224). Stuttgart, Thieme.

Higgitt, A. & Fonagy, P. (1993). Psychotherapy in borderline and narcissistic personality disorder. In P. Tyrer, Stein, G. (eds.), *Personality Disorder Reviewed.* London, Gaskell.

Hilgers, M. (1997). *Scham. Gesichter eines Affekts.* Göttingen: Vandenhoeck & Ruprecht.

Hinsch, R. & Pfingsten, U. (1998). *Gruppentraining sozialer Kompetenzen (GSK). Grundlagen, Durchführung, Materialien.* Weinheim: Beltz Psychologie Verlags Union.

Hinz, A. (2000). *Psychologie der Zeit. Umgang mit der Zeit, Zeiterleben und Wohlbefinden.* Münster: Waxmann.

Hoberman, H. M. & Lewinsohn, P.M. (1985). The behavioral treatment of depression. In E. E. Beckham, Leber, W.R. (eds.), *Handbook of Depression: Treatment, Assessment, and Research.* Homewood/IL, Dorsey.

Höck, K. (1978). *Gruppenpsychotherapie.* Berlin: VEB Deutscher Verlag der Wissenschaften.

Hoffmann, S. O., Eckhardt-Henn, A. (1999). Indikation und Kontraindikation für Psychodynamische Psychotherapie bei Persönlichkeitsstörungen. *Persönlichkeitsstörungen – Theorie und Therapie 3*, 60–65.

Hoffmann, S. O., Egle, U.T., Bassler, M., Nickel, R., Petrak, F. & Porsch, U. (2000). Psychotherapeutische Kombinationsbehandlung. Wechselwirkung differenter Therapieteile innerhalb einer stationären psychodynamisch-verhaltenstherapeutischen Kombinationsbehandlung. In W. Tress, Wöller, W., Horn, E. (Hrsg.), *Psychotherapeutische Medizin im Krankenhaus* (S. 45–55). Frankfurt/M., VAS – Verlag für Akademische Schriften.

Hofmann, A. (1999). *EMDR in der Therapie psychotraumatischer Belastungssyndrome.* Stuttgart: Thieme.

Hohagen, F., Stieglitz, R.-D., Bohus, M. & Berger, M. (1999). Psychotherapie. In M. Berger (Hrsg.), *Psychiatrie und Psychotherapie* (S. 131–218). München, Urban & Schwarzenberg.
Horney, K. (1950). *Neurosis and Human Growth.* New York: Norton.
Horowitz, M. J. (1986). *Stress Response Syndromes.* Northvale/NJ: Jason Aronson.
Horowitz, M. J. (1988). *Introduction To Psychodynamics: A New Synthesis.* New York: Basic Books.
Horowitz, M. J., Rosenberg, S.E. & Bartholomew, K. (1993). Interpersonal problems, attachment styles, and outcome in brief dynamic psychotherapy. *Journal of Consulting and Clinical Psychology 61*, 549–560.
Horwitz, L. (1980). Group psychotherapy for borderline and narcissistic patients. *Bulletin of the Menninger Clinic 4*, 181–200.
Horwitz, L. (1987). Indications for group psychotherapy with borderline and narcissistic patients. *Bulletin of the Menninger Clinic 51*, 248–260.
Howard, K. I., Kopta, S.M., Krause, M.S. & Orlinsky, D.E. (1986). The dose-effect relationship in psychotherapy. *American Psychologist 41*, 159–164.
Hubble, M. A., Duncan, B.L. & Miller, S.D. (2001). *So wirkt Psychotherapie. Empirische Ergebnisse und praktische Folgerungen.* Dortmund: Verlag Modernes Leben.
Hurt, S. W., Clarkin, J.F., Widinger, T.A., Fyer, M.R., Sullivan, T., Stone, M.H. & Frances, A. (1990). Evaluation of DSM III decision rules for case detection using joint conditional probability structures. *Journal of Personality Disorders 4*, 121–130.
Imber, S. D., Lewis, P.M. & Loiselle, R.H. (1979). Uses and abuses of the brief intervention group. *International Journal of Group Psychotherapy 29*, 39–49.
Jacobi, C. B., Dahme, B. & Rustenbach, S. (1991). *Metaanalysis of treatment studies for bulimia nervosa.* 6th International Conference on Eating Disorders, New York.
Janssen, P. L. (1987). *Psychoanalytische Therapie in der Klinik.* Stuttgart: Klett-Cotta.
Janssen, P. L. (2001). Vorwort. In V. Tschuschke (Hrsg.), *Praxis der Gruppenpsychotherapie* (S. VII-VIII). Stuttgart, Thieme.
Jasper, K. & Maddocks, S.E. (1992). Body image groups. In H. Harper-Guiffre, MacKenzie, K.R. (eds.), *Group Psychotherapy for Eating Disorders* (S. 181–199). Washington, DC, American Psychiatric Press.
Jaspers, K. (1973). *Allgemeine Psychopathologie.* Berlin: Springer.
Johnson, C. & Connors, M.E. (1987). *The Etiology and Treatment of Bulimia Nervosa. A Psychosocial Perspective.* New York: Basic Books.
Jones, F. D., Stayer, S.J., Wichlacz, C.R., Thomes, L. & Livingstone, B.L. (1977). Contingency management of hospital diagnosed character and behavior disordered soldiers. *Journal of Behavior Therapy and Experimental Psychiatry 8*, 333.
Joyce, A. S. (2001). Teilstationäre Behandlung von chronischen und schweren psychiatrischen Störungen. In V. Tschuschke (Hrsg.), *Praxis der Gruppenpsychotherapie* (S. 240–246). Stuttgart, Thieme.
Joyce, A. S., McCallum, M. & Piper, W.E. (1999). Borderline functioning, work, and outcome in intensive evening group treatment. *International Journal of Group Psychotherapy 49*, 343–368.

Julian, A. & Kilman, P.R. (1979). Group therapy of juvenile delinquents: A review of the outcome literature. *International Journal of Group Psychotherapy 29*, 3–37.

Kächele, H. (1990). Wie lange dauert Psychotherapie? *Psychotherapie, Psychosomatik, medizinische Psychologie 40*, 148–151.

Kächele, H., Kordy, H., Richard, M., Research Group TR-EAT (2001). Therapy amount and outcome of inpatient psychodynamic treatment of eating disorders in Germany: Data from a multicenter study. *Psychotherapy Research 11*, 239–257.

Kanas, N. (1986). Group therapy with schizophrenics: A review of controlled studies. *International Journal of Group Psychotherapy 36*, 339–351.

Kanas, N. (2001). Gruppenpsychotherapie für Patienten mit Schizophrenie und bipolaren Störungen. In V. Tschuschke (Hrsg.), *Praxis der Gruppenpsychotherapie* (S. 301–304). Stuttgart, Thieme.

Kanas, N. & Barr, M.A. (1982). Short-term homogeneous group therapy for schizophrenic inpatients: a questionnaire evaluation. *Group 6:* 32–38.

Kanas, N. & Cox, P. (1998). Process and content in a therapy group for bipolar outpatients. *Group 22:* 39–44.

Kanas, N., Stewart, P., Deri, J., Ketter, T. & Haney, K. (1989). Group process in short-term outpatient therapy groups for schizophrenics. *Group 13*, 67–73.

Kanas, N., Stewart, P. & Haney, K. (1988). Content and outcome in a short-term therapy group for schizophrenic outpatients. *Hospital and Community Psychiatry 39*, 437–439.

Kashner, T. M., Rost, K., Cohen, B., Anderson, M. & Smith G.R. (1995). Enhancing the health of somatization disorder patients. Effectiveness of short-term group therapy. *Psychosomatics 36*, 462–470.

Kazdin, A. E. (1988). *Child Psychotherapy: Developing and Identifying Effective Treatments*. Elmsford/NY: Pergamon Press.

Keller, W., Westhoff, G., Dilg, R., Rohner, R. & Studt, H.H. (2001). Wirksamkeit und Kosten-Nutzen-Aspekte ambulanter (jungianischer) Psychoanalysen und Psychotherapien – Eine katamnestische Studie. In U. Stuhr, Leuzinger-Bohleber, M., Beutel, M. (Hrsg.), *Langzeitpsychotherapie. Perspektiven für Therapeuten und Wissenschaftler* (S. 343–355). Stuttgart, W. Kohlhammer.

Kernberg, O. F. (1977). *Borderline Conditions and Pathological Narcissism.* New York: Jason Aronson.

Kernberg, O. F. (1984). *Severe Personality Disorders: Psychotherapeutic Strategies.* New Haven/CT: Yale University Press.

Kernberg, O. F. (1997). *Innere Welt und äußere Realität. Anwendungen der Objektbeziehungstheorie.* Stuttgart: Verlag Internationale Psychoanalyse.

Kernberg, O. F., Dulz, B., Sachsse, U., (Hrsg.) (2000). *Handbuch der Borderline-Störungen.* Stuttgart: Schattauer.

Khantzian, E. J. (1997). The self-medication hypothesis of substance use disorders: A reconsideration and recent applications. *Harvard Review of Psychiatry 4*, 231–244.

Kibel, H. (1991). Group psychotherapy for the mentally ill. *International Journal of Group Psychotherapy 40:* 3–9.

Kibel, H. (2001). Der schwierige Patient in der Gruppe. In V. Tschuschke (Hrsg.), *Praxis der Gruppenpsychotherapie* (S. 148–153). Stuttgart, Thieme.

Klein, R. H. (1993). Short-term group psychotherapy. In H. J. Kaplan, Sadock, B.S. (eds.), *Comprehensive Group Psychotherapy* (3rd ed.) (S. 256–270). Baltimore, Williams & Wilkins.

Klein, R. H., Orleans, J.F. & Soulé, C.R. (1991). The axis II group: treating severely characterologically disturbed patients. *International Journal of Group Psychotherapy 41*, 97–115.

Klein, R. H., Schermer, V.L. (Eds.) (2000). *Group Psychotherapy for Psychological Trauma.* New York: Guilford Press.

Klerman, G. L., Weissman, M.M., Rounsaville, B.J. & Chevron, E.S. (1984). *Interpersonal Psychotherapy of Depression.* New York: Basic Books.

Koch, U. & Bengel, J. (2000). Definition und Selbstverständnis der Rehabilitationswissenschaften. In J. Bengel & Koch, U. (Hrsg.), *Grundlagen der Rehabilitationswissenschaften. Themen, Strategien und Methoden der Rehabilitationsforschung* (S. 3–18). Berlin, Springer.

Koch, U. & Potreck-Rose, F. (1994). Stationäre psychosomatische Rehabilitation – ein Versorgungssystem in der Diskussion. In B. Strauß, Meyer, A.-E. (Hrsg.), *Psychoanalytische Psychosomatik* (S. 193–212). Stuttgart, Schattauer.

Kohut, H. (1973). *Narzissmus.* Frankfurt/M.: Suhrkamp.

Kohut, H. (1977). *The Restoration of the Self.* New York: International Universities Press.

König, K. (1976). Übertragungsauslöser – Übertragung – Regression in der analytischen Gruppe. *Gruppenpsychotherapie und Gruppendynamik 10*, 220–232.

König, K. (1991). *Praxis der psychoanalytischen Therapie.* Göttingen: Vandenhoeck & Ruprecht.

König, K. (1994). *Indikation. Entscheidungen vor und während einer psychoanalytischen Therapie.* Göttingen: Vandenhoeck & Ruprecht.

König, K. (2000). Anmerkungen zur Supervision in der psychotherapeutischen Klinik. In W. Tress, Wöller, W., Horn, E. (Hrsg.), *Psychotherapeutische Medizin im Krankenhaus* (S. 132–139). Frankfurt/M., VAS – Verlag für Akademische Schriften.

König, K. & Kreische, R. (2000). Gruppentherapie mit Borderline-Patienten. In O. F. Kernberg, Dulz, B., Sachsse, U. (Hrsg.), *Handbuch der Borderline-Störungen* (S. 625–632). Stuttgart, Schattauer.

König, K. & Lindner, W.-V. (1991). *Psychoanalytische Gruppentherapie.* Göttingen: Vandenhoeck & Ruprecht.

Kordy, H. & Kächele, H. (1995). Der Einsatz von Zeit in der Psychotherapie. *Psychotherapeut 40*, 195–209.

Kordy, H. & Senf, W. (1992). Therapieabbrecher in geschlossenen Gruppen. *Psychotherapie, Psychosomatik, medizinische Psychologie 42*, 127–133.

Koss, M. P. & Shiang, J. (1994). Research on brief psychotherapy. In A. E. Bergin, Garfield, S.L. (eds.), *Handbook of Psychotherapy and Behavior Change* (S. 664–700). New York, J. Wiley & Sons.

Krakow, B., Johnston, L., Melendrez, D., Hollifield, M., Warner, T.D., Chavez-Kennedy, D. & Herlan, M.J. (2001). An open-label trial of evidence-based Cognitive Behavior Therapy for nightmares and insomnia in crime victims with PTSD. *American Journal of Psychiatry 158*, 2043–2047.

Kraus, G. & Reynolds, D.J. (2001). The "A-B-C's" of the Cluster B's: Identifying, understanding, and treating Cluster B personality disorders. *Clinical Psychology Review 21*, 345–373.

Kriz, J. (2001). *Grundkonzepte der Psychotherapie*. Weinheim, Beltz.

Kröner-Herwig, B. (1996). Chronischer Tinnitus: Verhaltensmedizinische Behandlungsstrategien. In K. M. Hocker (Hrsg.), *Methodenintegration in der Psychosomatischen Rehabilitation* (S. 89–99). Frankfurt/M., Peter Lang – Europäischer Verlag der Wissenschaften.

Kröner-Herwig, B., Hebing, G., van Rijn-Kalkmann, U., Frenzel, A., Schilkowsky, G. & Esser, G. (1994). The management of chronic tinnitus – what is helpful? Comparison of a cognitive-behavioral group treatment program with yoga. *Journal of Psychosomatic Research 39*, 153–165.

Krumpholz-Reichel, A. (2002). Die große Müdigkeit. *Psychologie heute 29*, 20–25.

Kruse, G. & Gunkel, St. (2001). Einführung. In G. Kruse, Gunkel, St. (Hrsg.), *Psychotherapie in der Zeit – Zeit in der Psychotherapie* (S. 3–26). Hannover, Hannoversche Ärzte-Verlags-Union.

Kruse, G. & Gunkel, St., (Hrsg.) (2001). *Psychotherapie in der Zeit – Zeit in der Psychotherapie*. Hannover, Hannoversche Ärzte-Verlags-Union.

Küchenhoff, J. (1998). Zur Psychodynamik und Psychotherapie von somatoformen Störungen. In G. Rudolf, Henningsen, P. (Hrsg.), *Somatoforme Störungen. Theoretisches Verständnis und therapeutische Praxis* (S. 155–168). Stuttgart, Schattauer.

Küchenhoff, J. (2001). Störungsspezifität und psychosomatische Psychotherapie – ein Widerspruch? *Psychotherapie, Psychosomatik, medizinische Psychologie 51*, 418–424.

Kunzke, D. & Burtscheidt, W. (2002). Störungsspezifische Aspekte des Alkoholismus in der psychoanalytischen Gruppentherapie unter Berücksichtigung stationärer und teilstationärer Behandlungskonzepte. *Gruppenpsychotherapie und Gruppendynamik 38*, 231–254.

Kunzke, D., Strauß, B. & Burtscheidt, W. (2002). Zur Wirksamkeit der psychoanalytisch orientierten Gruppenpsychotherapie des Alkoholismus – eine Literaturübersicht. *Gruppenpsychotherapie und Gruppendynamik 38*, 53–70.

Kutter, P. (1976). *Elemente der Gruppentherapie*. Göttingen, Verlag für Medizinische Psychologie im Verlag Vandenhoeck & Ruprecht.

Kymissis, P. (1993). Group psychotherapy with adolescents. In H. J. Kaplan, Sadock, B.S. (eds.), *Comprehensive Group Psychotherapy* (S. 577–584). Baltimore, Williams & Wilkins.

Lambert, M. J. & Bergin, A.E. (1994). The effectiveness of psychotherapy. In A. E. Bergin, Garfield, S.L. (eds.), *Handbook of Psychotherapy and Behavior Change* (S. 143–189). New York, J. Wiley & Sons.

Lamprecht, F. & Schmidt, J. (1990). Das Zauberberg-Projekt zwischen Verzauberung und Ernüchterung. In S. Ahrens (Hrsg.), *Entwicklungen und Perspektiven in der Psychosomatik in der Bundesrepublik Deutschland* (S. 97–115). Berlin, Springer.

Lamprecht, F., Schmidt, J. & Bernhard, P. (1987). Stationäre Psychotherapie: Kurz- und Langzeiteffekte. In H. Quint, Janssen, P.L. (Hrsg.), *Psychotherapie in der psychosomatischen Medizin* (S. 149–155). Berlin, Springer.

Langenbach, M., Hartkamp, N. & Tress, W. (1999). Das Modell des „Zyklischmaladaptiven Musters" und der „Strukturalen Analyse Sozialen Verhaltens": Ein interpersoneller Ansatz zu Entstehung, Diagnostik und Therapie von Persönlichkeitsstörungen. In H. Saß, Herpertz, S. (Hrsg.), *Psychotherapie von Persönlichkeitsstörungen. Beiträge zu einem schulenübergreifenden Vorgehen* (S. 48–62). Stuttgart, Thieme.

Langenmayr, A. & Schöttes, N. (2000). Gruppenpsychotherapie mit Multiple Sklerose-Kranken. *Gruppenpsychotherapie und Gruppendynamik 36*, 61–88.

Lauterbach, K. & Schrappe, M. (Hrsg.) (2001). *Gesundheitsökonomie, Qualitätsmanagement und Evidence-based Medicine. Eine systematische Einführung.* Stuttgart, Schattauer.

Lazar, S. G. & Gabbard, G.O. (1997). The cost-effectiveness of psychotherapy. *Journal of Psychotherapy Practice and Research 6*, 307–314.

Lehmkuhl, G. (2001). Gruppenpsychotherapie mit Kindern und Jugendlichen. In V. Tschuschke (Hrsg.), *Praxis der Gruppenpsychotherapie* (S. 306–311). Stuttgart, Thieme.

Lehmkuhl, G. (2002a). Historische Wurzeln: Gruppenkonzepte von Wexberg und Künkel. In G. Lehmkuhl (Hrsg.), *Theorie und Praxis individualpsychologischer Gruppenpsychotherapie* (S. 38–41). Göttingen, Vandenhoeck & Ruprecht.

Lehmkuhl, G. (2002b). Weiterentwicklung von Gruppenkonzepten in der Individualpsychologie. In G. Lehmkuhl (Hrsg.), *Theorie und Praxis individualpsychologischer Gruppenpsychotherapie* (S. 42–49). Göttingen, Vandenhoeck & Ruprecht.

Lehmkuhl, G. & Lehmkuhl, U. (1982). Gruppenpsychotherapie mit Jugendlichen in der Individualpsychologie. *Zeitschrift für Individualpsychologie 7*, 143–153.

Leibbrand, R., Schröder, A., Hiller, W. & Fichter, M. (1998). Komorbide Persönlichkeitsstörungen: Ein negativer Prädiktor für den Therapieerfolg bei somatoformen Störungen? *Zeitschrift für Klinische Psychologie 27*, 227–233.

Leidig, S. & von Pein, A. (1994). Stationäre Gruppentherapie für Patienten mit chronifizierten somatoformen Störungen. In M. Zielke (Hrsg.), Handbuch stationäre Verhaltenstherapie (S. 533–539). Weinheim, Beltz – Psychologie Verlags Union.

Leszcz, M. (1989). Group psychotherapy of the characterologically difficult patient. *International Journal of Group Psychotherapy 39*, 311–335.

Leszcz, M. (1992). The interpersonal approach to group psychotherapy. *International Journal of Group Psychotherapy 42*, 37–62.

Leszcz, M. & Malat, J. (2001). Interpersonelle Gruppenpsychotherapie. In V. Tschuschke (Hrsg.), *Praxis der Gruppenpsychotherapie* (S. 355–369). Stuttgart, Thieme.

Lewin, K. (1951). *Field Theory in Social Science.* New York: Harper & Row.

Lewinsohn, P. M., Antonuccio, D.A., Steinmetz-Breckinridge, J.L. & Teri, L. (1984). *The Coping With Depression Course.* Eugene/OR: Castalia Publishing.

Lidbeck, J. (1997). Group therapy for somatization disorders in general practice: effectiveness of a short cognitive-behavioural treatment model. *Acta Psychiatrica Scandinavica 96*, 14–24.

Lieberman, M. A. (1977). Gruppenmethoden. In F. H. Kanfer, Goldstein, A.P. (Hrsg.), *Möglichkeiten der Verhaltensänderung* (S. 503–567). München, Urban & Schwarzenberg.

Lieberman, M. A., Yalom, I.D. & Miles, M.B. (Eds.) (1973). *Encounter Groups: First Facts*. New York: Basic Books.

Liedtke, R., Künsebeck, H.W. & Lempa, W. (1990). Änderung der Konfliktbewältigung während der stationären Psychotherapie. *Zeitschrift für Psychosomatische Medizin 36*, 79–88.

Ligabue, S., Sambin, M. (2001). Transaktionsanalytische Gruppenpsychotherapie. In V. Tschuschke (Hrsg.), *Praxis der Gruppenpsychotherapie* (S. 377–383). Stuttgart, Thieme.

Lindner, J., Günther, U. & Dechert, B. (2001). Psychoanalytisch begründete Gruppenpsychotherapie in der psychosomatischen Rehabilitation. In V. Tschuschke (Hrsg.), *Praxis der Gruppenpsychotherapie* (S. 247–256). Stuttgart, Thieme.

Lindy, J. D. (1996). Psychoanalytic psychotherapy of posttraumatic stress disorder: The nature of the therapeutic relationship. In B. van der Kolk, McFarlane, A.C., Weisaeth, L. (eds.), *Traumatic Stress. The Effects of Overwhelming Experience on Mind, Body, and Society* (S. 525–536). New York, Guilford Press.

Linehan, M. M. (1993). *Skills Training Manual for Treating Borderline Personality Disorder*. New York: Guilford Press.

Linehan, M. M. (1996). *Trainingsmanual zur Dialektisch-Behavioralen Therapie der Borderline-Persönlichkeitsstörung*. München: CIP-Medien.

Linehan, M. M., Armstrong, H.E., Suarez, A., Allmon, D. & Heard, H.L. (1991). Cognitive-behavioral treatment of chronically parasuicidal borderline patients. *Archives of General Psychiatry 48*, 1060–1064.

Linehan, M. M., Heard, H.L. & Armstrong, H.E. (1993). Naturalistic follow-up of a behavioral treatment for chronically parasuicidal borderline patients. *Archives of General Psychiatry 50*, 971–974.

Lohmer, M. (1998). Kurztherapie – Ein Überblick. In S. K. D. Sulz (Hrsg.), *Kurzzeitpsychotherapien. Wege in die Zukunft der Psychotherapie* (S. 7–10). München, CIP-Medien.

Lubin, H., Loris, M., Burt, J. & Johnson, D.R. (1998). Efficacy od psychoeducational group therapy in reducing symptoms of Posttraumatic Stress Disorder among multiply traumatized women. *American Journal of Psychiatry 155*, 1172–1177.

Luborsky, L. (1984). Principles of Psychoanalytic Psychotherapy: A Manual For Supportive-Expressive Treatment. New York, Basic Books.

Luborsky, L. (1990). The everyday clinical uses of the CCRT. In L. Luborsky, Crits-Christoph, P. (eds.), *Understanding Transference: The CCRT Method* (S. 211–221). New York, Basic Books.

Luckner, A. (2001). *Martin Heidegger: „Sein und Zeit"*. Paderborn: UTB-Schöningh.

Lueger, R. J. (1995).Ein Phasenmodell der Veränderung in der Psychotherapie. *Psychotherapeut 40*, 267–278.

MacKenzie, K. R. (1990). Bedeutsame interpersonelle Ereignisse. Der Hauptansatz für therapeutischen Effekt in der Gruppenpsychotherapie. In V. Tschuschke, Czogalik, D. (Hrsg.), *Welche Effekte verändern? Zur Frage der Wirkmechanismen therapeutischer Prozesse* (S. 323–348). Berlin, Springer.

MacKenzie, K. R. (ed.) (1995a). *Effective Use of Group Therapy in Managed Care*. Clinical Practice, Band 29. Washington, DC: American Psychiatric Press.

MacKenzie, K. R. (1995b). Rationale for group psychotherapy in Managed Care. Effective Use of Group Therapy in Managed Care. K. R. MacKenzie. Washington, D.C., American Psychiatric Press. 29: 1–25.
MacKenzie, K. R. (1996). Time-limited group psychotherapy. International Journal of Group *Psychotherapy 46*, 41–60.
MacKenzie, K. R. (1997). Time-Managed Group Psychotherapy: Effective Clinical Applications. Washington, D.C.: American Psychiatric Press.
MacKenzie, K. R. (2001). Klinische Berücksichtigung von Phasen der Gruppenentwicklung. In V. Tschuschke (Hrsg.), *Praxis der Gruppenpsychotherapie* (S. 134–139). Stuttgart, Thieme.
MacKenzie, K. R. (2001). Techniken der Gruppenleitung. In V. Tschuschke (Hrsg.), *Praxis der Gruppenpsychotherapie* (S. 102–110). Stuttgart, Thieme.
MacKenzie, K. R., Dies, R.R., Coché, E., Rutan, S. & Stone, W.N. (1987). An analysis of AGPA Institute Groups. *International Journal of Group Psychotherapy 37*, 55–74.
MacKenzie, K. R.& Harper-Guiffre, H. (1992). Introduction to group concepts. In H. Harper-Guiffre, MacKenzie, K.R. (eds.), *Group Psychotherapy for Eating Disorders* (S. 29–51). Washington, DC, American Psychiatric Press.
MacKenzie, K. R. & Tschuschke, V. (1993). Relatedness, group work, and outcome in long-term inpatient psychotherapy groups. *Journal of Psychotherapy Practice and Research 2*, 147–156.
Mahler, M. (1971). A study of the separation-individuation process and its possible application to borderline phenomena in the psychoanalytic situation. *Psychoanalytic Study of the Child 26*, 403–424.
Mahler, M. (1972). Rapproachement subphase of separation-individuation process. *Psychoanalytic Quarterly 41*, 487–506.
Malan, D. H. (1963). *A Study of Brief Psychotherapy*. New York: Plenum Press.
Malan, D. H. (1976). *The Frontier of Brief Psychotherapy*. New York: Plenum Press.
Malan, D. H., Balfour, F.H.G., Hood, V.G., Shooter, A.M.N. (1976). Group psychotherapy: A long-term follow-up study. *Archives of General Psychiatry 33*, 1303–1315.
Mann, J. (1973). *Time-Limited Psychotherapy*. Cambridge/MA: Harvard University Press.
Mann, J. (2000). Behandlung von Alkohol-, Medikamenten- und Drogenabhängigkeit. In H.-J. Möller (Hrsg.), *Therapie psychiatrischer Erkrankungen* (2. völlig überarbeitete Auflage) (S. 562–574). Stuttgart, Thieme.
Mann, J. & Goldman, R. (1982). *A Casebook in Time-Limited Psychotherapy*. New York: McGraw-Hill.
Mann, K. & Günthner, A. (1999). Suchterkrankungen. In M. Berger (Hrsg.), *Psychiatrie und Psychotherapie* (S. 345–403). München, Urban & Schwarzenberg.
Margraf, K. & Lieb, R. (1995). Was ist Verhaltenstherapie? Versuch einer zukunftsoffenen Neucharakterisierung. *Zeitschrift für Klinische Psychologie 24*, 1–7.
Marx, K. (1977). *Das Elend der Philosophie*. Berlin: Dietz.
Marziali, E., Munroe-Blum, H. & McCleary, L. (1997). The contribution of group cohesion and group alliance to the outcome of group psychotherapy. *International Journal of Group Psychotherapy 47*, 475–497.

Marzillier, J. S., Lambert, C. & Kellett, J. (1976). A controlled evaluation of systematic desensitization and social skills training for socially inadequate psychiatric patients. *Behavior Research and Therapy 14*, 225–238.

Mattke, D. (2001). Teamsupervision. In V. Tschuschke (Hrsg.), *Praxis der Gruppenpsychotherapie* (S. 48–53). Stuttgart, Thieme.

Mattke, D. & Schreiber-Willnow, K. (2002). Geschlossene versus offene Gruppentherapie. *Gruppenpsychotherapie und Gruppendynamik 38*, 153–172.

Mattke, D. & Tschuschke, V. (1997). Kurzgruppenpsychotherapie – Einführende Überlegungen unter besonderer Berücksichtigung analytisch orientierter und interpersoneller Therapiekonzepte. *Gruppenpsychotherapie und Gruppendynamik 33*, 18–35.

Mattke, D. & Tschuschke, V. (2001). Kurzzeit- versus Langzeit-Gruppenpsychotherapie. In V. Tschuschke (Hrsg.), *Praxis der Gruppenpsychotherapie* (S. 209–214). Stuttgart, Thieme.

Mattke, D., Tschuschke, V., Greve, W., Rudnitzki, G. & Wolpert, E. (1996). Gruppenpsychotherapie in der Psychiatrie. *Psychiatrische Praxis 23*, 126–131.

Maxmen, J. (1978). An educative model for inpatient group therapy. *International Journal of Group Psychotherapy 28*, 321–338.

McCallum, M. (2001). Patientenauswahl und Gruppenzusammensetzung. In V. Tschuschke (Hrsg.), *Praxis der Gruppenpsychotherapie* (S. 70–73). Stuttgart, Thieme.

McCallum, M. & Piper, W.E. (1988). Psychoanalytically oriented short-term group psychotherapy: Unsettled issues. *Group 12*, 21.

McCallum, M., Piper, W.E. (Eds.) (1997). *Psychological Mindedness. A Contemporary Understanding.* Mahwah/NJ: Lawrence Erlbaum Associates.

McCallum, M., Piper, W.E. & Morin, H. (1993). Affect and outcome in short-term group therapy for loss. *International Journal of Group Psychotherapy 43*, 303–319.

McCallum, M., Piper, W.E. & O' Kelly, J.G. (1997). Predicting patient benefit from a group-oriented, evening treatment program. *International Journal of Group Psychotherapy 47*, 291–314.

McKisack, C. & Waller, G. (1997). Factors influencing the outcome of group psychotherapy for bulimia nervosa. *International Journal of Eating Disorders 22*, 1–13.

Meichenbaum, D. W. (1979). *Kognitive Verhaltensmodifikation.* München, Urban & Schwarzenberg.

Messer, S. B. & Warren, C.S. (1995). *Models of Brief Psychodynamic Therapy. A Comparative Approach.* New York, Guilford Press.

Meyer, A.-E. (1994). Über die Wirksamkeit psychoanalytischer Therapie bei psychosomatischen Störungen. In B. Strauß, Meyer, A.-E. (Hrsg.), *Psychoanalytische Psychosomatik. Theorie, Forschung und Praxis* (S. 138–151). Stuttgart, Schattauer.

Meyer, A. E., Richter, R., Grawe, K., Graf von der Schulenburg, J.-M. & Schulte, B. (1991). *Forschungsgutachten zu Fragen eines Psychotherapeutengesetzes.* Hamburg, Universitätskrankenhaus Hamburg-Eppendorf.

Meyer, A.-E., Stuhr, U., Wirth, U. & Rüster, P. (1988). 12-year follow-up study of the Hamburg short psychotherapy experiment: An overview. *Psychotherapy and Psychosomatics 50*, 192–200.

Millon, T. H. & Davis, R.D. (1996). *Disorders of Personality DSM-IV and Beyond.* New York, Wiley & Sons.

Mitchell, J. E., Hatsukami, D., Goff, G., Pyle, R.L., Eckert, E.D. & Davis, L.E. (1985). Intensive outpatient group treatment for bulimia. In D. M. Garner, Garfinkel, P.E. (eds.), *Handbook of Psychotherapy for Anorexia Nervosa and Bulimia* (S. 240–253). New York, Guilford Press.
Mitchell, S. A. (1988). *Relational Concepts in Psychoanalysis: An Integration.* Cambridge/MA: Harvard University Press.
Möller, H.-J. (Hrsg.) (2000). *Therapie psychiatrischer Erkrankungen* (2. völlig überarb. Auflage). Stuttgart: Thieme.
Montgomery, J. (1971). Treatment management of passive-dependent behavior. *International Journal of Social Psychiatry 17,* 311–319.
Morschitzky, H. (1998). *Angststörungen. Diagnostik, Erklärungsmodelle, Therapie und Selbsthilfe bei krankhafter Angst.* Wien: Springer.
Morschitzky, H. (2000). *Somatoforme Störungen. Diagnostik, Konzepte und Therapie bei Körpersymptomen ohne Organbefund.* Wien: Springer.
Munroe-Blum, H. (1992). Group treatment for borderline personality disorder. In J. F. Clarkin, Marziali, E., Munroe-Blum, H. (eds.), *Borderline Personality Disorder: Clinical and Empirical Perspectives* (S. 288–299). New York, Guilford Press.
Munroe-Blum, H.& Marziali, E. (1988). Time-limited, group psychotherapy for borderline-patients. *Canadian Journal of Psychiatry 33,* 364–369.
Munroe-Blum, H. & Marziali, E. (1995). A controlled trial of short-term group treatment for borderline personality disorder. *Journal of Personality Disorders 9,* 190–198.
Murray, J. B. (1994). Relationship of childhood sexual abuse to borderline personality disorder, posttraumatic stress disorder, and multiple personality disorder. *Journal of Psychology :* 657–676.
Nicholas, M. & Forrester, A. (1999). Advantages of heterogeneous therapy groups in the psychotherapy of the traumatically abused: Treating the problem as well as the person. *International Journal of Group Psychotherapy 49,* 323–342.
Nickel, R. & Egle, U.T. (1999). *Therapie somatoformer Schmerzstörungen. Manual zur psychodynamisch-interaktionellen Gruppentherapie.* Stuttgart: Schattauer.
Nickel, R. & Egle, U.T. (2001). Gruppenpsychotherapie somatoformer Störungen. In V. Tschuschke (Hrsg.), *Praxis der Gruppenpsychotherapie* (S. 276–281). Stuttgart, Thieme.
Nietzsche, F. (1980). *Menschliches, Allzumenschliches. Anzeichen höherer und niederer Kultur.* München: Carl Hanser-Verlag.
Nietzsche, F. (1980). Unzeitgemäße Betrachtungen. In K. Schlechta. *Schopenhauer als Erzieher* (1: 287–365). München, Carl Hanser-Verlag.
Niles, W. J. (1986). Effects of a moral development discussion group on delinquent and predelinquent boys. *Journal of Counseling Psychology 33,* 45–51.
Nosper, M. (2002). Einzel- oder Gruppenpsychotherapie? Patientenmerkmale und Behandlungsergebnisse im Vergleich. *Gruppenpsychotherapie und Gruppendynamik 38,* 33–52.
Ogles, B. M., Lambert, M.J. & Sawyer, J.D. (1995). Clinical significance of the National Institute of Mental Heakth Treatment of Depression Collaborative Research Program data. *Journal of Consulting and Clinical Psychology 63,* 321–326.

Ogrodniczuk, J. S., Piper, W.E., McCallum, M., Joyce, A.S. & Rosie, J.S. (2002). Interpersonal predictors of group therapy outcome for complicated grief. International *Journal of Group Psychotherapy 52*, 511–535.

Ohlmeier, D. (1976). Gruppeneigenschaften des psychischen Apparates. In D. Eicke (Hrsg.), *Kindlers „Psychologie des 20. Jahrhunderts"*. Weinheim, Beltz (1982) (S. 396–407).

Olbrich, H. M., Fritze, J., Lanczik, M.H. & Vauth, R. (1999). Schizophrenien und andere psychotische Störungen. In M. Berger (Hrsg.), *Psychiatrie und Psychotherapie* (S. 405–481). München, Urban & Schwarzenberg.

Orlinsky, D. E., Grawe, K.& Parks, B.K. (1994). Process and outcome in psychotherapy – Noch einmal. In A. E. Bergin, Garfield, S.L. (eds.), *Handbook of Psychotherapy and Behavior Change* (4th ed.) (S. 270–376). New York, J. Wiley & Sons.

Paar, G. (1999). Psychosomatische Rehabilitation. In P. L. Janssen, Franz, M., Herzog, Th., Heuft, G., Paar, G., Schneider, W. (Hrsg.), *Psychotherapeutische Medizin. Standortbestimmung zur Differenzierung der Versorgung psychisch und psychosomatisch Kranker* (S. 60–74). Stuttgart, Schattauer.

Paar, G. & Janssen, P.L. (1999). Evaluation der Wirksamkeit von Psychotherapie, insbesondere stationärer Psychotherapie und psychosomatischer Rehabilitation. In P. L. Janssen, Franz, M., Herzog, Th., Heuft, G., Paar, G., Schneider, W. (Hrsg.), *Psychotherapeutische Medizin. Standortbestimmung zur Differenzierung der Versorgung psychisch und psychosomatisch Kranker* (S. 13–19). Stuttgart, Schattauer.

Paar, G. H. & Kriebel, R. (1996). Psychodynamisch fokale Gruppenpsychotherapie im Rahmen eines integrativen Konzeptes bei stationärer psychosomatischer Rehabilitation. In H. Hennig, Fikentscher, E., Bahrke, U., Rosendahl, W. (Hrsg.), *Kurzzeit-Psychotherapie in Theorie und Praxis* (S. 381–390). Lengerich, Pabst.

Panel, D. G. (1993). *Depression in Primary Care: Vol 2. Treatment of Major Depression*. Rockville/MD, US Department of Health and Human Services, Public Health Service, Agency for Health Care Policy and Research.

Pattison, E. M., Brissenden, A. & Wohl, T. (1967). Assessing specific effects of inpatient group psychotherapy. *International Journal of Group Psychotherapy 17*, 283–297.

Penn, D. L. & Mueser, K.T. (1996). Research update on the psychosocial treatment of schizophrenia. *American Journal of Psychiatry 164*, 607–617.

Perry, J. C., Banon, E. & Ianni, F. (1999). Effectiveness of psychotherapy for personality disorders. *American Journal of Psychiatry 156*, 1312–1321.

Peterson, C. B., Mitchell, J.E., Engbloom, S., Nugent, S., Mussell, M.P. & Miller, J.P. (1998). Group cognitive-behavioral treatment of binge eating disorder: A comparison of therapist-led versus self-help formats. *International Journal of Eating Disorders 24*, 125–136.

Phillips, E. L. (1987). The ubiquitous decay curve: delivery similarities in psychotherapy, medicine and addiction. *Professional Psychology: Research and Practice 18*, 650–652.

Pilkonis, P. A., Blehar, M.C. & Prien, R.F. (1997). Introduction to the special feature: Research directions for the personality disorders. Part I. *Journal of Personality Disorders 11*, 201–204.

Pines, M. (1975). Group therapy with "difficult" patients. In L. R. Wolberg, Schwartz, E.K. (eds.), *Group Therapy* (S. 102–119). New York, Intercontinental Medical Book Corp..

Piper, W. E. (1995). Brief intensive group psychotherapy for loss. In K. R. MacKenzie (ed.), *Effective Use of Group Therapy In Managed Care. Clinical Practice*, Band 29 (S. 43–59). Washington, DC, American Psychiatric Press.

Piper, W. E., Azim, H.F.A., Joyce, A.S., McCallum, M., Nixon, G.W.H. & Segal, P.S. (1991). Quality of object relations vs. interpersonal functioning as predictors of therapeutic alliance and psychotherapy outcome. *Journal of Nervous and Mental Disease 179*, 432–438.

Piper, W. E., Debbane, E.G., Bienvenu, J.P. & Garant, J. (1984). A comparative study of four forms of psychotherapy. *Journal of Consulting and Clinical Psychology 52*, 268–279.

Piper, W. E. & Joyce, A.S. (1996). A consideration of factors influencing the utilization of time-limited, short-term group therapy. *International Journal of Group Psychotherapy 46*, 311–328.

Piper, W. E., Jyoce, A.S., McCallum, M., Azim, H.F.A. & Ogrodniczuk, J.S. (2002). *Interpretive and Supportive Psychotherapies. Matching Therapy and Patient Personality*. New York: Guilford Press.

Piper, W. E. & McCallum, M. (1990). Psychodynamische Arbeit als ein therapeutischer Faktor in der Gruppenpsychotherapie. In V. Tschuschke, Czogalik, D. (Hrsg.), *Psychotherapie – Welche Effekte verändern? Zur Frage der Wirkmechanismen therapeutischer Prozesse* (S. 349–368). Berlin, Springer.

Piper, W. E. & McCallum, M. (2000). Auswahl von Patienten für gruppenpsychotherapeutische Behandlungen. *Gruppenpsychotherapie und Gruppendynamik 36*, 20–60.

Piper, W. E., McCallum, M. & Azim, H.F.A. (1992). *Adaptation To Loss Through Short-Term Group Psychotherapy*. New York: Guilford Press.

Piper, W. E. & Ogrodniczuk, J. (2001). Gruppenvorbereitung. In V. Tschuschke (Hrsg.), *Praxis der Gruppenpsychotherapie* (S. 74–78). Stuttgart, Thieme.

Piper, W. E., Rosie, J.S., Joyce, A.S. & Azim, H.F.A. (1996). *Time-Limited Day Treatment for Personality Disorders. Integration of Research and Practice in a Group Program*. Washington, D.C.: American Psychological Association.

Porter, K. (1994). Principles of group therapeutic technique. In H. S. Bernard, MacKenzie, K.R. (eds.), *Basics of Group Psychotherapy* (S. 100–122). New York, Guilford Press.

Pritz, A. (1990). *Kurgruppenpsychotherapie. Struktur, Verlauf und Effektivität von Autogenem Training, Progressiver Muskelentspannung und analytisch fundierter Kurzgruppenpsychotherapie*. Berlin: Springer.

Pritz, A. (2001). Heterogene versus homogene Gruppenzusammensetzung. In V. Tschuschke (Hrsg.), *Praxis der Gruppenpsychotherapie* (S. 206–208). Stuttgart, Thieme.

Pritz, A. & Teufelhart, H. (1996). Psychotherapie – Wissenschaft vom Subjektiven. In A. Pritz (Hrsg.), *Psychotherapie – eine neue Wissenschaft vom Menschen* (S. 1–18). Wien, Springer.

Ravindran, A. V., Anisman, H., Merali, Z., Charbonneau, Y., Telner, J., Bialik, R.J., Wiens, A., Ellis, J. & Griffiths, J. (1999). Treatment of primary dysthymia with group cognitive therapy and pharmacotherapy: Clinical symptoms and functional impairments. *American Journal of Psychiatry 156*, 1608–1617.

Reid, F. T. & Reid, D.E. (1993). Integration and nonintegration of innovative group methods. In H. J. Kaplan, Sadock, B.S. (eds.), *Comprehensive Group Psychotherapy* (3rd ed.) (S. 244–255). Baltimore, Williams & Wilkins.

Remschmidt, H., Martin, M. & Warnke, A. (2000). Besonderheiten der Therapie in der Kinder- und Jugendpsychiatrie. In H.-J. Möller (Hrsg.), *Therapie psychiatrischer Erkrankungen* (2. völlig überarb. Auflage) (S. 1185–1209). Stuttgart, Thieme.

Renneberg, B. & Fydrich, Th. (1999). Verhaltenstherapeutische Therapiekonzepte in der Gruppenbehandlung der selbstunsicheren Persönlichkeitsstörung. In H. Saß, Herpertz, S. (Hrsg.), *Psychotherapie von Persönlichkeitsstörungen. Beiträge zu einem schulenübergreifenden Vorgehen* (S. 159–170). Stuttgart, Thieme.

Renneberg, B., Goldstein, A.J., Phillips, D. & Chambless, D.L. (1990). Intensive behavioral group treatment of avoidant personality disorder. *Behavior Therapy 21*, 363–377.

Rief, W. (1995). *Multiple somatoforme Symptome und Hypochondrie. Empirische Beiträge zur Diagnostik und Behandlung*. Bern: Hans Huber.

Rief, W. & Hiller, W. (1992). *Somatoforme Störungen. Körperliche Symptome ohne organische Ursache*. Bern: Hans Huber.

Rief, W. & Hiller, W. (1997). *SOMS. Das Screening für Somatoforme Störungen. Manual zum Fragebogen*. Bern: Huber.

Rief, W. & Hiller, W. (1998). *Somatisierungsstörung und Hypochondrie*. Göttingen, Hogrefe.

Riemer, M. (2002b). Auskunft zur Schweigepflichtsverletzung bei gruppentherapeutischer Behandlung. (Pers. Mitteilung).

Riemer, M. (2002a). Schweigepflicht in der Gruppenpsychotherapie – eine Gesetzeslücke? *Gruppenpsychotherapie und Gruppendynamik 38*, 372–376.

Riess, H. (2002). Integrated time-limited group therapy for bulimia nervosa. *International Journal of Group Psychotherapy 52*, 1–26.

Rodewig, K. & Glier, B. (2001). Gruppenpsychotherapie mit Migranten. In V. Tschuschke (Hrsg.), *Praxis der Gruppenpsychotherapie* (S. 322–326). Stuttgart, Thieme.

Roelcke, V. (1996). Zwischen Krankheit und Kommunikationsstörung – Anmerkungen zu Somatisierungsstörung und Hypochondrie aus der Perspektive von Medizingeschichte und Ethnomedizin. *Zeitschrift für Medizinische Psychologie 3*, 134–140.

Rogers, C. R. (1959). A theory of therapy, personality, and interpersonal relationships, as developed in the client-centered framework. In S. Koch (ed.), *Psychology: A study of a Science* (S. 184–256). New York, McGraw-Hill.

Rogers, C. R. (1970). *Carl Rogers on Encounter Groups*. New York: Harper & Row.

Roller, W. L., Nelson, V. (1991). *The Art of Co-Therapy: How Therapists Work Together*. New York, Guilford Press.

Roller, W. L. & Nelson, V. (1993). *Die Kunst der Co-Therapie: Ein Handbuch für die Teamarbeit von Psychotherapeuten*. Köln: Humanistische Psychologie.

Roller, W. L. & Nelson, V. (2001). Koleitung in der Gruppenpsychotherapie. In V. Tschuschke (Hrsg.), *Praxis der Gruppenpsychotherapie* (S. 116–121). Stuttgart, Thieme.

Rose, S. & Bisson, J. (1998). Brief early psychological interventions following trauma: A systematic review of the literature. *Journal of Trauma and Stress 11*, 697–710.

Rosen, B., Katzoff, A., Carrillo, C. & Klein, D.F. (1976). Clinical effectiveness of "short" vs. "long" psychiatric hospitalization. *Archives of General Psychiatry 33*, 1316–1322.

Roth, A. & Fonagy, P. (1996). *What Works for Whom?* New York: Guilford Press.

Roth, G. (2001). *Fühlen, Denken, Handeln. Wie das Gehirn unser Verhalten steuert.* Frankfurt/M.: Suhrkamp.

Roth, S. & Newman, E. (1991). The process of coping with sexual trauma. *Journal of Traumatic Stress 10*, 523–526.

Rüddel, H. (1998). Differentielle Behandlung in der Abteilung für psychoanalytische Psychosomatik und Psychotherapie oder in der verhaltensmedizinischen Abteilung einer Psychosomatischen Fachklinik. In R. Vandieken, Häckl, E. & Mattke, D. (Hrsg.), *Was tut sich in der stationären Psychotherapie? Standorte und Entwicklungen* (S. 369–380). Gießen, Psychosozial-Verlag.

Rudolf, G. (1991). *Die therapeutische Arbeitsbeziehung.* Berlin: Springer.

Rudolf, G., Grande, T. & Porsch, U. (1988). Die Berliner Psychotherapiestudie – Indikationsentscheidung und Therapierealisierung in unterschiedlichen psychotherapeutischen Praxisfeldern. *Zeitschrift für Psychosomatische Medizin 34*, 2–18.

Ruff, W. & Leikert, S. (1999). *Therapieverläufe im stationären Setting. Eine psychoanalytische Untersuchung zur Prozessqualität.* Gießen: Psychosozial-Verlag.

Rüger, B. (2001). Statistisches Design und Repräsentativität der Psychoanalytischen Katamnese-Studie (DPV). In U. Stuhr, Leuzinger-Bohleber, M., Beutel, M. (Hrsg.), *Langzeitpsychotherapie. Perspektiven für Therapeuten und Wissenschaftler* (S. 149–159). Stuttgart, W. Kohlhammer.

Rutan, J. S. & Stone, W.N. (1993). *Psychodynamic Group Psychotherapy.* 2nd ed. New York: Guilford Press.

Rüther, A. & Berner, M.M. (1999). Evidence-based Medicine – „up to date" im klinischen Alltag. In M. Berger (Hrsg.), *Psychiatrie und Psychotherapie* (S. 1015–1022). München, Urban & Schwarzenberg.

Ruzek, J. I., Riney, S.J., Leskin, G. Drescher, K.D., Foy, D.W. & Gusman, F.D. (2001). Do Post-Traumatic Stress Disorder symptoms worsen during focus group treatment? *Military Medicine 166*, 898–902.

Rynearson, E. K. & Melson, St.J. (1984). Short-term group psychotherapy. A successful approach to functional complaints. *Group Psychotherapy 75*, 141–150.

Salloum, A., Avery, L. & McClain, R.P. (2001). Group psychotherapy for adolescent survivors of homicide victims: A pilot study. *Journal of the American Academy of Child and Adolescense Psychiatry 40*, 1261–1267.

Salvendy, J. T. (1993). Selection and preparation of patients and organizations of the group. In H. J. Kaplan, Sadock, B.S. (eds.), *Comprehensive Group Psychotherapy* (3rd ed.) (S. 72–84). Baltimore, Williams & Wilkins.

Salvendy, J. T. (2001). Therapeutischer Kontrakt. In V. Tschuschke (Hrsg.), *Praxis der Gruppenpsychotherapie* (S. 79–81). Stuttgart, Thieme.
Sammet, I., Schauenburg, H., Voges, M. & Jörns, U. (1998). Gibt es unterschiedliche Verlaufstypen in der stationären Psychotherapie? In R. Vandieken, Häckl, E., Mattke, D. (Hrsg.), *Was tut sich in der stationären Psychotherapie? Standorte und Entwicklungen* (S. 82–97). Gießen, Psychosozial-Verlag.
Sampson, H. (1992). The role of "real" experience in psychopathology and treatment. *Psychoanalytic Dialogues 2,* 509–528.
Sandahl, C. & Rönnberg, S. (1990). Brief group psychotherapy in relapse prevention for alcohol dependent patients. *International Journal of Group Psychotherapy 40,* 453–476.
Sandell, R. (2001). Multimodale Analyse von temporären Interaktionen in der Wirksamkeit von Psychoanalysen und Langzeit-Psychotherapien. In U. Stuhr, Leuzinger-Bohleber, M., Beutel, M. (Hrsg.), *Langzeitpsychotherapie. Perspektiven für Therapeuten und Wissenschaftler* (S. 203–214). Stuttgart, W. Kohlhammer.
Sandner, D. (1978). *Psychodynamik in Kleingruppen. Theorie des affektiven Geschehens in Selbsterfahrungs- und Therapiegruppen.* München, Ernst Reinhardt-Verlag.
Sandner, D. (1986). *Gruppenanalyse. Theorie, Praxis, Forschung.* Berlin: Springer.
Saravay, S. M. (1978). A psychoanalytic theory of group development. *International Journal of Group Psychotherapy 28,* 481–507.
Schamess, G. (1993). Group psychotherapy with children. In H. J. Kaplan, Sadock, B.S. (eds.), *Comprehensive Group Psychotherapy* (3rd ed.) (S. 560–577). Baltimore, Willliams & Wilkins.
Schaub, A. (1999). Angehörigenarbeit und psychoedukative Patientengruppen in der Therapie affektiver Störungen. In H.-J. Möller (Hrsg.), *Therapie psychiatrischer Erkrankungen. München* (2. völlig überarb. Auflage) (S. 462–473). Urban & Schwarzenberg.
Schaub, A., Wolf, B., Gartenmaier, A., Charypar, M. & Goldmann, U. (1999). Evaluation von Therapieansätzen zur Krankheitsbewältigung bei schizophrenen und depressiven Störungen. *Verhaltenstherapie 9 (Suppl. 1),* 68.
Scheidlinger, S. (2000). The group psychotherapy movement at the millenium: some historical perspectives. *International Journal of Group Psychotherapy 50,* 315–339.
Schepank, H. (1988). Die stationäre Psychotherapie in der Bundesrepublik Deutschland: soziokulturelle Determinanten, Entwicklungsstufen, Ist-Zustand, internationaler Vergleich, Rahmenbedingungen. In H. Schepank, Tress, W. (Hrsg.), *Die stationäre Psychotherapie und ihr Rahmen* (S. 13–38). Berlin, Springer.
Schepank, H. & Tress, W. (Hrsg.) (1988). *Die stationäre Psychotherapie und ihr Rahmen.* Berlin: Springer.
Schindler, R. (1957/1958). Grundprinzipien der Psychodynamik in der Gruppe. *Psyche 11,* 308–314.
Schindler, W. (1951). Family pattern in group formation and therapy. *International Journal of Group Psychotherapy 1,* 100–105.
Schmidt, J. (1991). *Evaluation einer psychosomatischen Klinik.* Frankfurt/M.: VAS – Verlag für Akademische Schriften.

Schneider, G. & Heuft, G. (2001). Gruppenpsychotherapie mit alten Menschen. In V. Tschuschke (Hrsg.), *Praxis der Gruppenpsychotherapie* (S. 312–321). Stuttgart, Thieme.

Schneider, M. & Faber, St. (2002). *Angstbewältigung in der Gruppe. Ein Behandlungsmanual in 20 Schritten.* Stuttgart: Pfeiffer bei Klett-Cotta.

Schopenhauer, A. (1998). *Die Welt als Wille und Vorstellung.* München: dtv.

Schopenhauer, A. (1999). *Die Kunst, glücklich zu sein.* München: C.H. Beck.

Schramm, E. (1996). *Interpersonelle Psychotherapie bei Depressionen und anderen psychischen Störungen.* Stuttgart: Schattauer.

Schreiber-Willnow, K. (2000). *Körper-, Selbst- und Gruppenerleben in der stationären Konzentrativen Bewegungstherapie.* Gießen: Psychosozial-Verlag.

Schulz, H. (2002). *Was kann stationäre Rehabilitation erreichen? Effektivität der Behandlung in Abhängigkeit von nachstationärer Versorgung.* 1. Bad Oeynhausener Fachtagung Psychotherapeutische Medizin in der Reha, Bad Oeynhausen.

Schutz, W. C. (1958). FIRO: *A Three-Dimensional Theory of Interpersonal Behavior.* New York: Holt, Reinhart & Winston.

Schwarz, F. (2000). Psychoanalytische Verfahren bei schizophrenen Erkrankungen. In H.-J. Möller (Hrsg.), *Therapie psychiatrischer Erkrankungen* (S. 280–288). Stuttgart, Thieme.

Schwarz, F. & Matussek, P. (1990). Die Beurteilung der Psychosen-Psychotherapie aus der Sicht des Patienten. In P. Matussek (Hrsg.), *Beiträge zur Psychodynamik endogener Psychosen* (S. 190–237). Berlin, Springer.

Schwarz, R. (1994). *Die Krebspersönlichkeit. Mythos und klinische Realität.* Stuttgart: Schattauer.

Seidler, C. (2001). Anfänge und Entwicklungen der Gruppenpsychotherapie im Osten Deutschlands. In C. Seidler, Misselwitz, I. (Hrsg.), *Die Intendierte Dynamische Gruppenpsychotherapie* (S. 67–86). Göttingen, Vandenhoeck & Ruprecht.

Seidler, C., Benkenstein, H., Heyne, St. (Hrsg.) (2002). *Kunst und Technik der Gruppenpsychotherapie. Deuten, Antworten, Intendieren.* Berlin: edition bodoni.

Seidler, C., Misselwitz, I. (Hrsg.) (2001). *Die Intendierte Dynamische Gruppenpsychotherapie.* Göttingen: Vandenhoeck & Ruprecht.

Seidler, G. H. (1999). *Stationäre Psychotherapie auf dem Prüfstand. Intersubjektivität und gesundheitliche Besserung.* Bern: Hans Huber.

Seidler, K.-P. et. al. (2002). Zum Zusammenhang von Behandlungskonzepten und Merkmalen der Struktur und Prozessqualität allgemein psychiatrischer Tagesstätten – Ergebnisse einer bundesweiten Umfrage. 1. Konferenz psychiatrischer Tageskliniken – Zum Wirkspektrum tagesklinischer Therapie, Vortrag Wuppertal 22.–23.11.2002.

Shalev, A. Y., Bonne, O. & Eth, S. (1996). Treatment of posttraumatic stress disorder: A review. *Psychosomatic Medicine 58,* 165–182.

Shamsie, S. J. (1981). Antisocial adolescents: Our treatments do not work: Where do we go from here? *Canadian Journal of Psychiatry 26,* 357–364.

Shear, M. K. & Beidel, D.C. (1998). Psychotherapy in the overall management strategy for social anxiety disorder. *Journal of Clinical Psychiatry 59 (Supplement 17),* 39–46.

Shorter, E. (1992). *From Paralysis to Fatigue. A History of Psychosomatic Illness in the Modern Era.* New York: The Free Press.

Sifneos, P. E. (1972). *Short-Term Psychotherapy and Emotional Crisis.* New York: Plenum Press.

Sifneos, P. E. (1996). Short-term anxiety-provoking psychotherapy. STAPP – eine Form dynamischer Kurzzeitpsychotherapie. In H. Hennig, Fikentscher, E., Bahrke, U., Rosendahl, W. (Hrsg.), *Kurzzeit-Psychotherapie in Theorie und Praxis* (S. 199–205). Lengerich, Pabst.

Skinner, F. B. (1938). *The Behavior of Organisms: An Experimental Analysis.* New York: Appleton-Century-Crofts.

Skinner, F. B. (1953). *Science and Human Behavior.* New York: Macmillan.

Skinner, F. B. (1956). Some issues concerning the control of human behavior: A symposium. *Science 124,* 1057–1066.

Slater, P. E. (1978). *Mikrokosmos: eine Studie über Gruppendynamik.* Frankfurt/M.: Fischer.

Slavson, S. R. (1950). *Analytic Group Psychotherapy.* New York: Columbia University Press.

Sloane, R. B., Staples, F.R., Cristol, A.H., Yorkston, N.J. & Whipple, K. (1975). *Psychotherapy Versus Behavior Therapy.* Cambridge/MA: Harvard University Press.

Smith, M. L., Glass, G.V. & Miller, T.I. (1980). *The Benefits of Psychotherapy.* Baltimore: Johns Hopkins University Press.

Solomon, S. D. & Johnson, D.M. (2002). Psychosocial treatment of Posttraumatic Stress Disorder: A practice-friendly review of outcome research. *Journal of Clinical Psychology 58,* 947–959.

Soyka, M. & Preuss, U.W. (2000). Therapie der Abhängigkeit. In H.-J. Möller (Hrsg.), *Therapie psychiatrischer Erkrankungen* (S. 575–584). Stuttgart, Thieme.

Spence, S. H. & Marzillier, J.S. (1979). Social skills training with adolescent offenders. I.: Short-term effects. *Behavior Research and Therapy 17,* 7–16.

Spence, S. H. & Marzillier, J.S. (1981). Social skills training with adolescent offenders. II.: Short-term, long-term, and generalized effects. *Behavior Research and Therapy 19,* 349–368.

Spiegel, D. (1993). *Living Beyond Limits. New Hope and Help for Facing Life-Threatening Illness.* New York: Times Books, Random House.

Spiegel, D. (2001). Mind matters. Coping and cancer progression. *Journal of Psychosomatic Research 50,* 287–290.

Spiegel, D., Bloom, J.R., Kraemer, H.C. & Gottheil, E. (1989). Effect of psychosocial treatment on survival of patients with metastatic breast cancer. *Lancet(2):* 888–891.

Spiegel, D. & Classen, C. (2000). *Group Therapy for Cancer Patients. A Research-based Handbook of Psychosocial Care.* New York : Basic Books.

Spira, J. L. (ed.) (1997). *Group Therapy for Medically Ill Patients.* New York: Guilford Press.

Springer, T. & Silk, K.R. (1996). A review of inpatient group therapy for borderline personality disorder. *Harvard Review of Psychiatry 3,* 268–278.

Stock-Whitaker, D. & Lieberman, M.A. (1965). *Psychotherapy Through the Group Process.* London: Tavistock.

Stone, W. & Rutan, J.S. (1984). Duration of psychotherapy. *International Journal of Group Psychotherapy 32,* 29–47.

Strauß, B. (1998). Prozess und Ergebnis stationärer Gruppenpsychotherapie. Lehren aus einer empirischen Studie. In R. Vandieken, Häckl, E., Mattke, D. (Hrsg.), *Was tut sich in der stationären Psychotherapie? Standorte und Entwicklungen* (S. 142–158). Gießen, Psychosozial-Verlag.

Strauß, B. (2000). Zum Stand der Forschung in der stationären Gruppenpsychotherapie – Aktuelle Forschungsstrategien. In W. Tress, Wöller, W., Horn, E. (Hrsg.), *Psychotherapeutische Medizin im Krankenhaus* (S. 140–146). Frankfurt/M., VAS – Verlag für Akademische Schriften.

Strauß, B. (2002). Störungsspezifische Ansätze in der Gruppenpsychotherapie. *Gruppenpsychotherapie und Gruppendynamik 38*, 205–211.

Strauß, B., Buchheim, A., Kächele, H. (Hrsg.) (2002). *Klinische Bindungsforschung. Theorien – Methoden – Ergebnisse.* Stuttgart: Schattauer.

Strauß, B. & Burgmeier-Lohse, M. (1994). *Stationäre Langzeitgruppenpsychotherapie.* Heidelberg: Asanger.

Strauß, B. & Eckert, J. (2001). Schäden und negative Folgen von Gruppenpsychotherapien. *Gruppenpsychotherapie und Gruppendynamik 37*, 45–67.

Strauß, B., Eckert, J. & Tschuschke, V. (1996). Einführung: Die Gruppe – ein Stiefkind der Psychotherapieforschung? In Strauß, Eckert, J., Tschuschke, V. (Hrsg.), *Methoden der empirischen Gruppentherapieforschung – ein Handbuch* (S. 11–14). B. Opladen, Westdeutscher Verlag.

Streeck, U. (2000). Diagnose Persönlichkeitsstörung: zum Verlust der interpersonellen Dimension im medizinischen Krankheitsmodell. In O. F. Kernberg, Dulz, B., Sachsse, U. (Hrsg.), *Handbuch der Borderline-Störungen* (S. 99–113). Stuttgart, Schattauer.

Stroebe, W., Hewstone, M. & Stephenson, G.M., Ed. (1996). *Sozialpsychologie. Eine Einführung.* Berlin: Springer.

Strupp, H. H. & Binder, J.L. (1991). *Kurzpsychotherapie.* Stuttgart: Klett-Cotta.

Sullivan, H. S. (1953). *The Interpersonal Theory of Psychiatry.* New York: Norton.

Sulz, S. K. D. (1998). Differentialindikation von Kurz- und Langzeittherapie in der Verhaltenstherapie. In S. K. D. Sulz (Hrsg.), *Kurzzeitpsychotherapien. Wege in die Zukunft der Psychotherapie* (S. 27–42). München, CIP-Medien.

Taylor, S. (1996). Meta-analysis of cognitive-behavioral treatments for social phobia. *Journal of Behavior Therapy and Experimental Psychiatry 27*, 1–9.

Tillitski, L. (1990). A meta-analysis of estimated effect sizes for group versus individual versus control treatments. *International Journal of Group Psychotherapy 40*, 215–224.

Tress, W. (1993). *Die Strukturale Analyse Sozialen Verhaltens – SASB. Ein Arbeitsbuch für Forschung, Praxis und Weiterbildung.* Heidelberg, Asanger.

Tress, W., Wöller, W., Hartkamp, W., Langenbach, M. & Ott, J. (2002). *Persönlichkeitsstörungen. Leitlinie und Quellentext.* Stuttgart: Schattauer.

Tress, W., Wöller, W., J. Horn, E. (Hrsg.) (2000). *Psychotherapeutische Medizin im Krankenhaus.* Frankfurt/M.: VAS – Verlag für Akademische Schriften.

Tretter, F. (2000). *Suchtmedizin.* Stuttgart: Schattauer.

Trowell, J., Kolvin, I., Weeramanthri, T., Sadowski, H., Berelowitz, M., Glasser, D. & Leitch, I. (2002). Psychotherapy for sexually abused girls: psychopathological outcome findings and patterns of change. *British Journal of Psychiatry 180*, 234–247.

Tschuschke, V. (1990). Zum therapeutischen Stellenwert der Interaktionsprozesse in der Gruppenpsychotherapie. In V. Tschuschke (Hrsg.), *Psychotherapie – Welche Effekte verändern? Zur Frage der Wirkmechanismen therapeutischer Prozesse* (S. 298–322). Berlin, Springer.

Tschuschke, V. (1993). *Wirkfaktoren stationärer Gruppenpsychotherapie. Prozess-Ergebnis-Relationen.* Göttingen: Vandenhoeck & Ruprecht.

Tschuschke, V. (1996a). Das „Psychological Mindedness-Einschätzungsverfahren (PMAP)". Unveröffentlichtes Manuskript. Köln.

Tschuschke, V. (1996b). Forschungsergebnisse zu Wirkfaktoren und Effektivität von Gruppentherapien bei Jugendlichen. *Praxis der Kinderpsychologie und Kinderpsychiatrie 45*, 38–47.

Tschuschke, V. (1996c). Gruppentherapeutische Interventionen bei Krebspatienten. *Gruppenpsychotherapie und Gruppendynamik 32*, 185–204.

Tschuschke, V. (1997). Gruppenentwicklung – unverzichtbar für gruppentherapeutische Effekte? In W. Langthaler, Schiepek, G. (Hrsg.), *Selbstorganisation und Dynamik in Gruppen* (S. 183–196). Münster, LIT.

Tschuschke, V. (1998). *Nützt mir Psychotherapie? Hilfen zur Entscheidung.* Göttingen: Vandenhoeck & Ruprecht.

Tschuschke, V. (1999a). Empirische Studien mit verhaltenstherapeutischen und psychoanalytischen Gruppenpsychotherapie-Behandlungen. Ein Literatur-Überblick. *Praxis Klinische Verhaltensmedizin und Rehabilitation 48*, 11–17.

Tschuschke, V. (1999b). Gruppentherapie – die dritte „Säule" der psychotherapeutischen Versorgung? *Gruppenpsychotherapie und Gruppendynamik 35*, 114–144.

Tschuschke, V. (1999c). Gruppentherapie versus Einzeltherapie. Gleich wirksam? *Gruppenpsychotherapie und Gruppendynamik 35*, 257–274.

Tschuschke, V. (1999d). Therapieeffekte in ambulanter und stationärer Gruppenpsychotherapie mit schweren neurotischen und Persönlichkeitsstörungen. In H. Saß, Herpertz, S. (Hrsg.), *Psychotherapie von Persönlichkeitsstörungen. Beiträge zu einem schulenübergreifenden Vorgehen* (S. 88–97). Stuttgart, Thieme.

Tschuschke, V. (2001a). Ethisch-moralische Probleme und Qualitätssicherung in der Gruppenpsychotherapie. In V. Tschuschke (Hrsg.), *Praxis der Gruppenpsychotherapie* (S. 12–20). Stuttgart, Thieme.

Tschuschke, V. (2001b). Geschlossene versus offene Gruppen. In V. Tschuschke (Hrsg.), *Praxis der Gruppenpsychotherapie* (S. 202–205). Stuttgart, Thieme.

Tschuschke, V. (2001c). Gruppenpsychotherapie – Entwicklungslinien, Diversifikationen, Praxis und Möglichkeiten. *Psychotherapie im Dialog 2*, 3–15.

Tschuschke, V. (2001d). Lerneffekte in gruppenpsychotherapeutischen Weiterbildungen. In V. Tschuschke (Hrsg.), *Praxis der Gruppenpsychotherapie* (S. 33–41). Stuttgart, Thieme.

Tschuschke, V. (2001e). Research in psychoanalysis and group analysis: 'Sexual metaphors' versus unconscious 'fantasies of grandiosity'? A reply and commentary to the article by Chris Evans. *Group Analysis 34*, 317–327.

Tschuschke, V. (2001f). Wirkfaktoren der Gruppenpsychotherapie. In V. Tschuschke (Hrsg.), *Praxis der Gruppenpsychotherapie* (S. 140–147). Stuttgart, Thieme.

Tschuschke, V. (2002a). *Psychoonkologie – Psychologische Aspekte der Entstehung und Bewältigung von Krebs.* Stuttgart: Schattauer.
Tschuschke, V. (2002b). Zur Bedeutung von Gruppenleitern in der gruppenpsychotherapeutischen Weiterbildung. *Psychotherapeut 47,* 204–213.
Tschuschke, V. (2002c). Die anderen in der Gruppe – therapeutische Chancen, aber auch Risiken? *Jahrbuch der Gruppenanalyse 8,* 53–66.
Tschuschke, V. (2003a). Aggressionsursachen und ihre gruppentherapeutische Behandlung. In U. Lehmkuhl (Hrsg.), *Aggressives Verhalten bei Kindern und Jugendlichen. Ursachen, Prävention, Behandlung* (S. 219–229). Göttingen, Vandenhoeck & Ruprecht.
Tschuschke, V. (2003b). Psychologisch-psychotherapeutische Interventionen bei onkologischen Erkrankungen. *Psychotherapeut 48,* 100–108.
Tschuschke, V., Anbeh, T. (2000). Early treatment effects of long-term outpatient group therapies – first preliminary results. *Group Analysis 33,* 397–411.
Tschuschke, V., Bänninger-Huber, E., Faller, H., Fikentscher, E., Fischer, G., Frohburg, I., Hager, W., Schiffler, A., Lamprecht, F., Leichsenring, F., Leuzinger-Bohleber, M., Rudolf, G. & Kächele, H. (1998). Psychotherapieforschung – Wie man es (nicht) machen sollte. Eine Experten/innen-Reanalyse von Vergleichsstudien bei Grawe et al. (1994). *Psychotherapie, Psychosomatik, medizinische Psychologie 48,* 430–444.
Tschuschke, V., Breiner, M., Höwer, S., Horn, E. & Tress, W. (2001). Kurzgruppenpsychotherapie bei somatoformen Störungen. In U. Bahrke, Rosendahl, W. (Hrsg.), *Psychotraumatologie und Katathym-imaginative Psychotherapie* (S. 527–536). Lengerich, Pabst.
Tschuschke, V., Busch, S. & Weber, R. (2003). Psychologische Hilfsbedürftigkeit von Krebspatienten – Eine Analyse der Inanspruchnahme einer Krebsberatungsstelle. (Unveröff. Manuskr.).
Tschuschke, V., Catina, A., Beckh, Th. & Salvini, D. (1992). Wirkfaktoren stationärer analytischer Gruppenpsychotherapie. *Psychotherapie, Psychosomatik, medizinische Psychologie 42,* 91–101.
Tschuschke, V. & Dies, R.R. (1994). Intensive analysis of therapeutic factors and outcome in long-term inpatient groups. *International Journal of Group Psychotherapy 44,* 185–208.
Tschuschke, V. & Dies, R.R. (1997). The contribution of feedback to outcome in long-term group psychotherapy. *Group 21,* 3–15.
Tschuschke, V. & Greene, L.R. (2002). Group therapists' training: What predicts learning? *International Journal of Group Psychotherapy 52,* 463–482.
Tschuschke, V., Heckrath, C. & Tress, W. (1997). *Zwischen Konfusion und Makulatur. Zum Wert der Berner Psychotherapiestudie von Grawe, Donati und Bernauer.* Göttingen: Vandenhoeck & Ruprecht.
Tschuschke, V., Hertenstein, B., Arnold, R., Bunjes, D., Denzinger, R. & Kächele, H. (2001). Associations between coping and survival time of adult leukemia patients receiving allogeneic bone marrow transplantation. Results of a prospective study. *Journal of Psychosomatic Research 50,* 277–285.
Tschuschke, V., Hertenstein, B., Arnold, R., Denzinger, R., Bunjes, D., Grulke, N., Heimpel, H. & Kächele, H. (1999). Beziehungen zwischen Coping-Strategien und Langzeitüberleben bei allogener Knochenmarktransplantation – Ergebnisse einer prospektiven Studie. In B. Johann, Lange, R.

(Hrsg.), *Psychotherapeutische Interventionen in der Transplantationsmedizin* (S. 80–104). Lengerich, Pabst.
Tschuschke, V., Horn, E., Ott, J. & Tress, W. (1998). *Manual zur Psychodynamischen Kurzgruppenpsychotherapie bei Somatoformen Störungen.* Unveröff. Manuskript. Köln.
Tschuschke, V., Kächele, H. & Hölzer, M. (1994). Gibt es unterschiedlich effektive Formen von Psychotherapie? *Psychotherapeut 39,* 281–297.
Tschuschke, V. & MacKenzie, K.R. (1989). Empirical analysis of group development: A methodological report. *Small Group Behavior 20,* 419–427.
Tschuschke, V., MacKenzie, K.R., Haaser, B. & Janke, G. (1996). Self-disclosure, feedback, and outcome in long-term inpatient psychotherapy groups. *Journal of Psychotherapy Practice and Research 5,* 35–44.
Tschuschke, V. & Mattke, D. (1997). Kurzgruppentherapie. Entwicklung, Konzepte und aktueller Forschungsstand. *Gruppenpsychotherapie und Gruppendynamik 33,* 36–54.
Tschuschke, V., Pfleiderer, K., Denzinger, R., Hertenstein, B., Kächele, H. & Arnold, R. (1994). Coping bei Knochenmarktransplantation. *Psychotherapie, Psychosomatik, medizinische Psychologie 44,* 346–354.
Tschuschke, V. & Weber, R. (2002). Persönlichkeitsstörungen und Perspektiven gruppenpsychotherapeutischer Behandlungen – ein aktueller Überblick. *Persönlichkeitsstörungen – Theorie und Therapie 6,* 80–93.
Tschuschke, V., Weber, R., Kienke, P., Breiner, M., Höwer, S., Horn, E. & Tress, W. (2003). „Kurzgruppentherapie bei somatoformen Störungen. Prozess-Outcome-Beziehungen." (Unveröff. Man.).
Tuckman, B. W. (1965). Developmental sequence in small groups. *Psychological Bulletin 63,* 384–399.
Ullrich de Muynck, R. & Ullrich, R. (1978). *Das Assertiveness-Training-Programm ATP: Einübung von Selbstvertrauen und sozialer Kompetenz. Teil I: Bedingungen und Formen sozialer Schwierigkeiten.* München: Pfeiffer.
Ullrich, R. & Ullrich de Muynck, R. (1995). Selbstwertstörung und soziale Phobie – 25 Jahre Assertiveness Training-Programm (ATP). In J. Margraf, Rudolf, K. (Hrsg.), *Training sozialer Kompetenz.* Baltmannsweiler, Schneider.
Ulman, K. H. (1993). Group psychotherapy with the medically ill. In H. J. Kaplan, Sadock, B.S. (eds.), *Comprehensive Group Psychotherapy* (3rd ed.) (S. 459–470). Baltimore, Williams & Wilkins.
van der Kolk, B. (1993a). Group psychotherapy with posttraumatic stress disorders. In H. J. Kaplan, Sadock, B.S. (eds.), *Comprehensive Group Psychotherapy* (3rd ed.) (S. 550–560). Baltimore, Williams & Wilkins.
van der Kolk, B. (1993b). Groups for patients with histories of catastrophic trauma. In A. Alonso, Swiller, H.I. (eds.), *Group Psychotherapy in Clinical Practice* (S. 289–305). Washington, DC, American Psychiatric Press.
van der Kolk, B., Burbridge, J.A. et al. (Eds.) (1997). *The Psychobiology of Traumatic Memory: Clinical Implications of Neuroimaging Studies.* New York: Annals of the New York Academy of Science.
van der Kolk, B., McFarlane, A.C. & van der Hart, O. (1996). A general approach to treatment of Posttraumatic Stress Disorder. In B. van der Kolk, McFarlane, A.C., Weisaeth, L. (eds.), *Traumatic Stress. The Effects of Overwhelming Experience on Mind, Body, and Society* (S. 417–440). New York, Guilford Press.

van der Kolk, B., Pelcovitz, D., Roth, S., Mandel, F.S., McFarlane, A. & Herman, J.L. (1996). Dissociation, somatization, and affect dysregulation: The complexity of adaptation to trauma. *American Journal of Psychiatry 153(Suppl.)*, 83–93.
Van Noppen, B., Steketee, G., McCorkle, B.H. & Pato, M. (1997). Group and multifamily behavioral treatment for obsessive compulsive disorder: A pilot study. *Journal of Anxiety Disorders 11*, 431–446.
Vandieken, R., Häckl, E. & Mattke, D. (Hrsg.) (1998). *Was tut sich in der stationären Psychotherapie? Standorte und Entwicklungen.* Gießen: Psychosozial-Verlag.
Vauth, R. & Rüsch, N. (2001). Erfolgsprädiktion psychiatrischer Gruppenpsychotherapien und ihre Implikationen am Beispiel schizophrener Störungen. In V. Tschuschke (Hrsg.), *Praxis der Gruppenpsychotherapie* (S. 234–239). Stuttgart, Thieme.
Vejmola-Gätzi, D. (1997). Gruppenpsychotherapie mit chronisch schizophrenen Patientinnen: Implementierung, Konsolidierung und Evaluation. *Gruppenpsychotherapie und Gruppendynamik 33*, 327–342.
Voges, B. (1999). Sozialpsychiatrie. In M. Berger (Hrsg.), *Psychiatrie und Psychotherapie* (S. 219–237). München, Urban & Schwarzenberg.
Volk, W., Seifert, Th. (1983). Ich – Ganzheit – Kollektives Unbewusstes. Zum Konzept der Gruppenpsychotherapie in der analytischen Psychologie. *Gruppenpsychotherapie und Gruppendynamik 18*, 92–100.
Wahl, R. (1994). *Kurzpsychotherapie bei Depressionen – Interpersonelle Psychotherapie und Kognitive Therapie im Vergleich.* Opladen: Westdeutscher Verlag.
Waller, E., Scheidt, C.E. (2002). Somatoforme Störungen und Bindungstheorie. *Psychotherapeut 47*, 157–164.
Wallis, D. A. (2002). Reduction of trauma sysmptoms following group therapy. *Australian and New Zealand Journal of Psychiatry 36*, 67–74.
Watson, J. B. (1930). *Behaviorism.* New York: W.W. Norton & Co.
Weber, M. (2000). *Die protestantische Ethik und der „Geist" des Kapitalismus.* Weinheim: Beltz Athenäum.
Weber, R. & Tschuschke, V. (2002). Gruppenpsychotherapie. In J. Fengler (Hrsg.), *Handbuch der Suchtbehandlung. Beratung, Therapie, Prävention* (S. 209–216). Landsberg/Lech, ecomed.
Weiss, J., Sampson, J., & the Mount Zion Psychotherapy Research Group (1986). *The Psychoanalytic Process: Theory, Clinical Observations, and Empirical Research.* New York: Guilford Press.
Wells, R. A. & Phelps, P.A. (1990). The brief psychotherapies: A selective overview. In R. A. Wells, Gianetti, V.J. (eds.), *Handbook of the Brief Psychotherapies* (S. 3–26). New York, Plenum.
Weltgesundheitsorganisation (1991). *Internationale Klassifikation psychischer Störungen. ICD–10.* Bern, Huber.
Weyrheter, H., Tschuschke, V., Obert, G., Zimmermann, E. & Tauschek, H. (1998). Effekte ambulanter gruppenpsychotherapeutischer Rehabilitation Suchtkranker und ihrer Angehörigen – Ergebnisse des Therapieverlaufs und einer Zweijahreskatamnese. *Gruppenpsychotherapie und Gruppendynamik 34*, 93–117.
Winston, A., Winston, B. (2002). *Integrated Short-Term Psychotherapy.* Washington: DC, American Psychiatric Publishing.

Wolfsdorf, B. A. & Zlotnick, C. (2001). Affect management in group therapy for women with Posttraumatic Stress Disorder and histories of childhood sexual abuse. *Journal of Clinical Psychology 57,* 169–181.

Wöller, W., Kruse, J. (2001). *Tiefenpsychologisch fundierte Psychotherapie. Basisbuch und Praxisleitfaden.* Stuttgart: Schattauer.

Wong, N. (1980). Combined group and individual treatment of borderline and narcissistic patients: Heterogeneous versus homogeneous groups. *International Journal of Group Psychotherapy 30,* 389–404.

Woods, M., Melnick, J. (1979). A review of group therapy selection criteria. *Small Group Behavior 10,* 155–175.

Yalom, I. D. (1966). A study of group therapy dropouts. *Archives of General Psychiatry 14,* 393–414.

Yalom, I. D. (1970). *Theory and Practice of Group Psychotherapy.* New York: Basic Books.

Yalom, I. D. (1974). *Theory and Practice of Group Psychotherapy.* 2nd ed. New York: Basic Books.

Yalom, I. D. (1980). *Existential Psychotherapy.* New York: Basic Books.

Yalom, I. D. (1983). *Inpatient Group Psychotherapy.* New York: Basic Books.

Yalom, I. D. (1985). *Theory and Practice of Group Psychotherapy.* 3rd ed. New York: Basic Books.

Yalom, I. D. (1995). *Theory and Practice of Group Psychotherapy.* 4th ed. New York: Basic Books.

Yalom, I. D. (1996). *Theorie und Praxis der Gruppenpsychotherapie.* München, Pfeiffer.

Yalom, I. D. & Lieberman, M.A. (1971). A study of encounter group casualties. *Archives of General Psychiatry 25,* 16–30.

Yalom, I. D. & Vinogradov, S. (1993). Interpersonal group psychotherapy. In H. J. Kaplan, Sadock, B.S. (Eds.), *Comprehensive Group Psychotherapy* (3rd ed.) (S. 185–195). Baltimore, Williams & Wilkins.

Zanarini, M. C., Gunderson, J.G., Frankenburg, F.R. & Chaunsey, D.L. (1989). The revised diagnostic interview for borderlines: Discriminating BPD from other axis II disorders. *Journal of Personality Disorders 3,* 10–18.

Zander, B. & Ratzke, K. (2001). Gruppenpsychotherapie bei Essstörungen. In V. Tschuschke (Hrsg.), *Praxis der Gruppenpsychotherapie* (S. 264–270). Stuttgart, Thieme.

Zielke, M. (1993). *Wirksamkeit stationärer Verhaltenstherapie.* Weinheim: Psychologie Verlags Union.

Zielke, M. (1994). Zielsetzungen und Funktionen der Gruppentherapie in der stationären Behandlung. In M. Zielke, Sturm, J. (Hrsg.), *Handbuch Stationäre Verhaltenstherapie* (S. 333–343). Weinheim, Beltz.

Zielke, M. & Sturm, J. (Hrsg.) (1994). *Handbuch stationäre Verhaltenstherapie.* Weinheim: Beltz.

Zimmerman, M. & Coryell, W.H. (1989). DSM-III personality disorder dimensions. *Archives of General Psychiatry 46,* 682–689.

Zlotnick, C., Shea, M.T., Rosen, K., Simpson, E., Mulrenin, K., Begin, A. & Pearlstein, T. (1997). An affect-management group for women with posttraumatic stress disorder and histories of childhood sexual abuse. *Journal of Traumatic Stress 10,* 425–436.

Personenverzeichnis

Abraham, I.L. 259
Adler, A. 83
Agazarian, Y.
Alden, L. 215
Alonso, A. 74
American Psychiatric Association 206, 208
American Psychological Association 117, 199
Anbeh, T. 33
Anthony, E.I. 74, 78f
Appelbaum, S. 11
Arensberg, S. 74
Argelander, H. 78, 81, 92, 142
Argyle, M. 215
Arlow, J.A. 10
Austad, C.S. 21ff, 29f, 38, 42
Azim, H.F.A. 238

Bacal, R.P. 74
Bales, R.F. 56, 127
Balint, M. 16f
Bardé, B. 179
Bardikoff, A. 220
Barr, M.A. 246
Basch, M.F. 14, 42
Bassler, M. 162
Bateman, A. 218
Battegay, R. 43, 51, 220, 242
Beck, A.P. 51ff, 58, 61f
Beck, A.T. 70
Becker, E. 5f
Becker, H. 162
Beeferman, D. 257
Beidel, D.C. 229f
Belfer, P.L. 228, 230
Bell, K. 36f
Bellak, L. 73

Bengel, J. 163f
Benjamin, L.S. 71, 138
Berger, M. 166, 232, 235
Bergin, A.E. 19, 38, 93f, 152, 156
Bernard, H.S. 146
Berne, E. 74
Berner, M.M. 31f
Bernhard, P. 164
Bertalanffy, L.v. 56
Beutel, M. 18f
Beutler, L.E. 209
Biermann-Ratjen, E.-M. 91f, 162, 166, 311, 217, 219
Binder, J.L. 16f, 40, 64, 71
Bion, W.R. 17, 56ff, 74, 78, 80, 127, 142
Bisson, J. 186
Bloch, S.E. 48, 89f, 134
Blum, N. 219
Blumenberg, H. 1, 3, 5
Boerner, R.J. 226, 231
Bohus, M. 207ff, 211, 213ff, 217, 221
Booth, R.E. 258
Borriello, F. 74
Boschan, P.J. 10
Boss, M. 6
Bowlby, J. 70
Brabender, V. 110, 142, 152, 167
Bräutigam, W. 162
Brenner, H.D. 234ff
Bright, J.I. 235
Brockmann, J. 39
Broda, M. 31
Bronisch, T. 207, 209
Brook, D.W. 236, 247ff
Buber, M. 43, 88
Buchheim, P. 210
Budman, S.H. 14, 17f, 22f, 40, 58, 63f, 73, 76, 142, 151, 211, 217f, 224f

Personenverzeichnis

Burchard, J.D. 210
Burgmeier-Lohse, M. 80, 162, 231
Burlingame, G.M. 77, 118
Burtscheidt, W. 249

Carney, F.L. 214
Cass, D.J. 214
Catina, A. 223
Celano, M. 258
Chambless, D. 228
Clarkin, J.F. 210f
Classen, C. 8, 253f
Cloitre, M. 183, 208, 221
Condrau, G. 5ff
Connors, M.E. 203
Coryell, W.H. 207
Cox, P. 247
Crisp, A.H. 201f
Crouch, E.C. 48, 89f, 134

Dagley, J.C. 257
Dahl, G. 211
Dammann, G. 211f, 217, 220
Davanloo, H. 17, 64ff
Davies-Osterkamp, S. 80, 82
Davis, R.D. 203ff, 208
DeGrandpre, R. 3
Deister, A. 169
Deneke, F.-W. 162
Deter, H.C. 162
Dies, R.R. 48, 54, 60f, 73f, 78, 90, 126, 131ff, 137, 142f, 147, 212, 218, 220
Dilling, H. 199, 206, 208
Dobson, D.J.G. 243
Dornes, M. 43
Dreikurs, R. 83
Dührssen, A. 16, 26
Dulz, B. 207, 221
Durkin, H. 74, 78

Eckert, J. 19, 45, 91f, 96f, 153, 155f, 162, 166, 211, 217, 219
Eckhardt-Henn, A. 206, 208, 212
Egle, U.T. 80, 190, 192ff, 197
Elkin, I. 234
Ellis, A. 70, 74, 85f
Enke, H. 79, 160, 171
Ermann, M. 16
Ettin, M.F. 82
Evans, L. 229

Ezriel, H. 78, 80

Faber, F.R. 15f
Faber, St. 232
Fairbairn, W.R.D. 69
Fallon, A. 152
False-Stewart, W. 216
Fawzy, F.I. 253, 255
Fawzy, N.W. 253f
Fehrenbach, P.A. 211
Fengler, J. 177f
Ferenczi, S. 16
Feske, U. 215
Fiedler, P. 84f, 118f, 131, 206, 218, 249
Fikentscher, E. 18
Fine, S. 257
Flatten, G. 221
Fonagy, P. 94, 181, 200f, 203, 205, 207, 209, 212f, 215, 217f, 221, 226, 228, 231f, 234, 236, 247, 251, 258
Forrester, A. 182, 185f
Fossati, A. 221
Foulkes, S.H. 74, 78ff, 86, 143
Foy, D.W. 186, 211
Frederiksen, L.W. 211
Freud, S. 10, 16f, 72, 82, 127, 237
Freyberger, H. 117, 245f
Fromm, E. 88
Fuehrer, A. 132
Fuhriman, A. 77
Fydrich, Th. 211, 215

Gabbard, G.O. 207, 209
Ganzarain, R. 74
Garfield, S.L. 18, 73
Gast, U. 221
Geißler, K.A. 2ff
Gerlinghoff, M. 206
Gfäller, G.R. 83
Gibbard, G. 57
Gladfelter, J. 74
Glier, B. 261
Goldmann, R. 72f
Goodman, W.K. 216
Goodpastor, W.A. 211
Goulding, R. 74
Grawe, K. 21, 37, 84f, 94, 118, 152, 161, 236
Greenberg, J.R. 69
Greene, L.R. 126f, 156, 176f

Gunkel, St. 3, 10f
Günther, A. 169
Günther, U. 109f, 165
Günthner, A. 248f
Guntrip, H. 69
Gurman, A.S. 14, 17f, 22f, 40, 58, 76, 151, 211
Gustafson, J.P. 73

Haag, Th. 176
Hall, A. 202
Hand, I. 228f
Harper-Guiffre, H. 199f, 205
Harrison, S. 195
Härter, M. 31
Hartkamp, N. 39
Hartman, J. 57
Haude, V. 259
Heffernan, K. 221
Heidegger, M. 6
Heigl-Evers, A. 56, 79ff
Heimberg, R.G. 229
Heinzel, R. 26, 77
Held, M. 2ff, 6, 8
Helmchen, H. 157
Hennig, H. 18
Henningsen, P. 31f, 190
Henry, W.P. 71
Hentschel, H.-J. 190
Herman, J.L. 187
Hess, H. 80, 83f, 160, 162, 171
Heuft, G. 258
Higgitt, A. 209, 217
Hilgers, M. 133, 148, 212
Hiller, W. 174, 190, 193f
Hinsch, R. 228
Hinz, A. 2, 6, 8
Hoberman, H.M. 236
Höck, K. 83
Hoffmann. S.O. 194, 206, 208, 212, 231
Hofmann, A. 183
Hohagen, F. 152f
Horney, K. 88
Horowitz, M.J. 64, 70
Horwitz, L. 74, 211, 213, 220ff
Howard, K.I. 25, 27, 39
Hubble, M.A. 32
Hurt, S.W. 218

Imber, S.D. 129

Jacobi, C.B. 200
Jakobsen, Th. 190
Janssen, P.L. 85, 162
Jasper, K. 206
Jaspers, K. 9
Johnson, C. 203
Johnson, D.M. 186
Jones, F.D. 210
Jorswieck, E. 26
Joyce, A.S. 77, 129, 170, 217f
Julian, A. 214
Jung, C.G. 82

Kächele, H. 1, 13, 19, 25, 30, 202
Kanas, N. 134, 209, 242, 246f
Kashner, T.M. 197f
Kazdin, A.E. 214
Keller, W. 39
Kernberg, O.F. 69, 88, 207, 210, 217
Kerner, J. 3
Keys, C. 132
Khantzian, E.J. 249
Kibel, H. 74, 145, 220f, 224
Kilman, P.R. 214
Kläui, Ch. 220
Klein, M. 69, 143
Klein, R.H. 19, 40, 63f, 75, 113, 117, 119ff, 142, 182, 186, 211, 213, 215, 220, 224
Klerman, G.L. 90
Koch, U. 160, 163ff
Koenen, K.C. 183, 208
Kohut, H. 74, 210
König, K. 79f, 150, 154, 178, 211, 217, 220, 224
Kordy, H. 1, 13, 59, 110, 114, 143, 157
Koss, M.P. 18f, 40f, 63f, 73, 75
Krakow, B. 188
Kraus, G. 213f
Kreische, R. 211, 217, 220, 224
Kriebel, R. 165
Kriz, J. 35
Kröner-Herwig, B. 166
Krumpholz-Reichel, A. 3
Kruse, G. 3, 6,10f
Kruse, J. 15
Küchenhoff, J. 117f, 190, 197
Kunzke, D. 249
Kutter, P. 79
Kwiatkowski, C.F. 258
Kymissis, P. 257

Lambert, M.J. 19, 38, 93f, 152, 156
Lamprecht, F. 162, 164
Lane, T.W. 21
Langenbach, M. 211f
Langenmayr, A. 253
Lauterbach, K. 31
Lazar, S.G. 207, 209
Lazarus, A. 74
Lehmkuhl, G. 83, 255ff
Lehmkuhl, U. 257
Leibbrand, R. 190
Leidig, S. 198
Leikert, St. 10, 161f
Leszcz, M. 48, 60, 71, 88f, 138, 140, 211f, 217, 220f, 224
Lewin, K. 56, 83
Lewinsohn, P.M. 85, 236
Lewis, C.M. 62
Lidbeck, J. 26, 190, 198
Lieb, R. 84
Lieberman, M.A. 78, 80, 84f, 156
Liedtke, R. 162
Ligabue, S. 70
Lindner, J. 109f, 165
Lindner, W.-V. 80, 150
Lindy, J.D. 189
Linehan, M.M. 211, 217f, 220
Lohmer, M. 14, 40ff
Lubin, H. 187
Luborsky, L. 64, 69
Lucente, St. 216
Luckner, A. 5f, 8ff
Lueger, R. 25, 27ff, 39

MacKenzie, K.R. 14f, 30, 55ff, 61, 76f, 90, 105, 111f, 126, 128, 137, 142f, 151, 159, 200f
Maddocks, S.E. 206
Mahler, M. 151
Malan, D.H. 17, 64ff, 68, , 143, 156
Malat, J. 48, 60, 71, 88f, 138, 140, 211
Mann, J. 17, 65f, 72f, 248
Mann, K. 248f
Margraf, K. 84
Marx, K. 2
Marziali, E. 211, 217f, 220
Marzillier, J.S. 210
Maslow, A. 5
Mattke, D. 14, 58, 64, 75, 110, 140, 151, 167, 169, 178

Matussek, P. 242
Maxmen, J. 167
McCallum, M. 45, 80, 101ff, 107, 112f, 119, 218, 238, 240
McKisack, C. 203
Meichenbaum, D.W. 70, 74
Melnick, J. 114
Melson, St.J. 26, 190, 195, 197f
Merskey, D.M. 211
Messer, S.B. 65, 67ff
Meyer, A.E. 94, 162
Mezenen, U. 152
Millon, T.H. 208
Misselwitz, I. 80, 83
Mitchell, J.E. 202
Mitchell, S.A. 69
Möller, H.-J. 166, 232
Montgomery, J. 215
Moreno, J. 74
Moreno, Z. 74
Morschitzky, H. 189f, 226
Mueser, K.T. 243
Mullan, F. 74
Munroe-Blum, H. 211, 217f, 220
Murray, J.B. 221

Nelson, V. 130
Netz, P. 259
Newman, E. 187
Nicholas, M. 182, 185f
Nickel, R. 194f, 197
Nietzsche, F. 3, 7, 43
Niles, W.J. 214
Nosper, M. 101f
Nutzinger, H.G. 2ff, 6, 8

Ogles, B.M. 234
Ogrodniczuk, D. 115f, 239
Ohlmeier, D. 78, 81, 142
Olbrich, H.M. 242, 244
Olmsted, M.P. 203ff
Orlinsky, D.E. 38f
Orvaschel, H. 257
Ott, J. 79ff

Paar, G. 162, 164f
Pattison, E.M. 209
Penn, D.L. 243
Perls, F. 74
Perry, J.C. 209
Peterson, C.B. 205

Pfingsten, U. 228
Phelps, P.A. 19, 40
Phillips, E.L. 15, 25, 30
Piaget, J. 70
Pilkonis, P.A. 206f
Pines, M. 74, 145
Piper, W.E. 13, 19, 44f, 77, 80, 94, 102ff, 107, 113, 115f, 119f, 129, 166, 170, 172f, 206, 208f, 214, 217, 224, 237ff
Polster, E. 74
Porter, K. 138, 147ff
Potreck-Rose, F. 160, 163f
Preuss, U.W. 248
Pritz, A. 35, 113, 145

Rank, O. 16, 91
Ratzke, K. 202, 206
Ravindram, A.V. 235
Reid, D.E. 91
Reid, F.T. 91
Remschmidt, H. 255, 257
Renneberg, B. 211, 215
Reynolds, D.J. 213f
Richter, H.-E. 79
Rief, W. 174, 190, 192ff, 196
Riemer, M. 122f
Riess, H. 206
Rioch, E. 74
Rodewig, K. 261
Roelcke, V. 190
Rogers, C.R. 56, 91, 142
Roller, W.L. 130
Rönnberg, S. 250
Rose, S. 74, 186
Rosen, B. 211
Roth, A. 94, 181, 200f, 203, 205, 207, 209, 212f, 215, 217, 221, 226, 228, 231f, 234, 236, 247, 251, 258
Roth, G. 136
Roth, S. 187
Rothbaum, B.O. 258
Rüddel, H. 166
Rudolf, G. 31f, 162
Ruff, W. 10, 161f
Rüger, B. 38f
Rüsch, N. 243
Rutan, J.S. 64ff, 74, 80f, 113, 119, 220
Rüther, A. 31f
Ruzek, J.L. 186
Rynearson, E.K. 190, 195, 197f

Salloum, A. 258
Salvendy, J.T. 121f
Sambin, M. 70
Sammet, I. 162
Sampson, C. 250
Sandahl, C. 250
Sandell, R. 39
Sandner, D. 56, 73, 78f, 142f
Saravay, St.M. 56f
Schamess, G. 255ff
Schaub, A. 236
Scheidlinger, S. 74, 114
Scheidt, C.E. 190f
Schepank, H. 160f
Schermer, V.L. 182
Schindler, R. 51, 155
Schindler, W. 78, 80
Schmidt, J. 162, 164
Schneider, G. 258
Schneider, M. 232
Schopenhauer, A. 5, 10
Schöttes, N. 253
Schramm, E. 90f
Schrappe, M. 31
Schreiber-Willnow, K. 110, 162, 223f
Schulz, H. 164
Schutz, W.C. 57
Schwarz, F. 242
Schwarz, R. 252
Seidler, Ch. 80, 83f
Seidler, G.H. 150, 161f, 218, 223f, 231
Seidler, K.-P. 169
Seifert, Th. 82
Seligman, M. 38
Senf, W. 31, 59, 110, 114, 143, 157, 162
Shalev, A.Y. 182, 186
Shamsie, S.J. 210
Shear, M.K. 229f
Shiang, J. 18f, 40f, 63f, 73, 75
Shorter, E. 189, 191
Sifneos, P.E. 17, 64ff
Silk, K.R. 219
Skinner, F.B. 37, 142
Slater, Ph.E. 51, 56, 126f
Slavson, S.R. 78, 80
Sloane, R.B. 210
Smith, M.L. 77
Solomon, S.D. 186
Soyka, M. 248
Spence, S.H. 210

Personenverzeichnis

Spiegel, D. 8, 253f
Spira, J.L. 253
Springer, T. 219
Stock-Whitaker, D. 74, 78, 80
Stone, W.N. 64ff, 74, 80f, 113, 119, 211, 220
Strauß, B. 43, 80, 88, 110, 117, 153, 155f, 162, 231
Streeck, U. 211
Stroebe, W. 45
Strupp, H.H. 16f, 40, 64, 71
Sullivan, H.S. 70f, 88
Sulz, S.K.D. 40, 107

Taylor, S. 228
Teufelhart, H. 35
Thelen, M.H. 211
Tillitski, L. 77
Tress, W. 71, 138, 160f, 174, 207, 209ff, 216f, 222
Tretter, F. 248
Trowell, J. 258
Tschuschke, V. 14, 17, 26, 29, 32f, 37, 44ff, 48f, 54f, 58, 60f, 63f, 70, 75, 78ff, 85, 88ff, 94, 100, 103, 105, 111, 113, 117f, 120, 122, 126f, 131ff, 134, 140, 143f, 147, 151, 154ff, 160, 162, 171ff, 176f, 195ff, 206, 212, 218, 220, 223f, 229, 231, 249, 252f, 255, 257
Tuckman, B.W. 56, 58

Ullrich de Muynck, R. 228
Ullrich, R. 228
Ulman, K.H. 252ff

van der Kolk, B. 182ff, 207, 221
Van Noppen, B. 216f

Vandieken, R. 161
Vauth, R. 243
Vejmola-Gätzi, D. 245
Vinogradov, S. 88f
Voges, B. 163
Volk, W. 82
von Marschall, R. 242
von Pein, A. 198

Wahl, R. 90, 236
Waller, E. 190f
Waller, G. 203
Wallis, D.A. 188
Warren, C.S. 65, 67ff
Watson, J.B. 37
Weber, M. 2
Weber, R. 29, 45, 100, 113, 154, 206, 249
Weiss, J. 64, 71, 138
Wells, R.A. 19, 40
Weyrheter, H. 250
Winnicott, D.W. 69
Winston, A. 16f, 40
Winston, B. 16f, 40
Wolf, A. 74
Wolfsdorf, B.A. 187
Wöller, W. 15
Wong, N. 211, 218
Woods, M. 114

Yalom, I.D. 8, 44, 48, 73f, 77, 83, 88ff, 114, 134f, 138, 142f, 146ff, 154, 156f, 166f, 195, 211, 220, 259

Zander, B. 202, 206
Zielke, M. 85ff, 105, 113, 117ff, 161f
Zimmerman, M. 207
Zlotnick, C. 187

Sachverzeichnis

Abbrecher in Kurzzeittherapie-Gruppen 145
Abwehr, permanente 9
Affektive Störungen und Kurzgruppentherapie 232ff
   und pharmakotherapeutische Basisbehandlung 232
   realistische Erwartungshaltung 234
Affektmanagement bei Trauma-Patienten 187
Affekt-Wahrnehmungs-Defizit-Hypothese 197
Aktivität und Schweigen 141f
Alexithymie 192
Alkoholabhängigkeit
   Adoleszenz als vulnerable Entwicklungsphase 248
   hohe Komorbiditätsrate bei 248
   Gruppenpsychotherapie bei 248ff
   Großgruppenansatz der Anonymen Alkoholiker 248
   psychoanalytische Gruppenpsychotherapie bei 248f
   kognitiv-behaviorale Gruppentherapie bei 249
Allgemeines Funktionsniveau und Therapieerfolg 28
Alpha-Position 51
Altruismus 46, 49, 61, 196
American Group Psychotherapy Association (AGPA) 73
American Psychiatric Association (APA)
American Psychological Association (APA) 117
Analytische Gruppenpsychotherapie im *Göttinger Modell* 81
Analytische(n) Psychologie, Gruppenkonzept der 82

Anerkennung der Tatsache des Todes als Lebensprinzip 8
Anführer des Gruppenwiderstands 52
Angst
   als motivationaler Hintergrund von Getriebenheit und Unruhe 10
   vor dem Leben 9
   vor dem Tod 5ff
Angststörungen
   Komorbidität der 226
   und Kurzgruppentherapie 226ff
Ängstliches Cluster 209
Anorexia Nervosa 199ff
   analytische Gruppentherapie bei 202
   Dynamik der Entwicklung 199
   Gruppentherapie bei 202
Äquivalenz-Paradox 33, 118, 166
Arbeit
   an den Affekten 134ff
   an den Kognitionen 136f
   an den Verhaltensänderungen 137ff
Arbeiten im Hier-und-Jetzt 89
Arbeitsbeziehung 101
Arbeitseinstellung („work group") 56
Aufgaben des/r Gruppenleiter/in in der Kurzzeitgruppentherapie 126
Aufnahme-Gruppe *siehe* Screening-Gruppe
Ausschlusskriterien zur Gruppenbehandlung 154f
Auswahl von Patienten, Strategien zur 113
Ausgebranntsein und Müdigkeit 4

Bearbeitung
   der Trennung in der TLP 72
   von Verlust- und Verlassenheitsängsten 151

Sachverzeichnis

Beendigung der Gruppe 150
   und existenzielle Aspekte 77
Beendigung einer Gruppenteilnahme,
   Umgang mit 151
Befindensverbesserung, subjektive
   27
Befristung jeder Psychotherapie 150
Behandlungen
   Dauer ambulant durchgeführter 19
   Dauer stationärer 19
   ökonomische Aspekte kürzerer 20
   steigende Nachfrage nach kürzeren
      psychotherapeutischen 19
Behandlungsfokus in der TLP 72
Behandlungskonzept und Gruppenzusammensetzung 112
Behandlungsverläufe in der Gruppenpsychotherapie, ungünstige 94
Behandlungszeiten, Ethik langer 21
Behandlungsziele, realistische in der
   Kurzzeitgruppenbehandlung 76, 132
*Behaviorale Depressionstherapie nach
   Lewinsohn* 236
behavioral-psychoedukativer kurzgruppentherapeutischer Ansatz bei Bulimia
   Nervosa 203
*behaviorale und kognitiv-behaviorale
   Therapieformen (CBT)* bei Essstörungen 201ff
Bereitschaft, anderen zu helfen 101
Berner Metaanalyse 118
Berücksichtigung indikativer und prognostischer Faktoren 19
‚beschleunigte Gesellschaft' 2
Beta-Position 51
Bewegung, gruppenpsychotherapeutische 17
Beziehungsbeendigung, Leugnung der 11
Beziehungstheoretische(n) Modelle in
   der Kurzgruppenpsychotherapie 68ff
   Kritik an den 72
Beziehungszeit
   Bearbeitung der endlich zur Verfügung
      stehenden 12
Bipolare Störungen
   und Kurzgruppentherapie 246f
   und Wirkfaktor Einsicht 246
   homogene Gruppenzusammensetzung
      und 247

Bizarres, exzentrisches Cluster 209
Borderline-Persönlichkeitsstörung
   *Dialektisch-Behaviorale Therapie
   (DBT)* der 211f, 218f
   Gruppenbehandlung der 220
   Subcluster der 209
   *Transference Focused Psychotherapy
   (TFP)* bei 210
Brief Intensive Psychotherapy (BIP) 67
Bulimia Nervosa 199ff
   behaviorale Gruppentherapie bei 202
   behavioral-psychoedukativer Kurzgruppenansatz bei 203ff
   konzeptueller Mischansatz bei 206
   Langzeitgruppen bei 203
   Triebhaftigkeit bei 199f

*CCRT-Methode (Core Conflictual
   Relationship Theme)* 69f
Chronifizierung psychischer Störungen
   94

Dauer der Behandlung und Therapie-Ergebnis 38
Depressionsbehandlung
   Kognitiv-Behaviorale Therapie (CBT)
      234f
   Interpersonelle Therapie (IPT) 234f
*Deutsche Gesellschaft für Psychiatrie,
   Psychotherapie und Nervenheilkunde
   (DGPPN)* 167f
*Deutscher Arbeitskreis für Gruppenpsychotherapie und Gruppendynamik
   (DAGG)* 167f
Diagnostisches Interview für BorderlinePatienten (DIB) 219
Dialektisch-Behaviorale Therapie (DBT)
   der Borderline-Persönlichkeitsstörung
   218
Differenzialindikation zwischen Langzeit- und Kurzzeittherapie 107
Diktat der Ökonomie vor Behandlungserwägungen 109
Dort-und-Dann 137
   -Modus 89
Dramatisches Cluster 209
Drehtür-Effekt in Psychiatrie und
   Psychotherapie 29
Dropout-Problem 143ff, 157f
Dropout-Raten, Verringerung von 116

Düsseldorf-Kölner-Kurzgruppentherapie-Projekt bei somatoformen Störungen 195f
dynamische Konzepte zeitbegrenzter Psychotherapie 66

EBM-Richtlinien 32
Edmonton Day Treatment-Program 223
Edmonton-Studie zur Kurzgruppentherapie bei pathologischer Trauerreaktion 237ff
Einflößen von Hoffnung 61, 134
Einsamkeit des Individuums und Kurzgruppentherapie 77
Einsicht 136
Einzelpsychotherapie versus Gruppenpsychotherapie 44
Einzeltherapie in der Gruppe 85
Eklektische Modelle in der Kurzzeitpsychotherapie 72
EMDR *(Eye Movement Desensitization and Reprocessing)* 183
Emotionale Leitung 52
Endlichkeit 9, 11
  Akzeptanz von 9
  Auseinandersetzung mit der 8
  Bewusstheit über die 8
  des eigenen Lebens 12
  Leugnung existenzieller 150
  nicht bewältigte Angst vor der 9f
  qua Zeitlichkeit 5
  Verleugnung von 5
Entgiftung des Todes 8
Entscheidungsprozesse, unzureichende indikative und prognostische 105
Entspannungs-Gruppen 86
Entwicklung der Gruppe
  Regression in der durch neue Patienten 111
  Stufen der 58
Entwicklungsmodell, zyklisches bzw. linear-progressives 57ff
Entwicklungsperspektive 72
Entwicklungsphänomene kleiner sozialer Gruppen 56
Entwicklungsphasen und Wirkfaktoren 59
Erfolg
  in der Kurzgruppentherapie 76
  und psychologische Sensibilität 103

Erkenntnis der eigenen endlichen Existenz 6
Erleben von Zeit 1, 8
Erlebnis, korrigierendes emotionales 17, 47
Erschöpfungsbeschwerden 3
Essstörungen
  Behandlung in Kurzgruppentherapie 199ff
  Gruppentherapie bei 200
  Körperbildstörung bei 199f
  Komorbidität bei 205, 222
  Pyramidenmodell der Pathologie der 203f
  systemischer Ansatz bei 206
  Wirksamkeit von Gruppentherapie bei 200
Evidenzbasierte Medizin und Psychotherapie (Evidence-Based Medicine) (EBM) 31ff, 153
Eye Movement Desensitization and Reprocessing (siehe EMDR)

Faktor Zeit in der Psychotherapie 1
Feedback 47ff, 60, 88, 133, 136, 138, 141, 197
Figur und Grund 138
Figur-Grundprinzip in der analytischen Gruppenpsychotherapie 79
Fokaltherapie 15f
Fokus zeitbegrenzter Gruppentherapie 140
Fokusbildung 139f
Fragebogen *Somatoforme Störungen (SOMS)* 174, 196
Frankfurter Selbstkonzeptskalen 102
funktionelle Störungsbilder und aufgeworfene medizinische Kosten 26
Funktionsniveau, psychisches 29, 102

Geheimnisverrat von Gruppenmitgliedern, Sicherheitsrisiko bei 122
Gehetztheit und Zeitgeist 4
Gelderland-Klinik 165
Geschlossenheit zeitbegrenzter Gruppen, Argumente Für und Wider 107
Gesundheitssystem(s), Ökonomisierung des 36
Gleichnis der Urhorde 127
Gleichzeitigkeit und Zeitgeist 2

Sachverzeichnis

Göttinger Modell 80f, 196, 239f
Grenzbeachtungen in Trauma-Gruppen 185
Grenzbereiche in der Gruppentherapie 128f
Grundeinstellungen (basic assumptions) 56
    Abhängigkeit (dependence) 56
    Kampf-Flucht (fight-flight) 56
    Paarbildung (pairing) 56f
    der Gruppe 142f
Gruppe(n)
    als halb-offene (slow-open) Gruppe 151
    als soziale Agenten 44
    als sozialer Mikrokosmos 44, 48, 89
    als soziales System 53
    Beendigung der 150ff
    bei pathologischer Trauerreaktion 120
    Container-Konzept der therapeutischen 170
    geschlossene 109
    geschlossene im stationären Setting 107
    homogene 107
    Macht und Autorität in 126
    mit heterogenem psychischen Funktionsniveau 105
    mit somatoformen Störungsbildern 120
    -Normen 52
    soziale und systemische Gesetzmäßigkeiten in 127
    störungsspezifische versus heterogene 95f
    Therapie durch die 85
    „Tod" der 150f
    und systemische Aspekte 53
    Verstärkerwirkung der 47, 134
Gruppe-als-Ganzes 55, 142
    in der *RET* 85
    in der klientenzentrierten Gruppenpsychotherapie 92
    versus Individuen in der Gruppe 142f
Gruppe- versus Einzelbehandlung, differenzial-diagnostische Entscheidungen zur 45
Gruppenarbeit versus Gruppentherapie bei Kindern und Jugendlichen 255
Gruppenbehandlung
    Indikation zur 45
    stationäre 110
    und zu berücksichtigende Faktoren 94
    von agoraphobischen Patienten mit Panikattacken 230
    von somatoformen Störungsbildern 196ff
Gruppenbehandlungsprinzipien, Schwierigkeiten der Übertragung Analytischer 80
Gruppeneignung von Patienten 100
Gruppeneinfluss 101
Gruppenende und Interventionsstrategien 77
Gruppenentwicklung 51ff, 58
    Modelle der 55ff
    und Gruppenrollen 62
    unter dem Zeitaspekt 51ff
Gruppenentwicklungsmodell nach Beck 61f, 155
Gruppenfähigkeit
    von Patienten 101
    und Gruppenzusammensetzung 113
Gruppenfokus 139
Gruppenformat
    geschlossenes versus offenes 95, 107ff
    zeitbegrenztes 77
Gruppengefühl eines ausreichenden Zusammenhalts 60
Gruppenklima 55
    entartendes 46
Gruppenklima-Bogen (GCQ-S) 175
Gruppenkontrakt 95
Gruppenkonzept(e)
    anzuwendendes 95
    der analytischen Psychologie nach C.G. Jung 82
    des interpersonalen Ansatzes 88
    individualpsychologischer Orientierung sensu A. Adler 83
    realisiertes 61
    Defizite psychodynamischer 80
    kognitiv-behaviorale 197
    verhaltenstherapeutische 85
Gruppenkräfte, Entartung dynamischer 46
Gruppenleistung 53
Gruppenleiter(s)
    als Rollenmodell 133f
    als „Türwächter" 128, 139, 150
    als Vorbild 133
    Aufgaben des 126ff

aufgabenorientierter 62
Bedeutung des 127
emotionaler 62
Funktionen in der analytischen Gruppentherapie 79
informeller 62
Kenntnisse und Leitungsfähigkeit des 54
Rolle des 53ff
Rolle in der Kurzzeitgruppentherapie 125
Selbstöffnung des 134
Gruppenleitung
  durch glaubwürdige Autorität 54
  formale durch Autorität und Kontrolle 54
  hierarchische 54
  in der Kurzgruppentherapie 54, 125ff
  kompetente 46
  mangelhafte oder fehlende 46
  Missbrauch von Macht durch die 156f
  negative Folgen passiver 143
  passive 143
  Schäden und negative Folgen durch die 152ff
  Technik der 130ff
  Wahrnehmungshaltung durch die 142
Gruppenmatrix 138, 140 *siehe auch* Matrix der Gruppe
gruppenpsychotherapeutische Behandlungsevidenz bei schizoiden Persönlichkeitsstörungen 212
Gruppenpsychotherapie
  analytische nach S.H. Foulkes 79
  Ansprechbarkeit schwerer Persönlichkeitsstörungen auf 29
  in psychiatrischen Kliniken 166ff
  in psychiatrischen Tageskliniken 169f
  ökonomischer Faktor 85
  psychoanalytische 78
  und Gruppendynamik 53
  vergleichende Effektstärken zur Einzeltherapie 77
Gruppenrollen 51ff, 62
Gruppenschwund 114, 143 *siehe auch* Dropout-Problem
Gruppensupervision 177
Gruppentherapeut(en)
  Aufgaben des in der Kurzzeitgruppenbehandlung 131

  Aktivität des in der *RET* 86
  Interventionstechnik des in der Kurzzeitgruppentherapie 77
  Weiterbildung von 127
gruppentherapeutische Behandlungsevidenz bei abhängiger/asthenischer Persönlichkeitsstörung 214
  bei zwanghafter/anankastischer Persönlichkeitsstörung 215
  bei dissozialer Persönlichkeitsstörung 213
  bei emotional instabiler Persönlichkeitsstörung, Borderline-Typus 217
  bei histrionischer Persönlichkeitsstörung 214
  bei narzisstischen Persönlichkeitsstörungen 221
  bei paranoider Persönlichkeitsstörung 213
  bei selbstunsicheren/vermeidenden Persönlichkeitsstörungen 215
Gruppentherapie
  in der Verhaltenstherapie 85
  mit Anorexia Nervosa-Patientinnen 201
  störungsspezifische 113
  versus Einzeltherapie 43ff, 77
  Kostenökonomie der 77
Gruppentraining versus Gruppentherapie bei Kindern und Jugendlichen 255
Gruppenentwicklung und Wirkfaktoren 111
Gruppenvorbereitung 60f, 95, 112ff
  und Gruppenschwund 114
  und Therapiekontrakt 114
Gruppenzusammensetzung 60f, 95, 112ff
  homogene versus heterogene 117ff, 121
  homogene und Störungsspezifität 86
  homogene bzw. störungsspezifische und statationäres Setting 107

Harvard Mental Health Plan 225
Health Maintenance Organizations (HMO) 21
Heidelberger Psychosomatische Klinik 162
Hektik der Moderne 6
Heterogenität der Gruppenzusammensetzung 113

Sachverzeichnis

Hier-und-Jetzt 137, 140f, 240
   in der RET 86
   -Modus 89
   -Technik 140
Hoffnung als Wirkfaktor 134, 196
Homogenität der Gruppenzusammensetzung 113

Identifikation 47, 49, 135
Identität und Individualität 45
Inanspruchnahme-Kurven (von Psychotherapie), negativ-beschleunigte 30
Indikation 96ff
   differenzielle 96
   differenzielle bei Patienten mit unterschiedlichen Strukturniveaus 102
   und Kontraindikation in der TLP 72
   zur therapeutischen Behandlung in Gruppen 45
Indikationsentscheidung
   falsche 19
   in der Gruppenpsychotherapie 94
   verbesserte 26
Indikator 96
Individualpsychologie, Gruppenkonzept der 82f
Individuum und andere 45
Informed Consent 114, 123f
Institute for Rationale-Emotive Therapy 85
Integration gruppenanalytischer Konzepte, mangelnde 78
Integratives gruppentherapeutisches Angstbewältigungstraining (IGA) 231f
Integriertes Psychologisches Therapieprogramm (IPT) bei Schizophrenien 244f
Intendiert-Dynamische Gruppentherapie (IDG) 80, 83f
   Phasenverständnis der 83
Intensive Short-Term Dynamic Psychotherapy (ISTDP) 67
Interpretation 137
interpersonale Genese der Psychopathologie 88
Interpersonale Gruppenpsychotherapie nach Irvin D. Yalom 79, 83, 88ff
interpersonale Konzepte, Übersetzung in 132
interpersonale Störung als Indikation zur Gruppenbehandlung 96

interpersonales Lernen 88 *siehe auch* Verhaltensänderungen
Interpersonelle Psychotherapie (IPT) 90f
   als Gruppenbehandlung 236
Intervention, paradoxe 149
Inventar Interpersonaler Probleme (IIP) 101

Katharsis 47ff, 134, 196f
Kinder- und Jugendlichen-Gruppentherapie, Entwicklungsparadigma versus Trauma-Paradigma 256
Klientenzentrierte Gesprächspsychotherapie 91f
Klientenzentrierte Gruppenpsychotherapie mit Borderline-Patienten 219
Klientenzentrierte Langzeitgruppentherapie von schweren Persönlichkeitsstörungen 92
Klientenzentrierter Gruppenansatz 91
Klinik am Hainberg Bad Hersfeld 165
Klinik Roseneck am Chiemsee 194
Kognitiv-behaviorale Kurzgruppentherapien (CBGT) 197, 229
   bei alten Menschen 259
   bei Angststörungen 229
   stationäre 198
Kohäsion 47, 49, 59, 61, 132, 141, 196f
   als essenzielles Kriterium in Kurzzeitgruppen 110
Ko-Leitung in der Kurzzeitgruppe 129f
Kollusionen mit Patienten 11
Kommunikation, gestörte interpersonelle 88
Komorbidität als Regel psychischer Störungen 181
„Komorbiditäts-Kleeblatt" der Traumafolgeerkrankungen 183
Kompetenztrainings-Gruppen 86
Konfliktthematik, ödipale 67
Konfrontation 137
konsensuelle Validierung 137f
Kontraindikation in der TLP 73
Kontrakt, therapeutischer 185
Kontrollüberzeugungen 102, 107
Konzentrative Bewegungstherapie (KBT) 162
Konzeptualisierung des Gruppenbehandlungsansatzes, ätiologietheoretische 119

Koppelung von Zeit und Geld 4
korrigierende emotionale Erlebensinhalte 138
korrigierendes emotionales Erlebnis 89, 134
Krise der westlichen Gesundheitssysteme 63
Krisenintervention 14, 17, 40, 63
Kurz- und Langzeitpsychotherapie, geeignete Indikation zur 37
Kurzgruppen
 und Strukturierung 127
 mit Kindern und Jugendlichen 255ff
Kurzgruppenansatz mit Tinnitus-Patienten 166
Kurzgruppenkonzepte, verhaltenstherapeutische 33
Kurzgruppen-Leitung, technische Aspekte der 125ff
Kurzgruppen-Modelle, Gemeinsamkeiten der 75
Kurzgruppenpsychotherapie
 Effizienz von 77
 Konzepte der 73ff
 mit PTSD-Patienten 182ff
 und RCTs 33
Kurzgruppentherapie
 ambulante 170ff
 Ausbildung in 129
 bei affektiven Störungen 232
 bei Alkoholerkrankungen 247ff
 bei Angststörungen 226
 bei bipolaren Störungen 246
 bei pathologischer Trauerreaktion 172ff, 237
 bei Psychosen 242
 bei schizophrenen Störungen 242
 bei somatoformen Störungen 173ff
 für alte Menschen 258ff
 für Migranten 260f
 geschlossenes Format in der 115
 in der stationären Psychosomatik 161
 in psychiatrischen Kliniken
 in psychiatrischen Tageskliniken
 in Rehabilitationskliniken 163ff
 interpretative 107
 mit alten Menschen 258
 mit Bulimia Nervosa-Patientinnen 202
 mit Essstörungen 199
 mit Migranten 260

 mit somatoformen Schmerzstörungen 192ff
 optimiertes Modell der 159
 psychodynamisch-interpretative 239
 stationäre 160ff
 störungsspezifische verhaltenstherapeutische 85
 supportive 239
 und der Aspekt der begrenzten Zeit 76
 bei pathologischer Trauerreaktion 237ff
 und Regression 131f
 und Wirksamkeit 77
 mit Borderline-Störungen 217
Kurzgruppenverfahren, psychodynamisch orientierte 78
Kurzpsychotherapie
 beziehungstheoretische Konzepte 64ff
 eklektische Modelle der 64ff
 triebtheoretische Konzepte 64ff
Kurztherapie 15f
 bzw. zeitbegrenzte Therapie 14
 Konzepte der 15f
 -Konzepte, verhaltenstherapeutische 37
Kurzzeitbehandlung
 bei Essstörungen, Problematik der 200
 Indikation zur 40
 Nutzen aus 42
Kurzzeitdynamische Psychotherapie 70
Kurzzeitgruppe(n)
 behaviorale bei anankastisch-zwanghafter Persönlichkeitsstörung 215ff
 bei pathologischer Trauerreaktion 107
 für chronisch körperlich Erkrankte 252ff
 Ko-Therapie in der 129
 mit somatoformen (funktionellen) Störungsbildern 189
 psychoedukative bei Essstörungen 205
 verhaltenstherapeutische bei selbstunsicherer Persönlichkeitsstörung 215
 Vorteile der geschlossenen 151
 und Gruppenleitung 128
 und Regression 54
Kurzzeitgruppenpsychotherapie 31
 ambulante, mit somatoformen Störungen 173
 Konzepte der 73ff

Sachverzeichnis

und der Faktor Zeit 11
und vorbereitende Aspekte 95
Kurzzeitgruppen-Therapeuten, Herausforderungen für 129
Kurzzeitgruppentherapie
   als eine Behandlungskomponente 76
   als Kernstück stationärer Psychotherapie-Behandlung 159
   bei chronischen körperlichen Erkrankungen 252
   interpretative 105
   mit Kindern und Jugendlichen 255
   mit störungsspezifischem Charakter 118
   und strukturelle Gruppenprozesse 127
Kurzzeitkonzepte, Vorteile und Nachteile der 80
Kurzzeitpsychotherapie 14, 35ff
   als eigenständiger Behandlungsansatz 40
   zeitbegrente moderne Hektik und 11
Kurzzeittherapeuten vs. Langzeittherapeuten 38
Kurzzeittherapie 15ff
   als Zeichen der Zeit 19
   Evolution der 16ff
   Kontraproduktivität von 30
   psychoanalytisch orientierte 41
   Propagierung von 36
   und Effektivität 64
   und Effizienz 19
   und Zeitgeist 18
Kurzzeit- und Langzeitbehandlung, Verständnis von 14
Kurzzeit- versus Langzeittherapie 35ff

Langzeitbehandlung, Inanspruchnahme von 25f
Langzeit- und Kurzzeitbehandlungen 13ff
Langzeit- und Kurzzeittherapien, Unterschiede zwischen 36
Langzeitbehandler, Grundhaltung der 21
Langzeitbehandlung
   Inanspruchnahme von 25
   und psychische Gestörtheit 25
Langzeitgruppen bei Essstörungen, Probleme in 203
Langzeitgruppenpsychotherapie, supportive 106

Langzeitgruppentherapie und Gruppenentwicklung 61
langzeitorientierte Gruppenpsychotherapie, supportive 105
Langzeitpsychoanalysen 38
Langzeit-Rehabilitations-Programm bei Schizophrenie 244
Langzeittherapeuten, Klischee vom 25
Langzeittherapien, psychoanalytische 36
Leidensdruck 101
Leiter, emotionaler 62
   Haltung in der Kurzzeitgruppe 142
   Persönlichkeit 61
   Rollen, informelle 155
   emotionale 52
Leitung
   aufgabenorientierte 52
   in der therapeutischen Kurzzeitgruppe 127
   in Gruppen und maligne Gruppentherapie 79
Lernabfolge, interpersonale 89
Lerneffekte in Gruppen 54

Maladaptiver Transaktionszyklus 89, 197, 218
Managed Care 20, 30, 40, 63, 159
   -Administrationen 15
Managed Health Care und ethische Aspekte 21
Mangel an Zeit 5
Massen-Einfluss 46
Matching von psychotherapeutischer Behandlung und Patienten-Persönlichkeit 44, 166, 240
Matrix der Gruppe in der analytischen Gruppentherapie 79
‚McDonaldisierung' der Gesellschaft 18
Mensch
   als soziales Wesen 43
   und Gruppen 43
Meta-Ebene 138, 141, 150, 197
   Einsatz der 150
Meta-Kommunikation, therapeutische 89
Migranten
   stationäre Kurzgruppentherapie mit 261
   und Scham-Aspekte in der Gruppentherapie 261
Mikrokosmos, sozialer 44, 48, 79, 132, 138

Sachverzeichnis

Mismatch von Störung und Behandlungsform 94
Mobbildung 46
Monopolisierung des Gruppenprozesses 146
Motivation für Gruppenbehandlung 101
Mount Zion-Forschungsgruppe 71

Narzissmus unserer Zeit 9
naturalistische Studien 32
Netzwerk der Gruppe in der analytischen Gruppentherapie 79
Nutzen von Zeit und Zeitvertreib 7

Objektbeziehungstheorie 72
Objektbeziehungstheoretischer Behandlungsansatz, psychoanalytischer 69
Ökonomisierung des Gesundheitswesens, Folgen für die Psychotherapie 36
Omega-Position 51 (*siehe auch* Schwarzes Schaf)

Passung mit anderen Gruppenmitgliedern 101
pathologische Trauerreaktion 237ff
  und Kurzgruppentherapie 237ff
Patienten
  -Auswahl 95
  -Erwartungen 18, 64
  -Erwartungen an die Dauer einer Psychotherapie 18ff
  negative Erwartungen an psychotherapeutische Behandlung 100
  -Skepsis gegenüber Gruppenbehandlung 100
  Störung/Problem des 101
Patient-Therapeuten-Verhältnis, unzureichendes 94
Persönlichkeitsentwicklung und soziale Einwirkungen 46
Persönlichkeitsstörungen 206ff
  abhängige/asthenische und Gruppenbehandlung 214f
  anankastische/zwanghafte und Gruppenbehandlung 215ff
  Borderline-Störungen und Gruppenbehandlung 217ff
  Cluster von 208
  dissoziale und Gruppenbehandlung 213f

Effekte der Psychotherapie von 209ff
Fertigkeiten- (Skills-)Training bei 210ff
gruppenpsychotherapeutischer Behandlungsansatz bei 211ff
histrionische und Gruppenbehandlung 214
Homogenität versus Heterogenität der Gruppenzusammensetzung bei 224
Kurzzeitgruppentherapie mit 224ff
narzisstische und Gruppenbehandlung 221f
paranoide und Gruppenbehandlung 213
Problematik einer diagnostischen Differenezierbarkeit von 207
psychodynamische Langzeiteinzelbehandlung von 209
schizoide und Gruppenbehandlung 212f
und längerfristige analytische Gruppenbehandlung 223
Wirksamkeit behavioraler Therapieansätze bei 210
Zusammenhang mit Posttraumatischer Belastungsstörung (PTSD) 208
Phasenmodell der psychotherapeutischen Veränderung 28
Posttraumatische Belastungsstörung (PTSD) und Kurzgruppentherapie 182ff
  und homogene Zusammensetzung in Kurzzeitgruppen 185
  und Vorteile gruppentherapeutischer Behandlung 182f
Prädiktor des Therapie-Outcomes 96
Problemlösungsgruppen 86
Prognose 96ff
pognostisches Merkmal 96
Protestantische Ethik 2f, 6
Prozess- und Ergebnisqualität 31
Psychoanalyse 35ff
  Dauer der 16
Psychoanalytisch-Interaktionelle Gruppenpsychotherapie im Göttinger Modell 82
pychoanalytisch-objektbeziehungstheoretischer Ansatz in der Kurzzeitpsychotherapie 69
psychodynamische Kurzzeitbehandlung, Kontraindikation 65

327

Sachverzeichnis

Psychological Mindedness (PMAP) 96, 102f, 238f
Psychosen, Kurzgruppentherapie mit 242ff
Psychosomatische Fachklinik Bad Dürkheim 198
Psychosomatische Fachklinik St. Franziskus-Stift Bad Kreuznach 165f
Psychotherapie(n)
- „Benutzer", Anspruchshaltung von 19
  Definitionen von 35
  dynamische 14f
  Erwartungen der Patienten an die Dauer 18
  -Inanspruchnahme-Verhalten in den USA 30
  in Gruppen 44
  Kosten-Nutzen-Relation von 39
  länger dauernde und Wirksamkeit 39
  -Motivation (PTM) 101
  Soziologie der 21
  Spezifität in der 118
  tiefenpsychologisch fundierte 16
  und Arbeitsbeziehung 93
  und Effekte bei Persönlichkeitsstörungen 209
  und Traumatisierung 94
  und Zeit 11, 13
  unterschiedliche Ziele von 37
  Verbesserung und Verschlechterung durch 93
  Ziele von 13

Qualität der Objektbeziehungen (QORS) 102ff
Qualitätssicherung in der Psychoatherapie 31
Quality of Object Relations Scale (QORS) 173, 238f

randomisiert-kontrollierte(n) Studie(n) (RCT)
  Kritik an 32
  Standards der 32
Rational-Emotive(n) Therapie (RET) 85
  Gruppenansatz der 85f
‚Rehabilitation' 29, 39
‚Remediation' 29, 39
‚Remoralisierung' 28

Reinszenierung maladaptiver interpersonaler Muster in der Gruppe (siehe auch Maladaptiver Transaktionszyklus) 79
Rhein-Klinik Bad Honnef 162
Rivalität zwischen Lebenszeit und Weltzeit 1
Rolle
  des Schwarzen Schafs 52, 62
  des/r Gruppenleiters/in 53
  eines informellen Gruppenleiters 62
Rollen- und Rollenfunktionen 52
Ruhelosigkeit 2, 4

Scapegoat (siehe auch Schwarzes Schaf) 51
Schamängste in der Gruppe 48
Schamkonflikte 133
Schamschwelle 212
schizophrene(n) Störungen, Kurzgruppentherapie mit 242ff
Schömberg-Klinik (siehe auch Zauberberg-Studie) 164f
Schwarzes Schaf (Omega-Position, siehe auch Scapegoat) 51ff, 146, 155
Screening-Gruppen 101, 112, 114, 155
Sein zum Tode hin 6f, 9
Selbstbefreiung, Drang zur 10
Selbstöffnung 47ff, 60, 132, 212
  in der homogenen Traumagruppe 185
  zur Unzeit in der Gruppe 133
Selbstsicherheitstrainings-Gruppen 86
Selektion von Patienten für eine Gruppenbehandlung 100ff
Short-Term Anxiety-Provoking Psychotherapy (STAPP) 67
Sichtungsgruppen (siehe auch Screening-Gruppen)
Social Effectiveness Therapy (SET) 230
somatoforme (funktionelle) Störungsbilder und Kurzgruppentherapie 189ff
somatoforme(n) Schmerzstörung(en) 192ff
  als multiples Syndrom 192f
  Arzt-Patient-Kontakt bei 193
  iatrogene Fixierung bei 193
  Konversionsmechanismus bei 193
  kurzgruppentherapeutischer psychodynamischer Ansatz bei 194f
  narzisstischer Mechanismus der 193

Sozial- und Gruppenverhalten, menschliches 45
Standardgruppen in verhaltenstherapeutischen Kliniken 86
störungsspezifische bzw. homogene Gruppen und Symptomentlastung 119
Störungsspezifität
 im stationären Setting 117
 in der Psychotherapie 118
 strukturelle Hypothese und Kurzzeittherapie 72
Stuttgarter Bogen (SB) 175
subjektives Wohlbefinden und therapeutische Veränderung 28
Supervision von zeitbegrenzten Gruppen 177ff
Supportive-Expressive Group Therapy bei Krebserkrankungen 254
Supportiv-Expressive Psychotherapie 69f
schwierige(n) Patienten, Umgang mit 145ff
Symptomatik, Verbesserung der 29
Symptom Check-List (SCL 90-R) 101
Symptome eines kranken Zeitgeistes 36
Systems Training for Emotional Practicability and Problem Solving (STEPPS) 219
Systemtheorie 56

Themenzentrierte (stöungsspezifische) Gruppen 86
Themenzentrierte Gruppen in verhaltenstherapeutischen Kliniken 86
Theorie des Narzissmus und Kurzzeittherapie 72
Therapeuten
 Dauer von Behandlungen und Erwartungen von 18
 -Aktivität in der Kurztherapie 65
 therapeutische Beziehung und Therapie-Ergebnis 32
Therapiebeziehung 104
 -Erfahrungen, negative, Resignation und Chronifizierung 19
 -Erfolg und Qualität der Objekt-
 -Kontrakt 121ff
 niederfrequente 16
Therapien, zeitbegrenzte psychodynamische 65

tiefenpsychologisch fundierte bzw. analytisch orientierte Gruppenpsychotherapie im Göttinger Modell 81
Time-Limited Psychotherapy (TLP) 72
Tod
 Angst vor dem 5f, 9
 der Gruppe 150
Todesleugnung 7
Transaktionen, interpersonelle und Persönlichkeit 88
Transaktionszyklen, maladaptive interpersonale (MTC) 138
Trauma Fokussierende Gruppentherapie (TGFT) 186
Trauma Symptom Inventory (TSI) 189
Treatment of Depression Collaborative Research Program National Institute of Mental Health (NIMH) 234
triebtheoretische(n) Konzepte(n)
 zur Kurztherapie 65
 Kritik an den 68

Umgang mit schwierigen Patienten 145
Unfähigkeit zur Objektbeziehung 30
Universalität des Leidens 61, 132, 135, 196

Vanderbilt-Forschungsgruppe 71
Veränderung des Erlebens von Zeit 8
Veränderungsklima(s), Schaffung eines positiven 133
Verbesserungskurve in der Psychotherapie 29
Verbraucher-Mentalität, Veränderung der 30
Verhaltensänderungen (interpersonales Lernen-output) 48f, 88, 137ff
Verhaltensketten, maladaptive Schleifen interpersoneller 60
verhaltenstherapeutische Modelle in der Kurzzeitgruppentherapie 84f
Verhaltenstherapie
 behaviorale und kognitive und kurztherapeutisches Grundkonzept 41
 durch die Gruppe 119f
 in der Gruppe 119f
 stationäre in Gruppen 119
 Vorteile des störungsspezifischen Ansatzes in der 120
Verhältnis des Menschen zur Zeit 1

Sachverzeichnis

Verlangsamung und Dehnung des Zeiterlebens 8
Verleugnung des Todes 5
Verschlechterungen in psychotherapeutischen Behandlungen 152
Verstärkerwirkung der Gruppe 47, 134
Veterans Administration Hospital San Francisco, interaktionell-psychodynamische Gruppentherapie mit an Schizophrenie Erkrankten im 246

Wandel im Krankheitsspektrum 18
   im Zeiterleben 2
Weiterbildungsgruppen 176
Weiterbildung in zeitbegrenzten Gruppen 176f
Wenn-Dann-Szenario 135
Widerstand, Technik zum Umgang mit 67f
Widerstandsanführer in der Gruppe 62, 149
Wiederbeleben der Primärfamilie 48
Wirkfaktoren, gruppenspezifische 46ff
Wirksamkeit störungsspezifischer verhaltenstherapeutischer Psychotherapie 84
Wirksamkeit von Psychotherapie
   Metaanalyse zur 77
   und Chronifizierung von psychischen Störungen 94
Wohlbefinden, subjektives, infolge psychotherapeutischer Behandlung 27ff

Zauberberg-Studie 164f
Zeit, Psychische Problematik und Verhältnis zur 10
Zeitbegrenzte Gruppenbehandlung und zu berücksichtigende Faktoren 94

Gruppen in Weiterbildung und Supervision 176ff
Zeitbegrenztheit
   als Merkmal stationärer Psychotherapie 110
   der Gruppe als fokales Thema 151
   und Kurzzeitgruppen 151
Zeitbegriff der Moderne 1
Zeitbeziehung, psychoanalytische Sicht pathologischer 10
Zeit-Dosis-Wirkungszusammenhänge in der Psychotherapie 27ff
Zeiterleben(s)
   Fragmentierung des 10
   kultur- und schichtabhängiges 2
   Neurose und Fragmentierung des 10
   Veränderung des 10
Zeitgeist
   und psychotherapeutische Behandlung 64
   veränderter und Inanspruchnahme von Psychotherapie 41
Zeitgewinn 4f
Zeitknappheit und Hektik 7, 10
Zeitlichkeit des eigenen Daseins 5f
Zeitoptimierung 3
Zeitverständnis der Moderne, verändertes 30
Zentrale Beziehungskonflikt-Thematik (siehe auch CCRT – Core Conflictual Relationship Theme)
Zielbereiche psychotherapeutischer Arbeit 29
Ziele im Rahmen einer Kurzgruppentherapie 101
Zielsetzungen, realistische in der Kurzgruppentherapie 61

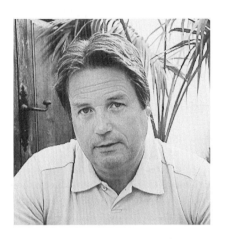

Volker Tschuschke ist in Gevelsberg bei Wuppertal geboren, in Westfalen und im Rheinland aufgewachsen. Nach einer kaufmännischen Lehre mit Abschluss Industriekaufmann in der Autoelektrikindustrie, Grundwehrdienst und Abitur auf dem zweiten Bildungsweg, anschließend Studium der Psychologie und Soziologie in Münster. Von 1980 zehn Jahre in der Forschungsstelle für Psychotherapie in Stuttgart in empirischer Forschung tätig, von 1990 bis 1996 an der Abteilung für Psychotherapie der Universität Ulm. Dort 1992 Habilitation und Ausbildung zum Psychoanalytiker an der Akademie für Tiefenpsychologie in Stuttgart. Von 1994 bis 1995 Vertretung des Lehrstuhls für Psychoanalyse an der Universität Frankfurt am Main. Seit September 1996 Professor und Lehrstuhlinhaber im Fach Medizinische Psychologie an der Universität Köln.

SpringerPsychotherapie

Gerhard Stumm, Alfred Pritz,
Paul Gumhalter, Nora Nemeskeri,
Martin Voracek (Hrsg.)

Personenlexikon der Psychotherapie

2003. Etwa 700 Seiten.
Gebunden **etwa EUR 70,–**, sFr 108,50
ISBN 3-211-83818-X
Erscheint voraussichtlich Juni 2003

In diesem Band werden über 300 Gründerpersönlichkeiten und Personen, die einen nennenswerten Einfluss auf die Psychotherapie gehabt haben und aufgrund ihrer Beiträge für die Psychotherapie Anerkennung in der Fachwelt gefunden haben, von Experten aus den jeweiligen Fachbereichen vorgestellt.

Es werden Persönlichkeiten aus verschiedenen psychotherapeutischen Ansätzen und Arbeitsfeldern beschrieben, die für die Entwicklung der Psychotherapie in theoretischer Hinsicht bzw. für ihre praktische Bedeutung (Verankerung, Verbreitung, Versorgung, Forschung sowie mediale Wirkung) einen signifikanten Beitrag geleistet haben.

Die Darstellungen umfassen jeweils im ersten Abschnitt Lebensdaten und Schaffensperioden sowie in einem zweiten Teil theoretische Schwerpunkte und Verdienste (auch in Bezug auf die Praxis). Ausführliche Bibliografien zu jeder Persönlichkeit ergänzen deren Charakterisierung. Die Persönlichkeiten werden in alphabetischer Reihenfolge und jeweils mit Foto dargestellt.

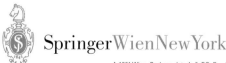

A-1201 Wien, Sachsenplatz 4–6, P.O. Box 89, Fax +43.1.330 24 26, e-mail: books@springer.at, Internet: **www.springer.at**
D-69126 Heidelberg, Haberstraße 7, Fax +49.6221.345-4229, e-mail: orders@springer.de
USA, Secaucus, NJ 07096-2485, P.O. Box 2485, Fax +1.201.348-4505, e-mail: orders@springer-ny.com
Eastern Book Service, Japan, Tokyo 113, 3–13, Hongo 3-chome, Bunkyo-ku, Fax +81.3.38 18 08 64, e-mail: orders@svt-ebs.co.jp

SpringerPsychologie

Elisabeth Roudinesco, Michel Plon

Wörterbuch der Psychoanalyse

Begriffe, Namen, Werke, Länder

Aus dem Französischen übersetzt von:
C. Eissing-Christophersen, M. Müllerberg, R. Nentwig,
M. Ramaharomanana, C.-F. Roelcke, M.Wiesmüller
2003. Etwa 1300 Seiten.
Gebunden **EUR 78,–**, sFr 121,–
ISBN 3-211-83748-5
Erscheint voraussichtlich Juni 2003

Das Wörterbuch der Psychoanalyse informiert über die wichtigsten Elemente des psychoanalytischen Denkens: die wesentlichen Begriffe, die wichtigsten Länder, in denen die Psychoanalyse Fuß fassen konnte, die Biographien ihrer Autoren, psychopathologische Theorien und andere Wissensbereiche oder intellektuelle, politische und religiöse Bewegungen, die von der Psychoanalyse beeinflusst wurden, die wichtigen ersten Fallbeschreibungen, die Behandlungstechniken sowie die Ansichten der Psychoanalyse zu Geburt, Familie, Geschlecht und Wahn. Es behandelt auch den Freudianismus selbst, seine Geschichte und seine unterschiedlichen Schulen, und gibt einen Überblick über die wichtigsten Werke Freuds.

Es schließt die Familie Freuds mit ein, außerdem seine Lehrer sowie Schriftsteller und Künstler, mit denen er Briefwechsel unterhielt. Jeder Artikel enthält eine Bibliographie mit den wichtigsten Quellen. Eine Zeittafel mit den bedeutendsten Ereignissen der Geschichte der Psychoanalyse rundet dieses Wörterbuch ab.

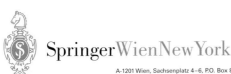

SpringerWienNewYork

A-1201 Wien, Sachsenplatz 4–6, P.O. Box 89, Fax +43.1.330 24 26, e-mail: books@springer.at, Internet: **www.springer.at**
D-69126 Heidelberg, Haberstraße 7, Fax +49.6221.345-4229, e-mail: orders@springer.de
USA, Secaucus, NJ 07096-2485, P.O. Box 2485, Fax +1.201.348-4505, e-mail: orders@springer-ny.com
Eastern Book Service, Japan, Tokyo 113, 3–13, Hongo 3-chome, Bunkyo-ku, Fax +81.3.38 18 08 64, e-mail: orders@svt-ebs.co.jp

*Springer-Verlag
und Umwelt*

ALS INTERNATIONALER WISSENSCHAFTLICHER VERLAG sind wir uns unserer besonderen Verpflichtung der Umwelt gegenüber bewußt und beziehen umweltorientierte Grundsätze in Unternehmensentscheidungen mit ein.

VON UNSEREN GESCHÄFTSPARTNERN (DRUCKEREIEN, Papierfabriken, Verpackungsherstellern usw.) verlangen wir, daß sie sowohl beim Herstellungsprozeß selbst als auch beim Einsatz der zur Verwendung kommenden Materialien ökologische Gesichtspunkte berücksichtigen.

DAS FÜR DIESES BUCH VERWENDETE PAPIER IST AUS chlorfrei hergestelltem Zellstoff gefertigt und im pH-Wert neutral.